# FOCUS ON HEALTH

# 管理你的健康

第8版
Eighth Edition

〔美〕戴尔·B·哈恩　〔美〕韦恩·A·佩恩
〔美〕艾伦·B·卢卡斯　著

傅华　李洋　主译

译　者（以姓氏笔画为序）

李洋　郑频频　彭伟霞
傅华　戴俊明

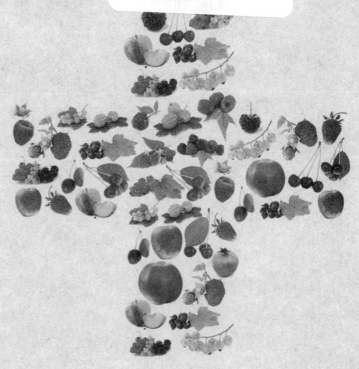

復旦大學出版社

寄语：希望我们所有的读者都能作出健康的选择。

# 译者的话

大学生活是人生经历的重要转折点。除了为将来工作打下良好的知识理论和专业技能基础外，大学生学会管理自己的健康和练就良好的身体素质也是非常重要的。当拿到由哈恩、佩恩和鲁卡希三人合著的 Focus on Health 这本书时，其科学合理的内容和细致精心的编排，立即激发了我们的阅读兴趣，并且在读完后受益匪浅。为此，我们想将其翻译成中文，与健康教育工作者同行，与健康教育课程的授课老师和同学以及其他的读者共享。经过编译者的共同努力，Focus on Health 第八版中文译本终于与读者见面了。

我们将 Focus on Health 书名译为《管理你的健康》，是因为全书的核心强调让读者通过学习，学会一些管理健康的技能，养成良好的健康行为，从而能够主动地了解和改善自己的健康。全书除了合理地选择人的一生中最主要的健康问题，按时间顺序进行编排论述外，还在每一章都安排了对这一健康问题的自我评估，以及管理健康的一些关键技能，真正体现了理论与实践的完美结合。我们相信该书的中文译本会对广大读者管理自己的健康有所裨益。

本书的译者都是在健康教育教学和科研工作第一线的老师，他们热情进取的精神以及努力务实的工作态度，让主译深受感动。在统稿阶段，考虑到实际应用，我们删除了一些脱离中国实际情况的内容，并进行了合理的组合和编排，以体现译著"信、达、雅"的要求。但是，由于我们的水平有限，中译本错误在所难免，期待读者的批评和指正。

在本书中文译本出版之际，一并感谢前后为本书付出努力的各位老师和研究生，他们是：马颖、王波、江月英、李伟霞、吴国莉、汪轶颖、李健、赵芳、俞晓静、高俊岭及彭慧，并感谢出版社对本书出版的大力支持和编辑在审稿中的辛勤工作。

傅 华 李 洋

2011 年 9 月

# 原版前言

作为健康教育者已经知道，个人健康课程是一门大学生都感兴趣的课程。如今，媒体导向下的大学生都在关注新千年的重要健康问题。事实上，他们每天都在接触有关环境、毒品滥用、性传播疾病、健身和营养这样的话题。而有关个人健康课程的价值就是使同学们有可能扩展诸如此类健康主题的知识。从而，同学们就能够反思自身的健康观，并通过调整自己的日常行为习惯来提高自身健康状态，甚至能够预防或者延缓某些疾病。

《管理你的健康》这本书通过作者悉心创作和精心编排，涉及健康课程的教师和学生最为关注的健康主题，从而达到本书的上述目的。并且，这本书是围绕着授课需要而编写的，可以更好地满足课堂的需要。

## 一、本书特色

1. **内容适于所有学生** 这本书的内容经过仔细编排，以适应于不同年龄和背景学生的需要。

2. **两个中心主题** 正如上面提到的，本书在第一章阐述了两个中心话题——健康的多维性与成长过程中的任务。这些内容可以帮助学生充分了解其自身的健康状况并做出正确的生活习惯改善。

3. **灵活的章节组合** 《管理你的健康》第八版共有 18 章。第一章解释了本书的中心观点。然后，根据前版读者的建议与本版预读者的提议，我们对剩下的章节进行了适当的编排。所以，教师都可以在他们的课程上根据自己需要来选择所要讲授的章节。

4. **健康与疾病预防** 在新版中，我们不断鼓励学生关注那些未来健康的问题。各章节的标题都旨在鼓励学生控制好自己的健康行为。

5. **老龄化内容的整合** 与中老年人相关的健康话题根据主题被整合到不同的章节中，这样的组织形式允许学生能理解随年龄增长带来的生理和情绪的改变。

6. **及时更新肿瘤和慢性疾病研究的进展** 本书在保证肿瘤相关内容在章节上的综合性外，及时地纳入了肿瘤预防、诊断和治疗等方面知识的最新研究成果和相关信息。该章内容还包括了最常见的一些慢性病的相关信息。

## 二、技术：教与学的关键

快速浏览一下《管理你的健康》，你会发现技术的应用在每一章节的内容和教学方法中无处不在。并且，本书还提供了大量充分应用现代技术的补充材料。正文和补充材料为教与学提供了最好的帮助。

1. **适合学生学习的教育方法** 本书的每个章节都提供了大量帮助学生理解最新健康主题的教学方法。

2. **学习要求** 每章开始都列出了本章的学习要求，使学生了解该章节中最重要的概念。

3. **管理你的健康** 在每章的开头列出管理健康的行为目标，以帮助学生把他们从书中学到的知识在实际中加以应用。这些客观知识可以强化自我责任的概念，并帮助其积极改善生活习惯。

4. **关注媒体** 在我们学生的世界里充斥着各种各样的媒体，特别是网络媒体。学生所得的大部分健康信息并不是来自于教师和课本，而是来自电视、杂志、网络或者广播。为了能满足同学的需要，我们特别加入"关注媒体"，该部分会对这些健康信息的媒体资源进行评价。这部分在每章的第一页上可以找到。

5. **探索你的心灵** 探索你的心灵也是健康课程的一个重要部分。该栏目强调了精神境界对健康全方面的影响。这些专栏的题目广泛,比如对体形的看法,肿瘤患者或者其他慢性病患者如何更好地生活,如何做出与性相关的决定,还有如何在防止酒精或者药物成瘾的同时享受生活等。

6. 讨论题　在每章中都有一些讨论题,从而可以使得在学生之间有机会对健康的相关主题开展讨论。

7. 教你一招　这些独特的问答专栏帮助同学们练习学到的健康相关概念。每个专栏都有来自于生活中的问题,根据健康提示和练习建议建立一些生活习惯,时刻保持健康的生活方式。

8. 在多元的环境中学习　这些专栏中的内容提供给学生不同视野,并强调我们能够通过从差异中的学习来加强自身的健康。主题涵盖了地中海饮食金字塔、男性避孕药和老年人感染性疾病的特殊问题等。

9. 星号框　在每个章节中,星号框中特殊内容可以激励学生深入探讨一些健康的主题或者检验自身的重要健康观点。

10. 个人评估专栏　每一章至少包含一项个人评估专栏,在第一章后面用一个综合性的健康评估来开始这样的专栏。这些自我评估练习具有以下3个重要功能:引起同学注意,作为健康自省与日常改善的基准,并为同学们今后改善生活习惯提供建议。

11. 定义专栏　关键术语在相应的专栏中给以定义,在文中适当的地方也有提示。这些都有助于学生们的词汇拓展。

12. 章节的总结　每章都根据主要内容、重要性或应用性写了一份总结。这样,学生就可以回到任意一个主题进行学习检验。

13. 综合健康评估　第一章最后部分的综合健康评估允许学生对自己的目前健康状况、典型的健康行为和危险因素进行测评,通过这项评估,学生可以认识到自身健康行为存在的问题,从而了解如何降低疾病的风险。课程结束后,学生可以再回头做一次健康评估,看看自己通过健康课程的学习行为发生了如何的改变。

**致谢:**

在本书的出版过程中以下人员为本书撰写和修订提出过非常有参考价值的评论与建议。他们的贡献在每一章都有所呈现。我们对他们批判性和比较性的阅读表示最诚挚的感谢。

第八版:

北科罗拉多大学的小罗伯特·盖斯曼(Robert Guthman Jr, University of Northern Colorado);西勒斯学院的史提夫·哈特曼(Steve Hartman, Citrus College);西南伊利诺伊州学院的加里·赖德(Gary Ladd, Southwestern Illinois College);南达科他学院的玛丽·莫克(Mary Mock, University of South Dakota);明尼苏达州立大学的彼喀什·南迪(Bikash Nandy, Minnesota State University);阿克隆大学的金柏莉·辛普森-凯(Kimberly Simpson-Kee, University of Akron);恩波利亚州立大学的詹妮弗·托马斯(Jennifer Thomas, Emporia State University);约翰·布朗大学的罗伯特·沃克(Robert Walker, John Brown University);瑞德福大学的比尔·组缇(Bill Zuti, Radford University)。

第七版:

墨尔帕克学院的卡利·巴努蒙(Kari Barnumon, Moorpark College);宾夕法尼亚大学加利福尼亚分校的卡罗尔·比丁顿(Carol Biddington, California University of Pennsylvania);雷恩社区大学的苏西·库萨尔(Susie Cousar, Lane Community College);北科罗拉多大学的威廉·埃博摩依(William Ebomoyi, University of Northern Colorado);凯米科塔社区学院的霍莉·亨利(Holly Henry, Chemeketa Community College);波特兰社区学院-西尔瓦尼亚校区的马歇尔·J·迈耶(Marshall J. Meyer, Portland Community College-Sylvania);西伊利诺伊学院的劳莱特·奥登(Lorette Oden, Western Illinois University);大瀑布大学的托德·罗素(Todd Russell, University of Great Falls);东南伊利诺伊学院的斯科特·沃尔夫(Scott Wolf, Southeastern Illinois College)。

第六版:

堪萨斯州立大学的M·贝琪·伯根(M. Betsy Bergen, Kansas State University);戈尔登西部学院的桑德

拉·博诺(Sandra Bonneau, Golden West College);基恩州立学院的桑德拉·迪纳塔莱(Sandra DiNatale, Keene State College);拉斯维加斯塔斯学院的丽莎·埃弗雷特(Lisa Everett, Las Positas College);洪堡州立大学的艾伯特·J·菲贡(Albert J. Figone, Humboldt State University);陶森大学的尼尔·E·加拉格尔(Neil E. Gallagher, Towson University);斯科茨代尔社区学院的艾米·戈夫(Amy Goff, Scottsdale Community College);雷恩社区学院的莎丽·A·赫博尔德·谢利(Sharrie A. Herbold-Sheley, Lane Community College);琼斯初级学院的卡蒂·赫林顿(Katie Herrington, Jones Junior College);科罗拉多州立大学的凯茜·肯尼迪(Cathy Kennedy, Colorado State University);南达科他大学的玛丽·莫克(Mary Mock, University of South Dakota);艾塞克斯县学院的尼德·波利考夫(Leonid Polyakov, Essex County College);东卡罗来纳大学的黛布拉·塔瓦索(Debra Tavasso, East Carolina University);恩波利亚州立大学的詹妮弗·托马斯(Jennifer Thomas, Emporia State University);瑞德福大学的马丁·图瑙尔(Martin Turnauer, Radford University);沙博学院的戴尔·瓦格纳(Dale Wagoner, Chabot College);阿肯色大学的玛丽·万特(Mary A. Wyandt, University of Arkansas);瑞德福大学的贝弗莉·泽阿克斯(Beverly Zeakes, Radford University)。

第五版:

爱达荷州立大学的约翰·巴塔坎(John Batacan, Idaho State University);西谷社区学院的史蒂夫·博尔迪(Steve Bordi, West Valley Community College);南伊利诺斯大学卡本代尔分校的茱蒂·德罗莱(Judy Drolet, Southern Illinois University-Carbondale);明尼苏达大学德鲁思分校的唐·海恩斯(Don Haynes, University of Minnesota-Duluth);内布拉斯加大学卡尼尔分校的玛丽·安腾(Mary Iten, University of Nebraska at Kearney);诺福克州立大学的爱莫基尼·约翰逊·沃恩(Emogene Johnson Vaughn, Norfolk State University);阿肯色州立大学的帕特丽夏·劳森(Patricia Lawson, Arkansas State University);内华达大学的罗莎莉·马里内利(Rosalie Marinelli, University of Nevada);纽约州立大学普拉茨堡的玛丽莲·莫顿(Marilyn Morton, SUNY-Plattsburgh);北西雅图社区学院的崔西·鲁特(Trish Root, North Seattle Community College);奎斯塔学院的沃尔特·雷姆(Walt Rehm, Cuesta College);弗吉尼亚西部社区学院的贝蒂·谢泼德(Betty Shepherd, Virginia Western Community College);南达科他大学的拉多娜·托纳本(Ladona Tournabene, University of South Dakota);坎伯兰学院的沃伦·格兰(Glenda Warren, Cumberland College);圣弗伦奇斯大学的凯蒂·维德曼(Katie Wiedman, University of St. Francis)。

第四版:

阿拉巴马的南部大学的S·尤金·巴恩斯(S. Eugene Barnes, University of Southern Alabama);奥斯汀佩伊州立大学的安妮·K·布莱克(Anne K. Black, Austin Peay State University);加州大学圣巴巴拉分校的苏珊·切里亚莱(Susan Ceriale, University of California-Santa Barbara);帕特森大学的布丽奇特·M·芬恩(Bridget M. Finn, William Paterson University);西密歇根大学的玛丽安·弗劳恩克内希特(Marianne Frauenknecht, Western Michigan University);瓦尔多斯塔州立大学的埃德娜·吉利斯(Edna Gillis, Valdosta State University);密苏里大学哥伦比亚分校的乔·戈德法布(Joe Goldfarb, University of Missouri-Columbia);堪萨斯大学的菲尔·亨青格(Phil Huntsinger, University of Kansas);韦伯州立大学的戈登·B·詹姆斯(Gordon B. James, Weber State University);奥古斯塔州立大学的B·麦金利·托马斯(B. McKinley Thomas, Augusta State University);西伊利诺伊大学的查克·乌尔里克(Chuck Ulrich, Western Illinois University)。

第三版:

莫尔黑德州立大学的戴娜·S·布朗(Dayna S. Brown, Morehead State University);佐治亚南方大学的黛安·M·汉密尔顿(Diane M. Hamilton, Georgia Southern University);特伦顿州立学院的乔·赫茨斯坦(Joe Herzstein, Trenton State College);克莱瑞恩大学的丽贝卡·路特·里斯(Rebecca Rutt Leas, Clarion University);东肯塔基大学的多琳达·梅纳德(Dorinda Maynard, Eastern Kentucky University);喜瑞都学院的史蒂文·纳瓦罗(Steven Navarro, Cerritos College);俄亥俄州立大学的玛丽·贝丝·泰伊(Mary Beth Tighe, The Ohio State University)。

第二版:

伊萨卡学院的詹姆斯·D·阿吉亚尔(James D. Aguiar, Ithaca College);中部皮德蒙特社区学院的卡洛琳·M·埃尔雷德(Carolyn M. Allred, Central Piedmont Community College);犹他大学的琼·班森(Joan

Benson, University of Utah);加利福尼亚州立大学多明尼戈斯山分校的丹尼尔·E·伯尔尼(Daniel E. Berney, California State University-Dominguez Hills);恩波利亚州立大学的罗尼·卡尔达(Ronnie Carda, Emporia State University);佐治亚学院的芭芭拉·芳珂(Barbara Funke, Georgia College);西密歇根大学的威廉·C·格罗斯(William C. Gross, Western Michigan University);杨百翰大学的理查德·赫尔利(Richard Hurley, Brigham Young University);西伊利诺伊大学的L·克拉克·麦克卡蒙(L. Clark McCammon, Western Illinois University);西南俄勒冈社区学院的丹·尼尔(Dan Neal, Southwestern Oregon Community College);佛罗里达州立大学的大卫·夸达尼奥(David Quadagno, Florida State University);斯波坎社区学院的莱斯利·鲁瑞(Leslie Rurey, Community Colleges of Spokane);西弗吉尼亚州立学院的斯科特·E·斯科贝尔(Scott E. Scobell, West Virginia State College);文图拉学院的蕾安·科恩纳·史密斯(Raeann Koerner Smith, Ventura College);玛丽蒙特大学的凯伦·T·苏利文(Karen T. Sullivan, Marymount University);查普曼大学的琼图·多尔(Joan Tudor, Chapman University);佛蒙特大学的斯图亚特·L·惠特尼(Stuart L. Whitney, University of Vermont)。

第一版：

戈尔登西部学院的桑德拉·L·博诺(Sandra L. Bonneau, Golden West College);金斯伯拉夫社区学院的理查德·A·凯耶(Richard A. Kaye, Kingsborough Community College);明尼苏达大学德卢斯分校的唐纳德·海恩斯(Donald Haynes, University of Minnesota-Duluth);沙博学院的J·戴尔·瓦戈纳(J. Dale Wagoner, Chabot College)。

**特别致谢:**

写一本书需要很多人的共同努力。整个专业团队为了这些教科书的成功发行,必须一起工作很长时间。在过去的三年里,我们与许多才华横溢的人一起努力工作,共成功发行了17本教科书。

在这一版本中,四名具有专业素养和写作天分的作者共同参与了本版《管理你的健康》的写作工作。伦纳德·卡明斯基(博士,波尔州立大学成人健康和心脏康复项目的教授和协调者)负责修改和校正第四章(维持身体健康)和第十章(降低心血管疾病的风险)的内容。第七章(拒绝毒品)和第八章(控制饮酒)是由艾丽森·柯克里尔(理学硕士,波尔州立学生健康中心的健康教育者)修改。罗伯特·品戈(博士,波尔州立大学生理和健康科学教研室的教授和主任)修改了第十六章(保护你的安全)。第十七章(环境与健康)是由大卫·卢布朗(博士,波尔州立大学生物学教授)撰写的。我们对上述作者们专业的贡献和他们为促进大学生们的健康付出的努力深表感谢。

我们还要感谢薇琪·玛琳妮,她参与了我们的9项书籍设计项目。最新版本的《管理你的健康》还得到了尼克·巴雷特(《健康和人体技能》的执行主编)的帮助。他在修改《管理你的健康》这本书时体现的具有感染力的热情和对每位作者给予的积极鼓励使我们觉得能成为麦格-劳希尔出版公司的作者特别自豪。

这里还要特别推荐一下帕姆·库珀(执行市场部经理),她是大学出版社从业人员中精力极为充沛的一位。我们相信她的经验、专业知识和才能会使这本书得到我们许多教学同伴的认可。

同时,我们还非常感谢麦格-劳希尔出版公司为出版这本书付出努力的幕后工作者们。琳达·许内费尔德为这本书和其增刊的设计做了很大贡献。项目经理梅尔·瓦伦汀将这本书用一种既幽默又不失优雅的方式呈现出来,同时还兼顾了细节和截止时间。高级设计师金·门宁为第七版设计出一个令人兴奋又动感的全新的封面。图片研究协调员亚历山大·安布罗斯精选了一个多彩且极激起兴趣的图像集。

最后,我们要感谢我们的家人,感谢他们所给予我们的支持与关爱。相比其他人,我们的家庭或许更加了解写一本书所要付出的努力与贡献。我们要再次向他们表示我们由衷的赞美和感激。

戴尔·B·哈恩(Dale B. Hahn)

韦恩·A·佩恩(Wayne A. Payne)

埃伦·B·卢卡斯(Ellen B. Lucas)

# 目 录

第一章 重塑健康     1

## 25 第一部分
### 心 理
第二章 心理健康     26
第三章 压力管理     47

## 69 第二部分
### 体 格
第四章 提高体适能     70
第五章 了解营养和你的膳食     88
第六章 保持健康的体重     112

## 137 第三部分
### 预防药物滥用和成瘾
第七章 拒绝毒品     138
第八章 控制饮酒     151
第九章 拒绝吸烟     165

## 185 第四部分
### 疾病预防
第十章 降低心血管疾病的风险     186
第十一章 与肿瘤、慢性病同行     204
第十二章 预防感染性疾病     230

## 255 第五部分
### 性与生殖
第十三章 什么是性     256
第十四章 生育管理     276

## 299 第六部分
### 消费与安全
第十五章 做一名知情的健康消费者     300
第十六章 保护你的安全     315
第十七章 环境与健康     333

## 353 第七部分
**完成生命的旅程**

第十八章　接受死亡过程和死亡　　354

# 第一章　重塑健康

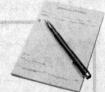

**学习要求**

通过本章的学习,你将能够:
- 理解生活方式是如何影响健康的。
- 弄清卫生保健是如何影响健康的定义。
- 除了课本里列举的原因外,能对健康行为改变困难的原因做些补充。
- 思考促进健康行为改变的策略。
- 列出普罗查斯卡关于行为改变的 6 个阶段。
- 叙述年轻人成长阶段的任务,并且评估你在控制其过程中处于哪个水平。
- 监测你自己的活动,并依据可获得的资源,列出健康的维度。
- 对比健康和健康促进,比较两个概念里的异同点。
- 叙述本书中关于健康的新定义,并且举例说明卫生保健和健康促进的概念。

## 关注媒体

### ——我们的健康信息从何而来?

当今我们的健康信息来自于广泛的媒体,且媒体比其他途径更让人值得信赖。"关注媒体"将告知你哪些才是健康学习有价值的(或者有效的和可信赖的)资源。

**广播电视**

想到广播,你的第一念头大概是你喜欢的音乐。但是对新闻和信息来说,广播最重要的两个领域是访谈型广播与公共广播网。访谈型广播经常会产生信息有效性的问题,比如说,如果你在听一个关于 HIV 接触的访谈节目,那么主持人的态度与观点(有时可能是强烈的,甚至是过激的)将是这个访谈节目的重要部分。当这些观点带上呼吁成分,那么其"事实"可能是非权威性来源的,你所听到的可能就不是可靠的信息。这断然不是你做出健康决策的良好依据。

电视也常常是健康信息的重要来源。覆盖范围从全国性的或地方性的新闻节目中健康相关的简短片段到致力于健康主题的有线电视节目,比如从《学习与发现》(Learning and Discovery)频道看到的节目。尽管这些节目应该是及时和准确的,但对于电视提供的一系列推广健康产品的商业信息片,则应该进行更加严格的审查。

**报纸和杂志**

让我们做一个假设,假设人们每天只是阅读一份或者两份报纸——当地报纸或者加上国内报纸。他们所得到的健康信息往往只来自于有线服务行业,比如"出版协会";这些信息很浓缩而且简便,但它们的准确度却受到一定的限制。如果报纸上的健康新闻是来自实例或原创作品的话(比如个人日志),这对于读者将是很有帮助的。

与报纸不同,杂志则会由于它的拥有者、读者面和对于信息有效性定义的不同而不尽相同,这就很难评判杂志健康相关内容的可靠性。总的来说,国内新闻杂志,比如《时报》和《新闻一周》都是非常在意他们报道新闻的准确度的,并经常加入一些原创作品。他们的内容可以看作为是一种"艺术状态"。相反地,一些不经审查的小道报纸,就会众所周知地印刷一些关于"健康"内容的小故事,少有读者会去轻信这些内容。在这两种极端报纸之间,还有许多类型的报纸,在可靠性和可依赖性方面也都不尽相同。

**专业性杂志**

在大学图书馆中，你会发现一系列的专业性杂志。通过这些出版物，不同学科的专业人员可以与同事和其他读者分享一些他们领域内最新的发展趋势和观点。因为健康的研究领域相当广泛，相关的不同学科信息和与健康相关的杂志也相当丰富。比如，发表在《新英格兰医学杂志》和《美国食品协会杂志》等出版物上的大多数文章都要经过同行审阅。这意味着，不同领域的专家都会审阅这些递交的文章内容，并决定这篇文章是否可以发表。然后，如果发布的某项学术内容没有认真查核，或者它的基本理论存在一些漏洞，这篇文章就会退回到作者的手上要求重新推敲。这样的过程大大降低了发布无效信息的可能性。当今，有些专业性杂志开辟了一些替代疗法的栏目。当阅读这样的出版物的时候，我们要慎重考虑它们是否经过同行审阅。

**政府文件**

比如，一年一度的《卫生总署有关吸烟与健康的报告》，这些文件已经成为了许多媒体报道健康相关信息的资源，还包括教科书和专业性杂志。这些出版物可以在"美国政府出版署"购买到。在城市公共图书馆和大学大型图书馆都可以进行借阅。这些出版物中信息将会被各个领域内的最值得尊敬的作者们所查看。

**书籍**

书籍依然被看做是健康相关信息获取的最大渠道之一。今天的健康书籍，包括一些学术性健康教科书如《管理你的健康》，基本上都可以分成三类：参考书、医学百科全书和单主题零售书。

分类中的参考书是非常重要的专业出版物，比如《默克手册及医师参考书》。这些主要针对不同健康专业领域的书籍，包含了许多最新健康信息。虽然这些书籍可以在普通公共场合购买到，但是它们的内容都是很专业复杂的，语言也是非专业人士难以阅读的。

对于大多数美国家用书籍，最有价值的就是那些医学百科全书，比如《Johns Hopkins 家庭医学手册》和《Mayo 临床与家庭卫生用书》。这些书籍经常会介绍一系列促进健康和预防疾病的信息。它们明晰的写作风格和高质量的知识量，也使得它们在家用参考书中非常出色。

单主题健康相关零售书，比如那些关于饮食和健康问题的书籍，在零售商和网络书城上都很容易购买到。就像杂志一样，鉴于不同的质量和作者背景，我们很难评价这些书籍。有些在内容和思想上都是很正确的，但有些却会误导人，有些内容对于读者的健康甚至是很危险的。上面说的这些书都是一些自学书籍、畅销书籍。

**网络**

2007 年的时候，根据 Forrester 的研究，推断出将近 85% 的美国家庭可以连接网络。人们在图书馆、教育机构和工作的地方也都可以很方便地使用网络。经过几次点击，你就可以打开许多健康相关网站，得到大量的健康信息。网络聊天室也为大家分享个人健康经验提供了空间。正是因为网络对于专家和大众都是如此重要的健康信息资源，在这本书的每个章节中，特别提及了一些有用的网站。关于掌握如何识别网络健康信息的有效性，请看第十五章。

"关注你的健康，如果失去它你就找不回了。"年轻人经常能从年长的人那里听到这句话。这个简单而又发自肺腑的忠告是给那些把自己健康视为理所当然的，并且觉得他们能一直维持像现在这种健康和良好状态的年轻人。言论和经验，应该时常提醒我们——年轻总是很短暂，而健康则不断在向不好的方向变化。事实上，随着健康状况的变差，我们对一些有意义活动的参与就会减少甚至消失。试想，渐差的健康状况是如何影响以下活动的：

- 你追求教育或者职业的能力
- 你与朋友和家人交往的机会
- 工作、休闲或者探险旅游的机会
- 接触和联系新朋友的机会
- 怀孕的能力或者做父母的机会
- 参加业余爱好或者娱乐活动
- 你对一系列食物的享受

- 独立生活的机会

当父母和祖父母建议你关注自己健康的时候,他们关心的是诸如以上的生活质量主题。你在这一章节将会学到,健康与这些活动是联系在一起的。首先,我们来回顾一些有关健康的定义,其中每个都重点讨论关于疾病和死亡,然后我们再讨论有关健康行为改变的对策。

---

**寿命长的秘诀**

专家普遍赞同健康的基本生活方式会使人们活得更久,并能有更高品质的生活。而小小的调整会促进这种进步,包括:
- 定期检测你的胆固醇并且每天进行30分钟轻快的步行。
- 开车的时候系安全带,骑自行车、机动车或者滑雪的时候戴头盔。
- 用橄榄油替代黄油。
- 戒烟,或者至少减少每天烟草使用量。在美国,肺癌是癌症相关死亡中最重要的原因。
- 中午11点到下午2点之间避免阳光直接照射,因为这段时间的紫外线辐射最危险。在此段时间待在屋里,出门的话,请常涂防晒霜。
- 向你的医生询问一些有关你忧虑的问题,以及检验结果、诊断或者治疗的问题。从安全的角度看,让人与你一起去参加重要的约会是很有帮助的。
- 不要担心!尽管每个人都非常谨慎,我们也不可能生活在没有危险的世界——无谓的担忧会增加心理和身体的压力。

---

## 一、传统健康的定义

当人们到了上大学的年龄,一般都比较熟悉如何去看病,了解卫生保健提供的各种途径。下面是一些人们容易被认可的例子,这些都强化了我们对传统健康定义的印象。但是请注意,这些包括疾病治疗或者处理,以及延长生命的例子表明了我们对**发病和死亡**的担忧。

我们在这一章的最后提出了关于健康的新定义。其主要的不同是该新定义并不是聚焦在发病和死亡的担忧上。

### (一)不定期式的卫生保健服务

一般来讲,我们都是在不健康的时候(在疾病和受伤害期间)去看医生,以寻求治疗。我们希望医生能帮助诊断来找出我们不舒服的原因。一旦问题找到了,我们期望从他那里得到有效的治疗而使我们康复(疾病消失)并且回归健康。当我们遵照医生的建议来治疗,我们很快会再回归为"健康人"。

根据2002年美国的调查,那一年去看医生的次数:白人平均3.4次,黑人2.5次,亚洲人2.3次。2000年一个相似的报告表明,2000年美国土著人只看医生0.8次。尽管其中有些是为了预防性卫生保健,但大部分人都是带着病去的。

### (二)预防医学

从简单的逻辑推理看,提出预防疾病比通过不定期医疗护理来治疗疾病更有意义。这一思维方式来自**预防医学**。然而,遗憾的是许多医生说他们几乎没有时间去实施预防保健,因为大量的不定期的病人每天都占满了他们的办公室。

当医生实施预防性保健时,他们首先尝试测定他们病人发生特殊疾病的危险水平。他们通过系列的询问、物理检查和实验室检测来识别**危险因素**或者**高风险健康行为**,然后评估将来发病的风险性。其中,有些检测可能会伤害身体(从身体上取下组织,例如活组织检查或者抽血)。另外,评估危险的重要工具是准确提供的家族健康史,但超过1/3的成人不能准确地将其告诉给他们的卫生保健提供者。

> **关键术语**
>
> **预防医学:**以医生为中心的对慢性病危险进行识别和干预,以便降低发病的风险同时减轻卫生保健的负担。
>
> **危险因素:**导致疾病发生风险增加的因素,如血清胆固醇水平、与慢性病有关的吸烟行为。
>
> **高风险健康行为:**一种行为类型,像吸烟,与产生高风险的慢性病相关。

然而,很多报道指出一些重要的医学信息,包括实验检查报告、用药记录和家族史都很容易从病历中遗失了。根据2003年的一个研究结果,七位病人中就有一人的病历会丢失而不能提供综合卫生保健的重要信息。

医生一旦识别出病人的危险水平,他们就会试图通过对病人的教育,纠正其生活方式,如果有必要的话,进行一些医学干预来降低那些得病的危险。持续这样做会使得病人危险水平降低并能持续多年。要注意这些预防保健是在医务人员的指导下进行的,并且病人应该按照医生所提供的方法去做。

尽管预防医学在降低发病率和死亡率上看起来比不定期治疗更合乎情理,但第三方付款人(医疗保险)传统上并没有对这些服务提供充分的补偿,而政府对预防医学的概念和实施可能会更加接受。

> **教你一招**
>
> ### 降低健康风险的重要性
>
> 我的家庭成员正在经历一些健康问题,尽管我还年轻,但我一直在担忧我是否也会发生与他们类似的健康问题。我该怎样做来维持现在的健康水平呢?
>
> 达到良好健康状态的方法往往是要重视如何降低疾病的风险。卫生保健专业人员常常强调识别行为类型和一些生理指标的重要性,从而来判断发生疾病或者死亡的可能性。我们中任何一个人都有为降低我们的危险而获得信息、咨询、行为变化策略和医学治疗的机会。我们究竟能行动到什么程度,则要看我们自己的依从性。
>
> 一般来讲,有些危险因素,如性别、种族、年龄和遗传易感性往往更容易引起某些特定的疾病,警惕这些危险因素也是很重要的,但这些危险因素是没法改变的。
>
> 因此,为了重塑健康,应该更加关注以下可以降低健康风险的行为:
>
> - 不要以任何方式使用烟草。这个警示之所以如此重要是因为所有研究均证明吸烟是引起疾病和早死的非常重要的独立因素。
> - 如果你饮酒,请适量。这对必须要驾车或者操控仪器、孕妇或者将要怀孕的人和正在服用某些特定药物的人尤为重要。
> - 参加为提高心肺功能和维持肌肉力量而设计的有规律的运动。你可以用一系列的运动来作为健身项目的基础,你也可以围绕推荐的频率、持续时间和运动强度来进行特殊的运动。
> - 学习并理解由政府推荐的最新膳食指南。重点要强调的是控制食物的量,增加饮食中水果和蔬菜的份额,日常还要多运动。
> - 提高应对压力影响的有效技能。有效应对压力可以减少机体面对无法预料的挑战时生理考验的持续时间。但是要记住,有些形式的应对恰恰是额外的压力。

- 维持正常的体重。体重过重或者过轻的人均可能会出现一些不正常的情况或者功能的改变,从而使他们易于患某些慢性病甚至引起不必要的死亡。持续地进行体重的管理,避免体重间断性地增加或降低。
- 通过专业机构制定一生的健康管理方案,包括定期筛查、改变不良的生活方式、早期诊断,以及有必要的话进行有效的治疗。
- 保持乐观心态的人生观。生气、愤世嫉俗和对生活悲观的人生观会腐蚀建立高质量健康的全部基础。一般而言,一些慢性病,包括心血管疾病和癌症,在对生命和生活缺少积极观念的人身上发生的频率更高。
- 树立个人有意义的信念。在整个一生当中有这么一个信念和与其相关的精神支持体系可能会是我们所具备最有利的健康源泉。

## 二、健康促进

在美国,基督教青年会和基督教女青年会发起一些健康项目、商业健身俱乐部和公司健身中心在有资质指导者的指导下提供降低健康风险的项目,这里面很多人就是在像运动科学、健康管理和**健康促进**等专业毕业的大学生。与预防医学使用的方法相似,这些非医学健康专业人员尝试对他们客户的行为进行指导来降低他们得慢性病的危险。与预防医学有时带有侵入性检查的评估过程和以医学为基础的治疗不同,健康促进项目在法律上不被定义为医学实践,所以不招收临床医生。另外,这些项目所提供的健康干预、社会合作和健康生活方式倡导的重点在于预防慢性病。但实际上,人们在这些项目里得到的健康促进可能并没有像我们所定义的那样,相反,他们听从评估和健康相关信息只是作为个人目标里一个附带的部分,比如减肥,为首次马拉松做准备,或者只是为了中午的篮球赛来会见朋友。

### (一)社区健康促进

作为对前述预防医学工作的补充,很多社区以小组健康促进的形式开展活动。这个方法旨在提升社区小组如宗教团体或者邻居联合会的健康自主权(自主权提升),使他们在不要健康促进专家直接的帮助下自己发展、操作直至最后能够维持他们自己的项目,从而降低风险和增进健康。

以社区为基础的健康促进成功的关键是**自主权提升**。在健康状况下,自主权提升是指个人或者组织中的成员获得对他们健康更多的控制力(自主权)。为了对健康事务的控制与自主,个人和组织要学会超越那些曾经对增进健康有限制的各种障碍。

对传统上没有得到卫生保健系统周到服务的个人和组织,像一些少数人群,自主权提升项目提供了积极的健康结局。当这些人们得到了所需的信息,参与了决策的过程并且有能力获得资金等资源,他们会更容易决定和执行满足他们特定需求的项目。

2004年12月26日发生在印尼海域的毁坏性海啸,如何使社区自主权提升来维护健康是很有挑战性的。因为这除了要处理近20万死亡人口和整个社区的转移外,重建切实可行的社区所需要的努力和资源,甚至要从社会团体如国际义赈组织那里转移到当地人民那里。这个事件处理的成功是一个极好的例子,说明一旦人们获得权利后,他们会变得不同。

#### 关键术语

**健康促进**:为提高人们生活质量、减少发病率、增进生活舒适度而向人们传授知识、技能和价值观的行动。

**自主权提升**:通过提高个人或者组织的能力,从而使他们能够为自己的健康和福利负责。

根据你所了解类似健康定义的来源，比较一下本章所提出的新的健康定义。

## 三、改变健康的相关行为

尽管许多健康问题需要通过地方、州或全国的努力才能解决，而大部分还是需要人们的自愿和有能力去改变他们的行为才能实现。

**1. 为什么行为改变总是很困难的事** 可以强烈影响一个人想要改变健康高风险行为的因素有很多，包括下面几个方面：

（1）一个人必须知道特定的行为方式与特定的健康问题相关，甚至会引起特定健康问题。例如：吸烟是导致肺癌的主要因素。

（2）一个人必须相信（接受）某种行为方式会（或者已经）使他对某个健康问题易感。例如：我吸烟将会极大地增加我得癌症的风险。

（3）一个人必须意识到有能力降低危险的干预措施，如果他采用这些措施，也会使他对这种特定健康疾病的风险降低。例如：现在有个控烟项目，如果参与这个项目将会帮助我戒烟。

（4）一个人必须相信如果他采纳促进健康的行为比放弃这些行为得到的益处更大。例如：因为不再吸烟而摆脱烟草依赖比吸烟提供的暂时快感要好很多，并且将会降低健康的风险。

（5）一个人也必须感受到对他重要的其他人也希望他能改变这些健康高风险的行为并且会支持他。例如：我吸烟的朋友会努力不在我面前吸烟，并且帮助我避免出现在吸烟者的周围。

上面列出的一个或多个情况如果做得不到位，那么要成功降低健康危险行为的可能性就极小。

**2. 改变的阶段** 行为改变是通过一定的阶段有序地进行的。James Prochaska、John Norcross 和 Carol DiClemente 研究了改变像滥用酒精、吸烟和赌博等长期存在问题的数千人，概述了改变的 6 个可预见阶段。尽管这些人用不同的策略改变他们的行为，他们在过程中都进行了 6 个连续阶段的改变，这 6 个阶段称为普罗查斯卡（Prochaska）改变阶段。

---

**关键术语**

**普罗查斯卡（Prochaska）改变阶段**：人们通过 6 个可预见的阶段，即预备前期、预备期、准备期、行动期、维持期、结束期——来建立起新的习惯和行为方式。

---

（1）**预备前期阶段**：第一个改变的阶段称为前预期，在这个阶段中一个人也许会考虑做些改变但是最后发现改变实在太难了而放弃。例如，在这个阶段中一个吸烟者也许会告诉他的朋友"我最终会戒烟"，但是他在后面 6 个月里没有真正打算停止吸烟。

（2）**预备期阶段**：很多人想要进行一些改变，因此他们进入了预备期阶段，在这个阶段里他们可能希望改变但又几乎不知道该怎么做。通常，他们知道自己将要在下 6 个月里行动。

（3）**准备期阶段**：预备期阶段之后，准备期阶段开始了，在这个阶段里改变开始看起来不只是希望也有可能。在这个阶段里吸烟者可能开始制定计划戒烟，确定近期戒烟日期（几天到一个月），也有可能参加到一个戒烟项目中。

（4）**行动期阶段**：制定的改变计划在这个阶段里实施，这个改变将会制定并且维持大约 6 个月。

（5）**维持期阶段**：第五个阶段是维持阶段，在这个阶段里用另外 6 个月巩固和实施新的习惯。

（6）**结束期阶段**：第六个也是最后一个阶段称作终止，这是指新的习惯已经形成，因此行为改变的努力完成了。

## 四、当今的健康关注点

尽管我们在很多方面取得了惊人的进步,但我们还面临着很多健康问题的严峻挑战。心脏病、癌症、意外伤害、药物滥用和心理疾病依然是我们关注的重心;还有一些复杂的问题——环境污染、暴力、高昂的卫生费用、世界范围内广泛传播的艾滋病,还有其他性传播疾病也变得越来越麻烦。饥饿、人口过度增长、家庭暴力和国际恐怖主义的威胁,将会是影响到我们这代人和下代人的健康相关主题。

幸运的是,上述提到的健康关注点并不是不能解决的。我们作为个人可以选择我们的生活方式来减少得这些疾病发生的可能性。从个人水平看,我们可以决定实施一个健康生活计划来减少患病并延长寿命。

## 五、健康:不是没有疾病

到底什么是健康?健康就是几世纪以来西方医学所认为的不生病那么简单吗?现在已进入21世纪,是否应该考虑健康还包含其他因素呢?

相当正规的国内报纸杂志的专栏文章描述了当代医学的进步。这些文章用语言和图片对药品生产、基因操作、计算机协助手术和营养在健康中的作用等领域的巨大进步进行了生动描绘。正因为类似这样的文章把健康和医疗联系起来,我们大部分人继续坚持传统的健康概念:①没有不适和疾病(低水平的发病率)和②活得长的能力(降低死亡率)。然而,在新的世纪里,我们为了寻求全面的健康,也许需要考虑更广泛的定义来更准确地反映我们人生的各个阶段——青年、中年,最后是老年的转变中变得更有作用和满足的需求。因此,我们应该寻找关于健康的其他定义——一个能够意识到和健康更贴近的定义的重要性而又关注到我们生长发育中的需求。然而,在找到健康新定义和它与青年人的关系前,让我们先满足本书的读者——当今的大学生,他们正是或曾经是年轻人。

## 六、年轻成年人的成长任务

由于现在大学生的年龄多数在 18 到约 40 岁之间,我们在这里描述了这个年龄组人们相关成长和发展(被定义为成长任务)的许多领域。当人们领悟到他们在这些领域的某些或者所有方面都取得进步时,他们会说这是一种生活的满足感,或者像我们说的,一种幸福感。

### (一) 确定成年早期的身份

对大多数儿童和青年来说,大部分年轻人在邻居或者社区周围的大人眼里只是某人的儿子或者女儿。对于年轻的成人来说,这一过程已经快过去了。年轻人和其所处的社会马上就要开始以新的方式相互看待了。

作为刚步入成年阶段的人,大部分年轻人可能会希望成为一个与众不同的人。从内在的方面讲,他们会建立自我认知,去成为一个自己所希望的人。从外在来讲,他们会形成一些习惯模式,向其他人显示自己的身份。

所以,第一个发展任务的完成对于年轻人在成年人的后面阶段建立培养身份的基础是非常必要的。当他们经历了成为一个成人后,他们就有能力去回答小成人的中心问题:我是谁?

### (二) 建立独立性

在当今社会,你儿时和青少年时的最初社会责任感取决于家庭和学校。在过去的近二十年里,家长和老师都是这些年轻人的知识、价值观和生活习惯的重要塑造者。然而对于年轻人,传统上学年龄的学生往往要表明自己想离开这些依赖关系的愿望。

出外旅行、建立与同龄人的关系、婚姻、服兵役、还有上大学已经成为离开家庭的传统过程。一般地,这些过程中的一个或者两个会塑造年轻人的能力和理想,从而帮助他们建立独立性。

### (三) 承担责任

年轻人可以有许多机会来承担责任。比如,他们在加入学校某个组织或者认识新朋友的时候自愿承担一些责任。其他的责任将会在教师布置学期作业的时候,约会对象对自己施加压力以达到自己希望的时候,或者雇主需要有成效的工作时对他们提出的要求。在其他情况下,他们还可以为了其他人而不是自己的利益从事一些特殊任务来承担责任。和这些领域一样重要和需要的责任是,一个更加基本的责任在等着年轻人:维持和提高自己和他人健康的责任。

---

**为什么男性寿命短**

在我们的社会里,女性寿命较男性长已得到很好的证实。现今期望寿命女性为80岁,而男性只有75岁。这5岁的差异普遍归因于遗传因素。然而,新的证据表明这种差异是由男性的行为所影响的而不是基因特性。

除了阿尔茨海默病外,其他15种原因引起的死亡中男性均高于女性。男性在自杀、家庭暴力和肝硬化中的死亡率为女性两倍。在每个年龄组,男性比女性有更差的健康和更高风险的死亡率。通常高风险包括:

- 吸烟的男性比女性多。
- 男性两倍于女性的重度饮酒,如酒精滥用、不系安全带驾车的其他风险行为。
- 操控危险设备的男性多于女性,并且男性工伤占了90%。
- 更多的男性驾驶易于翻车的运动型多用途汽车,也会在摩托车事故中受到伤害。

也许这些高风险因素中有一些与男人的勇敢和男子汉气概等文化背景有关,从而鼓励男性去冒险并且面对危险的事情。这种"男子汉"态度看来也延伸到男人对他们自己的身体和心理健康的关心上。女性在每年一次以上的去看医生和寻求预防医学的干预上是男性的两倍。男性更易忽视自己的症状,并且很少安排体格检查和进行跟踪治疗。心理上,男性倾向于藏起他们的感情和压力,甚至自己用药治疗压力;而女性倾向于找心理医生帮忙。几乎所有的压力相关疾病都是男性多于女性。

由此可见,男性和女性一样都要为自己的健康负责。如通过合理膳食、运动、合适的医疗照顾和降低高健康风险的行为,男女性都能最大限度地激发期望寿命的全部潜能。

---

### (四) 提高社交的技巧

年轻人成长的第4个任务是建立合理的可依赖的社会交际网的技巧。成人通常是很多组织的"会员",范围从一对夫妻到社会团体,或者跨国公司。这种"会员"需要在不同的社交场合和很多不同的人打交道的能力。

大学的经历在这一点上给学生作了有效的准备,但是与朋友、同事或者父母的相处则需要他们努力去学习并逐渐地成长,以扩大他们的社交圈。年轻人需要提高一些社交技巧,包括交流、聆听和处理矛盾。

### (五) 培养亲密关系

培养亲密关系这个任务常常从年轻人开始并且持续整个后半生。在这个阶段,大家几乎普遍要面对发展一两个密友关系的任务,这是非常重要的。这个年龄组的大部分人看待密友广义上是开放的、深入的、互相照顾的真挚关系,比如爱人、好朋友,还有工作时的良师益友。

密友关系包括很多种,一些人同时可以拥有许多亲密朋友,而其他人则只有一两个。从发展的观点看,数目并不重要,重要的是我们可以和其他人分享我们想要去尝试并证实我们独特生存之道的想法和感情。当没有愿望或能力追求亲密关系的时候,感情的孤立意识会发展起来。

### (六) 年轻人其他相关任务

年轻人除了前述的这5个成长任务以外,还有两个领域对18到24岁的人也适用,即:初入职场和初为人父母的技能。

越来越多的学生追求大学教育来获得找到工作和职位的机会。现在的学生当然希望大学文凭能够成为他们第一个重要职业或入门水平职业的敲门砖。

就业在很多方面需要绕过那些纯粹与钱的联系。就业为学生提供机会保证他们新的责任,并且提供和扩展他们在大学里学到的技能。就业也包括承担新角色(像同事、顾问、部下,或者搭档),它也许会在我们后半生定位我们自己的时候起到重要的作用。另外,就业提供了一个新的、更加独立的环境帮助寻找友谊(亲密关系)。很重要的是,入门水平的就业为我们建立独立性提供了财政支持。

对很多人来说,年轻人也可能成为父母,这是任何人都可以选择承担的重要责任。与这个承诺相关的许多决定都会自然地规范一个人的后半生。这些决定的例子有:是不是养育孩子?如果养育的话,什么时候开始?要多少个孩子?生育孩子的间期要多长?父母在整个成年人过程中起到什么作用?做出明智决定的能力和有效地发展成为父母的技能和洞察力的必要性将会是年轻人在生长和发展方面所要面对的重大挑战。

## 七、健康的多个维度

在这一章的前面部分我们许诺要提出一个比其他书刊更少关注发病和死亡的健康的全新定义。在我们提出新定义之前,我们先来介绍一个关于健康的多维概念(**全面健康**)——要求任何健康的定义是超过治疗、预防疾病并且让死亡延期。

尽管我们现代医学主要是针对躯体的病患来提供服务的,但多数专家都一致认为健康具有整体和全面的自然特性。在本部分我们分析了健康的6个组成或者维度。对健康而言,这6个维度以相互作用的方式建立相互的联系,使得我们能够参与到广泛的生活经历中。

### (一) 身体

我们身体所构成的生理和结构的特征,包括体重、视力、力量、协调性、耐受性、对疾病的易感水平和恢复力等,可帮助我们完成一系列的生理功能去处理每天的事情。在一定情况下,身体方面将是你健康的最重要部分。这种重要性说明了为什么传统医学几个世纪以来一直将健康与身体的构造和功能正常等同。

### (二) 情绪

你的情绪组成在你成长的许多方面都会帮助你。健康的情绪包括我们用现实的方式看世界、处理压力,并能灵活和妥协地处理冲突的能力。

对很多年轻人来说,在成长和发育的过程中会伴随某种脆弱性,导致你觉得受到伤害和沮丧,打击你的积极性和满足程度。在某些范围上我们都会被情绪状态所影响,比如生气、快乐、害怕、同情、罪恶、爱和恨。那些一直努力促进情绪健康的人,会让生活充满愉快,而不是让情感满是伤痕或生活没有乐趣。

## （三）社交

健康的第 3 个维度是社交能力和文化敏感性。在开始时，家庭成员间的来往、社会经历以及与同伴的交往能培养这些方面的发展。但是随着年龄的增长，社会交际则要求另外的技能发展和对已有技能和洞察力的改进。在成年人，包括年轻的成年人中，社会的组成已经改变，我们与更大范围的人们交往，并且与就业、为人父母和社区事务等角色联系起来。

---

**关键术语**

**全面健康**：从健康的身体、情绪、社交、智力、精神和工作组成来看健康。

---

## （四）智力

这是你接收和处理信息的能力，了解价值与信念和进行抉择的能力，是健康整体最重要的方面。对很多大学毕业的人来说，健康的智力维度被证明是 6 个里面最重要和令人满足的。实际上对我们来说，至少在某些方面这是正确的，因为我们分析、组合、假设和对新信息处理的能力在很多方面提高了我们的生活质量。

**探索你的心灵**

### 你的信念怎样影响你的生活？

信念可以包括宗教，但也可以是来自直觉。信念是人们追求有意义的人生最基本的阶段。它对整个人生的发展提供了目标和人生意义。

当人们到了上大学的年龄，他们为了对自己的承诺、生活方式、信仰和态度负责，不得不做出很多艰难的决定。这需要客观判断和某种独立思考，同样也需要在个人利益和为其他人服务的方面找到平衡点。最终，信念的标志和教义会转到个人精神体系中变成其每日生活的一部分。

- 你有任何经历表明你在你的信念下成长吗？
- 你认为你是不是比你的朋友或者家庭成员更高尚呢？
- 学校相关经历是怎样强烈地影响你健康的精神维度的？

## （五）精神

健康的第 5 个维度就是精神。虽然它确实包括宗教信仰和宗教行为，很多年轻人会扩展它来包含更多样的信仰体系，包括你与其他生命体的关系、人类行为的本性，还有你服务他人的愿望。所有的都是精神健康的重要组成部分。

通过培养我们的精神健康，我们可以对整个宇宙有更广泛的认识，并且可以更好地定义它所包含我们所有的关系，包括与其他人的关系。为了完成在健康精神维度的成长，很多人承担了一系列的与建立的宗教组别的教义有关的学习，并且确定了信念社区的成员。然而对其他人来说，精神成长正在发生，他们抛弃了以有神论为基础的信念体系，而是开辟了包括自然、艺术、身体行为和对环境管理的新领域。

目前，精神对健康所起的作用越来越多地受到重视。根据对 42 个早期研究的分析回顾表明，规律地参与到宗教事务中的人，尤其是女人的寿命更长久。即使把吸烟、饮酒和收入等因素排除后,这个结论仍然正确。但最近的一份报告表明宗教参与和存活率的联系比先前研究的结果弱。

也许在大学里与大学生更相关的健康精神维度和期望生命是精神的积极影响。在2003年加利福尼亚大学洛杉矶分校高等教育研究中心做的大学生调查中,定义自己有宗教信仰的在校大学生比那些报道不太关注宗教的学生压力更小。

### (六) 职业

在当今所开展的健康干预项目中,工作场所对健康贡献的重要性越来越被人们所认同,并把它纳入他们健康的意识中。在现今社会,通过就业和生产力的发挥,我们能够认识到我们自己的作用以及我们对这美好的世界所作出贡献的重要性。另外,工作场所也是检验我们生活技能的场所和提高生活技能的源泉。在我们就业的地方,我们不仅能获得资金的支持来满足我们对生活必需品和奢侈品的需要,同时它还提供一系列有用的生活技能如解决矛盾,从分担责任中获得经验,并且通过丰富阅历来提高智力。通过个人努力促进健康反过来又可提高生产力。

### (七) 环境

除了上述6个维度外,一些专家想加上曾被讨论的环境维度。如果把这个维度限定在土壤、空气和水的基础上,它也许会被考虑成为一个新加的维度。但是,如果把环境维度延伸为围绕在每个个体周围的物质和社会环境,这种概念好像超过了本章的范围。因此,我们选择不要扩大超出传统讨论的全面健康维度的数量。

## 八、幸　福

上述讨论的健康的观点是**幸福**的基础。前面谈及的不定期的医疗服务,预防医学和社区健康促进都是关注发病和死亡的,而个人水平的健康促进则聚焦在外观、体重管理、身体组成和身体活动能力上。幸福不同于这些卫生保健关注点,因为它实际上对发病和死亡没有兴趣。

人们把幸福描述为扩展信息、咨询、评估和纠正生活方式方法的过程,使得个体在其整个一生中得到可喜的改变,或者采用幸福的生活方式。一旦采用,幸福的生活方式会产生幸福感,同时幸福感会激发他们全部的潜能。

对于幸福与不定期医疗服务、预防医学和健康促进如何不同的解释,表面看像是进步的,而且并不关注发病和死亡。但在具体实施过程中,这样的健康项目并不完全与其他卫生保健服务项目有什么不同。比如,我们看到在大学校园里开展的项目,以及当地健康中心和公司所开展的健康项目,它们也是常规地传播类似的健康相关信息,并且也参与到以预防医学和健康促进为特征的降低健康风险的活动中。在幸福的最后方面,幸福不同于其他健康概念的是它能激发个体全部的潜能。我们确实是很关注这一点,但是却很难去识别。

---

**关键术语**

幸福:通过采用所有健康的生活方式来激发我们全部的潜能。

---

## 九、健康的"新"定义

在本章一开始我们提示过以一种新的方式来看健康——这种观点不像是传统健康所定义的那样以发病和死亡为中心。我们在这个定义中重点提出了"健康是做什么的"(它的作用)和"健康是什么"(它的组成)的区别。

### (一) 健康的作用

健康在我们生命中的作用与汽车的角色非常相似。汽车(或其他机动车)把我们带到我们想去的地方,好的健康可以使我们完成所需的活动,选择性地把我们带入和经历与年轻人相关的成长任务中。它使我们在成长过程中的每个阶段经历丰富多彩的生活,并随着时间的推移,在日复一日的人生经历中积极地扮演不同生命阶段所需要的角色。

### (二) 健康的组成

现在你知道了健康的作用是什么,它的组成远远不是简单地远离疾病和表面上的生命延长。健康的组成是从健康的各个维度获取资源,而这些资源对你成功地完成所需要或喜欢的生活来说是必要的。有些需要的资源你已经具备了(内在的),但其他的需要从外界获取(外在的)。然而,不管它们来自哪里,一旦你得到了它们或者用到日常的生活中,小步的前进就会发生。显然,为了识别需要什么资源,你必须和你个人发展的抱负结合起来,从而成为一个像社会对你年龄段所希望那样的学生。

### (三) 我们对健康的定义

结合健康的作用与组成,我们给出了一个关于健康的新定义:

健康是一个人使用与健康的各个维度相联系的内在和外在资源从而充分地参与到对成长和发展有益的活动的能力反映,最终目标是当他评价自己一生过程的时候觉得幸福。

根据这个定义,当我们问你是否有足够的资源来实现你想要达到的目标,你是否足够健康来维持你采用的特殊行为方式,你是否正在经历你渴望的幸福时不要感到吃惊。

**管理你的健康**

- 完成本章末的健康综合评估,根据你需要改进的问题制定计划来改善自己的日常生活习惯。
- 参加一个全新的思想活动,比如冥想、艺术或音乐。
- 为了提高你健康的社交维度,尝试在这个学期内,每个星期都去认识一个新朋友。
- 选择一个你比较喜欢的成长过程中的任务,比如培养责任感,并做好计划,以便你在这个领域中能迈步向前。
- 自愿加入一个社区服务项目成为助手,比如文学项目或幼儿园项目。

## 健康综合评估

现在你已经阅读了第一章,请完成下面的健康综合评估。我们强烈建议你完成本课程后再评估一次,然后与你在第一次评估中各部分的回答进行对比,看看你的分数提高了没有?

| 社会和职业健康 | 几乎无<br>(很少) | 有时有<br>(有时) | 通常有<br>(经常) | 一直有<br>(总是) |
|---|---|---|---|---|
| 1. 我感受到来自家人的爱和支持。 | 1 | 2 | 3 | 4 |
| 2. 我有轻松和愉快的朋友圈子。 | 1 | 2 | 3 | 4 |
| 3. 我有不同性别和不同年龄段的朋友。 | 1 | 2 | 3 | 4 |
| 4. 我通过交流和关心我的家人和朋友以维持与他们的关系。 | 1 | 2 | 3 | 4 |
| 5. 我初次与人打交道时觉得轻松和自信。 | 1 | 2 | 3 | 4 |
| 6. 我会训练社交技能来建立新的朋友关系。 | 1 | 2 | 3 | 4 |
| 7. 我寻找机会去结识新朋友并与他们合作。 | 1 | 2 | 3 | 4 |
| 8. 我与人交谈,而不是指责他们。 | 1 | 2 | 3 | 4 |
| 9. 我不介意发展和维持密友关系。 | 1 | 2 | 3 | 4 |
| 10. 我体会到孕育下一代的重要性,并且用能表达我自己支持的方法来支持这件事。 | 1 | 2 | 3 | 4 |
| 11. 我理解父母抚养子女技能的优势和弱点,并且能够在我想成为父母的时候自如地进行修正。 | 1 | 2 | 3 | 4 |
| 12. 无论我是否赞同别人的信仰或行为,我都会试图包容他们。 | 1 | 2 | 3 | 4 |
| 13. 我理解并且赞同文化的多样性,因为这样可以提高生活质量。 | 1 | 2 | 3 | 4 |
| 14. 我理解并且赞同被教育和被培训者之间的不同。 | 1 | 2 | 3 | 4 |
| 15. 工作让我感到充实,并让我有机会做出自己的贡献。 | 1 | 2 | 3 | 4 |
| 16. 我认为在工作岗位上,上级与下级同样值得尊重。 | 1 | 2 | 3 | 4 |
| 17. 我选择了适合我兴趣和性情的工作。 | 1 | 2 | 3 | 4 |
| 18. 我选择了不会危害我身体或者心理健康的工作。 | 1 | 2 | 3 | 4 |
| 19. 我大部分时间和我的同事相处融洽。 | 1 | 2 | 3 | 4 |
| 20. 当我和同事存在不同意见时,我试图坦率和建设性地解决。 | 1 | 2 | 3 | 4 |

得分:＿＿＿＿＿

| 精神与心理健康 | 几乎无（很少） | 有时有（有时） | 通常有（经常） | 一直有（总是） |
|---|---|---|---|---|
| 1. 我有持久的信念系统或者个人宗教信仰。 | 1 | 2 | 3 | 4 |
| 2. 我理解在一个信仰或者宗教协会里成员的贡献可以提高人的整体生活质量。 | 1 | 2 | 3 | 4 |
| 3. 我努力与自然友好相处和改善自然来提高生活质量。 | 1 | 2 | 3 | 4 |
| 4. 我的信仰是帮助我在困境中保持镇静和坚强的源泉。 | 1 | 2 | 3 | 4 |
| 5. 我找到了合适的方式来表达我的信仰。 | 1 | 2 | 3 | 4 |
| 6. 我尊重精神表达的多样性并且容忍那些信仰不同于我的人。 | 1 | 2 | 3 | 4 |
| 7. 我用充分的时间来反省我自己的人生、我与其他人和社会机构的关系。 | 1 | 2 | 3 | 4 |
| 8. 我会有原则地尝试一些新体验。 | 1 | 2 | 3 | 4 |
| 9. 我会从他人那里得到足够的支持。 | 1 | 2 | 3 | 4 |
| 10. 我会寻找机会帮助他人，甚至不惜放弃自己的目标和抱负。 | 1 | 2 | 3 | 4 |
| 11. 我认识到情感和心理健康与躯体健康一样重要。 | 1 | 2 | 3 | 4 |
| 12. 我能自然地表达我的感受和看法，并且在适当的时候坚持它们。 | 1 | 2 | 3 | 4 |
| 13. 我把自己当作一个有价值的人，并且对我自身的能力和局限感到坦然。 | 1 | 2 | 3 | 4 |
| 14. 我制定了现实的目标并且努力去实现它们。 | 1 | 2 | 3 | 4 |
| 15. 我能理解正常范围内的情感与病态消极情感信号的不同。 | 1 | 2 | 3 | 4 |
| 16. 我知道如何识别想自杀的信号，并且能进行自我调理。 | 1 | 2 | 3 | 4 |
| 17. 我时常评估自己的行为方式和信念，并且在出现任何形式感情失常的时候寻求专业人士帮助。 | 1 | 2 | 3 | 4 |
| 18. 我接受变老的现实并且把它当成一个积极改变的机会。 | 1 | 2 | 3 | 4 |
| 19. 我会接受死亡的现实并且把它当作生命中正常且不可避免的一部分。 | 1 | 2 | 3 | 4 |
| 20. 我已经为我的死亡做了决定，并当这个时候来临时我能有尊严地死去。 | 1 | 2 | 3 | 4 |

得分：_____

| 压力管理 | 几乎无<br>(很少) | 有时有<br>(有时) | 通常有<br>(经常) | 一直有<br>(总是) |
|---|---|---|---|---|
| 1. 我接受变化的事实同时维持我日常活动中必要的稳定。 | 1 | 2 | 3 | 4 |
| 2. 当有必要或者我愿意的时候我会寻求变化。 | 1 | 2 | 3 | 4 |
| 3. 我知道在大学校园里有压力管理的服务提供。 | 1 | 2 | 3 | 4 |
| 4. 如果需要,我会利用这些压力管理服务。 | 1 | 2 | 3 | 4 |
| 5. 我会参加压力排解训练,以应对有压力的事件,如工作面试和通关考试。 | 1 | 2 | 3 | 4 |
| 6. 我重新评估我处理压力事件的方式以便在将来遇到类似事情的时候做得更好。 | 1 | 2 | 3 | 4 |
| 7. 我在生活中遇到挫折的时候向亲人和朋友寻求帮助。 | 1 | 2 | 3 | 4 |
| 8. 我在有压力的时候避免使用酒精或其他药物。 | 1 | 2 | 3 | 4 |
| 9. 我在有压力的时候克制自己过激或者攻击性的行为。 | 1 | 2 | 3 | 4 |
| 10. 我有充足的睡眠来维持高水平的健康和成功地应对日常的挑战。 | 1 | 2 | 3 | 4 |
| 11. 我不会通过过度睡眠来应对有压力的改变。 | 1 | 2 | 3 | 4 |
| 12. 我的饮食有助于健康和压力管理。 | 1 | 2 | 3 | 4 |
| 13. 我通过参加健身运动来释放压力。 | 1 | 2 | 3 | 4 |
| 14. 我练习压力管理技能,比如腹式呼吸和瑜伽。 | 1 | 2 | 3 | 4 |
| 15. 我能有效地管理时间。 | 1 | 2 | 3 | 4 |

得分:_____

| 体适能 | 几乎无<br>(很少) | 有时有<br>(有时) | 通常有<br>(经常) | 一直有<br>(总是) |
|---|---|---|---|---|
| 1. 我参加休闲或者体适能运动,一方面排解压力,另一方面又能提高或者维持身体健康。 | 1 | 2 | 3 | 4 |
| 2. 我会选择一些费力的活动来取代自然的静态方式。 | 1 | 2 | 3 | 4 |
| 3. 我参加多种类型的有氧活动,并把它与我更广范围的休闲和健身活动相结合。 | 1 | 2 | 3 | 4 |
| 4. 我以合适的频率、强度和间歇进行有氧运动来达到训练心肺的效果。 | 1 | 2 | 3 | 4 |
| 5. 我在进行一系列健身活动的同时还进行力量练习。 | 1 | 2 | 3 | 4 |
| 6. 我定期改变所参加力量练习的类型来减少损伤和强化所有重要肌群。 | 1 | 2 | 3 | 4 |

| | | | | |
|---|---|---|---|---|
| 7. 我进行专门设计的训练来维持身体的协调性。 | 1 | 2 | 3 | 4 |
| 8. 我相信休闲和健身运动可以帮助我改善我的身体健康和情感社交的良好性。 | 1 | 2 | 3 | 4 |
| 9. 我在身体健康的整个计划里包含了一系列的健身运动。 | 1 | 2 | 3 | 4 |
| 10. 我参加休闲和健身运动时采用正确的步骤来避免伤害。 | 1 | 2 | 3 | 4 |
| 11. 我对健身产生的所有伤害寻找合适的治疗处理。 | 1 | 2 | 3 | 4 |
| 12. 我认为年纪较大的人应该进行合适的健身运动。 | 1 | 2 | 3 | 4 |
| 13. 我的躯体各部分都在良好的健康状态上。 | 1 | 2 | 3 | 4 |
| 14. 我在进行激烈运动前先进行热身；运动后再冷静下来。 | 1 | 2 | 3 | 4 |
| 15. 我为每种运动选择设计合适的和良好的健身器材及服装。 | 1 | 2 | 3 | 4 |
| 16. 我避免使用已知有危险但可能会提高短时间体能的有害物质。 | 1 | 2 | 3 | 4 |
| 17. 我每天睡 7~8 小时。 | 1 | 2 | 3 | 4 |
| 18. 我控制自己使用非处方睡眠类药物。 | 1 | 2 | 3 | 4 |
| 19. 我会采纳合理膳食来作为健身运动的重要辅助方法。 | 1 | 2 | 3 | 4 |
| 20. 我现在的健康状况允许我每天的运动充分而轻松。 | 1 | 2 | 3 | 4 |

得分：_____

## 营养与体重管理

| | 几乎无（很少） | 有时有（有时） | 通常有（经常） | 一直有（总是） |
|---|---|---|---|---|
| 1. 我能平衡自己的热量摄入和消耗。 | 1 | 2 | 3 | 4 |
| 2. 我能从所推荐的食品中选择每餐合理推荐量的食物。 | 1 | 2 | 3 | 4 |
| 3. 我能从每类食物中挑选各种各样的食物。 | 1 | 2 | 3 | 4 |
| 4. 我知道每餐的食物都需要由各种不同的食品组成。 | 1 | 2 | 3 | 4 |
| 5. 当我知道一些新食品对健康有益后,我会去尝试它们。 | 1 | 2 | 3 | 4 |
| 6. 我优先选择面包、谷类、新鲜水果和蔬菜而不是糕点、糖果、苏打和过甜的水果罐头。 | 1 | 2 | 3 | 4 |
| 7. 我在做饭和吃饭时都限制了加入食物中糖分的量。 | 1 | 2 | 3 | 4 |
| 8. 我时常查看食物标签以发现反式脂肪酸是否存在并且选择不含这些脂肪的食物。 | 1 | 2 | 3 | 4 |

| | | | | |
|---|---|---|---|---|
| 9. 我选择不来自肉类的蛋白质,如豌豆、蚕豆和花生油,同时限制对红肉和高脂肪乳制品的摄入。 | 1 | 2 | 3 | 4 |
| 10. 我会根据每天所需的热能来摄入合适比例的蛋白质。 | 1 | 2 | 3 | 4 |
| 11. 我会选择用不饱和植物油,同时减少红肉、高脂肪乳制品、动物油或黄油。 | 1 | 2 | 3 | 4 |
| 12. 每一周我都会小心地限制快餐的食用。 | 1 | 2 | 3 | 4 |
| 13. 我会根据每天所需的总热量来摄入合适比例的脂肪。 | 1 | 2 | 3 | 4 |
| 14. 我吃快餐的时候会选择有营养的食物。 | 1 | 2 | 3 | 4 |
| 15. 我在做饭和吃饭时都限制了食盐的使用量。 | 1 | 2 | 3 | 4 |
| 16. 我摄入了充足的纤维素。 | 1 | 2 | 3 | 4 |
| 17. 我在挑选食物时会考虑食物的营养比例。 | 1 | 2 | 3 | 4 |
| 18. 我维持体重但不是依赖于非处方或处方减肥药。 | 1 | 2 | 3 | 4 |
| 19. 我维持体重但不是依赖于一时的节食或者液态减肥饮料。 | 1 | 2 | 3 | 4 |
| 20. 我通过规律运动帮助维持体重。 | 1 | 2 | 3 | 4 |

得分:_____

| 酒精、烟草与其他非法药物使用 | 几乎无（很少） | 有时有（有时） | 通常有（经常） | 一直有（总是） |
|---|---|---|---|---|
| 1. 有人提供我酒精饮料时我会拒绝或者控制饮用。 | 1 | 2 | 3 | 4 |
| 2. 我拒绝使用非法精神药物(致精神错乱药物)。 | 1 | 2 | 3 | 4 |
| 3. 我不会快速或者大剂量地饮酒或者服用精神药物。 | 1 | 2 | 3 | 4 |
| 4. 我不会使用导致我不当行为的酒精或者精神药物。 | 1 | 2 | 3 | 4 |
| 5. 饮酒或者服用其他药物不会影响我的学业。 | 1 | 2 | 3 | 4 |
| 6. 我在参与需要力量、速度或者协调性的娱乐活动时避免饮酒或者服用精神药物。 | 1 | 2 | 3 | 4 |
| 7. 当我参与职业性活动时避免饮酒,不管那些活动是什么性质。 | 1 | 2 | 3 | 4 |
| 8. 我饮酒或者服用其他药物不会对我或者其他人造成经济损失。 | 1 | 2 | 3 | 4 |
| 9. 当我驾驶机动车或者操作重型设备时会避免饮酒或者服用精神药物。 | 1 | 2 | 3 | 4 |
| 10. 我在孤独时不会饮酒或者使用精神药物。 | 1 | 2 | 3 | 4 |
| 11. 我避免与饮酒或者使用精神药物的人驾车同行。 | 1 | 2 | 3 | 4 |

12. 我不会因饮酒或者服用其他药物而引起家庭不和。　　1　2　3　4
13. 我不使用大麻。　　1　2　3　4
14. 我不使用迷幻剂。　　1　2　3　4
15. 我不使用海洛因或者其他非法静注药物。　　1　2　3　4
16. 我喝酒的时候不会喝醉。　　1　2　3　4
17. 我喝酒或者使用精神药物后,不会发生暴力或虐待。　　1　2　3　4
18. 我会在医生指导下使用可能上瘾的处方药。　　1　2　3　4
19. 我不吸烟。　　1　2　3　4
20. 我不使用其他形式的烟草产品。　　1　2　3　4
21. 我尽量减少二手烟的暴露。　　1　2　3　4
22. 我关心酒精、烟草和其他药物使用对胎儿的影响。　　1　2　3　4
23. 我关心酒精、烟草和其他药物使用对其他人健康的影响。　　1　2　3　4
24. 我寻找自然、有利于健康的东西,而不是依赖于酒精、烟草和非法药物。　　1　2　3　4
25. 我只按照说明使用处方药,并且遵照指导使用非处方药。　　1　2　3　4

得分：_____

| 疾病预防 | 几乎无（很少） | 有时有（有时） | 通常有（经常） | 一直有（总是） |
| --- | --- | --- | --- | --- |
| 1. 我的饮食中有富含胡萝卜素的食物。 | 1 | 2 | 3 | 4 |
| 2. 我的饮食中有富含维生素 B 的食物。 | 1 | 2 | 3 | 4 |
| 3. 我的饮食中有以食用纤维为良好原料的食物。 | 1 | 2 | 3 | 4 |
| 4. 我的饮食是低胆固醇的。 | 1 | 2 | 3 | 4 |
| 5. 我会按照食品安全指南来烹饪,以减少食物传播疾病的危险。 | 1 | 2 | 3 | 4 |
| 6. 我参与有规律的健身活动并且有效地控制了体重。 | 1 | 2 | 3 | 4 |
| 7. 我不使用烟草产品。 | 1 | 2 | 3 | 4 |
| 8. 我只会适量地饮酒。 | 1 | 2 | 3 | 4 |
| 9. 我不使用静脉注射的非法药物。 | 1 | 2 | 3 | 4 |
| 10. 我采用更加健康的性行为以减少性传播疾病暴露的危险,包括艾滋病和人乳头状瘤病毒。 | 1 | 2 | 3 | 4 |
| 11. 我逐步降低对引起莱姆病细菌和引起汉坦病毒肺综合征病毒的暴露而减小风险。 | 1 | 2 | 3 | 4 |
| 12. 我通过体重管理和健身运动来控制我的血压。 | 1 | 2 | 3 | 4 |

| | 几乎无（很少） | 有时有（有时） | 通常有（经常） | 一直有（总是） |
|---|---|---|---|---|
| 13. 我会减少接触引起哮喘等过敏性疾病的过敏原。 | 1 | 2 | 3 | 4 |
| 14. 我经常且彻底地洗手。 | 1 | 2 | 3 | 4 |
| 15. 我适当地使用预防保健服务。 | 1 | 2 | 3 | 4 |
| 16. 我适当地进行肿瘤自查，像乳房自查或睾丸自查。 | 1 | 2 | 3 | 4 |
| 17. 我知道我家族史中哪些人患什么慢性疾病。 | 1 | 2 | 3 | 4 |
| 18. 我知道哪些病与我家族病史有关，并会预先咨询有关的预防建议。 | 1 | 2 | 3 | 4 |
| 19. 我已经完成了全部的免疫接种。 | 1 | 2 | 3 | 4 |
| 20. 我严格按照医生的指示服用处方药，特别是抗生素。 | 1 | 2 | 3 | 4 |

得分：_____

**性健康**

| | 几乎无（很少） | 有时有（有时） | 通常有（经常） | 一直有（总是） |
|---|---|---|---|---|
| 1. 我知道性传播疾病是怎样传播的。 | 1 | 2 | 3 | 4 |
| 2. 我可以识别性传播疾病的症状。 | 1 | 2 | 3 | 4 |
| 3. 我知道如何来预防性传播疾病的传播。 | 1 | 2 | 3 | 4 |
| 4. 我知道怎样进行性行为来减少染上性传播疾病的风险。 | 1 | 2 | 3 | 4 |
| 5. 我会接受安全的性行为。 | 1 | 2 | 3 | 4 |
| 6. 我知道经前综合征的症状并且理解怎样预防和治疗。 | 1 | 2 | 3 | 4 |
| 7. 我知道子宫内膜异位的症状并且理解它与激素周期症状的联系。 | 1 | 2 | 3 | 4 |
| 8. 我理解绝经期的生理学基础并且认识到这是女性年龄增长过程中的一个正常部分。 | 1 | 2 | 3 | 4 |
| 9. 我理解并且接受人们不同的性取向。 | 1 | 2 | 3 | 4 |
| 10. 我鼓励儿童要有灵活的性自由的发展。 | 1 | 2 | 3 | 4 |
| 11. 我采用成熟的方法约会和择偶。 | 1 | 2 | 3 | 4 |
| 12. 我认识到婚姻或其他形式长期伴侣关系就足够了。 | 1 | 2 | 3 | 4 |
| 13. 我认识到单身主义对一些人来说是合适和恰当的。 | 1 | 2 | 3 | 4 |
| 14. 我了解老年人的性特征，并认为这些表现很正常。 | 1 | 2 | 3 | 4 |
| 15. 我熟悉各种避孕方法的优缺点。 | 1 | 2 | 3 | 4 |
| 16. 我理解每种避孕方法原理以及它们的有效性。 | 1 | 2 | 3 | 4 |

| | | | | |
|---|---|---|---|---|
| 17. 我会合理地坚持使用适合我的避孕方法。 | 1 | 2 | 3 | 4 |
| 18. 我了解一些有效治疗不育症的方法。 | 1 | 2 | 3 | 4 |
| 19. 我接受其他人也许不同意我终止妊娠的感情。 | 1 | 2 | 3 | 4 |
| 20. 我了解那些不育夫妇的一些选择,包括收养。 | 1 | 2 | 3 | 4 |

得分:_____

| 安全与防止暴力 | 几乎无<br>(很少) | 有时有<br>(有时) | 通常有<br>(经常) | 一直有<br>(总是) |
|---|---|---|---|---|
| 1. 每当到一个新环境或进行一项新运动,我会努力去识别可能的危险因素和危险源。 | 1 | 2 | 3 | 4 |
| 2. 我在进行新的娱乐或者工作前,会学习正确的步骤和防护措施。 | 1 | 2 | 3 | 4 |
| 3. 我在所有的运动前选择合适的衣服和设备,并且保持设备的良好工作状态。 | 1 | 2 | 3 | 4 |
| 4. 当我感到不舒服或者因其他事情使我注意力不集中时,我会放弃参与。 | 1 | 2 | 3 | 4 |
| 5. 当发现有危险情况是,我会去消除它,或者报告给相关人员。 | 1 | 2 | 3 | 4 |
| 6. 当我骑自行车的时候,我会自觉遵守有关非机动车的管理法规。 | 1 | 2 | 3 | 4 |
| 7. 我会尽可能地安全驾驶所有机动车,包括使用安全带和其他安全设备。 | 1 | 2 | 3 | 4 |
| 8. 当我饮酒或者使用精神类药物后,会避免开车或者开船。 | 1 | 2 | 3 | 4 |
| 9. 我会警惕跌倒的危险,并改变环境来减少这种风险。 | 1 | 2 | 3 | 4 |
| 10. 我努力减少发生火灾的各种风险;当有火灾发生,我会按照演练所计划好的方式离开我的住所。 | 1 | 2 | 3 | 4 |
| 11. 我是一个合格的游泳者,可以自救并且当其他人溺水时救助他人。 | 1 | 2 | 3 | 4 |
| 12. 我不会对配偶或者其他人进行性暴力行为。 | 1 | 2 | 3 | 4 |
| 13. 无论我是不是受害者,我都会指责性骚扰或者强奸的事件。 | 1 | 2 | 3 | 4 |
| 14. 如果我是家庭暴力的受害者或者施暴者,我会向其他人寻求帮助。 | 1 | 2 | 3 | 4 |
| 15. 我安全使用枪支,并且鼓励其他持枪者这样做。 | 1 | 2 | 3 | 4 |
| 16. 在开车时,我会专注开车,以减少车子被劫的风险。 | 1 | 2 | 3 | 4 |

| | 几乎无<br>(很少) | 有时有<br>(有时) | 通常有<br>(经常) | 一直有<br>(总是) |
|---|---|---|---|---|
| 17. 我已采取了一些措施保护我的家庭遭到抢劫。 | 1 | 2 | 3 | 4 |
| 18. 我尽可能地使用大学安全服务，因为它很有效。 | 1 | 2 | 3 | 4 |
| 19. 当我被跟踪了，我知道该怎么应对。 | 1 | 2 | 3 | 4 |
| 20. 我有一个演练过的方案，以便在住所被其他人威胁时来保护自己。 | 1 | 2 | 3 | 4 |

得分：_____

### 卫生保健的消费

| | 几乎无<br>(很少) | 有时有<br>(有时) | 通常有<br>(经常) | 一直有<br>(总是) |
|---|---|---|---|---|
| 1. 我知道怎样获得有效的健康信息。 | 1 | 2 | 3 | 4 |
| 2. 我会接受那些已经被科学研究证明是有效的健康信息。 | 1 | 2 | 3 | 4 |
| 3. 我对那些陌生人所推销的某种卫生保健服务或者产品有效性的言论表示怀疑。 | 1 | 2 | 3 | 4 |
| 4. 我对有些私人医生或者诊所做宣传广告或者收费比正规卫生服务机构低表示质疑。 | 1 | 2 | 3 | 4 |
| 5. 我不会被那些有吸引力但宣传不健康行为的广告所影响。 | 1 | 2 | 3 | 4 |
| 6. 我可以支付适当的卫生保健费用，包括住院治疗。 | 1 | 2 | 3 | 4 |
| 7. 我可以支付适当的健康保险。 | 1 | 2 | 3 | 4 |
| 8. 我理解政府为扩大卫生保健服务的覆盖面所实施的卫生保健计划。 | 1 | 2 | 3 | 4 |
| 9. 我知道如何选择适合我的医生。 | 1 | 2 | 3 | 4 |
| 10. 当我被建议做手术或者其他高花费的治疗时，我会寻求第二或第三个建议。 | 1 | 2 | 3 | 4 |
| 11. 我会告诉我的医师，当有需要时应选择哪家医院。 | 1 | 2 | 3 | 4 |
| 12. 当我入院时我知道我作为病人的权利和义务。 | 1 | 2 | 3 | 4 |
| 13. 我有充分的自我防护意识来减少我在卫生保健上的花销和对卫生保健提供者的依赖。 | 1 | 2 | 3 | 4 |
| 14. 我对非传统的卫生保健服务没有偏见且给予支持，并认为应进一步通过实践来决定它们是否可有效发挥卫生保健的作用。 | 1 | 2 | 3 | 4 |
| 15. 我和药剂师建立了良好的关系，并且告诉了他有关药物和使用的所有必须的信息。 | 1 | 2 | 3 | 4 |
| 16. 我在使用卫生保健产品的时候，比如非处方药物，会仔细地按使用说明去用。 | 1 | 2 | 3 | 4 |
| 17. 我按说明使用了所有的处方药，而不是在症状开始减轻时停止使用。 | 1 | 2 | 3 | 4 |

| | 几乎无<br>(很少) | 有时有<br>(有时) | 通常有<br>(经常) | 一直有<br>(总是) |
|---|---|---|---|---|
| 18. 我会向有关部门报告任何使用可能引起误导的广告或使用欺骗性方法举办活动的卫生保健提供者、信息或产品。 | 1 | 2 | 3 | 4 |
| 19. 我在遇到误传或者作为顾客不满意的时候会尽可能地维护自己的权利。 | 1 | 2 | 3 | 4 |
| 20. 我会听取媒体上有关现行卫生保健的讨论,并且向我选出的代表表达我的看法。 | 1 | 2 | 3 | 4 |

得分：_____

### 环境卫生

| | 几乎无<br>(很少) | 有时有<br>(有时) | 通常有<br>(经常) | 一直有<br>(总是) |
|---|---|---|---|---|
| 1. 我尽可能地避免使用或者接触杀虫剂。 | 1 | 2 | 3 | 4 |
| 2. 我尽可能地避免使用或者接触除草剂。 | 1 | 2 | 3 | 4 |
| 3. 我愿意花费额外的钱和时间来获得与机体生长相关的产品。 | 1 | 2 | 3 | 4 |
| 4. 我通过减少汽车的使用来减轻环境污染。 | 1 | 2 | 3 | 4 |
| 5. 我避免使用能导致室内污染的产品。 | 1 | 2 | 3 | 4 |
| 6. 我避免过度暴露于太阳下以减少对紫外线的接触。 | 1 | 2 | 3 | 4 |
| 7. 我使用氡气探测仪来了解室内氡气的浓度,以减少氡气的接触。 | 1 | 2 | 3 | 4 |
| 8. 我迅速消除室内氡气来减少对辐射的接触。 | 1 | 2 | 3 | 4 |
| 9. 除了对疾病或者不适做诊断或者治疗时必须用到医疗辐射设备以外,我会减少辐射的接触。 | 1 | 2 | 3 | 4 |
| 10. 我避免使用可能不安全的饮用水,特别是在国外旅行,或者是当地的井水,或者没有瓶装水供应的时候。 | 1 | 2 | 3 | 4 |
| 11. 我限制自己接触强噪声或者使用耳朵保护装置来避免噪声污染。 | 1 | 2 | 3 | 4 |
| 12. 我仔细地选择我生活、工作和娱乐的地方来避免空气污染。 | 1 | 2 | 3 | 4 |
| 13. 我不会故意使用或者不正确处理对环境有害的个人保健用品。 | 1 | 2 | 3 | 4 |
| 14. 我会尽可能地重复利用很多产品来避免它们被回收。 | 1 | 2 | 3 | 4 |
| 15. 我参与了我们社区回收的活动。 | 1 | 2 | 3 | 4 |
| 16. 我鼓励越来越多地使用回收的材料设计和制成的新产品。 | 1 | 2 | 3 | 4 |
| 17. 我小心并且适当地处理室内有毒物品。 | 1 | 2 | 3 | 4 |
| 18. 我会注意收看(收听)新闻中有关环境的主题,并且把我的建议告诉给我拥护的代表们。 | 1 | 2 | 3 | 4 |

| | | | | |
|---|---|---|---|---|
| 19. 我十分关心并积极参与改善我们当地环境问题的活动。 | 1 | 2 | 3 | 4 |
| 20. 我会把自己看成是当代人所需要保护环境的主人公,而不是把自己当作只是为满足一时的需要所要使用这一环境的人。 | 1 | 2 | 3 | 4 |

得分:＿＿＿＿

你的总分:＿＿＿＿

## 说明

**770～880 分**

恭喜!你的健康行为非常有利于你的健康。继续你良好的健康行为,并且寻找能够让你变得更强壮的领域。鼓励他人向你学习,并且在任何你帮助的地方支持他们的努力。

**550～769 分**

做得好!你的健康行为与你的健康水平是相关的。你在很多领域做得不错,但是你在一些地方还可以改进。像第一章最后列出的那样,找出你比较弱势的领域并且制定计划改变你的行为。然后在将来学习更多健康知识的时候对它给予密切关注。

**330～549 分**

小心!你如此低的分数表明你的健康行为也许正在损害你的健康。仔细回顾你对这个评估表的回答,注意你得分少的部分,然后像第一章最后列出的那样,制定一个详尽的计划改变你的行为。确定建立的是现实的目标,这样你就可以在完成本课程的过程中稳步地进行。

**低于 330 分**

红灯!你的低分表明你的行为对健康是破坏性的。你必须立即改变你的行为来帮助你回到正轨。仔细回顾你对这个评估表的回答,在危害最大的部分开始进行改变,比如有害的酒精或者其他药物使用方面。如果你遇到任何困难没有做好独自处理的准备,请立即求助其他人,像家庭暴力或者有自杀想法。你在这本书中读到的和在本课学到的信息对你将来的健康有重大的意义。记住,现在改善你的健康不晚!

## 请进一步思考……

我们大多数人都会用很多方式来改善我们的健康行为,我们希望这个评估可以帮助你识别你在哪些方面可以进行积极的改变,并且成为你为行为改变实施计划的激励因素。如果你的分数不错,对你自己进行表扬。如果你的分数并没有你想要的那么高,振作起来。这本书和你的指导者会帮助你在健康的路上前进。祝你好运!

# 第一部分 心理

第二章　心理健康
第三章　压力管理

# 第二章　心理健康

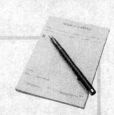

### 学习要求

通过本章的学习,你将能做到:
- 定义"自尊"和"自我概念"这两个术语并且解释它们是否适用于你。
- 形容心理健康的特征。
- 定义"情商"并且解释如何与心理健康联系。
- 定义"习得乐观"及其包含的内容,并且解释如何与心理健康联系。
- 解释幽默如何促进心理健康。
- 解释马斯洛需求层次理论及其如何应用于你的日常活动。
- 说出提高交流技能的策略。
- 描述情绪紊乱,包括"伤心"和临床抑郁的区别。
- 描述焦虑紊乱。
- 解释心理紊乱的治疗形式。

### 关注媒体

#### 心理治疗的电视广告是提供信息,还是误导?

"睡眠障碍?难以集中注意力?大部分时间都想哭泣?你可以与你的医生说想服用帕罗西汀。"我们被这些日常的媒体信息所困扰。事实上,一项最近的研究表明,药品广告费用从1996年的8亿美元增长到2001年的20.7亿美元。广告有用吗?在广告上每花费1美元,就要在销售上增加4.20美元。一般来说,广告受众们被鼓励告知医生某些症状和问题,寻求一种特殊的治疗。医生们报告说,由于病人在电视上看到一些信息,导致了预约病人数量增多。积极的一面是,这种趋势导致更快地发现并治疗疾病:在药品广告出现在电视上之前,病人们错误地认为他们所患疾病没有办法治疗或无法避免。当一种可能的治疗方式通过商品这种形式吸引了他们的注意力后,人们可能变得不是那么尴尬,更充满希望,并且比以往能更快地意识到问题。《预防杂志》发表了一篇对于药物电视广告有利反响的论文。研究发现84%的被调查对象认为对新的治疗措施有了更好的认知。78%的人称"广告帮助他们更多地参与到自身的医疗护理上来"。34%的被调查对象称"曾经和自己的医生谈论过他们在电视上看到的药品",还有79%的人回忆起了曾经听到过药品的危险和不良反应。然而,在所有的调查对象中,只有49%的人表示自己关注过不良反应,但他们中的大多数人认为自己不会产生不良反应。在电视屏幕上方,通过尽可能小的展示版面,飞速地了解背诵药品的所有不良反应及危险是相当困难的。当然,一些人可能会因为被不良反应吓到而不会同他们的医生谈论他们的担忧。

有时很难通过电视广告去了解药品的起效条件或问题。而且医生可能也不同意广告上的承诺,或者会推荐完全不同的药品。一般来说,广告药品是市场上最新的,因此经常是价格昂贵而且使用时间很短。在开这些药品给病人时医生都会犹豫不决,直到有更多的证据表明这些药的疗效确实比以前的药品好。另一个担忧是没有足够的时间来揭示所有的潜在不良反应或长期效应,这经常发生在人们服用了一段时间,某些不良反应出现以后。这使人联想到,最近抗抑郁药物奈法唑酮已经与肝衰竭、黄疸、肝炎的发病风险增加相关。

> 广告有时会产生误导或欺骗。例如,最近美国食品药品管理局致信给葛兰素史克公司,要求他们停止帕西尔的电视广告。信上提到由于广告中提到该药物可以被用于更大范围的病人,超出了药物实际适用的人群,而指责该广告是"虚假误导"。辉瑞公司也因为非法地促销抗癫痫药物 Neurontin 而被提出诉讼。另外,随着对服药的关注,自杀以及企图自杀的数量随之增多。美国食品药品管理局希望公司在标签上加上有自杀风险的警语,但是辉瑞拒绝这样做,称仍然"保证产品的安全和有效性"。
>
> 在更多的管制下,可能会协商允许这些广告继续在电视上播出。美国食品药品管理局已经发布了一条关于消费者广告和卫生领域的新提案。提案要求处方药的广告必须包含消费者更容易理解的语言,以更为广泛的形式展示可能的不良反应,并且包含所有的警告、禁忌证以及预防措施。提案进一步指出,该局将会开展一项面向消费者的广告政策的回顾以此来观察是否药品广告"混淆消费者且负面影响病人和他们卫生服务提供者的关系",希望从而有更多的指导来帮助教育公众,促进卫生服务质量,减少缓解心理问题药品使用方面的误区和瑕疵。

"情绪健康"和"心理健康"两个术语已经被交互地用来形容在生活中情感及认知领域人们的适应能力。**心理健康**的相关方面有:人们如何表达他们的情绪;应对压力、逆境和成功;适应自身及环境、认知功能的改变——与情绪相关的人们思考、行为的方式。是思想影响感觉还是感觉导致我们以一种方式思考及行动存在争议。然而,最能被接受的观点是我们思考的方式直接改变了我们对一件事或一种状况的感觉。因此,你们可以通过改变对状况的观点来改变自己的感觉。这种能力给我们带来的启示是:我们可以增强我们的自尊和自信,促进与他人的交流。在这一章,你将会学到更多心理健康方面的知识。

## 一、心理健康

你认为自己怎么样?心理健康的人懂得使用健康的 6 个维度的资源(请看第一章节)让自己和他人感觉良好:指导自己成长,深入分析自身价值,有效应对改变,与他人建立满意的关系。健康心理学领域的研究已经表明,生物、心理及社会因素交互影响身心健康和疾病。这个也被称为**生物-心理学模型**。我们知道,一个人的心理状况对其生理状况有显著的影响:压力、抑郁和焦虑与免疫系统的反应有关,可以损害身体健康。研究已经表明晚期癌症病人中,心理健康水平较高者存活的时间更久,生活质量更高。心理健康不仅包括你的情绪状态,还包括认知和社会功能。

心理健康也与发展和维持一种积极的**自尊**、**自我感觉**以及高水平的**情商**有关。因此,心理健康不仅仅只是没有心理疾病。

---

### 关键术语

**心理健康**:是一个广泛的概念,包括人们如何表达他们的情绪,应对压力、逆境和成功,适应自身及环境、认知功能的改变。

**生物心理学模型**:阐述生物、心理、社会因素如何相互作用影响心理健康。

**自尊**:对自我尊重、价值的个体感觉。

---

## 二、心理健康的特征

心理健康的人也不一定是完美的。有时,他们也会有问题、缺点和失误。然而,正是如何看待自己以及如何应对压力和失败,把他们同非健康的人群区分开来。心理健康的人应该有以下基本特征：
- 接受自己和别人
- 喜欢自己
- 适当表达个体全面情感（既有积极的，也有消极的）
- 给予且接受关心、关爱及支持
- 接受生命中的不如意
- 接受自己的失误
- 表达对别人的同情和关爱
- 照顾自己
- 像信任自己一样信任别人
- 建立目标（短期及长期）
- 能独立或互相依赖地生活
- 拥有健康的生活方式：有规律地锻炼身体、良好的营养和充足的睡眠

## （一）情绪的正常范围

你认识一些看起来总是"积极向上"的人吗？尽管有一部分人是这样的，但是他们却都是特例。大多数人的情绪就好像沿着沿海公路骑车，有时他们感到高兴、自信和积极，但是有时候他们会感到难过、没有安全感或者消极。这很正常，也很健康。生活充满了起伏，而"情绪的正常范围"也反映了这些起伏的变化。

## （二）自尊

什么是自尊？当一个人缺少自尊的时候，我们从何而知？大多数人通过他们所定义的积极的自尊来回答这个问题：
- 为自己感到自豪
- 尊重自己
- 认为自己是有价值的、重要的、可尊敬的
- 对自己感觉良好
- 对自己有信心
- 接受自己

低自尊水平的人倾向于允许别人不公正地对待自己，不照顾自己，不能独立。另外，不自信，避免承担任务，难以相信别人会关注自己，对事情"过于敏感"，有完美主义，对自己和他人都较苛刻，认为自己做不对任何事情。这些个体倾向于对人生抱有悲观的看法，认为自己不值得拥有好运气。在本章的后半部分我们将探讨和心理健康相关的乐观主义和悲观主义的概念。

较低自尊的人也会对自己感觉不好，意味着他们对自己的内在映象（他们如何看待自己）是非常负面的。因为这种不良的自我感觉，这些人更可能允许别人不公正地对待和伤害自己，不够坚定和自信。许多心理问题来源于低自尊，包括饮食紊乱、药物滥用问题、抑郁和焦虑障碍。

我们从哪里得到自尊？大多数人会说从父母、老师、同伴、兄弟姐妹、宗教组织和媒体。当然，这些因素作为外部因素，或积极或消极地影响我们的自我感觉和自尊。然而，我们无法控制别人，我们有能力控制并接受的是我们自己。

自我感觉指的是内在的自我看法。如果我们的自我感觉和自尊仅依赖于外部因素，那么我们需要改变环境及周围的人。这就是人们倾向于告诉自己的原因："如果我能赚更多的钱，拥有更漂亮的汽车，结婚，从事一份更有威望的职业，那么我就会对自己感觉好些。"这个原因会变成一种恶性循环，使人们总是追求太多，而且对自己更不满意。这也导致了完美主义和对自己的不接受。

通常认为,自尊来源于我们自身,最终在每个个体的控制之下。而且,自尊不是一个"全或无"的商品。大多数人依据自身不同的发展阶段、人生经历和不同的环境,拥有不同程度的自尊。

> **关键术语**
>
> **自我感觉**:个体对自身的内在映象;看待自身的方式。
> **情绪智商**:反映在人际关系中理解别人,采取明智行动的能力。测量了个体对自身情绪的了解、掌控程度以及激发自己、感知他人情绪、处理关系的能力。

### (三)情商

心理健康的第三部分是你拥有情商的程度。情商指的是"在人际关系中,理解别人和采取明智行动的能力"。进一步来说,情商可以分为5个主要的方面:

- **了解自己的情绪**:被认为是情商的基础,相关因素有自我意识和见解。当你有感知时,你识别和定位感觉的能力决定了你的情商水平。
- **控制自己的情绪**:你究竟能在多大程度上合适地表达情感及处理情绪?不能很好应对焦虑、压力和失败的人往往有低水平的情商。
- **激发自我**:能激发自我的人往往比那些从外部资源寻找动机的人更独立和富有活力。越能激发自我,有意识地参与活动,情商水平越高。
- **感知他人的情绪**:情商的另一个方面是你对他人的同情、对他人感觉的敏感度以及你是如何传达给其他人的。
- **处理关系**:指的是你的社会技巧水平。能够有效地处理人际间的关系,解决冲突,建立社会支持网络,将会拥有高水平的情商。

诚然,人们的情商水平不同,一些人可能在某一维度比其他人高些。有较高水平情商的人倾向于担任领导角色,自信、果断、率直、自我感觉良好、外向、能够很好地应对压力。

## 三、增进心理健康

大部分人都有机会去达到高水平的心理健康。我们可以通过提高这方面的技巧和能力来达到这一状态,比如加强语言和非语言的交流,学习有效地使用幽默,锻炼应对冲突的解决技巧,还有对生活进行展望。本节将探讨增进心理健康各方面的技巧。

### (一)促进口头交流

在交流中你既是传送者也是接受者。在传送信息时,你可以通过许多方法来提高你的口头交流能力。第一,在说话之前留出时间考虑一下该说些什么。举个例子,听众/聆听者在听你说话时是否需要听到一些信息、一些鼓励、幽默或者其他什么的?尝试注意那些最重要的思路和想法。"与"他们交流,而不是"对"他们说,跟听众们交流,鼓励他们进行你来我往的信息交换。口头交流要有一个积极的开端,并且要维持在一个积极的环境中。使用"简短的激励",比如短问题,也能获得反馈。避免使用一些有歧义的语言,这样会破坏交流。同时也要注意其他形式的交流,比如email或者手机短信有时对于传递信息和想法可能会更好。

你同样也要成为一个有技巧的聆听者。首先,用心聆听,保证能听到对方所说的每句话。用礼貌的方式,在某几点打断对方请他(她)重复或改换一个方式来叙述这些信息。这个技巧帮助你去很好地理解对方真正的意思,而不是只关注自己的反应。要求澄清并总结对方所说的想法,以此来确保你已经正确地接受了信息。也要试图去关注谈话中的主题,而不要来回跳跃。

## (二) 非语言交流

加强非语言交流能力也能够增进你的心理健康。非语言交流是通过面部表情、躯体姿势、声音语调、动作、呼吸的方式(如叹气、打哈欠)的方式来交流的。有时,非语言交流相比口头交流,是一种更有力、更重要的信息传递方式。事实上,人们最多地通过面部暗示来交流信息。面部表情,特别是眼神交流,比其他类型的非言语交流能带给人们更多的暗示,即便信息来源是手和躯体动作。眼神交流能提供个体更准确的感觉画面。下面的建议可以增加你的非语言交流技巧:

- 面部表情:面部表情已经成为了个体情感状态的非语言交流的最重要方式之一。当人们说话时,眉毛扬起表明他们更活跃、激动以及高兴。脸红暗示尴尬,皱鼻子暗示你不喜欢某事。脸部的每一部分都可以交流情感反应的某种类型。
- 眼神交流:保持眼神交流是积极的非语言交流的一个重要部分。不敢正视、看别的地方可以被解读为不诚实。但是,也不要目不转睛地盯着——在人们开始感到被审视之前,5~7秒钟是盯着别人眼睛看最长时间的极限。
- 个人空间:当站在或坐在其他人旁边时,多少个人空间或距离是合适且可以被接受的存在文化差异。例如,美国人的个人空间(非正式对话中相距3~4英尺,1~1.5米)比阿拉伯人及印度人距离长,但短于日本人和英国人。其他因素还包括性别、年龄、熟悉程度等。
- 躯体姿势:抬头、挺肩、和别人进行眼神交流是自信果断的表现。抱臂、叉腿、谈话时身体不正对讲话者表示反抗和拒绝。

## (三) 学习冲突处理技能

当存在冲突及分歧时,交流变得特别困难。诸如愤怒、伤害、恐惧的情绪可能会影响有效交流的能力。应对愤怒等情绪及冲突处境的技巧有:

- 倾听及接受他人的意见,即使是不同意见:有时候人们忙于思考将要说什么而没有注意到其他人正在说什么。确保你已经准确地倾听了其他人的意见,并且让他人知道你正在听,重复或概括你所听到的,询问你是否误解了别人的意思。
- 坚定自信地进行交流:用"我"而非"你"语句以免他人处于守势,这在协商冲突或分歧时特别有用。比如,你可以说"当你迟到了,而且没有告诉我的时候,我觉得很难过",而不是说"你太不会为别人着想了"。
- 不仅要关注说什么而且要关注如何说:注意说话的语调,要用谈话式的语调说话。因为人们错误地认为如果讲话大声点,他们就会被听到,所以倾向于大声讲话。这就会导致喊叫比赛,结果没有一个人可以听得到别人。
- 接受他人的感觉:例如你可以说"我能理解为什么这让你如此沮丧"。
- 注意你的躯体姿势:不要以一种保守的、反抗的姿势抱臂,保持眼神交流,注意面部表情,以保证你不会传递一种敌对的非语言交流。确保你的非语言交流与语言交流相一致。
- 接受有道理的批评:如果你犯了错误,承认它,并且为由此引发的误解或冲突道歉。这也会为其他人在这场冲突中承担责任打开一扇门。
- 关注目前的问题:不要提起过去的伤痛或问题,如果你试图解决和这个人曾有过的每个分歧,那么你只能失望而归。仅停留在目前的问题就好。
- 采取团队的方法:共同参与来解决问题。这会减轻胜利者-失败者的模式所造成的影响。寻找能使双方相互妥协且和平共处的中间方式。
- 认可分歧:正确答案并不是唯一的,你必须接受的是你不能说服其他人、改变他或她的观点。

- 同意置后讨论：有时候讨论可能太激烈。过段时间再来讨论可能更好些。

**教你一招**

### 与密友的交流

我的伴侣与我已经交往2年了。我们大部分时候都能很好相处，但当我开始谈及一些问题的时候，我们就不能沟通了。我们怎么才能更好地交流呢？

- 计划一下交谈内容，这样你与对方就能做好准备
- 选择一个恰当的时机，尽量避免敌对情况发生的可能
- 在争论之前避免先入为主
- 将自己定位清楚，不要带有攻击性
- 注意你的语调、说话方式，还有你的肢体语言
- 专注于目标话题
- 当你要赞扬或批评的时候，要特别小心
- 要注意聆听别人说的话——不要只听表面意思，要留心对方的言外之意
- 避免使用一些刺激性的词语，这样会让讨论变成争吵
- 建议考虑参加会对你解决问题有帮助的课程

如果你接受了这些建议，那你就考虑到了你和他人的心理健康。在这段密友关系中就创造了一种平等感。因为你们双方都意识到了这个事实，就有了一个好的开端。

### （四）通过幽默促进心理健康

保持幽默感是高水平心理健康的一个重要表现。幽默帮助我们以合适的态度对待问题，通过释放我们体内更多的内啡肽来减轻紧张和疼痛。而且，笑可减轻压力，激发免疫系统，减轻疼痛，稳定情绪，减少焦虑，增进交流，激发创造力。研究表明，为了获得这些益处，我们每度过24小时的周期需要笑30分钟。对于平均每天笑250次的孩子来说这是简单的事，但是对于每天只笑15次的成年人却不太容易。老板们也意识到可以用笑来提高工厂生产力。印度的工厂创造了"大笑俱乐部"，工人每天一起笑20分钟，结果降低了缺勤，有了更好的工作表现。

认清每天的状况，并能够自嘲，会让你对自己感觉更好。那些将幽默融入日常生活的人总是感觉积极向上，其他人也很愿意与其交往。有些人可能会说，在某些情况下如果没有幽默，他们将会哭泣，幽默似乎是更好的选择。事实上，与拒绝问题、把问题合理化或最小化以及责备他人相比，幽默被看做是一种高水平的防御机制。一些研究者建议，当一个人受伤或生病的时候，保持乐观幽默的态度会提高复原力。

### （五）采取积极的态度面对生活

心理健康的另一个关键是你控制和表达想法、感觉以及采取积极行为方式的能力。你相信幸福是你所能控制的吗？人们生来就是开心或是伤心的吗？保持心理健康的关键是你思考和诠释生活中事件的方式。例如，如果你对别人说"你好"而没有收到回应，你是否开始怀疑那个人生你的气了。或者你猜测他或她没有听到或可能分心了？研究表明：对生活事件持积极态度，特别是你如何应对逆境，会极大地影响到你的健康、学业、事业甚至你的寿命。你会如何看待半满的瓶子呢？像悲观主义者那样，还是像乐观主义者那样？研究充分表明，你的看法会对心理健康产生巨大影响。与悲观主义者相比，乐观主义者倾向于：

- 较少患传染性疾病

- 拥有更好的健康习惯
- 拥有更强大的免疫系统
- 事业上更成功
- 在运动、音乐、学术方面有更成功的表现

众所周知，人们可能习得性地感觉无助，最终抑郁，有自杀倾向。巴甫洛夫在他经典的研究中阐述了"习得无助"这个概念。在试验中，他对拴住的狗进行电击，并且使狗不能逃避电击，然后他把狗牵到另一个房间，狗卧倒了，惊恐地啜泣，而且没有尝试逃避电击。事实上这些狗并没有被拴住，可以很容易地逃脱到房间的另一边。这个反应被称作"**习得无助**"。狗知道什么也做不了来挽救它们的生命，失去了希望和力量。我们也在人类身上看到了相同的现象。在大学生自愿参与的一项实验中，他们遭受震耳欲聋的噪声，试图阻止噪声而没有成功。然后，他们被置于另一种可以通过轻松操控控制杆来关掉噪声的环境下时，他们没有做任何尝试，仍然遭受噪声直到实验终止。遭受家庭暴力的女性在她们不能逃脱配偶虐待时也展现出相同的无力感和无助感。

如果人们可以学习无助和悲观，那么他们是否也能学着更乐观、更充满力量、更有控制力呢？著名的心理学家马丁·塞利格曼进行的一项研究证明这是有可能的，并且把这个概念定义为"**习得乐观**"。习得乐观指的是你的外在类型，换句话说，就是你形容瓶子是半满的还是半空的。塞利格曼指出了3个有利于形成乐观或悲观观点的主要因素。

习得乐观的第一个维度是**持久**。悲观主义者倾向于很容易放弃，因为他们相信坏事件的原因是持久的。他们经常会说"对我来说没一件事情办得成"，"那不会有用的"，或者"他的情绪总是很坏"。这些永久性的语言——例如，从来、总是和永远——暗示着这些负面效应不是暂时的而是毫无疑问会持续的。乐观主义者倾向于使用暂时性的词语——例如，有时、频繁和经常——他们把坏事情归结为短暂的境遇。乐观主义的语言有"这次不管用"，"这样做不行"以及"他今天情绪不好"。乐观主义者把失败看成暂时性的小挫折，然后激励自己，重新振作继续向目标前行。

习得乐观的第二个方面是**普遍性**。这指的是你是把负面事件扩大为生活中的每件事，还是仅把它们定义为某些情境下的事。悲观主义者倾向于对他们的问题做宽泛的解释，当他们生活中一件事出了问题，就放弃所有的一切。一个悲观主义者可能会说他不擅长数学，但一个乐观主义者会说他们在某种数学的某节课堂上表现欠佳，"我代数还不错，但不像几何那么好"。

习得乐观的最后一个方面由你把坏事情归因于自己还是他人或环境来造成的。悲观主义和较低自尊者倾向于来自**个体化**——为了负面的事情责备自己。一个乐观主义者可能会说，"教授出了一个非常糟糕的考题，这是我得了低分的原因"。然而，悲观主义者可能会说"我太笨了"，或者"我没有努力学习"。这和对自己的事情不承担责任、对自己的问题错误责备他人是不同的。这个观点是对人生有平衡的观点和看法。当好事情发生时悲观主义者倾向于归功于他人或环境，当坏事情发生时就归因于自己。例如，悲观主义者可能会说，"这只是运气"，而不是接受成功。然而，如果他们失败了，他们早就准备好责备自己了"我弄糟了"。相反，乐观主义者倾向于赞扬自己的成功，"我努力工作，做得不错"，当事情没做好时，他们也不会贬低自己。

塞利格曼进行了很多研究来测试乐观主义的诠释方式在日常生活中是如何发挥作用的。例如，他和来自加利福尼亚大学伯克利分校游泳队的队员一起工作，来观察乐观主义和悲观主义对他们表现的影响。他让教练告诉所有的运动员，他们的时间比实际上要慢。然后又让运动员尽可能快游一遍。悲观主义运动员的表现使他们在一百米中慢了2秒。2秒的差距是这项比赛的优胜者和最后一名的差距。但是，乐观主义的运动员快了2~5秒。这个差距也足以称得上比赛的优胜者和最后一名的差距。所以，你如何诠释事件及归属类型对你努力后最终的成功或失败有着重大影响。

所以，你如何学得更乐观呢？阿尔伯特·埃利斯发现了一个认知框架，被称为ABC方法，帮助人们对生活中发生的事件思考和感知得更积极。当你遭遇逆境（Adversity——框架中的"A"部

分),你试着弄清它,解释到底发生了什么。例如,如果你收到了银行的通知,提醒你卡刷爆了,你开始想"这是如何发生的呢"。这些想法和我们的信念(Belief——ABC 中的 B)有关。你可能会想,"我对这件事的发生没有责任。我控制不了钱。"然后,你开始对自己感到难过、伤心、觉得自己一无是处。你的信念影响你的感觉,所以你可以通过改变你的信念和想法来控制你的情绪。如果你说"可能是银行出错了"或者"我可能错误地增加了一些东西",你可能对自己和处境感觉好些。C 部分是事情的结局(Consequence——ABC 中的 C),你如何结束这种处境。一些人感到抑郁,他或她感到绝望,身陷囹圄,无力解决。通过采纳一种更积极的方式来思考这件事,你产生见解、希望和解决问题的策略而不是坐以待毙。就像前面形容的那样,你可以产生想法,如"我需要和银行确认,查询我的账户,更加留意我的收支平衡,为了防止类似事情再发生我需要透支保护"。

在人的一生中,每个人都要遭遇逆境。你可能失去勇气,责备自己,感到无助和一无是处,变得愤世嫉俗。或者你可能通过积极的信念克服这些障碍,把这些不如意看成暂时的、特定的小问题而不是你性格上的缺点,从而变得坚持不懈和坚强。当你拥有积极的态度,你会感到更有希望,更坚强和自信。你将有能力承担风险,接受生命中的新挑战。

---

**关键术语**

**习得无助**:这是一种动机理论,用来解释个体如何通过学习来产生无助感、挫败感。

**习得乐观**:人们如何来诠释生活中的积极和消极事件,考虑成功和失败。

**持久**:个体归属类型的第一维度,即事件发生被看做是暂时的还是永久的有关。

**普遍性**:个体归属类型的第二维度,即事件被看做是特定的还是普遍的有关。

**个体化**:个体归属类型的最后一个维度,即通过个人观点看事情还是在面对积极和消极事件时更平衡地接受责任有关。

---

## 四、为了生活早做打算

上面已经讨论过了方法,以下的这个计划是帮助你增强心理健康的对策。下面描述了在人生的连续过程中的 4 个步骤:建立自我认知,接受这些认知,接受新的经历,重塑已有认知。

**1. 构建心理形象** 积极管理你的情绪发展始于你想构建什么样的心理形象。使用关于你自身的最新最准确的信息——这对你、你的价值观和你的能力都很重要。

为了构建心理形象,请挤出一个不会被打扰的时间来进行反思。即便是繁忙的安排,我们也要努力寻找空闲来完成这一任务,这点非常重要。

在进入第二步之前,你还要建立一个心理形象,是关于你与其他人还有物质主体的关系,包括住所、大学、工作环境,应认清这些关系。

**2. 接受心理形象** 这个计划的第二步是要接受这些认知。这意味着要有意愿去尊重那些你对自己和其他人已形成的观念。

掌握情绪发展不是一个消极被动的过程,你必须主动去反省自身以及你所处的世界。

**3. 接受新体验** 想要在思想上成熟起来,你必须完成前两步计划以及验证你新形成的认知。这个"验证"是建立在"尝试新体验"或者以不同的方式重新经历一些事情。

新的体验并不需要经历高的风险、国外旅行或者消费。从宿舍搬进公寓,从一项工作到从事另一项工作,或者结交新的朋友,这些都可以成为新体验。体验本身并不应该作为目标,相反,它是收集自身、他人乃至于你物质生活中的各种客观物体信息的方式。目标是验证你的观点是否适合你。

**4. 重构心理形象** 当你有计划地完成了以上 3 步,对于你自身、他人和事物的新信息就可以作为最新的信息资源。不论你所获取新体验的类型以及从中有何所得,你现在就要修正在第一步中建立的最初认知,然后你将会获得新的看法、认识和观点。这是一个连续的过程,随着你的成长和改变,你的看法也会成长和改变。

### 在多元的环境中学习

#### 不同的个性

当我们想到多元化时,可能我们会想到种族、文化、宗教、性取向的不同以及残疾,但是我们没有把个性的不同作为多元化的一部分。多元化指的是组间或组内的任何差别或潜在的独立因素。对于心理健康来说,在个性类型方面有明显的不同——例如,外向与害羞,注重细节与天真率直,灵活与固执。通常人们通过某些个性特征来评价他人——例如,外向的、有条理的、有责任心的、幽默的、开朗的。其他的个性在一种状况下是积极的,但是在另一种状况下是消极的。例如,当你对别人的感觉敏感,并且能和别人很好交流时,敏感被认为是积极的特性。但是,如果当你想问题时太过自我,对形势或批评反应过度时,会被认为是过分敏感。

Myers-Briggs Type Indicator (MBTI)个性测试试验通过四个不同的等级来测试个体性格,每一个性格给一个分数:外向对内向,辨别对直觉,思考对情感,判断对感知。外向型倾向于从与别人相处的过程中获得能量,他们尽最大努力去思考,喜欢信口开河;内向型则倾向于犹豫,只有想法成熟了并且在脑海中组织好了才会分享,他们倾向于从独处或一对一的活动中获取能量。辨别型的人更善于事实和细节,实际且传统,忠于事实;直觉型的人不会循规蹈矩,富有创造性,具有发散思维。思考型的人更有分析性和逻辑性,他们的决定来源于事实、规则和政策;感觉型的人通过他们对他人的感觉来做决定,他们趋向和平护卫者、冲突避免者,而且对他人的感觉敏感。判断型的人有条理,能很好地把握时间,固执。

MBTI测验认为没有好的或坏的个性类型,只有重要的差别,并使用4个等级来进行描述。该测验也谈到了如何发挥你的优点,了解你的缺点以及如何分析其他人的个性特征。事实上,这个工具背后的用意是帮助截然不同的人一起工作或交往,因为每个人可以平衡和弥补其他人。作为一种了解人类个性多元化的方式,MBTI被用于领导类型、交流技巧、冲突协商、职业探索、学习类型、工作团体的建立等诸多方面。

心理健康需要自身优势和劣势的平衡,也需要承认和接受人与人之间的差异。了解自己,认识到对他人的影响可以帮助你拥有更完整的交流。在不同的个性类型间建立关系,把这些差异看成优势、平衡和促进对我们来说是另一种欢迎多元化的方式。

## 五、心理健康的挑战

尽管通过努力锤炼可提高自身的乐观和灵活性,但是很多人还是达不到理想的心理健康水平。对于人们究竟多大程度上能控制自己的心理健康,存在一些争议。但都一致认为有两个因素,即**先天和后天**会影响心理健康,但是每个因素究竟多大程度上影响我们心理健康有不同的观点。先天指的是我们生来具有的基因上的内在因素决定我们心理健康的水平。后天是环境、人群和外部因素对我们心理健康所产生的效应。我们都知道一些人天生焦虑紧张,一些人生来快乐外向。好像我们对心理健康有某种与生俱来的倾向,经常与我们的父母颇为相似。"她像她父亲一样认真。""他和他母亲一样有趣。"这是人们遵循基因链的提示。环境因素诸如社会关系、家庭和谐、经济来源、工作和学业担忧、生活环境或事件,甚至天气都可能影响心理健康。

## 六、心 理 障 碍

每一年,估计有22%(约1/5)的美国人被诊断为心理障碍。另外,在美国和其他发达国家失能的十项主要原因中有四项是心理障碍如抑郁、双向情感障碍、精神分裂症和强迫症。然而,三分之二有心理障碍的人由于偏见以及心理健康治疗相关费用而没有接受治疗。

目前有 300 多种被诊断的心理疾病,我们这里将重点介绍心理障碍的 3 种主要类型:情绪障碍(包括抑郁和双向情感障碍)、焦虑障碍以及精神分裂症。我们也会简要地讨论注意力缺陷症。在任一给定时间,全世界范围内有 450 万的人群受到心理障碍的影响,这个数字今后预期还将增长。

### (一)情绪障碍

情绪障碍,如抑郁、季节性情感性疾病以及双向情感障碍,指的是首要症状为情绪紊乱的心理问题。若一个人每天阴晴不定,你可能认为他情绪化,无法预测。

**1. 抑郁** 大约十分之一的美国人有某种形式的抑郁。女性罹患**临床抑郁**的比例是男性的两倍。开始于童年和青春期抑郁症的发病率近来来大幅度增加。我们已经开始注意到这个趋势,因为在最近几年里,大学生抑郁症的发病率是以前的两倍。抑郁可以发生在任何年龄段,首发的平均年龄在 25 岁左右。

如何辨别伤心情绪和临床抑郁呢?以下是抑郁症的指征:
- 持续的悲伤状态,一天中大部分时间,几乎每天
- 频繁哭泣
- 离群,将自己与他人隔离
- 对日常活动缺乏兴趣
- 食欲增加或减少,导致体重显著增加或减少
- 失眠,睡眠紊乱
- 大部分时间感觉疲劳,即使已经睡了很长时间
- 低自尊,感到无望和一无是处
- 很难集中注意力,很难记住东西或很难做出决定
- 频繁的自杀想法

许多人在一生中的某个时刻都曾经经历过这些症状,然而,临床抑郁的个体每天都出现以上提及症状的大多数,且至少持续两周。大多数人可以找到把自己从抑郁情绪中解脱出来的方法,但是对于临床抑郁症患者,以往处理抑郁情绪的常用方法都不起作用。临床抑郁症包括从轻微的抑郁到严重抑郁,可以导致严重的功能障碍,如无法起床上课或工作,没有精力或动力来照顾自身饮食、健康、休息等基本需要。有一些抑郁症患者最终变得易怒、消极、无法与人交流,由此导致人际关系的更大压力和冲突。抑郁总是被形容成:头上有一片乌云,但是无论你做什么都无法把它赶走。

有几种引起或激发抑郁症的原因。如果有抑郁症的家族史或者情绪障碍的其他类型,倾向于患有抑郁情绪。父母双方有一个患抑郁症的儿童患抑郁症的比例是那些没有此种遗传的儿童的 2~4 倍。尽管没有任何一个单独基因能引起抑郁症,但你的基因组成可以使你更易于患抑郁症。**神经递质**和激素水平在通过大脑控制情绪方面发挥主要作用。抑郁症病人体内经常被发现缺少两种神经递质,即血清素和去甲肾上腺素(第七章将详细讨论神经递质)。

然而,生化过程并不是抑郁症的唯一原因。你可能有抑郁症的家族史但从来没有抑郁症状。相反,你可能没有基因倾向但仍然成为临床抑郁症患者。抑郁症可以由许多心理因素引起。如:
- 缺乏重要关系
- 家族成员或朋友去世
- 身体或性虐待或强暴
- 严重疾病或健康问题

- 同时遭受许多挫折和问题

拥有一个支持性人际网络体系,有效的应对策略以及积极的态度可以帮助我们度过生命中沉重的逆境,免受抑郁症的侵袭。

有许多治疗抑郁症的方法,但是最有效的治疗方法是心理咨询与药物联合疗法。咨询可以帮助人们形成健康的应对技巧,学习压力管理策略,形成乐观的生命诠释方式,促进交流和社会技巧。药物,如抗抑郁药,对于抑郁症的治疗是有帮助的,因为它可以把血清素或去甲肾上腺素提升至正常水平。抗抑郁药包括百忧解、帕罗西汀、左洛复、西酞普兰、瑞美隆、度洛西汀、郁复伸、依地普仑。抗抑郁药完全发挥疗效需要4~6周。可能还有一些不良反应如口唇发干、性欲降低、困倦、便秘、腹泻等。大多数不良反应在服药2周以后会消失。

大多数人服药周期为6个月至1年,无症状复发就停药。如果你反复出现抑郁症3次,康复然后复发,这意味着你的抑郁症是化学源性的,提示你可能需要长期服用抗抑郁药。

草药添加物,如金丝桃作为抑郁症的一种治疗已经在市场销售,尽管仍存在有效性的争论。大多数卫生服务提供者一致认为,金丝桃对缓解轻度抑郁有效,但对中度或严重抑郁则疗效不大。作为所有草药添加物的一个代表,金丝桃还没有经过食品药品监督局的认证,并且还没有经过处方药所经历的验证治疗剂量和效益的临床试验。

锻炼和运动水平在保护人们免患抑郁及缓和抑郁症状方面也发挥着重要的作用。而且,内啡肽的水平和对脑化学的效应以及激素水平都好像是对抗抑郁的强有力的方式。

电休克疗法是另一种治疗抑郁症的方法,每年有10万名美国人接受这种治疗。这个过程包括每分钟传送90伏特电压(相当于40瓦灯泡的电量)给大脑,引起短暂的兴奋。电休克疗法的拥护者称,休克疗法对那些抗抑郁药及其他治疗不起作用的抑郁症患者可以产生积极的治疗效应。批评者认为,该疗法可引起大脑损伤和记忆丧失,而且只能暂时性地减轻抑郁症状。

### 关键术语

**神经递质**:传递神经信号的物质,作为化学信号来激发或抑制细胞活动。

### 教你一招

#### 向抑郁的人伸出援助之手

我有一个亲密的朋友,她最近承受了许多压力。她的家人期望她能得到院长的关注,她也非常努力地去做。她现在除了睡觉就是一直学习。她看起来很抑郁,也从来没有想过摆脱这种境地。我应该怎么帮助她?

- 帮助你的朋友有效地管理时间
- 当她希望能讨论自身问题的时候,你要尽量在她身边
- 帮助她寻找保持工作与休闲的平衡点
- 鼓励她建立每天的目标,从小事做起
- 与你的朋友一起建立一个日程表,计划自己的日常生活与特殊的活动
- 如果她求助于你,帮助她寻找到一条有效的解决途径
- 为你的朋友寻找或建立一个她能够参与的支持抑郁者的团体
- 尝试让她不要对自己和其他人太过苛刻

- 帮助她找到完成任务的途径
- 如果需要,帮助她计划一下睡眠和其他休闲活动
- 安排与你的朋友分享快乐和营养美食
- 允许她不用把每件事情都做得很完美
- 帮助她计划每日活动,先处理最重要的事情
- 要有耐心,要善解人意以及包容

**2. 自杀** 自杀是15~24岁年轻人第三大主要死因,也是美国所有死亡第十一大死因。男性自杀率是女性的4倍,而且所有自杀中72%是白人男性。在美国人中,大多数自杀发生在65岁及以上。然而,女性尝试自杀却是男性的3倍。男性倾向于使用更暴力的方法,如枪支、上吊,或者从高处坠落,然而女性倾向于使用更慢的方式,如过量服药或割腕,这就为救援提供了更多的时间。白人成功自杀率是非洲裔美国人的2倍,但是亚裔是所有种族中风险最低的一个。西班牙裔的自杀率比白人低但是高于非洲裔。

为什么人们会试图自杀呢？自杀者中大多数有抑郁症状,对人生感到无助和无力。他们说,"我只是想停止痛苦。"而且,他们看不到其他可获得的选择。和自杀行为有关的危险因素有:

- 人际网络的支持系统甚少或几乎没有
- 曾经尝试过自杀
- 有心理疾病的家族史,包括药物滥用
- 有自杀的家族史
- 毒品、酒精问题
- 持有枪支
- 接触到其他自杀行为,包括通过媒体

据估计,美国每年有30万次企图发生自杀,每2分多钟一次。也许有人说,有自杀的表达或自杀威胁仅是想让人们去关注他,所以不要理他。但是,当你忽视后,这个人可能还会继续采取下一步自杀计划,因为没有人会真正关心他。所以,应该关心他并认真地与他讨论自杀对其以及家人和社会造成的损失,并采取行动来阻止他。如果一个朋友或是亲人和你谈到自杀想法时,你应该做什么？请参看本章的自杀干预。

### (二) 双向情感障碍

另一个重要的情绪障碍是双向情感障碍,以前被认为是一种躁狂抑郁并存的状态。双向指的是伴随着杂乱经历的个人极度的情绪波动,从感觉欣快、精力充沛、不顾后果到感觉抑郁、无力、倦怠,跨越了情绪障碍的极端。男性和女性形成这种状况的可能性是相等的。第一次躁狂期的首发症状平均出现在20多岁。这种情绪的改变或情绪波动可能持续数小时、数天、数周、数月,并且可能出现在所有的年龄段、种族和社会阶层。这种疾病表现为家庭聚集性,好像有遗传联系,因为有这种障碍的父母更可能会影响到子女。当父母中一人患有双向情感障碍,每个孩子的危险估计为15%~30%。当父母双方均患有双向情感障碍,危险增至50%~75%。

在前部分我们已经讨论过抑郁症。双向情感障碍同时包含了抑郁期和躁狂期。**躁狂症**有以下几个特点:

- 精力过度旺盛,很少需要休息
- 跳跃性思维,似乎感觉到你的思维很快,时速80公里/小时
- 语速快,讨论中话题转换很快
- 易怒

- 冲动，不计后果，例如无节制花费、性活动、毒品和酒精使用增加
- 设法去做很多事情，好像自己能完成很多事情一样
- 很容易分心
- 兴奋

许多患有双向情感障碍的人会告诉你，他们享受这些"欣快"但是害怕低落。然而，躁狂行为可能会是有毁坏性的，因为当人们处于躁狂时，他们可能制造出大量信用卡账单，滥用药物和酒精，不计后果地驾驶，而且经常感觉无敌。他们整晚熬夜，觉得不需要睡眠和食物，最终他们的身体无法正常运转，病倒了。情绪安定剂如锂、碳酸锂，以及抗癫痫药丙戊酸钠、加巴、托吡酯以及利必通等伴随着心理疗法已经被用来治疗双向情感障碍。

### 自杀干预中"该做什么""不该做什么"

该做的
- **如果可能，和他待在一起**：直到他可以得到进一步的帮助。
- **提供支持和帮助**：告诉他，他并不孤单。
- **保持镇定**：谈论他的伤心和无助。
- **鼓励解决问题且采取积极措施**。
- **强调问题的暂时性**：自杀是对短暂问题的永久性解决方式。
- **寻求帮助，不要试图靠自身力量控制**：这可能包括他的家庭、神父或牧师、朋友、老师，或者打电话给心理健康咨询机构。
- **让他承诺不会伤害自己**。

不该做的
- **避免谈论自杀或不切主题**：谈论自杀不会使他更苦恼。事实上，对想到自杀的人通常来说谈论它是一种解脱，应帮助他们放弃这个想法，而不是深入追究。
- **评判或争论**：现在不是争论自杀道德与否的时候——你会输给这场辩论甚至失去这个人。
- **假定这个人不是认真的**：说"你不是认真的"或者"你不想这样"可能会负面鼓励了这个人来表明他是认真的。
- **辩论**：告诉一个企图自杀的人，事情不是那样糟糕或者别人更糟糕可能使他对自己感觉更糟，对自身的不幸福感觉很愧疚。
- **承诺不告诉其他人**：如果你坚持了这个承诺，但这个人自杀成功了，你会有什么样的感觉？

### （三）焦虑障碍

比尔，26岁，非常有天赋而且聪明，在一家大咨询公司做顾问，从事一份有前途的事业。然而，由于他旷工和工作拖拉，陷于丢掉工作的危险中。他已经错过了几次与客户的重要会议，而且不能按时完成工作。尽管住在距离公司步行15分钟远的地方，他也要花几个小时才能来工作，有时甚至已经坐在车里准备出发了，他仍然不去工作。比尔每天早上必须要做的事包括检查门窗、熨斗、火炉和车库门共5次，以确保物品安全。有时他已经开车出门了然后又回来再检查。他觉得需要关5次门，如果他忘了关，他会从头开始检查。

当苏珊开车去工作时，她一直会在车里感到强烈的恐慌，以至于不得不停下车来。心跳、呼吸很沉重，有时她觉得好像得了心脏病，可能会死去。她害怕单独呆在车里，害怕恐慌发作，害怕无法得到帮助，或者害怕交通事故。她也开始害怕离开家，觉得待在家里更安全。她拒绝了和朋友们一起出去的邀请，只在绝对必要的情况下出去。她感到失去了对生活的控制。

约翰一直担心别人对他的看法如何。当他听到别人笑时,他认为别人在嘲笑他。他难以和别人交流,因为他相信不管他说什么,听起来都会是愚蠢的,而且人们不会喜欢他。当他准备睡觉时,他总是一遍又一遍地思考与别人的对话,考虑他本应该说什么,担心别人如何来评价他。

比尔、苏珊、约翰都患上了焦虑障碍。在人的一生中,每个人都会在某一时点上感到紧张或担心,有焦虑障碍的人大部分时间都感到焦虑。他们也觉得无法减轻焦虑,而越担心就越变得更焦虑,所以他们的焦虑使他们更加焦虑。焦虑和恐惧有关,是生活的一部分。有些焦虑甚至是有帮助的,可以起到激励的作用。焦虑是一种对危险或潜在威胁的心理上适应性的反应,可以促进人们的行为,帮助我们远离伤害。在第三章的压力管理中,我们将讨论攻击性反应和逃避型反应,以及这些压力反应是如何和焦虑相互作用的。焦虑障碍和日常压力的区别在于:

- 剧烈,常常使人虚弱,有濒死感
- 在危险或压力事件发生后长久持续
- 功能障碍,对日常生活造成明显的干扰

焦虑障碍包括广泛性焦虑障碍;强迫性焦虑障碍,如比尔的问题;创伤后压力障碍;恐慌障碍,如苏珊的症状;以及社交恐惧,如约翰的问题。大约一千九百万的美国人有焦虑障碍,女性罹患恐慌障碍、创伤后压力障碍、广泛性焦虑障碍、广场恐惧症以及其他特殊恐惧的比例是男性的 2 倍。在强迫性焦虑障碍或者社交恐惧方面没有性别差异。有一种基因型与形成焦虑障碍有关;研究表明,如果你的父母有这种基因型,你就有可能患有焦虑障碍。当然,环境中的压力源、压力事件都有可能促成焦虑障碍的发生,不管你先天的潜质是否被激发。

对于焦虑障碍的治疗包括药物疗法以及咨询。有证据表明,神经递质血清素的缺乏或者血清素代谢紊乱和焦虑障碍有关,服用抗抑郁药物可以降低脑中血清素水平。罹患焦虑障碍的个体也可以通过学习压力管理、放松以及应对压力的方式获益。锻炼、合理营养、避免刺激物如咖啡因,也可能对减轻焦虑有帮助。

### (四) 注意力缺陷症

注意力缺陷症以前被认为仅发生于儿童,现在成年人当中也有许多报道。这种增加可能是童年时忽视或误诊,成年时被正确诊断的结果。坐立不安、杂乱无章、过度活跃、很容易分心,有这些症状的孩子可能会被简单地认为是行为不端而不会被认为是有障碍。有注意力缺陷症的孩子在课堂上经常是被认为"有破坏性"的,被朋友或家人认为是"懒惰、愚蠢、做白日梦"。事实上,这些孩子恰恰相反:他们可能是相当聪明、动机性强的、富有创造性的、精力充沛的人。

目前估计有一千五百万美国人患有这种障碍,男性是女性的 3 倍。强有力的证据支持基因是注意力缺陷的原因之一,且环境因素会促发或阻碍该基因对注意力缺陷的作用。在注意力缺陷方面,一个里程碑式研究是在成人中进行的。该研究表明与没有注意力缺陷的人相比,这些人在能量消耗分子水平,在大脑中控制注意力、情绪以及冲动的部位存在差异。

成人注意力缺陷经常出现的症状有:

- 学业成绩不佳,不能达到自己的目标
- 不能做到有条有理
- 拖延,开始困难
- 难以完成任务
- 同时进行许多任务,转来转去
- 容易厌倦,频繁追求高刺激
- 容易分心,难以集中和维持注意力
- 有创造性、直觉力、非常聪明
- 冲动,不能停止思考

- 缺乏耐心,难以耐受沮丧
- 倾向于不必要的及无休止的担心
- 不安全感
- 情绪化
- 坐立不安
- 成瘾行为倾向
- 低自尊
- 自我感觉不正确,意识不到对他人的影响
- 童年时有注意力缺陷病史或者有症状出现

---

**关键术语**

**躁狂症**:一种极度兴奋状态,特点是精力过度、跳跃性思维、冲动和(或)鲁莽行为,愤怒、心烦意乱。
**广泛性焦虑障碍**:指经历过度的剧烈和非特异性焦虑的一种焦虑障碍,最少持续6个月。
**强迫性焦虑障碍**:由强迫性闯入的想法、形象或者冲动导致大量痛苦,以及旨在减少与强迫性想法相关的焦虑或压力所进行的冲动-反复行为为特征的一种焦虑障碍。
**恐慌障碍**:以恐慌发作为特征的一种焦虑障碍,个体经历剧烈的生理反应。这些发作好像出乎意料,或者因为一些激发,可能持续几分钟或几小时。
**社交恐惧**:以在公共场所说话或社会交流等情况中极度的恐惧或尴尬为特征的一种恐惧障碍。

---

心理测验如注意力变化测验(TOVA)以及智商测验可以帮助注意力缺陷的诊断。注意力变化测验通过在屏幕上放映不同的形状以及依据受试者的反应测量注意力、随境转移和冲动。对注意力缺陷最有效的治疗方法包括多模型方法:咨询以及通过提供日常生活中的策略、技巧来培训病人;教育、计划和组织日常生活;目标设定以及时间管理;药物治疗如渗透型的缓释哌甲酯复合制剂、阿托西丁、哌甲酯以及混合苯丙胺盐(将在第七章详细讨论)。

### (五)精神分裂症

**精神分裂症**是最严重的心理障碍之一。其特点是在思考过程、情绪、观念、行为方面的深度扭曲。有精神分裂症的人经历幻觉(看到事物、听到声音),妄想(相信他们是耶稣,中央情报局服从他们的命令,或者无线电波控制他们的大脑)以及没有条理的想法(在暖和的日子里穿很多上衣、带很多条领带、很多双手套,在走廊里尖叫,保持一种僵硬的姿势,几个小时一动不动)。电影"美丽心灵"提及了一位精神分裂症患者约翰·纳什的生活,以及他是如何应对他的症状的。

精神分裂症有以下几种:妄想的、紊乱的、紧张的以及无法分类的。这种使人失能的疾病影响了全美1%的人口,症状一般在15~25岁之间出现,无性别差异,有家族史。精神分裂症经常与多重人格障碍混淆,而多重人格障碍是另一种完全独立的截然不同的心理疾病,其患者经常展现出两种及以上不同的身份或个性特征,但精神分裂者没有多重、独立、持续的个性。

有很多理论解释了精神分裂症的病因。一些研究表明,遗传占精神分裂症病因的80%,另外20%是由环境应激原或状况造成的。研究者也证实了被诊断为精神分裂症患者的大脑中有许多不正常的情况,包括颞叶更小,额叶脑室和脑血流量的扩大。关于染色体变异的研究也在进行中——22种基因可能与精神分裂症有关。精神分裂症患者脑中有将近2倍的多巴胺受体的数量,理论上会导致过多的多巴胺被释放到大脑的路径当中,引起精神分裂症症状。安定剂旨在阻断受体,阻止多巴胺的传递,降低导致化学失衡体系中多巴胺数量。

尽管目前没有针对精神分裂症的根治方法,但有很多抗精神病的药物,如思瑞康、利培酮、金普

萨、哲思和安立复,可以有效地治疗这种疾病,使人们能够过上满意的生活。心理治疗作为解决问题的方式也是有益的,帮助识别应激原和触发点,以及精神病的早期检测。不幸的是,精神分裂症患者无法认识到他们是妄想的、失去理性的,也不会采取治疗或者每天服药。

> **关键术语**
>
> **精神分裂症**:这是最严重的心理障碍之一。其特点是在思考过程、情绪、观念、行为方面的深度扭曲。有精神分裂症的人经历幻觉、妄想以及没有条理的想法或者保持一种僵硬的姿势,几个小时一动不动。
> **自我实现**:心理健康的最高水平,个体达到他或她的最高潜能,或实现真、善、美、信仰、爱、幽默和创造力。

## 七、心理健康的表现

把心理健康发展到最高水平的人有什么样的特征?下面讨论心理健康的3个突出的特点,包括:①为满足最高层次需求而做出努力;②树立一个成熟的信仰;③表现出创造力。

### (一)马斯洛需求层次理论

亚伯拉罕·马斯洛是个体特征和心理健康理解的重要贡献者之一。马斯洛对于20世纪美国心理健康的核心贡献是他认为心理健康依据个体尝试满足内在需要,并把之命名为"需求层次"(图2-1)。

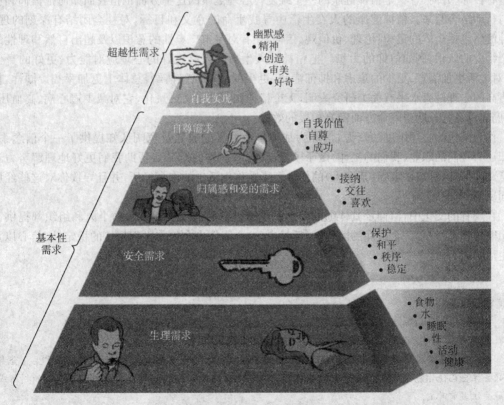

图2-1 马斯洛的需求层次

马斯洛理论是一种积极的、乐观的人类行为学理论。他相信人们被激发成长来满足他们自身的内在要求，这个现象被称为"**自我实现**"。他把自我实现描述为"一种追求更高层次，使每件事都成为能够实现的需求。"马斯洛区分了两种不同的需求：**基本性需求**以及**超越性需求**。基本性需求包括生理需求、归属感和爱以及尊重需求，属于匮乏性需求，并且是必要的和迫切需要的。超越性需求仅当基本性需求被满足时才产生，包括精神、创造、好奇、美、求知以及公平。马斯洛需求层次把基本性需求放置在底层，因为它们是最基本的、强有力的需求。在下一层需求被满足之前，更低水平的需求必须先被满足。马斯洛认为成为一个完全成熟的个体，超越性需求的满足是必须的。如果没有被满足，人们可能变得怀疑、无动于衷及孤单。

马斯洛通过对他所认为的卓越者们的验证来构造这个模型。他认为这些卓越者已经完全实现了他们的潜能。马斯洛认为诸如爱因斯坦、施韦策、罗斯福、林肯这些人是自我实现的人。这些人都有相同的个体特征，如自我感觉良好、有一种强烈的道德行为规范、乐于创新、热情、无私、目标明确、自我激励。

> **关键术语**
> **基本性需求**：被认为是必需的、基本的匮乏性需求，包括生理需求、归属感和爱、尊重需求。
> **超越性需求**：仅在基本性需求被满足后产生，包括精神、创造、好奇、美、求知以及公平。

### （二）精神健康

有目标、方向、意识是精神健康的一个维度。心理健康的这个方面也指我们如何把信仰和价值观与行动结合起来。精神健康的人在生活中寻找生命的意义和目标，对社会团结有深刻的理解。精神健康包括个体的道德、伦理、价值观、信仰，还有对宇宙广袤性的意识以及超出自然和理性的另一个维度的认识，例如信仰的力量。把精神融入生命的人有更好的心理应对能力、更好的身体状况、对生活更加满意、更少的焦虑和抑郁症状、更少的敌对愤怒情绪，总体上更加幸福。同样，精神和更高的心理健康水平有关。研究表明，无论精神如何被定义或量化，它对减少冠心病、高血压、中风、癌症以及延长期望寿命方面都有积极的效应。

作为健康的心理维度的资源，信仰为加强生命意义的成熟及宽阔认知提供了一个信念系统。信仰还为我们的职业（我们的工作）赋予了意义（或者额外的意义），帮助我们更好地理解努力工作的意义。另外，对某件事物（某个人）的信仰会影响你生活中的许多经历，并且导致你对这些经历的不同反应。

在所有的文化中，信仰及其伴随的信念系统通过它们的仪规和实践向个人和组织都提供了一种团队的感觉——"一个信仰的团体"。反过来，这个团体也会培养人们情绪的稳定性、信心以及完美生活的能力感。

**探索你的心灵**

### 正念——是该注意的时候了

今天你是否安排了一个安静时刻独处呢？独处可以帮助你远离喧嚣的世界，让心灵获得重生。全身心地只关注自己使你能完整地体验这个时刻，甚至感觉与宇宙同步。这就是所说的"正念"——不加判断或思考地关注当前时刻。

独处也可以帮助你建立自己的身份，认清什么对你是重要的，增强独立性。因为我们大部分时间都是

> 和别人生活在一起、照顾别人、互动,只有当我们独处的时刻才有机会完全暴露和成为我们自己。
> 　　在任何时候冥想都是有恢复作用的。你可以在每天早上花 5 分钟。你需要一个舒适的地方,厨房餐桌、床上、浴室、咖啡店、图书馆、花园都可以。散步、听音乐、在花园里锄草、给朋友写信、画画、读诗、或只是呆着集中注意力呼吸。所有这些都是重新连接你与生命力量的方式。很快你会感到正念比睡眠更能使你精力充沛!当你面对一个复杂的项目、繁重的家务或者更严重的事,例如疾病或死亡,这些冥想时刻都会给你心理和精神上的重生。
> 　　划出任何你需要独处的时间来振奋自己并不自私。通过关注你的想法和感觉,你重新和内心的自己沟通。这种精神食粮你可以和任何人分享,无论家人、朋友、同事或陌生人。

### (三) 创造性表达

　　心理健康者的另一个特征是创造性。让你自己以一种创造性的方式自信、自尊、灵活地表达自己的想法、感觉和个性。自信和自尊是必需的,它能使你对自己的创造不感觉尴尬,自如地与他人分享你创造性的一面。当孩子画画或跳舞的时候很容易做到这些,他们会说"看我,看我做的"。然而,随着我们年龄增长,一些人变得压抑,不允许自己有创造性或不愿公开。如果你不锻炼自己创造性的一面,它将会萎缩,就像不经常锻炼的肌肉那样。

　　你需要哪些资源来加强你的创造力呢?

- **不一致性**　富有创造性的个体不害怕别人怎么看自己。他们希望提出与别人或传统思考方式不同的意见。
- **独立**　富有创造性的人有时相比团队工作更喜欢独自工作。儿时他们经常被鼓励独自解决问题而不是让别人为他们解决。
- **激励**　创造性的人们自我激励而不是靠外部奖励刺激,意味着他们喜欢为了自己的兴趣而创造,而不是为了取悦他人。他们不害怕失败,成功也不是主要目标。他们只是因为喜欢创造而创造,不是为了获得奖励或别人的称赞。
- **好奇**　创造性的人们兴趣广泛、知识渊博。他们会接纳新经历或被其他人质疑或忽视的事情。
- **坚持不懈**　这个被看做是创造性的人们最重要的特征。正如托马斯·爱迪生所说,"天才就是 10% 的灵感加上 90% 的汗水。"当你第一次尝试没有成功时,坚持不懈要求你不放弃,不断地尝试解决问题的新方法,"跳出框框"思考。

　　有些人看到以上的几条可能发现自己已经有了某些特性,其他人可能尚没有发现自己以上的这些特征。但是,只要愿意,大部分人都可以增加创造力。一些人说,"我不是一个有创造力的人。"可能从童年开始,他们就没有发现性格中的那部分特征。条条大路通罗马,第一步是开放、主动。通过你内在的力量和资源你可以达到心理健康的更高水平。

### (四) 心理健康:最后想法

　　正如你所看到的,心理健康包括你的情绪、想法和行为如何相互作用以及如何与你周围的世界相互作用。身心的重要联系反映在心理健康对生理健康有重要影响,反之亦然。心理健康不只是没有心理疾病,它是一个范围或连续统一体。拥有积极的自我意识,形成高水平自尊,培养对生活积极的态度可以促进心理健康,改善与他人的关系。尽管遗传对个性发展和心理健康方面有影响,但是环境因素和应激原也会发挥同样的作用。随着人们年龄增长,面临心理发展的转折点,为了继续维持心理健康,也会面临新的挑战、障碍以及资源。

## 一个新问题——网络成瘾

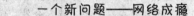

网络改变了我们工作、交往、自我教育的方式。网络提供了世界上不容易联系的人们的交流方式,它也带来了一些特定的心理问题。当我们从一个与邻居彼此认识、面对面交流、有稳固关系的世界转换到另一个与相距甚远的人们联系的世界,心理问题就产生了。婚姻破裂、某些麻烦事情的发生、未成年人被网上认识的人拐骗。还有,曾有一个未成年人被网友鼓励过量服用药物导致死亡。

网络交谈创造了一种匿名感。你可以成为你想成为的人,不会被评判外表。当然,这也意味着人们可以对他们是谁以及他们想从那里得到什么进行欺骗或不诚实。另外,也存在着家和工作的混合,独居也增加了。研究表明网络使用越多,与家庭成员交流越少,与当地朋友的交往越少,抑郁和孤独越多。一项研究表明每周使用网络多于5小时会减少与朋友、家人和社交活动的时间。

事实上,心理健康专家们已经关注了在网络上花太多时间会产生潜在的负效应,并提出把"网络成瘾"作为诊断性心理障碍。如何区分你已经成瘾了?下面是一些警示:

1. 全神贯注网络——计划和思考下次你上网干什么;
2. 使用网络增加;
3. 重复尝试减少使用网络均失败;
4. 当你试图不上网或想上上不了时感觉愤怒、坐立不安及情绪化;
5. 意识不到上网花了多久时间,比起初计划的呆的时间长;
6. 就上网一事对家人和朋友撒谎;
7. 由于上网时间太长危害到工作或社交关系;
8. 把网络作为逃避问题、应对抑郁的方式;
9. 因为你更想上网,所以减少与家人朋友的相处。

诚然,以上问题回答一个"是"不能说明什么问题。但如果一半以上回答"是",你可能就需要想想你的上网问题了。下列几种方式可以避免网络成瘾:

- 在上网前决定好上网时间,定个闹钟。遵守时间,不要多待超过5分钟,否则将会拖延至1小时。
- 频繁休息。每小时至少花5分钟,或每3个小时至少花15~20分钟从事"无网"活动。散步、活动身体、吃点心或者听音乐。
- 有目的和策略地访问网络。无目标地网上冲浪可能会浪费比预期更长的时间。
- 在现实中与朋友交往。至少每天一次与不是网络中的朋友交往。
- 别让网络成为你存在的中心,或你生活中最重要、最有趣的部分。提醒自己人生目标、价值和兴趣。思考除了通过网络,达成这些目标的其他途径是什么?

**管理你的健康**

回答下列问题,分析你的交流方式是否有效和健康?
- 你知道消极行为、挑衅行为、武断行为的区别吗?
- 你会注意用表达性言语吗?如"我"而不是"你"。
- 你会注意用表达性躯体语言吗?如眼神交流、开放性躯体姿势而不是抱臂?
- 你注意你的非语言交流吗?
- 你意识到你的音量、语调和你想传达的信息了吗?
- 在表达自己想法时,你知道别人的感觉或观点吗?
- 对于请求,你敢于说"不"吗?
- 你能自如寻求别人帮助,表示不同意并能发表自己看法吗?

积极有效的交流是心理健康的重要方面,对你的社交关系、事业成功、自身价值有显著影响。学习乐观主义者的个性,在态度和交流上学得更乐观。

## 个人评估

与理想中的我相比,自我意识到的我是什么样的?

下面列出了一个人的15项个性特征,每项被描述为9个等级。对每项特征,在你认为自己适合的地方打一个×。务必做到公正和正确,这些标记会描述你自己对自我认知的感觉。当你完成之后,回到开头,重新填写,这次按照你"期望"的程度填写标记每个特征。这些标记会描述你理想中的自我。最终,在下面右边空白处,在每项特征上,阐述你的理想自我与真实自我的差别。

1. 果断　　　　　　　　　犹豫
   9 8 7 6 5 4 3 2 1

2. 焦虑　　　　　　　　　放松
   9 8 7 6 5 4 3 2 1

3. 易受影响　　　　　　　独立思考
   9 8 7 6 5 4 3 2 1

4. 聪明　　　　　　　　　不够聪明
   9 8 7 6 5 4 3 2 1

5. 体型良好　　　　　　　体型不好
   9 8 7 6 5 4 3 2 1

6. 不可信赖　　　　　　　可信赖
   9 8 7 6 5 4 3 2 1

7. 欺骗　　　　　　　　　诚实
   9 8 7 6 5 4 3 2 1

8. 领导者　　　　　　　　服从者
   9 8 7 6 5 4 3 2 1

9. 没有野心　　　　　　　野心勃勃
   9 8 7 6 5 4 3 2 1

10. 自信　　　　　　　　　无安全感
    9 8 7 6 5 4 3 2 1

11. 保守　　　　　　　　　爱冒险
    9 8 7 6 5 4 3 2 1

12. 外向　　　　　　　　　内向
    9 8 7 6 5 4 3 2 1

13. 外貌出色　　　　　　　其貌不扬
    9 8 7 6 5 4 3 2 1

14. 懒惰　　　　　　　　　勤奋
    9 8 7 6 5 4 3 2 1

15. 幽默　　　　　　　　　缺乏幽默感
    9 8 7 6 5 4 3 2 1

请进一步考虑……

1. 通观全部,你觉得你的真实与理想自我有多大的差距?
   (大,一般,小,在一些方面很大)
2. 在这些特征上,真实与理想自我之间的差距对于你自尊的感受影响有多大?

3. 你认为你的这些差距是因为你将他人的理想强加于自己身上,还是因为你不接受别人的理想?

4. 指出那些你认为自己能够从现实中改变的、能减少现实自我与理想自我差距的特征,并促进一个良好发展的自尊。

# 第三章　压力管理

## 学习要求

通过本章的学习,你将能够:
- 定义压力、压力反应和慢性压力。
- 描述战斗或者逃避反应。
- 讨论包括三种压力阶段(警觉、抵抗和衰竭期)的一般适应症状。
- 讨论几种学生面临的压力。
- 从生理角度描述压力管理。
- 从社会角度描述压力管理。
- 从环境角度描述压力管理。
- 从心理角度描述压力管理。
- 阐述压力管理的几种工具。

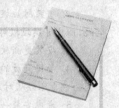

### 关注媒体

#### 垃圾邮件、垃圾讯息、网络仿冒——技术压力

我们正学着应对一种全新的压力——技术压力。破坏性计算机病毒;通过 Email,短消息,语音消息等方式传递广告垃圾邮件;越来越多的身份盗用担心,已经给压力管理赋予了新的意义。每个月都会发现超过 450 种新病毒,每年 8 万 2 千次骇(黑)客攻击,毫不意外地,500 种以上专业骇客课程现在正在指导人们如何抵御计算机入侵者的袭击。一年中骇客袭击使企业损失 170 亿美元以上,使受害者患上了妄想症、极度压力及沮丧。计算机攻击的范围更宽、自动化且更难追踪。

在日常生活中我们会接收到的大量信息,除了各种的商品目录、垃圾邮件以及邮局送来的信用卡邀请外,Email、语音 Email 和即时消息收到的垃圾邮件等都会使你的压力水平不断地升高。随着更多的人使用网络电话,而不是常用的有线电话,因特网电话垃圾邮件,这预示着将来会成为更大的问题。推销员可以通过他们的计算机每分钟发送 1 千个语音消息。"垃圾信息"是通过即时消息发送的垃圾邮件,它在 2004 年已经增长到 20 亿条消息,是 2003 年的 4 倍。

在 2004 年,20%的美国人称通过他们的手机收到过商业信息和广告,比前一年增长了 13%。2003 年有 750 万条垃圾讯息,2004 年时有 1 500 万条,估计 2005 年有 4 500 万条。

甚至个人登录网站或博客也未能幸免这些侵入性广告的袭击。垃圾邮件乔装成来自读者的评论,每天一些博主通过他们网络杂志收到 20 条垃圾信息。

网络仿冒是指发送 Email 和使用虚假网站来引诱无疑心的顾客分享个人及财政数据如信用卡账户名、查询账户名以及个人网上交易账户名。网络仿冒创建了几乎以假乱真的网站,如那些金融机构像花旗银行,然后让顾客确认他们的账户信息,这就使网络仿冒者很容易得到人们的财政数据。据估计仅在 2004 年,已有 5700 万的人收到过网络仿冒 Email。这些 Email 是如此使人信服,因为这是网络仿冒者从真正的公司复制过来的,所以看起来特别可信。网络仿冒的发生率以惊人的速度在增长。2004 年 6 月,一个行业组织,反网络仿冒工作组,查到了 1422 次网络仿冒攻击——为 12 月所报道数字的 12 倍。银行、甚至一些政府机构,都曾经被网络仿冒欺骗。

花太多时间删除这些消息,或者由于电脑上的病毒或蠕虫牺牲几小时工作时间,给人带来无力感和无望感。当一种新病毒在激增时,人们变得持续地焦虑。他们可能对朋友、同事和家人发火,因为他们无法阻止病毒传播到他们的电脑上。

保护自己免受病毒、蠕虫、垃圾邮件、垃圾信息、网络仿冒和骇客袭击的方法是:

1. 安装杀毒软件,确保经常更新,因为新病毒出现频繁。
2. 安装防垃圾邮件过滤器。几乎所有 Email 软件包括防垃圾邮件程序。微软正在测试一项 ID 类型系统,阻止可疑垃圾邮件。
3. 安装更新软件来过滤垃圾信息。美国在线和微软都有他们自己的程序来阻挡垃圾信息。
4. 警惕开放的 Email 附件,特别是你不认识发件人的时候。然后,即使是你认识的人也要对附件小心,因为病毒已经从对方的电脑中发送到收件人的电脑。当从网上下载文件时也要同样小心。
5. 考虑安装一个防火墙系统来深入保护你的电脑。
6. 使用很难识别的密码,并且要经常改变(不要使用宠物的名字,重要的日期以及类似的东西)。
7. 经常在移动媒体上复制你的文件,如 CD、极碟或者 U 盘。
8. 选择骇客防御的课程。
9. 向你的大学计算机服务人员咨询安全问题。
10. 在线时不要泄露你的信用卡或者银行账户信息,除非你确定这是个合法安全的网站。

尽管新技术带来很多便利,但是它也在我们的生活中制造了许多新压力。在这个快速发展的技术性社会,必须意识到潜在的危险以及保护自己免受压力。

# 一、压力是什么?

你如何知道你何时感受到压力?你可能经历过头痛、胃痛或者背痛和脖子痛,或者你可能感觉易怒、疲倦、焦虑以及抑郁。当人们有压力时,一些人吃得更多,但有些人可能难以下咽。压力指的是对生活中重要的或意料之外的改变或扰乱所产生的生理及心理反应。它可以由真实的或者想象中的因素或事件所引起。

20 世纪 30 年代,Hans Selye 首次提到压力。他观察到罹患不同疾病的病人都表现出一些相同的症状,如疲劳、食欲减退、睡眠障碍、情绪波动、肠胃问题以及注意力和记忆力减弱。他把这一系列的症状称为压力病、压力综合征、**一般适应综合征**或者"生病综合征"。在本章后面我们将会讨论 Selye 的发现。

Selye 把压力定义为"身体对所承受的各种负荷所做出的非特异反应,无论是令人开心或不开心的境遇都可引起"。压力既可以是积极的,也可以是消极的。来源于使人不愉快的事件或条件的压力称为**消极压力**(来自希腊语前缀困难,意思是不好的、不悦的);来源于使人愉快的事件或条件的压力称为**积极压力**(来自希腊语前缀好,意思是好的,欣快的)。正如 Selye 一般适应综合征模型所指出的,**积极**压力和**消极**压力都能引出身体相同的生理反应。

尽管压力并非总是消极的,但是我们的反应却可能会变成问题或者导致不健康。积极和消极的压力情境都增加了身体需求——你的身体对意料之外的改变或高度情绪化经历做出反应,无论这种改变是好的还是坏的。若压力持续时间相对较短,那么总效应较小,身体可以得到休息、恢复、返回正常状态。但是,长期持续的压力,同时经历多种压力源,且不能有效管理压力,就可以造成身体的损害。

> **关键术语**
> 
> **压力**:由无法预料的、扰乱性的或者刺激性事件引起的生理以及心理的混乱状态。
> **一般适应综合征**:由于压力源的出现继发的生理反应,包括压力反应的警觉、抵抗和衰竭期。
> **消极压力**:会降低生活质量的压力;一般与疾病、适应不良有关。
> **积极压力**:能够提高生活质量的压力。

## (一)面对压力源的不同反应

由于存在个体差异,对某个人来说是压力源而对其他人来说可能就不是。举个例子,如果你需要为即将开始的任务买一本书,而书店里这本书正好卖光了,你可能就会被这样的情况所困扰;然而,那些已经有这本书的人就不会被这样的事件所影响。也可以这么说,事件本身是中立的。只有当一个人认为它是压力源时,它才会变成压力源。当然,并不是每一个人都以同样的方式看待问题。所以,可能有些人会比其他人更加"有压力"。这种反应的不同源于每个人处理特定问题时使用信息的特异性所致。当人们谈到"压力"的时候,一般都会将"困扰"与恐惧、气愤、焦虑、事件变化的不确定性联系在一起。

压力一般分为急性(与单一独立事件相关)、片断性(与特殊的事情有关,比如考试)、或者慢性(比如年幼好动孩子们的家长)。

## (二)积极或消极压力源

不管一个人把压力源看成是好的还是不好的,压力源所引起的身体反应都是一样的。差的学业成绩、失去朋友或是宿舍里唯一的少数民族学生,这些都会造成压力,就像生小孩、得到晋升或开始一段新恋情也一样造成压力。在任何情况下,机体的反应都是类似的。

Selye 合成了一个新词"积极压力"(eustress)来表示正面的压力。那些产生积极压力的压力源可以延长我们的寿命,提高我们的生产力,增加我们的生活满意度。例如,适度的压力会让人们期中考试期间始终保持一定的紧张度,或是工作第一天做好心理准备。一些研究表明有些人格特征的人:如 R 型人格(冒险型)或是 T 型人格(追求刺激型),可能会"需要"生活中定期出现一些这样的高风险活动,以此作为积极的压力源。最近的研究表明,这样的行为可能是由于遗传因素造成的。

Selye 将那些有害的,让人不愉快的压力称为消极压力(distress)。如果这种消极压力得不到控制,会导致身体和情绪的紊乱、疾病、甚至死亡。

**在多元的环境中学习**

> ### 不同的压力源,不同的应对方式
> 
> 尽管压力状况可以对不同的人影响不同,每人都有自己独特的应对方式,但对于不同的压力及不同种族对压力的不同反应,存在一些重要的文化差异。显然,处在少数群体的状况可能会承受更大的压力——例如,仇恨犯罪的受害者,受教育及就业机会少者,同工不同酬者,更高病死率的病人,卫生服务可及性差者以及感到隔绝、缺乏支持者。
> 
> 例如:拉美裔美国人,在穷人中占很大比例,有很高的失业率,住房条件也不好。许多有工作的人做的也是低技能或无技术的工作。拉美裔美国人结核病、艾滋病和肥胖的患病率也不成比例地增高。

酒精中毒的比例在美国土著人中更高。归因于酒精中毒的病因是一般人群的4倍。胎儿酒精综合征(FAS)在美国土著人中毒的比例是高加索人种的33倍。该人群中的自杀率比全国平均水平高77%。高中辍学率以及失业率也比其他少数民族高。

早期华裔移民比大多数人群有更高水平的压力和抑郁。非洲裔在肥胖、药物滥用、高血压和抑郁方面也比其他人群的比例更高。

由于不同种族群体经历的压力源不同,群体有效管理压力的方式也明显不同。例如,土著人把讲故事、神话、梦想融入他们的压力管理中。"谈话圈"可能被用来减轻压力。其包括围坐成圈,通过握手和别人联系,不被打扰地分享内心深处的情感,烧香然后传递,给发言者传递一种神圣的物质如老鹰的羽毛。亚裔一般通过瑜伽、药物、针灸来管理压力。对非洲裔来说,超然冥想的有效性是渐进性肌肉放松的2倍。

我们每个人都需要理解我们如何应对压力,而且要找到控制压力水平的最好措施。我们应当考虑事情的多样性,以便识别独特的压力源和最适合我们的压力管理技巧。

## 二、我们如何应对压力

当面临压力时,我们以特定的方式做出反应。**压力反应**作为一种应对问题、冲突及干扰性事件的方式,是生命早期所采纳的习得及条件形成的习惯所造成的。但是,对压力的许多反应都是来自于祖先的、内在的、基本的人类生存机制。在史前时代,我们常常要在应对危险时作出反应,如看见一只呲着牙将要攻击的老虎,要么打败动物要么逃跑。现代社会的压力和以前是一样的,只不过我们面临的是21世纪的威胁和危险而不是呲着牙的老虎。再者,我们感到何种压力并不重要,重要的是我们对这些压力源的反应。下面将会讨论影响现代生活内在的压力应对方式。

### (一)战斗或逃避反应

人们对压力的反应包括许多心理改变,总体来说称为**战斗或逃避反应**。如果你必须立即对压力做出反应,建议你要么竭力摆脱危险,要么逃避。比如,夜晚你正走在从教室回家的路上,思考着你需要做的作业,开始穿过马路。突然,一辆亮着头灯的汽车正朝你开来。你最好的应对可能并不是与汽车战斗,而是尽可能快地跑到马路对面。下一秒,你看到汽车飞快地朝你开来,你的肌肉紧张了,心跳加速,肾上腺素释放加速,血浆水平升高,呼吸变浅快,瞳孔扩大以便更清楚地看见汽车。

这就是**战斗或逃避反应**。所有的变化对你远离伤害都是适应性的和有帮助的。在前面的例子中,当你到达马路对面,认识到你安全了,你的身体开始放松,恢复到正常状态。你做一个长长的深呼吸,叹一口气。你的肌肉甚至比平时还要放松,呼吸比平时深而重,随着你的身体从极端警觉到快速放松,你可能感到发抖。图3-1描述了从正常水平到警觉状态再到放松状态然后回归正常的过程。

---

**关键术语**

**压力反应**:对干扰性、意料之外的或刺激性的积极或消极事件的生理及心理反应。

**战斗或逃避反应**:对压力源的生理反应,使机体面对或逃避。

## （二）慢性压力

现在让我们设想一个不同的情境。本周有一次测验，你非常关注。只要你醒着，你就在想这个问题，睡觉也睡不好。你担心考不好，而且迫切需要比上次考试有所提高。父母对你在学业方面的表现也施加了很多压力。因为我们的身体对觉察或预料威胁的反应是相似的，你可能对已经发生的事和尚未发生的事有相同的反应。换句话说，你的心跳加快，呼吸变得沉重，肌肉紧张，身体出汗，血液集中至骨端和消化器官，大部分肌肉和大脑血流量增加。身体为战斗或逃避做好准备。然而，你不可能采取任何行动，做出战斗或逃避的反应，因为任何事情都没发生。你还没有参加测验，甚至就算你去考了，你还不知道分数。所以你的身体保持高水平的觉醒状态，就像图3-1b描述的那样。

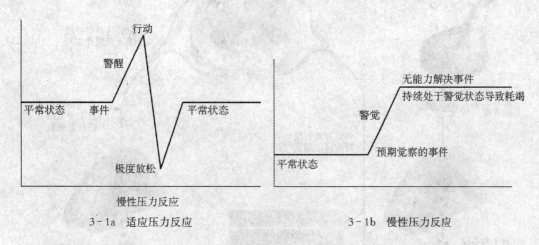

3-1a 适应压力反应　　　　3-1b 慢性压力反应

图3-1　压力处理　如何快速有效解决压力有着重要的影响到你身体多长时间处于高水平的警醒状态

长期保持持续的生理警觉（警醒）称为**慢性压力**。这种高水平的警觉类似于把你的脚一直放在汽车油门上而不挪开。因为战斗或逃避反应意味着快速、短时间内做出的反应，如果一直保持警觉的生理状态，你的身体会吃不消的，最终，你感觉精疲力竭。这也是人们通过采取行动，做一些他们一直担忧的事情，而不只是一直烦恼，可以更好地应对压力的原因。因此，战斗或逃避反应作为对恐惧、不合理的信念、过度想象或者幻觉的反应，可以被不适当地激发出来。

## 三、压力的3个阶段

在压力源的影响下，你的身体会以某种可感知的方式反应。例如，如果需要你在众人面前讲演，你心跳加快、口干舌燥、手心出汗，而且还会感觉晕眩或头晕眼花。当你听说失去了工作，或是发现搭档想结束合作关系时，你将有类似的感觉。这些不同的压力源通常会产生相同的生理反应。Selye用"一般适应综合征"模型描述了这一典型的反应。他认为，当面对压力时，人们一般都会经历3个阶段：警觉反应阶段、抵抗阶段和衰竭阶段。

### （一）警觉阶段

当机体感受到威胁性刺激时，会立即进入**警觉阶段**。图3-2描述了机体神经系统和内分泌系统的自主反应以及准备做出的"战斗-逃避反应"。例如，当你意识到你原以为期末考试是在今天，其实是在昨天时，你可能开始经历恐惧、急躁、焦虑、生气、抑郁及坐立不安。

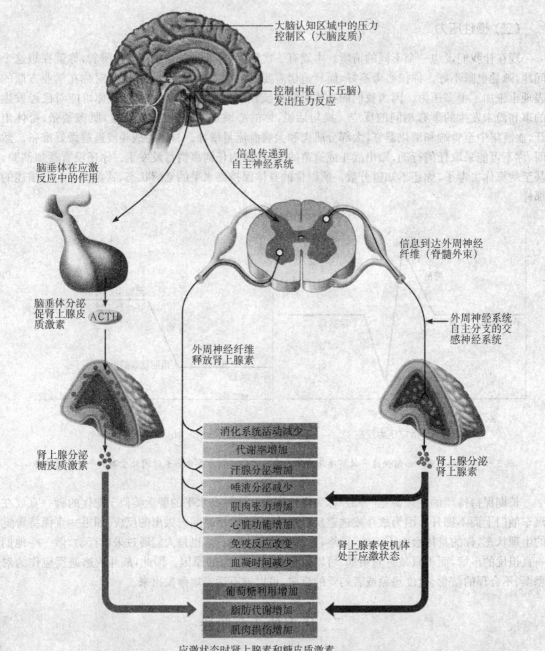

图 3-2 压力应答：对压力源的生理反应

## （二）抵抗阶段

机体在**抵抗阶段**试图恢复内部平衡，也就是内环境稳定。你的身体为了存活而启动，因为长期处于警觉阶段会使身体运作不正常，所以身体抵抗威胁或者尝试解决问题，把反应降至更易于管理的水平。特定的组织系统，比如心血管系统和消化系统，成为机体反应的核心。

在这个阶段，你可能采取措施使自己冷静下来，释放体内压力：你可能拒绝这种情境，远离他人，稳定情绪。因此，在上面的例子中，你可能不会告诉任何人你错过了考试，可能告诉自己你一点也不担心这门课，然后上床睡觉。

> **关键术语**
>
> **慢性压力**:指的是长期维持一种生理警觉状态,当一个人不能立刻对真实威胁或预期威胁做出反应时也会发生。
> **警觉阶段**:压力反应的第一个阶段。包括生理非自主的变化,内分泌神经系统可以调节,战斗或逃避反应在这个阶段被激发。
> **抵抗阶段**:压力反应的第二个阶段,身体尝试恢复内部平衡。

## (三)衰竭阶段

从警觉期到抵抗期过渡的能力决定了压力对生理和心理健康的效应。当你得到更多的自主,平衡被重新建立,你便开始从压力中恢复了。

完成恢复所需要的时间、精力和努力决定身体由这个压力源引起的疲劳程度。当然,身体在压力下所处的时间越久,失去平衡的时间越长,效应越为负面。长期处于一种压力源下或同时应对多种压力源经常导致身体系统的超负荷。在抵抗期所调动的特定器官和机体系统可能不能完全抵抗一种压力源。当我们所依靠的用来应对压力的所有的生理和心理资源都消耗殆尽时,就到了**衰竭阶段**,压力产生的激素如肾上腺素又上升了。这时,慢性和急性疾病开始发展,个体甚至会患上临床抑郁。

## 四、压力来源

除了经历生活中积极或消极的事情之外,还有几种压力原因。什么事件或情境会激发你的压力呢?对一些人来说,是财务担忧;对另一些人来说,可能是关系冲突;还有一些人可能是工作相关压力。甚至积极事件,如结婚、开始一项新工作、搬至新地方也可能是**压力源**。当你为了出门度假提前做好事情准备离开,打理行李、旅途花销,以及彻底改变日常生活都可能是压力。生活中任何一种改变都可能激发压力反应。

由于压力包含了生理反应,对你的生理和心理健康来说都有直接联系。Thomas Holmes 和 Richard Rahe 的研究发现改变人们生活与生理疾病的直接联系。他们研制了一种广泛使用的测量工具,称作社会适应测定量表,来评估人们承受压力的程度与特别生活事件之间的联系。当这些事件中的一种单独发生时,可能是能忍受的,但短时间内太多生活改变同时出现就可能导致疾病。通过完成本章末尾的个体评估测试,你可以评估你的压力水平以及疾病潜在易感性。

## 五、压力的好与坏

压力所导致的付出是昂贵的,就像我们的财务状况一样掌控我们的生理和心理健康。

持续警觉以及体内肾上腺素水平的升高将会最终消耗体内的免疫系统。此时,你可能再也不能应对压力,也越来越少地产生压力反应。当你处于慢性压力状态,你很容易沮丧,对很小的事情很容易愤怒。你的身体在心理上和生理上一样难以应对压力。免疫系统也受到影响,你可能更容易生病,从疾病中康复也需要更长的时间。

与压力有关的医学问题很多,如:
- 心血管疾病(心脏病、中风、高血压)
- 肠胃疾病(溃疡、肠易激综合征、腹泻、便秘、憩室炎)
- 头痛和偏头痛

- 肌肉痉挛及抽筋
- 睡眠障碍
- 焦虑
- 下颌问题(颞下颌关节综合征)
- 过敏
- 癌症
- 背部疼痛
- 哮喘
- 肾脏疾病
- 性功能障碍
- 不孕
- 酒精及药物滥用

正如前面所说的,太多压力有负面效应,引起严重健康问题,而适当水平的压力是积极有益的。压力可以激发人,使人充满活力。没有一点压力,我们中的许多人可能不能达到这么高的成就,甚至还不想起床!太少和太多的压力都是没有帮助的。当你一点压力也没有,你可能是无动于衷和无精打采的。

当你压力太大时,你可能因为恐惧而无法正常活动,就像被汽车前灯照着的鹿一样。这就是 **Yerkes-Dodson 定律**。这个定律通过一个钟形曲线来说明,压力适当才会有极优的表现。这个事实对任何表现均适用,从学业或工作活动,到音乐或运动。认识到你的理想表现的适当压力水平,对你实现自己潜能尤为重要。

---

**关键术语**

**衰竭阶段:** 压力反应的第三个阶段;在这个阶段,用来应对压力的生理和心理资源都已经被耗尽。

**压力源:** 激发压力状态的因素或事件,可能是真实的,也可能是想象的。

**Yerkes-Dodson 定律:** 一条钟形曲线,说明压力适当才会有极优的表现;这条定律说明,太少或太多压力都是没有帮助的,然而适当水平的压力是积极有益的。

---

## 六、学生的压力

进入大学犹如"进入一种新的文化",在这里,学生们面临独特的挑战和压力源。就像到另一个国家生活,学生们必须学习新风俗和传统、新的做事方式、新的语言,并且必须离开舒适而熟悉的环境。对学生来说,这会导致高水平的压力,许多学生失去了背后的支持系统,生活在一个认识的人寥寥无几的地方。在下面的部分,我们谈到了大学生面临的一些特殊压力源,提供了一些掌控这些状况的方式。

### (一)应对想家

想家是大学生面临的最普遍的问题之一——他们与朋友、家人分开,在一个全新的环境中生活学习,这是可以理解的。当你正在经历生活中大量的改变时,怀有一种舒适安全的感觉(你的家仍然是稳定、始终如一的)是有帮助的。从家里搬到学校会破坏这种安全感。当学校生涯对你来说,是令人兴奋和一种挑战时,你可能会思念你的朋友、家中的亲人,因为平时你都和他们分享着。当你努力寻找一种适合自己的方式,在新环境中寻找方向时,你可能会失去一种归属感。

通常,在你搬到学校几个星期或者一个月后,想家才会出现。因为这几个星期,你忙于结识新人、参与社会活动、收拾行李。当尘埃落定之后,有些人开始感到孤单。请看参阅"教你一招"来得到如何应对想家的建议。

## (二)关系问题

除了想家之外,对于学生来说,另一个非常普遍的压力源是关系问题。通常,学生们与他们最好的朋友异地相隔。很难维持这种长距离的关系,但也不是绝对不可能的。研究表明,有效维持这种关系关键在于交流。如果你们都忠诚于对方,可以展开心扉讨论你的担忧、感觉及恐惧,能就这种关系的规则达成一致,如与其他人约会,那么这种关系的质量就会被促进。除此以外,双方之间需要有强烈的信任感。因为信任在这种长距离的关系中经常被测试。你们都会改变,并且你们必须分享这种改变,以便你们能一起成长,而不是各自成长。就你们见面的频率、打电话或Email达成一致,关注于高质量地度过在一起的时间。

请你的朋友来学校看你(而不是你回家)是有益的,因为他们可以在你的新环境中与你交流,结识你的新朋友。通常学生们感觉他们在家和在学校生活是两个不同的世界,从一个世界向另一个世界适应是有压力的。你把这两个世界越多地联系起来,你所承受的压力越少。所以,回家时与你的朋友家人分享在学校的日常活动,班级上的细节以及和谁一起吃午餐是有帮助的,还要询问朋友家人这段时间在家里做了什么。

## (三)平衡工作、家庭和学校

据估计,大约三分之一以上的大学生在校期间有兼职工作,而且小部分学生从事更多工作来支付日常生活费。这使得学生不得不协调课程表以及尽力应付责任,导致更多的压力。诚然,这对于学生来说,在平衡学校、工作以及家庭方面,增加了压力。

较好的管理时间以及拥有一个强有力的支持系统是化解压力所必需的。然而,放松、社交或者锻炼的时间也极少,所以,利用压力放松策略可能也是个挑战。

**探索你的心灵**

### 瑜伽:心灵和身体的结合

瑜伽经常和印度哲学联系在一起,如佛教,但是作为一种压力管理的形式近来被公众所接受。瑜伽是梵语,意思是个体灵魂与宇宙灵魂的"结合"。瑜伽练习以一种特殊的方式指导疏通体内的能量。练习瑜伽的人们称,他们的头脑更为清晰,生活也更平衡。

当人们想到放松时,他们通常想到一些他们喜欢做的事、感兴趣的事。诸如社交、看电影或电视、阅读、看话剧或运动比赛、去海滩或爬山。

瑜伽中的放松,包括减缓新陈代谢来释放心理和生理的紧张。上面提到的许多休闲活动并不能帮助我们慢下来,释放心理和生理的紧张。据称由于这种有意识的心理和生理放松,练习瑜伽的人与没有练习的人相比,有更好的心理和生理健康。瑜伽认为,每天在固定的时间里有意识地静息是放松的最好的方式,能够集中和提升注意力及能量。

根据报道,瑜伽放松的益处很多,包括:
- 生理和心理健康水平更高
- 疲劳感减少,感到平静
- "打开心灵",指的是促进了心理-身体的融合,增加了幽默感和宁静感
- 增强注意力
- 为增加应对焦虑和日常压力源的能力推荐每天至少一次进行瑜伽放松技巧,建议的时间是:
  ○ 餐前

○ 晚上就寝前
○ 在经历了压力状况之后

瑜伽已经被证明可以降低心率和血压，增加肺活量，改善肌肉放松，帮助管理体重，增加整体生理忍耐力。瑜伽可能会影响大脑或血液中化学物质的水平，包括单胺、褪黑激素、多巴胺、压力激素（皮质醇）以及伽马氨基丁酸。心理功能的改变，如注意力、认知、信息感知过程、视觉的促进等也在最近的人类研究中被描述。

瑜伽中，运用重力、杠杆力及张力来长时间维持姿势。呼吸技巧也被运用。快速呼吸和慢速呼吸可能会伴随着伸展练习。尽量通过鼻子吸气和呼气时，头颈连成一线非常重要。注意力放在呼吸上，不能胡思乱想。一种瑜伽姿势通常维持5~20分钟。

### 教你一招

我刚刚进入大学，我的家人和朋友远在驱车5小时之外的地方。我性格内向，在学校里不认识任何人。我想念我的朋友和家人，感觉不属于这里。我思考着逃学回家。我应该怎么办？

下面是摆脱这些感觉的一些技巧：

- 参与！积极参与到课余、社交活动中，如特殊兴趣俱乐部、学生会、宗教俱乐部、联谊会等。参加你专业相关的俱乐部，是一个结识他人的很好的方式，加深你的学业和事业兴趣，使你远离思乡感。
- 经常给你的家人朋友打电话、发Email、写信。让他们知道你希望得到他们的消息。
- 敞开心胸结识新人。在课堂上向别人介绍自己，交换Email地址和电话号码。这也是得到学习搭档或进入学习小组的很好途径。当你在房间时，打开房门，花一定时间在公共场所——当你有闲暇时间时，不要总是躲在屋里。当你在公共洗衣间洗衣服时，和别人交谈。
- 不要独自用餐。请别人和你一起吃，或者问别人是否可以让你和他们一起。
- 周末不要回家。尽管想回家看家人和朋友，但周末是和人见面、参与学校周围活动的最好时机。

对自己有耐心。接受孤单和想家是正常的，需要时间适应经历的所有改变。不要在刚开始的几天就放弃！对你来说，在新家感到舒适可能需要一个月或者更长的时间。给自己一些时间来面对这些挑战。

### （四）考试焦虑

你已经为将要来临的考试进行了准备。看过第一道题，突然你的大脑一片空白。你越尝试着去思考，你就会感觉越紧张。你只是不能清醒思考，感觉好像有某种心理误区——发生了什么事？五分之一的学生经历过这种感觉，这就是**考试焦虑**。考试对于大学生来说，是压力最大的来源之一。和考试焦虑有关的生理感觉和普遍焦虑相似，如：坐立不安；胃里感觉不舒服；心跳加快；呼吸困难；呕吐；颈、背、颌、肩紧张；头痛；手心冒汗；发抖。罹患考试焦虑者在考试中产生的错误更多，不能正确阅读试卷而可能犯简单错误，如拼写错误或者错误地添加没必要的内容。许多人不能很好地安排时间，不能按时完成试卷。考试焦虑是焦虑表现的一种——人们预感到他们将会在考试中发挥失常。

### 关键术语

**考试焦虑**：焦虑的一种表现类型，在考试的情境下产生极端的痛苦感。

> **你有过考试焦虑吗？**
>
> 考试焦虑是一个普遍现象，能显著破坏你的学业表现。与处理其他类型的压力和焦虑相似，考试焦虑可以通过以下建议的方式来应对：
> - 提前做好准备。不要在考试前最后一分钟死记硬背。练习和重复是记住信息的最好方式。
> - 在考试前睡好觉，膳食营养充足，以便提供大脑所需能量。
> - 心态积极。考前不要与朋友谈论考试，因为这倾向于增加焦虑。自信地参加考试，提醒自己准备好了，而且过去已经参加过很多考试且表现满意。
> - 采取行动减轻焦虑。如果一个问题答不出来，不要逗留，跳到下一个问题，过会儿回来再答。
> - 如果你不明白问题或是考试中的其他事，可以请求澄清。
> - 不要去注意周围人。关注考试，别让自己分心。
> - 深呼吸，帮助放松，并且把更多的氧气带入大脑，以便你可以更清醒地思考。
> - 在答题前通观整张试卷。注意答题节奏，分配好时间。

## （五）演讲焦虑

我们已经注意到，演讲焦虑或者公众前说话恐惧是最普遍的一种焦虑障碍。频繁要求学生做口头报告，参与课堂讨论，并且以课堂表现评分，这些对有些学生来说就成了问题。

除了本章提及的压力管理技巧以外，下面的策略可以用来应对演讲焦虑：

- 首先主动提出。焦虑最好的处理方式是采取行动。压力和期望可能会随着前一个人做完之后剧增，所以要争取第一个做。另一个好处是你的表现是依据自身的特点被评判的，而不会与其他人比较。
- 在镜子前和朋友面前做练习。请求反馈：你需要慢点还是大声点？练习也会帮助你记住你的演讲，以便你不会一个词一个词来读，使你的观众不会感觉乏味。
- 进入积极的想象。深呼吸，设想你自信地进行演讲，接受了积极的反馈和称赞。

改变你的演讲方式。用可视化的东西，如幻灯片，使你的观众参与讨论，使他们成为你演讲中积极参与的一部分。这些也会转移你对自身的关注，消除一些压力。

## （六）数学焦虑

对大学生而言，另一个普遍压力源是数学焦虑。数学焦虑是一种强烈的焦虑感觉，有些人不能理解数学。数学焦虑者感到他们无法在包含数学的活动或课堂上表现好。过去十年，大学生中数学焦虑的发生率显著上升。许多学生已经依据哪个专业要求数学较少，来选择专业。数学焦虑在大学校园中已经变得普遍，许多学校已经设计了课程和特别咨询项目来帮助数学焦虑的学生。一般来说，有数学焦虑的人有可能在数学方面取得好成绩，更多的是心理原因而不是智力原因。

害怕数学的学生经常避免提问来掩饰尴尬，坐在教室后面，不主动从老师那里寻求帮助，经常到最后一刻才开始学习数学。这些消极行为不会减少学生的焦虑，反而会使其更强烈。然而，还是有很多策略可以用来克服数学焦虑。

1. 确保已经形成了稳固的算术基础。因为复杂的概念是建立在更多简单的概念之上，补课或数学短期课程经常是减少对数学焦虑反应的第一步。
2. 相对于快速、挑战的课程，选择一门容易、慢速的数学课程。增加喜欢的可能性，比冒险强化对数学的负面体验更好。
3. 当一些想法、感觉和行动与数学相关时，要留意。形成一种对数学的积极看法。
4. 数字方面是安全的！数学焦虑是通过长时间的习得和强化形成的，消除也需要时间。你可以通过老师的帮助、和朋友一起学习、和老师讨论来减少焦虑。

5. 坐在教室前面,在那里你较少分心,更容易参与讨论。
6. 如果你有问题,或者跟不上老师的速度,请求阐明和重复刚才的知识。
7. 复习教材。就像大多数事情一样,数学的技巧在于练习。确保你复习了课堂上所讲的内容,在课后尽可能快地找老师提问。研究发现,如果在课后立刻复习,你将记住课堂上50%所听到的内容,但是如果你没有立刻复习,那么24小时以后只记得住20%。

### (七) 压力和学习

压力如何影响学习?研究表明,高度紧张的人可能比那些只简单应付学习任务的人表现得好,但不如那些做复杂任务的人,特别是那些推理活动以及限时测试。一个有趣的研究发现,具有一般学习能力的大学生当他们有较低水平的焦虑时,一般比那些高水平焦虑的学生表现更好。当你的紧张焦虑程度更加强烈时,你在注意力集中、回忆信息、参与问题解决方面的能力均下降。你可能发现自己一遍又一遍地读相同的一页,但是不知道你在读什么。

## 七、有效利用时间

大部分学生承认,时间管理是他们学业成功或失败的原因之一。设立优先事项和目标,平衡学习和社交生活,寻找睡眠、用餐、锻炼、工作、学习时间的合理安排是有效管理压力的必要方面。

### (一) 时间管理

有效地管理时间可以通过使你更有掌控感、成就感、目的感来应对压力。建立良好的时间管理习惯可以把2周变成3周。利用这些方法,甚至最杂乱无章的人也能生活得少一些混乱和压力。

**1. 评估你的习惯** 第一步是分析你是如何使用时间的。白天和夜晚你最有效率和最无效率的时间是哪段?你是否低估了完成事情的时间?你是否浪费了时间或者允许干扰?一周内携带一个记事本,记录你是如何使用时间的,可以提供给你这些问题的答案。你可能会发现,你大部分时间都花在不太重要的事情上。你可能去聊天或洗衣服而不是开始做试题,但是对你来说,这也许并不是对时间最好的使用。

**2. 使用计划** 保持一个日常计划来规划你的时间是有效管理时间的第二步。持续、规律地安排每周的活动,如上课、吃饭、睡觉、开会、锻炼和工作。然后看看那些剩余的开放、可利用的时间。规划规律的学习时间、休息时间、自由时间。记住把你的学习时间安排在你最有效率的时间段。当你有1个小时的时间时,最现实的情况下,你会做什么?这可能是复习课堂笔记、检查支付账单、或者阅读的好时间。

**3. 设立目标和优先事项** 每周、每天设立目标。如果意料之外的事干扰了你的时间表,修改你的计划,但是不要丢掉整个时间表。

列一个要做事件的清单是有帮助的,但是这只是第一步。把大任务分解成小任务、更容易管理的小块,然后把它们区分优先次序是有效管理时间的关键。当你分出优先次序后,试试"ABC"的任务管理办法。A任务是那些最迫切的,今天必须要做的事情。B任务是那些重要,但是如果需要,可以等24小时的。C任务是那些可以等几天至一周的任务。因为他们会被很快解决,从清单中剔除。所以当你做这些不太重要的任务时,不要落入C陷阱,这可能会导致更重要的A任务被拖延,直到你感到压力了才去处理它们。下面部分我们将讨论拖延。

### (二) 拖延

**拖延**是指为了达到某个目标推迟一些需要做的事。拖延是影响大学生产生压力的普遍问题。一项大学生的调查发现，大约23％的学生称，他们一半的时间都在拖延，27％的学生称，他们大部分时间都在拖延。拖延已经被看做是一种时间管理问题，但是并不只是时间管理问题，且时间管理策略在解决这个问题上是无效的。拖延与犹豫不决不同，因为人们可以做决定，但是很难落实。

一般来说，拖延有心理因素，因为我们可能推迟我们不想做的事情。情绪如焦虑、内疚及恐惧伴随着对这个任务的思考。通过推迟这些恐惧的事情，你可能暂时减轻了焦虑和不适，这是拖延强化的一面。短期来说，拖延看起来像是一种好的解决方式，帮助你感觉好些。然而，长期来说，拖延会导致更大的问题和更多的工作。例如，推迟支付账单可能当时感觉好些，但是当你停电了，不得不去补交费用，室友对你发火了，因为他们以为你已经付过费了时，你的愉快感马上变质了。

许多拖延者称感觉失去控制，高度焦虑。他们难以应对外部刺激，难以集中注意力在手头任务上。他们也担心自身的表现可能会被他人评判，对自己有完美主义的要求，拖延的学生可能比那些没有拖延的人表现得差。下面我们将讨论完美主义。

抵制拖延的技巧包括时间管理、压力管理、自信心确立训练法、增强自尊和自我接受。拖延可能高估和低估完成任务所花时间。当他们低估时间时，他们感觉是合理的，因为他们错误地相信他们有充足的时间完成任务。当他们高估所需时间时，他们被工作的广度所震慑了，感到焦虑，所以难以开始。大多数学生解释说，他们的焦虑源自对失败及被评估的恐惧。有时他们的焦虑恰巧证明了这点，因为他们不理解教材或老师想要什么，但是又害怕要求澄清。

当人们感觉被强迫着去做一些他们不想做的事时，他们也会出现拖延。他们通过同意做但迟迟不做来抗议，而不是勇敢地交流，这是一种消极——攻击的行为。他们害怕说"不"，或者不履行他们的责任，但是也对意料之外的强加给他们的要求愤怒。这时，一些自信心确立训练法可能是有帮助的。因为对自己感觉良好释放了你对别人如何看待自己，以及不得不向他们证明自己的担心，最终，增加了自尊可以解决拖延的问题。有些人拖延因为他们认为他们需要把每件事做得完美，要不就一点不做。自尊提升了，你会对错误更包容，不会期望自己完美地做事。

## 八、完 美 主 义

**完美主义**引起过度的压力，因为完美主义是一个无法实现的目标。设立的目标太过完美，你就注定要失败。完美主义者可能是他们自己的最严厉的评论者；他们对待自己比别人对待自己更严厉，并且他们也批评他人。这些人通常是整齐、有条理的，好像"什么都有"，并且有能力比大多数人做得更多，做得更好。人们经常羡慕完美主义者，因为他们看起来自信干练。然而，完美主义者从未感觉足够的好，并且经常失去对自己生活的控制。他们更多地关注于尚未实现的或者尚未完成的事物。对他们来说，犯错误是件特别丢脸的事，当别人发现他们犯了错误时，他们可能感觉羞愧以及自尊心受挫。他们再也难以批判，因为他们许多的自尊依靠的是正确、能力以及最佳。虽然努力是值得称赞的品质，但是在所做的每件事上都盼望表现得完美，绝不犯错误，就会对自身产生巨大的压力。

为了帮助减轻完美主义的压力，把你的自尊建立在"你是谁"上面，而不是"你做了什么"。这也包括了无条件地接受自己和他人，以及不完美。降低对自己和他人的期望，朝着80％而不是100％去努力是战胜完美主义的另一个策略。记住你做得很好的事以及已经完成的事而不是还没做的事。前面提到的时间管理策略对管理你自身的期望也是有用的。逼自己面临风险，允许自己犯错误。为了习惯这种体验，有目的地犯错误也是有用的，要意识到人们仍然喜欢和接受你，没有什么坏事发生。在本章末尾涉及的放松和压力管理技巧也能帮助减轻完美主义带来的压力。你可以通过章末的调查来评估你的完美主义水平。

> **教你一招**
>
> 我的女朋友是一个完美主义者,她总是能把我逼疯。对她来说,我做的事没有一件是足够好的。她不现实的期望在我们关系中制造了大量的压力。我们的朋友们开始远离我们,因为他们不喜欢听我们争吵。我该做什么?
>
> 有时完美主义者通过自己的失败或拒绝来责备别人。下面是一些更好应对你女朋友的方法:
>
> 1. 当她批评你或表示不同意时,交流你的感觉。建议一些积极的方法,如她可以给你反馈或分享她的失望。
> 2. 列举一些她可能期望太大的例子,在"全或无"当中做一个妥协。
> 3. 不要反击。当她批评你时,有可能你也把矛头指向她。相反,要向她确认你很在乎她,指出她的成功和成就,因为她可能关注的是自身的失败。
> 4. 交流你对她能力的信心,让她对你抱有同样的信任。
> 5. 示范你自身或其他人对不完美的接受。对她说,每个人都是有缺点的,没有人是完美的,因为我们是普通人。
> 6. 不要太在意她的缺点,当她犯错误时不要取笑她。相反地,当她没有做成事时,要给她正面的强化。
> 7. 即使还没做完所有的事,要帮她放松。
> 8. 谈论她的感觉,不是信息内容,如你可以说"你听起来压力很大"。
> 9. 不要让你自己陷入完美主义的漩涡。很容易认为"如果我更努力,她就会高兴"。完美主义是一个不可能实现的目标,所以你把自己置于了失败和拒绝的处境。
> 10. 帮助她看到森林而不是树木。完美主义者很容易迷失于细节,失去对整体目标的把握。如果你能帮她重新聚焦在真正重要的事以及总体目标上来,可能帮助她减少压力。例如,参加宴会而不是把屋子打扫得一尘不染。

## 九、管理压力:有效应对策略

对人们如何处理生活中危机和压力的研究已经表明,人们在经历危机两周内可能解决问题。因为压力包括平衡的打破,身体在慢性不平衡的状态下无法正常运作,寻找一种减轻压力、回归稳态方法是人类的本能。就像上面讨论的那样,身体不可能在持续的战斗-逃避反应中长时间无任何严重损害地运转,所以自然而然地寻求改变来解决压力以便继续存活下去。然而,人们解决其问题和压力的方法可能是正面的,也可能是负面的。

很多负面处理压力的方法相当普遍,有时是极其有害的。一些人求助于酒精和药物来逃避他们的问题,压抑他们的情感。吸烟也被作为一种释放压力的方式。有些人利用食物来使自己感觉舒适。推迟讨厌的任务,逃避压力环境是另一种负面应对压力的方式。有些人通过睡觉来逃避问题,当然,抑郁已经和不能有效地管理压力联系起来。下面我们将讨论有效地管理压力的方法。

什么是积极有效地应对压力的方法?对于压力管理的不同的策略和方法包括压力的生理、社会、环境和心理四个方面。我们将复习每个维度的技巧和策略,你要通过练习来找到适合自己的压力管理技巧。

### (一)压力管理的生理方面

**1. 营养** 在第5章,你将会学习有关营养方面的知识。营养提供给我们身体正常运作的必需燃料。当人们承受压力时,他们经常不吃饭或没有食欲。因为战斗-逃避反应比平时需要更多的能量,所以当你处于压力期,你需要平衡、营养地进食。没有充足的营养,身体将会分解自身组织来获得存活所需的能量。免疫系统也会受到影响,使身体对疾病变得易感。许多长期处于压力中的人生病后,与那些把压力管理得很好的人相比需要更长的时间才能从疾病中康复。

正如前面提到的那样,人们经常利用食物来应对压力。一般过多进食高糖高热量的食物,如薯条、巧克力、油炸食品等。吃得太多或太少都不是管理压力的有效方式,最终会导致严重的健康问题,如肥胖、饮食障碍、糖尿病和高血压。

2. **睡眠** 就像吃东西一样,吃得太多或太少对管理压力来说,也不是有效的。大多数成年人每晚需要 7~8 小时睡眠。有时人们在工作日睡得很少,但在周末会补眠,一次睡 14 个小时,或者白天小睡。睡觉不是一个银行账户,你可以储蓄和取出,所以每周平均每晚睡 7~8 小时,与每晚睡 7~8 小时是不同的。

人们也需要不被打扰的睡眠。**正常的生理节律**是一个 24 小时日夜循环的生物过程,它对于正常睡眠以及白天正常运转是必需的。与生理节律有关的睡眠类型也会影响我们的饥饿进食类型、体温以及激素释放。如果我们想要在醒时感觉良好,这些循环必须处于一种和谐状态。睡眠剥夺已经被证明会导致无法完成高认知过程的任务,破坏简单任务的表现,导致记忆力损失。长期睡眠剥夺会导致短暂性精神疾病,如幻觉和谵妄。研究也发现,睡太多会增加抑郁,降低能量水平,所以合适的休息是压力管理的必要方面。

### 关键术语

**生理节律**:帮助协调 24 小时日夜循环生理过程的内部的生物钟。

3. **锻炼** 锻炼是管理压力的另一个生理方面。每周至少 3 次的 20~30 分钟的体育锻炼可以有效地管理压力,主要有以下几个原因。第一,锻炼要求你把注意力放在呼吸上面,深呼吸是管理压力的关键。锻炼中通过紧张和放松肌肉,使身体也在放松。第二,锻炼通过释放内啡肽(脑中自然产生的化学物质)来减少压力。内啡肽帮助抵抗压力,缓解疼痛,增加欣快感,这就是人们所讨论的跑步者兴高采烈的原因。打壁球或篮球也是释放白天沮丧情绪、消除紧张和压力的很好的方式。有氧运动包括快走、跑步、骑自行车、溜冰、跳舞。锻炼的好处将会在第四章进一步讨论。

## (二) 压力管理的社会方面

为了有效管理压力,你必须留出休闲娱乐时间。像锻炼一样,大笑可以增加内啡肽的释放,让你深呼吸,同样幽默是压力管理的必要方面。研究表明,压力和没有充足的社会交流有关。拥抱和人间接触在减少有害的压力生理效应上也有显著作用。参加社会活动,如社会组织、运动或与朋友聊聊天也能够给你的大脑休息的时间,关注除了工作以外的事情。

另外,你还可以不求助于人间交流来减少压力——养一只宠物也会起作用的。研究已经发现,养宠物产生安静效应如降低血压和心率。拥有宠物的心脏病患者可能比没有宠物的患者活得更久。

## (三) 压力管理的环境方面

为了有效管理压力,你要考虑一些环境压力源如噪音水平、灯泡数量、居住空间美学质量。压力和每天长时间暴露于噪音有关,如在高噪音的工厂工作。我们也知道,抑郁与暴露的灯泡数量有关,这也会影响到你的生理节律。自然光可能提升你的情绪,然而长时间暴露于人造光可以升高你的压力水平。研究也表明,不同的颜色可能增加或降低你的压力和能量水平。有些人也把红色与愤怒感或敌对感联系起来,把蓝色与抑郁情绪联系起来。在居住的地方摆放植物或朋友、家人的照片能减少压力。

气味也能对压力管理发挥重要作用。正如一句谚语,"停下来闻闻玫瑰香"。研究发现,气味疗法(利用不同的气味或香味来治疗)可以降低压力水平。当你呼吸这些精油的气味时,它们通过嗅神经传递给大脑直接的信息,然后通过下丘脑影响内啡肽和激素系统。气味对我们的情感状态有惊人的效应,因为它们直接进入我们大脑中有关情感或原始的部分。气味疗法也被用来缓解疼痛,帮助放松和压力释放,缓解肌肉紧张,舒缓肌肤干燥,增强免疫力。所以,留心你周围有香味的东西,因为他们会比想象中更多地影响到你。

虽然社交被证明对缓解压力效应有积极作用,但是有益的影响取决于你周围朋友的类型。与负面的、消极的人相处会增加你的压力水平而不是减少它们。显然,与周围正面的、积极的朋友相处是有益的。在房间里感觉拥挤或没有充足的个人空间也会导致压力的增加。有趣的是,不是拥挤本身起作用,而是你与别人的熟悉程度,发生的活动,你对个人空间的控制度在起作用。换句话说,在聚会上与朋友相聚在一个拥挤的房间里与和陌生人相处在拥挤的餐厅里感觉是不同的。

环境中,管理压力的另一个重要的方面包括有意义的工作,有挑战性的、有趣的课程。刺激性的、不超出你的能力之外的工作,帮助你把压力反应维持在适当的水平。

## (四) 压力管理的心理方面

你可以运用大量的认知和心理策略来有效应对压力。这里有几种不同的技巧,但是你将会看到,我们谈论了许多关于深呼吸的技巧,因为这是管理压力的关键。

**1. 放松与深呼吸** 对于保护你不会长时间处于压力反应之中,放松反应是一个有力武器。它的有效性在于细化了压力反应的相反面。要求你做深呼吸,而不是浅呼吸,坐在舒适的地方,大口吸气和呼气。当你做深呼吸时,肌肉放松了,这也是压力反应的相反面。一般来说,建议不要跷腿和抱臂,以便肌肉更容易地放松。血流向末梢,心率减慢。事实上,这种技巧的体验者可以暂时把他们的心率减少14~18次,最少者也会减少4次。体温下降了,血压也下降。整个神经系统慢下来,直接作用于压力反应的相反面。你会被指导关注于你的呼吸和内在感觉,较少意识到外部环境。为了帮助你与外界隔绝,指导者会要求你闭上双眼缓解白天的担忧和顾虑。

尝试一下这个技巧,选个时刻关注于你的呼吸,大口吸气数到4和呼气数到4。这样做几次后,在你深呼吸时,紧张你的身体,紧握双手,咬紧牙关,收下颌,紧闭双眼,肩膀上提。你能这样做吗?同时紧张身体和深呼吸几乎是不可能的,因为它们是完全相反的动作。因此,放松反应是本章所介绍的大多数压力管理技巧的基础。深呼吸是压力管理的基础。

**2. 渐进式肌肉放松(PMR)** 渐进式肌肉放松内容包括了解肌肉放松和收缩之间的不同,以获得对身体和压力反应的控制。减压放松练习时有意识地控制肌肉处于一种特定的状态,降低整体压力水平。

PMR以位置、呼吸和注意力的合理控制为基础。当你吸气时,默数到4,从前额开始紧张肌肉,呼气时数到4,放松肌肉。继续紧张和放松肌肉,用你的呼吸帮助紧张和放松你的身体,运行全身,到脚、脚指头。集中注意力于放松的感觉,以及他们与紧张压力感的不同上。建议每次15分钟,每天2次。1~2周内,你将掌握这个技巧,意识到了为了放松,需要更多的注意力集中于肌肉。你也可能对身体紧张的产生更敏感,以至于在紧张感变得无法控制之前,就有能力降低压力水平。

**3. 引导式意象与想象** 引导式意象包括当你集中精力做深呼吸的同时,让人描述一个美丽、放松的场景。处于一个舒适的位置,在不受打扰的环境中,你深呼吸,放松肌肉,幻想一个愉快的场景。这种意象包括所有的感觉,不只是你看到的和闻到的,还有听到的、触摸到的甚至尝到的。指导式意象可以自学,或者你可以听录好的录音带。

想象和引导式意象很相似,但是更具体地关注于你将要做的事或者想完成的事,或是导致你难受的活动。引导式意象与想象技巧可以帮助你通过积极的心理意象有意识地体验改变。例如,你可以想象自己是所听话剧的一部分,看到自己毫不费力地正确地完成了角色的任务,对自己感觉自信和骄傲；不幸的是，我们经常毫无意识地进入到负面的想象。例如，我们总是会想象自己受到了愚弄或是犯了错误。

在运用积极想象的训练后，运动员提升了自身表现，实现了他们目标。积极的想象也被用于疼痛管理，特别是慢性疼痛管理。这个技巧在体重管理、戒烟、失眠以及大多数行为改变中都是有效的。

**4. 冥想与催眠** 当一个人集中注意力于某一点时，冥想使大脑毫不费力地超脱了思考。在超脱冥想中，一种被广泛认识到的方法是，当使用深呼吸和放松技巧时，重复咒语或某个词。在其他的冥想中，多个聚焦点也被用来建立深度注意力，这种注意力能把大脑从有意识的想法中解脱出来。现实物体、音乐和放松的环境声音或者呼吸都能被用作聚焦点。

催眠是一种与睡眠在生理上不同的、人工诱使的状态。它包括了一种创造了可变性和强化注意力及接受度的状态，以及对一个主意或一系列主意的增强的响应性。它通过使用深呼吸和放松技巧，使其焦点在于无意识而非大脑的有意识状态。催眠可能是最古老的、最不能理解的放松技巧。由于舞台艺人对深信不疑的观众使用催眠，让他们做一些尴尬行为，给催眠带来了不好的声誉。

催眠是一种大脑的自然状态，几乎每个人都可能自发。这是一种精神恍惚状态，类似于那些你经历过的如在清醒时、睡着前或者忙于其他任务时，全神贯注于思考——如高速公路上开车时——自动驾驶状态。可以从培训过的专业人士那里学习自我催眠或者参加一个有认证的催眠师的催眠课程。

与上述其他技巧相似，当你处于舒适安静的环境中，冥想和催眠作用发挥得最好，每天至少练习一次，每次 15～20 分钟。

**5. 生物反馈** 在生物反馈的技巧训练中，受训练的人通过利用来自自身的信号来促进健康和表现。前提是人们看到或听到发生在自己身上的反馈信息来改变他们的非自主反应。另外，研究表明：相比曾经可能想到的，我们对所谓的非自主身体功能有更多的控制。

例如，一个普遍使用的仪器，收集来自肌肉的电信号，把信号转换成人们能检测到的形式。每次肌肉紧张时，仪器触发一个闪光灯或是启动一个蜂鸣器。为了减慢闪光灯或蜂鸣器，你需要通过更慢更深的呼吸来放松紧张的肌肉。人们学着把肌肉感觉与实际紧张水平联系起来，形成一种新的健康的习惯，仅在有必要的时候保持肌肉紧张。治疗后，即使不佩戴这个仪器，人们也能重复这种反应。其他被普遍测量并能简单使用的帮助人们获得控制的生物功能是皮肤温度、心率、汗腺活动、脑波活动。人们能通过减低这些压力反应的生理组成部分来降低压力。

**6. 压力接种** 就像接种流感疫苗一样，压力接种是指把个体暴露于特殊压力的环境，在控制的安全条件下，一次一点点。压力接种教授人们当他们暴露于压力环境之下时，运用深呼吸和渐进式肌肉放松的技巧来放松。

第一步，把你认为的压力情境列个清单，从压力最小到压力最大排序。在脑海中学习如何对每种情境做出反应，同时要关注于呼吸，并放松肌肉。第二步，把压力应对的想法积累起来，如"我会好起来的"，"我以前就曾成功过"，"开始是最难的，对我来说，可以更容易"。第三步，在体内练习，意思是在真实生活环境下，使用放松和认知技巧把压力反应最小化。除了压力管理方面，压力接种在愤怒管理上也是有帮助的。

**7. 认知性自我交谈** 告诉自己什么的自我交谈，对良好管理压力有重要影响。压力可以来源于错误的推论、误解和最坏打算。有些人宣称，如果他们做出了最坏的打算，他们就不会感觉失望或伤害，但是事实上，他们仍然会从失望中感到疼痛。我们要对我们的期望加以注意，因为我们可能非故意地导致它发生，这种现象指的是**自我满足预言**。自我满足预言可以产生好的或是坏的效果。如果你预期这个工作将是乏味无趣的，你可能抱有一种负面的、没有动力的态度，你将会度过不幸的一段时光。然而，如果你盼望自己会愉快地胜任这个工作，你将更有可能寻找挑战并得到快乐。

改变认知误区,你需要对自己的负面评价进行反驳。体现在全或无当中找到一个中间点,你可以问自己那个证据证明这个评价是真的,以及证实对这个评价的预期。问自己这种负面评价的相反面是什么,来寻求平衡。不要问自己"应该"做什么,而是"想"做什么。避免一概而论,不要给自己和别人贴标签。不要告诉自己"我很懒",你应该说,"我希望为了这次考试,我已经多学了几个小时。"坚持事实,不要责怪自己和他人。问自己是如何知道事情是真的,是否做了假设。记住自我满足预言。承认你不知道或没有考虑到许多不同的可能结局会比最坏打算明智。

改变负面的自我交谈需要时间、练习以及耐心。我们多年所形成的思维模式,几乎已经变成自动的。意识到并改变负面想法需要努力。记住,你的反驳应是强硬的、不加评判的以及特定的。为了形成对人类、行为和情景的更灵活和平衡的思考,需要更多的练习。

正如你能看到的,压力管理有很多方面,有生理、社会、环境和心理的。当你考虑如何能更有效地管理自己的压力水平时,你需要练习和体验来找到最适合你的压力管理技巧。

## 关键术语

**自我满足预言**:因一个人自身的盼望和态度,导致事情更可能发生的倾向。

### 管理你的健康

- 分析以前在解决压力处境时的成功,记住对你有帮助的资源。
- 把你每天能完成的目标写在纸上,列出优先顺序,留出休闲活动的时间。
- 和拖延作斗争,建立任务表,当你按期完成时给自己奖励。
- 增加新的体力活动到你的日程表,如群体活动。
- 取消你目前使用的负面的应对技巧,如吸烟等,转为更有效的如深呼吸、放松训练或瑜伽。
- 把生活中积极的方面列出来,确保它们成为你每天生活中想法的核心。
- 在社区和校园中寻找减少压力的服务。

# 个人评估(一)

**你的压力有多大?**

　　社会重新适应量表是一个被广泛使用的生活压力量表,由 Holmes 和 Rahe 制定,用来测定过去一年中由生活事件所给你带来的压力大小。它也评估了你形成疾病或压力相关状况的可能。压力可以导致一些严重的健康问题,生活中的压力越大,你越可能对一些疾病易感。让我们看看你的得分。

**生活-压力量表**

　　清点在**过去 1 年**中已经发生的事情。然后,把每个生活压力事件的总分加起来。右边的数字代表处理每个条目所需要的改变的数量、持续时间和严重性。看问卷结尾的得分评定来判断与压力相关的健康风险。

| 生活事件 | 分值 | 得分 |
|---|---|---|
| 配偶去世 | 100 | _____ |
| 离婚 | 73 | _____ |
| 失恋 | 65 | _____ |
| 坐牢 | 63 | _____ |
| 家庭成员去世 | 63 | _____ |
| 个体受伤/生病 | 53 | _____ |
| 结婚 | 50 | _____ |
| 失业 | 47 | _____ |
| 与搭档和解 | 40 | _____ |
| 退休 | 45 | _____ |
| 家庭成员生病 | 44 | _____ |
| 怀孕 | 40 | _____ |
| 性生活不和谐 | 39 | _____ |
| 家庭成员增加 | 39 | _____ |
| 财务状况改变 | 38 | _____ |
| 好朋友去世 | 37 | _____ |
| 换工作 | 36 | _____ |
| 与配偶频繁争吵 | 35 | _____ |
| 超过 1 万美元贷款 | 31 | _____ |
| 取消贷款权利 | 30 | _____ |
| 工作职责改变 | 29 | _____ |
| 孩子离家 | 29 | _____ |
| 法律纠纷 | 29 | _____ |
| 杰出的个人成就 | 28 | _____ |
| 入学或毕业 | 26 | _____ |
| 搭档开始或停止工作 | 26 | _____ |
| 居住条件改变 | 25 | _____ |
| 个人习惯改变 | 24 | _____ |

| 与管理者冲突 | 23 | _____ |
| 工作时间改变 | 20 | _____ |
| 搬家 | 20 | _____ |
| 转学 | 20 | _____ |
| 娱乐活动改变 | 19 | _____ |
| 社会活动改变 | 19 | _____ |
| 贷款少于1万美元 | 17 | _____ |
| 睡眠习惯改变 | 16 | _____ |
| 家庭来访改变 | 15 | _____ |
| 用餐习惯改变 | 15 | _____ |
| 假期 | 13 | _____ |
| 圣诞节 | 12 | _____ |
| 最轻微的违例 | 11 | _____ |
| **总分** | | _____ |

你的健康危险是什么？

　　记住：正面事件如杰出的个人成就、假期、圣诞节和负面事件一样也会有压力。想象没有列在这张问卷中的你生活中的其他事件。例如，你打算在哪里跑马拉松或开始节食？

如果你的得分少于150分……

　　你处于安全健康的状况。在未来2年中，有三分之一的机会有负性的健康改变。

如果你的得分在150～300分之间……

　　在未来2年中，你有大约50％的可能性患压力相关疾病。

如果你的得分大于300分……

　　你有90％的可能患严重影响健康的压力相关疾病。你需要留心管理你的压力。

## 个人评估(二)

**我是一个完美主义者吗?**

下面是一些完美主义者的想法。哪些你发现你身上也有?为了帮助你决定,给下面每一个条目打分,分值为0~4。

```
   0         1         2         3         4
我不同意      部分同意              完全同意
```

| 条　目 | 分值 |
|---|---|
| 1. 我注意到了别人注意不到的细节。 | |
| 2. 我迷失于细节之中,忘记了任务的真实目的。 | |
| 3. 我控制不了太多的细节。 | |
| 4. 当别人没有按正常规律做事时,我很苦恼。 | |
| 5. 大多数事情有正确的方式和错误的方式。 | |
| 6. 我不喜欢我的日常规则被打破。 | |
| 7. 我对自己寄予很大希望。 | |
| 8. 我寄托在别人身上的希望不比寄托在自己身上的希望少。 | |
| 9. 人们应该总是竭尽全力。 | |
| 10. 我外表整洁。 | |
| 11. 剃毛对我来说很重要。 | |
| 12. 在我洗漱穿戴好前,不希望被别人看到。 | |
| 13. 我不喜欢犯错误。 | |
| 14. 接受批评是可怕的。 | |
| 15. 在别人面前犯错误是尴尬的。 | |
| 16. 把我的新想法与别人分享使我感觉紧张。 | |
| 17. 我担心我的想法不够好。 | |
| 18. 我没有太多自信。 | |
| 19. 当环境不整洁、很混乱时,我不舒服。 | |
| 20. 当事情杂乱无章时,我很难集中注意力。 | |
| 21. 别人如何看待我的家对我很重要。 | |
| 22. 我难以做决定。 | |
| 23. 我担心我可能做出错误决定。 | |
| 24. 做了错误的决定是一场灾难。 | |
| 25. 我经常不相信别人会把事情做好。 | |
| 26. 我检查别人的工作以确保正确。 | |
| 27. 如果我控制了过程,结果就会变好。 | |
| 28. 我是个完美主义者。 | |
| 29. 我比别人更在乎做好一项合格的工作。 | |
| 30. 给别人好印象是重要的。 | |
| 总分 | |

打分：
把每个条目的得分加起来得到总分。

如果你的总分低于30，那么尽管你有一些特征，但你可能不是完美主义者。

总分在31～60之间，表明轻度完美主义。当你承受压力时，你的得分可能更高。

总分在61～90之间，表明中度完美主义。这可能意味着完美主义在某些方面给你制造了一些麻烦，但是没有失去控制。

总分高于91分，表明完美主义的水平给你带来了严重的问题。

# 第二部分 体格

第四章 提高体适能
第五章 了解营养和你的膳食
第六章 保持健康的体重

# 第四章　提高体适能

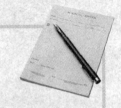

**学习要求**

在学习完本章节后，你可以：
- 解释为什么心肺耐力比肌肉力量、肌肉耐力和柔韧性更重要。
- 描述有氧运动对心、肺及循环系统的影响。
- 定义有氧产能和无氧产能。
- 列举和讨论中年人和老年人各自所关注的健康问题。
- 讨论一种合适的心肺功能训练项目的运动方式、频率、强度、持续时间及抗阻力训练项目。
- 了解热身、正式锻炼和整理活动在一项训练环节中的作用。
- 了解怀孕过程中体育锻炼的作用。
- 讨论健身过程中液体补充的作用，包括什么时候应该补充液体以及补充什么样的液体较好。
- 讨论睡眠对全身健康的意义。
- 了解预防和处理运动伤害的5项原则。

**关注媒体**

### 关于类固醇的新闻

最近，美国国会举行了关于专业棒球运动员类固醇使用的听证会，并在电视上进行了直播，出现在了报纸杂志的头版头条。在听证会上，人们关注的一个重要议题就是这些提高运动成绩的非法药物越来越多地被高校学生广泛使用。

一些运动员通过使用这些药物使其体适能得到不公平的优势发展。这一做法既有悖体育运动方面的伦理学，对药物使用者也存在一定的健康危险。你是否考虑过使用类固醇，或者你有朋友在使用类固醇吗？请阅读本章有关类固醇的内容。使用类固醇的人将付出他们的诚实和长期健康问题的双重代价。某些情况下，在短暂的光彩荣誉面前，长期的健康影响是很难被人们察觉的。

　　对于许多人来说，清晨新的一天开始了，马上投入到学习、工作或家庭活动中直到午夜。这样，就得要求有强健的体适能来适应这种生活节奏。即便是具有高度活力的大学生也必须休息，调节好身体才能维持日常的学习进度。

　　好了，让我们把问题简单化。上面这段话反映了大学健康教授们如何看待体适能的价值——它帮助人们在应付紧张的生活节奏中行使良好的功能。那么，怎么能促使学生们重视体适能呢？很简单，学生们说整体上好的体适能使他们看起来和感觉上更好。

　　许多大学生都希望在镜子中看到那种他们在媒体上看到的体型：结实的肌肉，纤细的腰，没有松弛的肥肉，尤其是在手臂和腿上。为了锻炼出更好的身体，学生们积极地开始实行健身计划。通过这些努力，他们在身体和心理上都感觉更良好了。看到自己的身体在一周一周地发生变化，他们认识到，改变是可能的。"朝着目标前进"以及"就这样做"已经不仅仅是体育营销的口号，它们提示着这些健康运动是生活中非常有意义的部分。健身实际上已经成为一种乐趣。

　　其实，你无需在竞技场上赢得高分便能享受运动带来的健康效益，而且，即便是日常运动水平上的一个小小进步都是值得欣喜的。健康效益在参加常规适度的运动过程中便能获得,例如走路或跳舞。

## 一、体适能的四个要素

体适能是指躯体的各个系统能良好运作,以应对日常生活中的事务和参加休闲娱乐活动,而不感到过度疲劳,而且有能力应对一些难以预见的突发事件。下面将重点讲述心肺耐力、肌肉力量和肌肉耐力、柔韧性以及身体成分。以上这些体适能可归类为健康相关的体适能。而其他一些如速度、力量、灵活、平衡及反应时间等要素是与运动成绩相关的体适能。后者对于竞技运动员来说更为重要,但对于普通人群来讲,前者意义更大。因此,本章节将主要介绍健康相关的体适能要素。

---

**关键术语**

**体适能**:人们拥有或获得的、与躯体活动性能有关的一系列内在属性。
**体力活动**:导致能量消耗的骨骼肌肉运动所形成的身体运动。
**锻炼**:躯体运动的一种,它是有计划、有组织、重复的、有目的的,并旨在提高或维持体适能。

---

### (一) 心肺耐力

假如你只能增强体适能的一个方面,你会选择哪一项——肌肉力量、肌肉耐力还是柔韧性?舞蹈家会怎么选?马拉松运动员会怎么选?专家又会怎么建议呢?

专家们,也就是运动生理学家们,可能会说另外一种体适能元素比以上列的几种更重要。他们认为心、肺、血管功能是良好体适能中最关键的要素。**心肺耐力**是整个良好体适能的基础。

心肺耐力能够增强你在较长时间里维持一定能量供给的能力。帮助你的身体进行更长时间、更高强度的工作。

你的身体并不总是能为长期的活动提供足够的能量。有些活动需要一定的强度,可能会超出心肺运输氧气以维持肌纤维收缩的耐量。当肌肉供氧不足时,就会产生**氧债**。任何会产生氧债的运动都需要一种不依赖氧气的产能途径。

这种不需要氧气的产能方式称为**厌氧产能**,即短时间、剧烈的运动。例如:跳绳、举重、短跑等都是使肌肉很快地短时间运动,这就是通常所说的厌氧运动。

当有氧运动超过一定的强度和时间时,也会变成厌氧运动(如散步,长跑,骑车)。

如果你经常进行低强度的长时间工作或活动,你便具备了维持**需氧产能**的能力。只要这种方式能够满足身体的能量需求,就不会向厌氧产能的方式转变。这样,疲劳便不是决定你是否停止活动的重要因素。马拉松运动员、慢跑运动员、长距离游泳运动员、自行车运动员、健美操运动员就是具备了良好的有氧产能的能力才能完成这些运动项目的。他们的心肺系统能够以最有效的方式吸收、运输和利用氧气。

有氧状态(良好的心肺耐力)不仅能使你应对以上这些运动,还能为你生活的其他方面带来结构和功能性的益处。这些公认的益处已经获得了大量研究证据的支持。例如其中一些数据表明,有氧运动能够延长期望寿命,降低结肠、泌尿系统、心脏、子宫、子宫颈、卵巢发生恶性肿瘤的危险性。

### (二) 肌肉适能

**肌肉适能**是指骨骼肌完成收缩的能力。肌肉能力有两个截然不同而又统一的要素:肌肉力量和肌肉耐力。肌肉力量是指在短时间内达到或接近肌肉工作最大值的能力,肌肉耐力则是指人体肌肉长时间持续工作的能力。

**肌肉适能**是身体完成工作的必要条件。人体维持姿势、走路、提、推、拉这些都是我们熟悉的需要一直维持或加强肌肉收缩的例子。你越强壮,通过肌肉收缩并且维持肌肉收缩来完成任务的能力就越强。

最好的增强肌肉力量的方法就是利用"**超负荷原则**"进行训练。通过超负荷,或者逐渐增加肌肉运动时的阻力,就可以增强肌肉力量。以下3种运动都是基于超负荷原则的。

在**等长运动**中,目标的阻力非常大,肌肉收缩完全无法移动物体。所以当你的肌肉收缩对抗无法移动的物体,通常需要逐渐增加力量。由于难以精确评估训练的效果,等长运动通常不作为增强肌肉力量的基本方法。而且,这种运动对高血压患者有一定的危险。

**渐进性抗阻运动**,也称为等张运动,是目前最常用的肌肉锻炼运动。渐进性抗阻训练法包括利用传统的固定重量的器材(如杠铃和哑铃)等。进行渐进性抗阻运动时,人们需要用到不同的肌肉群来移动(或提举)特定阻力或特定重量的物体。尽管在反复的练习中,阻力大小不变,但是肌肉收缩的力度随着关节活动的角度而改变。在运动起始和终止时所需要的肌肉力量最大。

**探索你的心灵**

### 驾驭·心·灵:兰斯·阿姆斯特朗传奇

2001年7月,美国车手兰斯第三次赢得环法自行车赛冠军。同样令人惊奇的是,兰斯·阿姆斯特朗战胜了癌症,这对他来说是个更大的胜利。1996年10月,阿姆斯特朗被诊断患有晚期睾丸癌,存活机会小于50%。当时,癌症已经扩散到他的腹腔、肺部和大脑。

然而,在开始积极的癌症治疗前,阿姆斯特朗宣布自己是"癌症的战胜者,而不是癌症的受害者"。他要自己、他的家庭以及治疗小组都相信他能够成功地战胜病魔,把握生机。在手术和化疗前,他还建立了阿姆斯特朗基金。他在治疗的过程中始终都没有放弃希望,那就是他一定能击败癌症。

一直以来,许多人都质疑,阿姆斯特朗能否再次参加世界大赛。阿姆斯特朗用辉煌的战绩向世人证明了这种疑虑的错误,他不仅赢得了1999年的环法赛,还赢得了2000年和2001年的赛事。他成了世界名人,并且将他战胜睾丸癌的经历浓缩在他最畅销的一本书中——《与自行车无关:重返艳阳天》,接下来还写了一本关于他自行车训练的书——《兰斯·阿姆斯特朗自传:七周成为完美车手》。

显然,阿姆斯特朗用意志与精神的力量帮助自己克服了生理上的障碍。他成功的故事无疑激励了人们尽最大的努力克服精神上和生理上的困难来追求自己的梦想,对生活负责,即使梦想有时看起来遥不可及。

### 关键术语

**心肺耐力**:心、肺、血管运输和处理氧气的能力,以供肌细胞维持一段时间的收缩。

**氧债**:当机体没有足够的氧气量来维持肌肉收缩时出现的一种生理状况。

**厌氧产能**:当机体没有足够的供氧量时的一种产能方式。

**需氧产能**:当机体的呼吸和循环系统能运输和处理足够的氧气以维持肌细胞活动时,机体的一种产能方式。

**肌肉适能**:骨骼肌收缩进行肌肉工作的能力,包括肌肉力量和肌肉耐力。

**肌肉力量**:肌肉适能的要素之一,是实现骨骼肌收缩达到最大值的能力,一块肌肉可以施加的最大力量。

**超负荷原则**:逐渐增加移动物体或举起物体的阻力进行训练的原则,这种原则可应用于其他类型的体适能训练中。

**等长运动**:一种肌肉力量训练方式,训练中肌肉运动时的阻力很大而无法移动目标。

**渐进性抗阻训练法**:一种肌肉力量训练的方式,使用传统的哑铃、杠铃等固定重量的器材。

## 心肺（有氧）耐力的结构性与功能性益处

有氧耐力能带给你以下益处：
- 完成日常事务并从中享受乐趣
- 加强心肌力量，提高其工作效率
- 增加血液中的高密度脂蛋白的含量
- 增加机体末梢血管网
- 增强侧支循环
- 控制体重
- 刺激骨骼生长
- 应对紧张
- 防御感染
- 提高机体其他系统的效率
- 提高自尊心
- 达到自我设定的健身目标
- 减少不良的依赖行为
- 提高睡眠质量
- 更快地从疾病中康复
- 与志趣相投的人交往
- 降低医疗费用

**等速**（即相等的动力）**运动**是指在整个运动过程中利用机械装置持续地提供使肌肉超负荷的阻力。不论向它施加多大的力量，作用对象都会以预先设定的速度移动。锻炼者必须使出最大的力量，才能使锻炼有效。等速训练要求有制造精良且昂贵的设备。因此，等速设备只能限于某些运动队、诊断中心或者康复诊所使用。

哪种力量训练（健身器还是自由重量器械）最有效呢？自己选择吧，因为每一种都能增强你的肌肉力量。有些人选择健身器健身，因为它们使用方便，不需要一堆重物，并且已经经过平衡，不容易掉落或造成运动伤害。另外一些人选择自由重量器械，因为这种方法能鼓励锻炼者在锻炼时更加努力以保持平衡。而且，自由重量器械与健身器相比能用于更多种类的运动。

**肌肉耐力**可以通过在低于最大肌肉力量的条件下重复进行肌肉收缩来改善。肌肉适能的这一方面与日常的体力活动（耙树叶，推割草机）联系最大。尽管肌肉耐力不如肌肉力量那么吸引人，它也是肌肉适能的一个重要组成部分。

业余运动爱好者和专业运动员通常希望增强与他们的运动项目相关特定肌群的耐力，可以通过逐渐增加某个动作的重复次数的运动来达到该目的。然而，肌肉耐力在生理学上并不等同于心肺耐力。比如，一个世界排名靠前的长跑运动员，有良好的心肺耐力和腿部肌肉耐力，但是他的腹肌却可能没有相当的耐力。

### （三）柔韧性

关节自然活动的范围是衡量你**柔韧性**的一个标准。体适能的这种特性，就像许多结构和功能的其他方面一样，在身体的不同部位其柔韧性是不同的，并且具有个体差异。身体每个关节的柔韧性并不一样，而且一段时间之后，某个关节的柔韧性会随着使用频率而发生改变。当然，性别、年龄、由遗传决定的身体结构，以及当前的体适能情况都会影响你的柔韧性。

当你在运动中不能灵活移动身体时，可能就是你的身体在发出信号：年龄的递增和体力活动不足都是柔韧性的大敌。不经常活动关节将很快导致结缔组织丧失弹性，与关节相协同的肌肉也会缩短。柔韧性的作用在于增强平衡能力、维持姿势、增强运动能力以及减少发生腰背痛的危险性。

从年轻的体操运动员身上我们可以看到，包括规律性的伸展运动在内的锻炼方式可以提高并且维持柔韧性。伸展运动还能减少受伤的危险性。健身教练们通常选择**静态伸展**而非**弹震伸展**来帮助人们提高活动度。

---

**关键术语**

**等速运动**：肌肉力量训练，在运动全程通过一种可对运动提供可变阻力的特制器械所进行的锻炼。
**等速运动**：一种在整个活动范围中利用器械提供可变的阻力来锻炼肌肉力量的运动。
**肌肉耐力**：在呼吸、循环系统支撑下，肌肉或肌群超时工作的能力。
**柔韧性**：关节在一个较大的范围中活动的能力。
**静态伸展运动**：在充分伸展时肌群缓慢伸长，然后保持一段时间的充分伸展的姿势。
**弹震伸展运动**：弹震形式的伸展运动，即肌群反复伸长，从而发生快而有力的拉伸。

---

### （四）身体成分

**身体成分**是指肌肉、骨骼、脂肪和其他成分组成人体的情况。健康专家们最关心的莫过于体内脂肪的百分含量以及除去脂肪外的体重。健康专家尤其关注大量的超重和肥胖人群。心肺适能教练们越来越多地意识到身体成分的重要性，并将力量训练包括到心肺健康训练中去，以帮助人们减少脂肪。

## 二、生理性衰老

45～64岁这段时间，身体的结构和功能会发生许多微妙的变化。当生活很忙碌，有很多事需要思考时，可能不会对这些变化有明显的感觉。即使明显感觉到了，它们往往也不会引起人们深层次的担忧。然而，你的父母，年龄较大的同班同学，或者你的同事，正在经历这些变化：

- 骨量和骨密度的下降
- 脊柱压缩增加
- 关节软骨退行性变
- 脂肪组织增加
- 进行体力工作的能力降低
- 视敏度下降
- 基础能量需求降低
- 生育能力下降
- 性功能下降

对一些中年人来说，这些健康问题极具威胁性，特别是那些有衰老恐惧症的人。有些中年人不愿相信是生理上的改变而坚持认为是疾病。与年轻人相比，疑病症在中年人中更为常见。

受运动影响的两种病理状态——骨质疏松症和骨关节炎有必要仔细检查，下面就此展开讨论。

## (一) 骨质疏松症

骨质疏松症是中老年女性常见的一种疾病。然而，现在还没有完全研究出为何绝经妇女对钙质流失引起的髋、腕关节和脊柱的骨折如此易感。有一半左右的 50 岁以上女性会发生骨质疏松相关的骨折。

### 关键术语

**骨质疏松症**：骨骼中的钙质流失，主要见于绝经后女性。

**骨关节炎**：随着年龄增长发展的关节炎，大部分是由体重支撑和关节退化引起的。

内分泌系统在骨质疏松症的发展过程中扮演了重要角色。绝经时，女性的卵巢产生雌激素的量迅速降低，雌激素是与月经周期有关的两种激素之一。雌激素水平降低会抑制维生素 D 前体向活性维生素 D 转化，而后者是消化道吸收钙质所必需的物质，骨骼中的钙会被转移用于身体的其他部位。

绝经前女性可以通过适量的钙摄入来建立并维持健康的骨骼系统。目前的建议是每天摄入 1 200 mg 钙质。每日服 3～4 份的低脂奶制品能提供足够的钙量。饮食中必须包含充足的维生素 D，因为它能有助于钙的吸收。

许多女性没有摄入充足的钙。补钙，同时补充维生素 D，能够使体内的钙达到推荐水平。广告做得多的碳酸钙并不比其他形式的钙盐更容易吸收。

运动能够促进未绝经女性体内的钙沉积。现在，专家们鼓励女性摄入的牛奶至少达到推荐量，并且经常参加体育锻炼，运动腿部的承重肌群，包括有氧操、慢跑或者散步。

绝经后女性尚未步入老年阶段时，可以通过激素替代疗法（HRT）来减慢钙质从骨骼中的再吸收。每日摄入钙质 1 500 mg，摄入维生素 D，有规律地做运动，在此基础上用激素替代治疗，能减慢钙的流失。由于激素替代疗法的潜在不良反应，且有发生乳腺癌的危险性，进行激素替代治疗期间应密切随访监测。

## (二) 骨关节炎

关节炎是 100 多种关节炎症的总称，其中最常见的一种是骨关节炎。几乎所有的人到一定年龄都会有不同程度的骨关节炎。骨关节炎常被称为"磨损"关节炎，主要发生在承重关节，如膝关节、髋关节和脊柱。随着长年的摩擦和压力的累积，这种关节炎的关节破坏可以发生在骨端、关节软骨以及相关的结构。

目前治疗骨关节炎（和其他关节炎）的目的不是治愈疾病，而是减少不适，限制关节的破坏，增加关节的活动度。阿司匹林和非甾体类抗炎药是治疗骨关节炎的最常用药物。

目前认为，骨关节炎的好发人群有过度破坏承重关节的遗传诱因，所以该病似乎有"家族聚集性"。有研究将经常运动者和不运动者的骨关节炎发病率进行比较，证明运动能降低这种关节炎的发生率。

## 三、制定心肺功能训练计划

对于所有年龄段的人，心肺功能训练都可以通过多种运动来进行。只要你选择的运动对心肺有充分的要求，就可能达到增进心肺功能的目的。除了参加游泳、跑步、骑自行车和有氧操之类的运动，很多人还选择快走、轮滑、越野滑雪、水中体操、溜冰、划船，甚至重量训练（通常与有氧操相结合)。不必考虑年龄和生理上的限制,你可以从多种运动中选择你感兴趣的运动来进行心肺系统的锻炼(完成本章最后的"自我评估"来测试一下你的水平)。

许多人认为,不论何种形式的运动都能锻炼心肺功能,高尔夫、保龄球、打猎、钓鱼和射箭等都可以作为选择。但是,这些运动都不能使你在心肺功能和肌肉力量方面有所提高,或许它们能使你的健康水平有所提高,富于乐趣,且在长时间运动之后会有疲劳感,但是它们不能达到美国运动医学会(ACSM)最新提出的健康标准,该学会是拥有诸多运动生理学家和体育专科医生的美国一流学术性机构。

ACSM 关于达到心肺健康的最新建议于 1998 年通过,包括 6 个方面:①运动方式;②训练频率;③训练强度;④训练时间长度;⑤耐力训练;⑥柔韧性训练。下面介绍这些建议,你可以把自己现有的运动计划与这些标准进行比较。

### (一) 运动方式

ACSM 建议可以是任何用到多组大肌群连续的且有节律性的有氧运动。满足这些要求的运动有连续的游泳、骑自行车、有氧操、篮球、越野滑冰、旱冰、踢踏舞健身操、远足、散步、划船、爬楼梯、跳舞和跑步。近来,水中运动(水中有氧健身操)成为一种日益流行的健身方式,因为它对于老年人、孕妇、伤员或残疾人士锻炼效果特别好。

耐力游戏或运动,例如网球、壁球和手球都可以作为选择,只要你和你的搭档有足够好的技能使球一直处于运行状态,跟着球走是没有什么锻炼效果的。如果能持续踩踏板,骑自行车也是一种不错的选择,而滑行对于锻炼没有帮助。垒球和橄榄球还不足以归入持久性运动——尤其是像"周末运动员"那样的**运动方式**。

不管你选择哪种持续性运动,都应该有娱乐性。比如跑步,就不是每个人都喜欢的——除了那些跑步健将之外。选择一种你喜欢的运动。如果你需要别人和你一起享受运动的乐趣,那么找一群朋友加入吧。你可以改变运动项目来防止厌倦,例如夏天骑车、秋天跑步、冬天游泳、春天打壁球。在"教你一招"里列出了一些建议,可以帮助你坚持你的健身计划。

### (二) 训练的频率

训练的**频率**是指每人每周应该参加运动的次数。ACSM 建议为 3~5 次。对大多数人来说,每周运动 5 次以上并不能使运动水平有明显提高。同样的,每周平均 2 次运动对提高心肺功能也没有帮助。因此,尽管每周 2 次骑车会给你带来很多乐趣,但是别指望你的心肺健康水平能有所提高。

### (三) 训练的强度

你应该为一项运动投入多少能量?应该快跑、慢跑或是以一种舒适的节奏游泳?必须充分地流汗才能达到健身的目的吗?这些问题都可以归为**训练的强度**。

ACSM 建议健康成年人运动时心率要达到最大心率的 65%~90%(最大心率 = 220 - 年龄)。这个强度称为**靶心率(THR)**。这个心率意味着,要使运动对心、肺、血管产生积极的影响,你的心脏每分钟需要收缩的最少次数。这种提高成为"训练效果"。低于靶心率的运动强度不足以提高你的健康水平。

尽管低于靶心率的运动仍然能帮助你消耗热量,从而减轻体重,但是对你的有氧健康水平几乎没有帮助。另一方面,高于靶心率太多的运动会使你感到过度疲乏以至于在尚未达到训练效果的时候就停止运动。针对健康状况差的人群,1998 年 ACSM 推荐运动强度为最大心率的 55%。

### 教你一招

#### 如何维持健身计划

我知道锻炼很重要,但是在排得满满当当的课程和事务之余,我既没有时间也没有精力了。日常的运动几乎就要坚持不下去了。怎样才能使运动成为我生活的一部分呢?

- 使你的健身计划适合你的生活方式。
- 和朋友一起锻炼。
- 让音乐伴随你的锻炼。
- 经常变换运动项目,交叉进行。
- 当你达到训练目标时,给自己一个奖励。
- 避免复杂的运动项目,保持一个简单的健身计划。
- 通过记录日志来衡量你的进步。
- 给自己适当的时间休息和恢复。
- 将体育锻炼对于生活和健康的重要性牢记心中。

至于如何在最大心率的65%～90%之间选择一个适当的靶心率,取决于你的初始健康水平。如果你已经具备相对较好的体适能,你可以从最大心率的75%开始。训练有素的人则可以选择更高的靶心率来作为运动强度的指标,而体适能相对较差的人选择较低的靶心率来达到训练效果(见表4-1计算靶心率的举例)。

表4-1 计算体育锻炼的靶心率

| 方法 | 最大心率百分比 | 心率储备 |
|---|---|---|
| 所需信息 | 年龄、预期训练强度(%) | 年龄、基础心率、预期训练强度(%) |
| 年龄-预期最大心率=220-年龄 | | |
| 举例 | 22岁,训练强度75% | 45岁,基础心率75次/分钟,训练强度70% |
| 计算 | (220－22)×0.75＝148次/分钟 | {[(220－45)－75]×0.70}－75＝145次/分钟 |

计数心率的过程并不复杂。在身上找一处动脉搏动接近皮肤表面的位置。静脉虽然比动脉更表浅,但是很难通过触摸静脉的搏动来计数心率。身上有两个位置很容易触摸脉搏,颈动脉(在颈前的气管两侧各有一支)和桡动脉(手腕的内侧,拇指根部)。

将示指和中指的前表面置于这两个位置中的任何一个来感觉搏动。一旦感觉到规律的搏动,就看一下手表的秒针,计数10秒内的搏动次数,乘以6,得到的这个数值就是你的心率。经过简单的练习,你就能熟练地计数心率了。

#### 什么是你的靶心率?

靶心率(THR)是为增强心肺耐力所需达到的推荐心率。为了保持训练效果,你必须在靶心率下维持运动。靶心率为220减去年龄(得出最大心率),再乘以0.65～0.9之间的一个数字。这里有两个例子:

- 一个20岁的人,想要达到的靶心率为最大心率的80%

  最大心率＝220－20＝200

  200×0.8＝160

  THR＝160次/分钟

- 一个 40 岁的人,想要达到的靶心率为最大心率的 65%
  最大心率 = 220 − 40 = 180
  180 × 0.65 = 117
  THR = 117 次/分钟

### (四) 训练的持续时间

ACSM 建议训练的持续时间为 20~60 分钟持续的间歇性的有氧运动。一天之中,以 10 分钟为一段的间歇性运动可以累加,这对于不能在一天之中抽出一整块时间来参加运动的人特别有用。

然而,对于健康成年人,ACSM 建议以中等强度运动较长时间,比如 30 分钟到一个小时。如果以更高的强度锻炼,持续时间可以稍短一些,比如 20 分钟或更长。健康状况差或者有疾病的成年人应咨询健康顾问或者医师,以决定训练的时间长度。

### (五) 抗阻力训练

体适能包括肌肉适能,因此 ACSM 当前的标准建议抗阻力训练。ACSM 建议每周以中等强度进行 2~3 次的力量训练。这样的训练能帮助你发展并维持健康的身体组分——以去脂体重为关注的重点。抗阻力训练的目标不是提高心肺耐力,而是增强肌肉力量和耐力。对于一些患有 2 型糖尿病的个体不推荐用太重的物体进行抗阻力训练,因为它会导致血压突然升高,会发生危险。关于力量训练中的安全防范措施,请参见"教你一招"。

ACSM 推荐的抗阻力训练由 8~10 个不同的练习重复 8~12 组组成。这些练习要包含身体的所有主要肌群(腿、手臂、肩、躯干和背部)而不应该局限于身体的某一个区域。推荐的形式为等张运动(渐进性抗阻训练)和等速训练。对于普通人,抗阻力训练应以中-慢的速度进行,活动范围应充分,不要破坏正常呼吸。如果只做推荐练习中的一套,那么抗阻力训练花的时间并不多。但是 ACSM 建议,如果时间允许,多做几套不同的练习效果会更好。

### (六) 柔韧性训练

为加大并维持身体各个关节的活动范围,ACSM 建议将柔韧性训练加入整个机体的健身计划中。伸展运动可以与其他心肺训练或肌肉训练一起进行,也可单独进行。要注意的是,如果单纯进行柔韧性训练,应在伸展运动前进行一个整体的热身运动(行走或骑脚踏车机)。对于绝大多数人来说,最好采用静态伸展运动。每周只要训练 2 次就可以改善身体的柔韧性。不过,伸展运动可以每天安全地进行。ACSM 建议一个柔韧性训练项目应该包括所有的主要肌肉和(或)肌腱群。伸展运动的强度可以定在你感到轻度的肌肉不适的程度(不应该是疼痛的,疼痛表明有地方出错了,这一点不应该被忽视)。在每一个训练环节,每一个伸展动作应持续 10~30 秒,并重复 3~4 次。一定要正常呼吸(在伸展运动时不要屏气)。

### (七) 热身-正式锻炼-整理活动

每个训练都包含 3 大基本内容:热身、正式锻炼和整理活动。热身运动应持续 10~15 分钟。在这段时间里,要开始做一些缓慢的、渐进的、与正式锻炼相关的舒适的运动,如步行或者慢跑。在逐渐增强心率的同时,身体的各个部分和各个肌群都应得到活动。在热身运动临近尾声时,所有的主要肌群都已经得到伸展。这种准备活动能防止运动过程中的肌肉损伤和关节扭伤。

> **关键术语**
>
> **频率**：为达到训练效果，每周必须进行的训练次数。
> **强度**：你在一项运动中努力达到的水平。
> **靶心率(THR)**：为达到训练效果，心脏每分钟需要收缩的次数。
> **持续时间**：为达到训练效果，在靶心率下运动的时间长度。

热身运动是你对接下来运动的一个适应过程。另外，它使你有时间为正式锻炼做思想准备，或者想想早晨天空的美丽、树叶的五彩缤纷或今天将要会面的朋友。头脑热身具有心理效应，就像热身运动具有生理效应一样。

> **教你一招**
>
> **进行力量训练时的安全问题**
>
> 我是一名22岁的大学生，考虑要进行一个力量训练的计划。我需要哪些安全防范措施？
> - 适当进行热身运动。
> - 运用正确的动作技巧。
> - 自由重量训练时，一定要有人在旁边监督。
> - 避免只用很重的物体进行训练。
> - 在使用健身器械之前，确保自己知道如何使用。
> - 从有执照的人士或者专家处征求关于训练计划的意见。
> - 训练不是为了炫耀，在你力所能及的范围内训练。

训练过程的第二步是正式锻炼，包含增强肌肉力量和耐力、心肺耐力、柔韧性。正式锻炼应该是量身订制的，但必须符合前面提及的ACSM指南。

每个训练过程的第三步是整理活动，包括5～10分钟的放松练习，例如慢跑、散步和伸展运动。这些运动使你的身体放松下来并恢复到休息状态。缓和运动能帮助你减少肌肉的疼痛不适。

## （八）适合中老年人的运动

为年轻人设计的运动计划可能不适合年纪大的人群，特别是50岁以上的人。训练计划必须与参与者的兴趣和能力相符合。通常，老年人最好在经过认定的训练专业人员的监督指导下开始他们的训练项目。训练的目的必须同时包含社会互动和生理训练。

年纪较大的人，特别是有心脏疾病史或家族史的，在开始健身计划前需要检查身体。检查应包括心电图、血压和关节功能评估。参与者必须学会如何在运动中监测心肺状态。

针对中老年人设计的健身计划应该包括缓慢开始的运动、频繁的监测，并且能满足参与者的兴趣。辅助健身计划的工作人员必须熟悉发生危险时的体征（心率过快、恶心、呼吸困难、面色苍白和疼痛），并且掌握心肺复苏技术。健身计划中必须包含热身和整理活动。那些锻炼柔韧性的运动放在整个训练的开始和末尾是最有益的。参与者须穿着舒适的衣服和鞋子，并且在思想上准备好享受这一系列的运动。

为中老年人设计的健身计划要与本章中所列的ACSM提出的标准基本相符。除了那些特别健康的中老年人（例如跑步运动员和三项全能运动员）之外，靶心率不应超过每分钟120次。对于某些关节、肌肉或骨骼的疾病，某些运动可能要以坐位进行。感到疼痛和不适时必须及时向健身教练报告。

中老年人如果经过筛查后开展有合理监督的健身计划,很少会发生意外。当然,相对于有人监督的集体运动,某些中老年人更喜欢个人的健身运动。不论哪种选择都是有益的。

### (九) 腰背痛

腰背痛在成人中经常会突然发生。每年有五分之四的成年人发生这种情况,使得他们感到不适以致不能工作、失眠,感到无力应对日常事务。受腰背痛困扰的人群中,许多人每年会出现2~3次上述状况。

尽管腰背痛可能由严重的疾病引起,但是大多数是由于机械原因(姿势)造成的,这些问题通常在1~2周内会自己纠正。通常在看了一次医生、物理治疗师或者脊椎指压治疗师之后,就不需要再去第二次了。

通过积极参加运动,例如游泳、步行和骑自行车,并且在弯腰、提重物和坐的时候注意你的背部,就可以使这种令人感到不适和无能为力的情况减少至最低限度。商业健身中心提供锻炼腰背部和腹部肌肉的健身课程。

## 四、有关健身的问与答

除了上述的六大核心要素外,在你开始健身计划之前还要考虑许多其他问题。

### (一) 在开始之前我应该拜访我的医生吗

这个问题可能阻止了许多人开始健身计划。进行全面的体检是一件麻烦而花费昂贵的事,这对于那些不是很坚定地要开展健身计划的人来说,是个很好的借口。作为你的整体健康计划的一部分,能够常规身体检查当然好。然而,卫生官员建议绝大部分成年人都可以安全地适当提高他们的运动水平,而不需要做全面的医疗评估。患有慢性病的个体应在增加运动量之前咨询其医生。如果想要进行较为剧烈的运动项目,建议40岁以上男性或者50岁以上女性在运动之前进行医学检查。建议也同样适用于拥有一种以上冠心病危险因素的个体和其他重要健康问题的个体。美国运动医学会还建议这些个体进行一项训练测试。

### (二) 有氧运动有多少益处

目前最流行的健身方式之一就是有氧运动,包括有氧健身操。许多机构设有这类课程,以持续跳操和活动为主要形式。有氧运动的电视节目和录像带的大大流行反映出人们对于这种运动的极大热情。由于这类运动的训练效果在宣传时经常被夸大,明智的消费者们要至少旁听一个课时再报名参加。自己衡量一下这个健身计划是否符合我们前面列出的标准:运动形式,频率,强度,时间长度,抗阻力训练,柔韧性锻炼。

街舞、摇摆舞以及拉丁舞迅速成为最流行的一些有氧运动。受到说唱音乐、嘻哈音乐的影响,以及音乐录影带中劲舞的大量出现,这种形式的舞蹈日益流行,提供了一个绝好的娱乐并锻炼心肺功能的方式。你是否体验过一或两小时持续跳舞的快感?

### (三) 什么是低冲击力有氧运动

由于长期参加某些有氧运动(例如慢跑,长跑,有氧操,跳绳)会损伤髋、膝、踝关节,许多健康专家推荐低冲击力有氧运动。低冲击力有氧舞蹈、水中有氧运动、踢踏舞健身操以及竞走都是这一类的有氧运动。参与者仍然遵照心肺功能训练的主要内容进行锻炼,靶心率和高冲击力有氧运动中的一样。

低冲击力和高冲击力有氧运动的主要区别在于腿部的运用。低冲击力有氧运动不需要双脚同时离地,所以重量的转换不像高冲击力有氧运动中那么被动。另外,低冲击力有氧运动还包括了手臂的大幅度运动和手或腕部负重器材的应用。所有这些改进都是为了在达到靶心率的过程中不损伤下肢的关节。低冲击力有氧运动适合所有年龄段的人群,尤其是年纪较大者。

### (四) 运动中最好的液体补充是什么

尽管有很多种液体补充商品在大肆宣传,对于大多数人来说,水仍然是最好的选择。易获得性和廉价的费用使其立于不败之地。然而,长时间剧烈运动时,运动饮料则比水更受欢迎,因为其中含有电解质(能补充流失的钠和钾)和碳水化合物(补充消耗的能量)。但是,运动饮料中的碳水化合物仅仅是些单纯的糖分。因此,运动饮料中的热量含量较高,就像普通的软饮料。不管你选择何种饮料,运动生理学家们建议你在运动开始前和休息时补充水分。

---

**如何挑选运动鞋**

合脚的运动鞋不仅可以提高运动表现成绩,还可以预防受伤。关于运动鞋,美国骨科医师学会为消费者提出以下建议:

- 在锻炼或跑步之后,和在一天结束时试穿运动鞋,此时你的脚是最大的。
- 穿你运动时所穿的袜子。
- 当你穿上鞋子时,你的所有脚指头都能自由活动。
- 鞋子应在你刚穿上时就是舒服的,不需要一段时间适应。
- 穿着鞋子走动或跑几步时,鞋子应该是穿着舒服的。
- 每次穿上鞋子都要系上鞋带。你应从最远的孔开始穿鞋带,并在系鞋带时用力牵拉鞋带。
- 鞋子应该紧挨你的脚后跟,当你走路或跑步时,你的脚后跟不会滑出鞋子。
- 如果你一周参加运动3次以上,你需要一双专业运动鞋。

面对种类繁多的运动鞋,很难挑选。众多运动鞋的设计不同,材质和重量也多种多样。这些差别意在保护在专业体育运动中承受较大压力的脚部。

---

### (五) 酒精对运动成绩有何影响

酒精摄入对运动成绩有决定性的影响,这并不足为奇。酒精摄入,尤其是运动前一天晚上过量摄入,必然降低你的运动水平。许多研究证实了酒精对速度、力量、能量、耐力相关的运动有负面影响。运动水平低下可能有多种原因,包括判断错误、配合不佳、心功能低下、肝功能差以及脱水。

### (六) 何种程度的体力活动是促进健康所必需的

根据美国医师协会关于运动与健康的报告,中等量的体力活动能够对健康产生显著的效益,包括降低早死、冠心病、高血压、结肠癌和糖尿病的危险性。即使是许多简单的活动,例如园艺、散步、耙落叶或跳舞,只要能够增加一天中的活动总量,那么它们和慢跑、游泳及骑自行车一样有益于健康。

### (七) 雄烯二酮的利与弊

雄烯二酮和肌酸,由于它们可能被用作增补剂,近来受到很大关注。使用增补剂能够提升运动成绩。雄烯二酮是雄性睾丸激素的前体,当摄入体内时,能刺激机体产生更多的雄性睾丸激素。这种激素的增加能帮助人们增加去脂肪体重,并且能更快地从创伤中恢复。

雄烯二酮作为增补剂使用,能使肌肉组织变得发达,增强力量,提升运动表现,特别是有氧运动。雄烯二酮对人体的不良反应和促蛋白质合成类固醇相似。

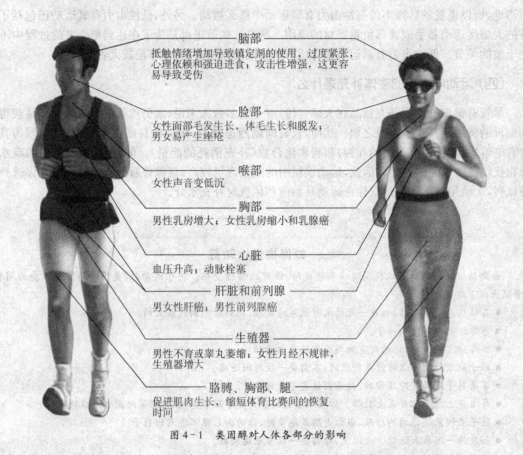

图 4-1 类固醇对人体各部分的影响

## （八）肌酸的利与弊

肌酸是一种在猪肉、家禽和鱼肉中发现的有机酸（原文 amino acid 有误，应为有机酸，译者注）。在人体中，肌酸由肝脏、胰腺和肾脏生产。通常，人们从每日的食物中摄入 1~2 克肌酸。作为增补剂，肌酸能够帮助肌肉贮存三磷酸腺苷（ATP）复合物。ATP 能迅速地为肌肉收缩提供能量。它还能减少运动中的乳酸沉积。这种沉积会引起灼烧感，而限制进行剧烈运动的量。

早期研究表明，肌酸在厌氧运动中能提供帮助，厌氧运动需要短暂的、爆发性的能量供给。然而，它提升运动表现的作用小，对健康的长期影响不得而知，已经有针对专业运动员的研究（非业余运动员）表明，大剂量的肌酸可能导致肾脏损害。使用者需摄入充足的水分以预防脱水和痉挛。

总之，肌酸不像雄烯二酮那么危险。如果日后的研究能证明肌酸确实能提升运动表现，那么它将被许多体育组织禁用。迄今为止，最安全、谨慎的建议就是运动员们把时间多花在训练上，而不要钻牛角尖去想旁门左道。

## （九）商业健身俱乐部价值几何

健身俱乐部行业正在日益兴盛。健身俱乐部提供的运动项目有自由重量训练、器械健身、踏步以及普通的有氧运动。有些还有桑拿、磁疗等多种附加服务。另外，还设有许多课程，如健康教程、压力管理、时间控制、舞蹈和瑜伽。那里的气氛很友善，人们可以在锻炼的同时享受乐趣。

如果你加入健身俱乐部的目的是提高你的心肺耐力，就要用 ACSM 的标准来衡量这个俱乐部的健身计划。如果你的出发点是为了扩大社交面和娱乐，则可以试着去一个月，看看你是否喜欢这个环境。

在签合同前,对这个健身俱乐部或者机构做一些认真的调查。看看它成立的时间、员工的素质,从会员那里了解一下他们的看法,参观全部的健身设备。你甚至可以从商业信用方面获取更多的信息。最后,确保你阅读并理解合同上的每一个词。

### (十) 什么是交叉训练

交叉训练就是通过一种以上的有氧运动来锻炼心肺功能。比如,跑步者可以定期参加游泳、骑车或划船来代替一部分跑步。交叉训练可以使某些肌群得到休息,从创伤中修复,还可以给参与者带来新鲜感。如果你变换运动项目,肯定能给你带来更多的乐趣。

### (十一) 什么是类固醇激素,为什么一些运动员会使用它们

类固醇激素是一类处方药,用于治疗多种疾病,包括某些贫血、生长发育低下、慢性消耗性疾病等。还可以帮助人们从手术和烧伤中恢复。促蛋白质合成类固醇是一类具有雄性激素样作用的药物,可以口服或注射。

促蛋白质合成类固醇可用于想增加体重、肌肉和力量的运动员,在过去的几十年里,许多塑身爱好者、举重运动员、田赛运动员和橄榄球运动员忽视类固醇激素对健康构成的威胁而非法使用。

使用类固醇激素对健康有高度危险,因为它会产生严重的、威胁生命的不良反应,包括心脏问题、某些癌症、肝脏并发症,甚至心理疾病。女性使用类固醇激素和男性一样危险。

类固醇激素使用者们发明了一些术语,在这一人群中流传。促蛋白质合成类固醇被称为"固醇"或"果汁"。"固醇狂怒"是长期使用类固醇激素导致的一种易激惹的精神病性反应。"堆叠"是指同时使用多种类固醇激素。

大部分管理运动竞技的组织已经禁止使用类固醇,并且对运动员是否非法使用类固醇进行检测。许多运动员最终都已放弃使用类固醇。

### (十二) 现在的孩子们体适能好吗

近十年来的主流研究结果表明,美国的青少年大多处于静态的生活方式。6~17岁的孩子在力量、柔韧性、心肺耐力方面得分尤其低。在许多案例中,家长们的体型往往比孩子们健康。儿童静态生活方式的一个严重后果就是肥胖,大部分肥胖儿童成长为肥胖成年人。

这一信息向教育学家和家长们提出了挑战,强调了一定强度的运动对孩子们来说是必须的。看电视和家长不爱运动被认为是这一现象的主要原因。读者们,假如你们已经为人父母或祖父母,你们会怎样鼓励孩子们多参加运动,改变久坐的生活方式?

#### 关键术语

**增补剂:** 用于提高运动成绩的制剂。
**促蛋白质合成类固醇:** 像睾丸激素一样能增加体重、增强力量、耐力和积极性的药物。

### (十三) 睡眠如何促进全身健康

尽管睡眠似乎和运动相反,但对于一个设计完善的健身计划来说,睡眠是很重要的一个附加条件。睡眠是如此重要,以至于那些失眠症患者和被剥夺睡眠者在健康的各个方面都日益恶化。所幸的是,运动常常和提高睡眠质量联系在一起。

睡眠的价值是显而易见的,它使全身许多方面都产生积极的改变。做梦被认为对心理健康有

重要的积极意义。睡眠状态下,生理功能会发生许多改变,特别是心血管系统的减速运行。之所以会觉得休息得很好,就是因为高质量的睡眠使你在心理和生理上都恢复了元气。

我们所需要的睡眠量因人而异。事实上,对于任何人来说,所需的睡眠量都会随活动水平和健康状态的不同而不同。随着年龄的增长,所需的睡眠会从年轻时的6~8小时逐渐减少。年纪大的人所需睡眠量通常会比其年轻时少。这种减少可能是因为老年人喜欢在白天时不时地打盹。对所有人来说,一段时间的放松、小憩,甚至是一个短暂的午睡都会促进精神和机体恢复元气。

### (十四) 怎样处理运动时常见的创伤

大多数情况下,肌肉或骨骼受伤时的紧急护理可归纳为"RICE"。根据受伤的种类和严重程度的不同,休息(R)、冰敷(I)、加压(C)和牵引(E)都不能过头。每种类型的损伤都有特定的RICE过程,详见表4-2。

**表4-2 体力活动中的常见创伤**

| 创伤 | 状况 |
|---|---|
| 跟腱炎 | 跟腱的慢性炎症。跟腱位于腿部下方背侧,脚跟的上面。发生的原因可能是运动中强制性地推动足部或踝部,如跑步和跳跃。炎症包括肿、热、触痛以及走路尤其是跑步时疼痛 |
| 脚踝扭伤 | 为踝关节提供稳定性的一根或数根肌肉受到拉伸或者撕扯。踝关节外侧的肌肉在脚底向下方、内侧滑动的时候更容易受伤。受伤后立即剧烈疼痛,随之而来的是肿胀、触痛、关节运动丧失,24~48小时以后关节处有瘀青 |
| 腹股沟拉伤 | 位于大腿内侧上方、阴部下方的肌肉拉伤,可以由肌肉的过度拉伸或者肌肉收缩时阻力过大而引起。弯曲臀部和大腿时以及处于腹股沟拉伸姿势时会发生疼痛 |
| 大腿后侧肌腱拉伤 | 位于大腿后面上部的肌肉拉伤,经常在快跑时发生。多数情况下,仅仅是走路或者与膝关节屈伸有关的动作,涉及大腿后侧肌群,都会产生严重的疼痛。肿胀、触痛、延伸到小腿的瘀青等都可以在严重的拉伤中表现出来 |
| 髌骨关节疼痛 | 发生于膝关节周围非特异性的疼痛,特别是膝关节前部,或膝盖骨。疼痛可以由多种原因引起,包裹膝盖屈伸时膝盖骨的不当运动;膝盖骨下方的肌腱炎,可能由反复的跳跃引起;膝盖骨上方或下方的关节囊炎;以及膝盖骨和骨胫之间的骨关节炎(关节面退变)。可能表现为炎症反应,包括肿胀、触痛、局部发热以及运动时疼痛 |
| 股四头肌挫伤"肌肉僵硬" | 大腿前部肌肉的深层挫伤,可能由被动撞击或者某些物体碰撞引起,会导致剧烈的疼痛、肿胀、瘀青,屈膝和伸大腿受限。受伤后如果没有适当的休息和保护措施,肌肉组织中会有少量钙盐沉积 |
| 外胫夹 | 对于发生在小腿或者胫骨处的疼痛的总称。最常见的原因为在硬的地面上过度奔跑。疼痛主要由附着于胫骨下方的、支配踝关节和足部的肌肉拉伤引起。通常在活动过程中情况越来越差。在更严重的案例中,有可能由小腿处的长骨发生压力性骨折而引起,在活动停止之后,疼痛加剧 |
| 肩部撞击综合征 | 肩关节肌肉和关节末梢处黏液囊的慢性刺激和炎症反应。通常由肩关节反复的被动过顶动作而引起,例如游泳、投掷或者打排球、网球。当手臂运动超过肩关节水平时发生疼痛 |
| 网球肘 | 手臂外侧,肘部下方,伸腕和伸指的肌肉附着处的慢性刺激和炎症反应。任何被动伸腕的动作都可以引起。典型地发生于反手拍击落地球技巧不完善的网球运动员。当对抗阻力被动伸腕或者在肘部以上肌肉附着处施加压力时感觉到疼痛 |

运动中需要注意的危险信号包括:
- 从运动状态到完全放松、舒适的状态所需的时间延长1小时以上。
- 睡眠状况发生改变。
- 可察觉的胸痛、呼吸困难。在靶心率下运动不应出现这些问题,如果发生了上述情况,请咨询医师。

- 持续的关节、肌肉疼痛。任何持续的关节、肌肉疼痛都表示可能存在问题。向运动训练师、物理治疗师或医生求助。
- 尿量或尿液成分发生了异常改变。尿液颜色改变可能表示肾脏或膀胱的问题。
- 在开始运动之后发现的任何异常状况,如头痛、流鼻血、头晕、肢端麻木、痔疮。

如果出现以上这些信号或迹象,请停止训练,并联系你的医生。

### (十五) 什么是女性运动三联征

在20世纪90年代早期,美国运动医学会提出了"女性运动三联征"——饮食异常、闭经和骨质疏松。这些情况在许多女性中会单独发生,但是在女性运动员中会同时发生。女性运动三联征最容易发生在表演性运动项目中(如跳水、滑冰和体操)。

父母、教练、训练师和队友都应注意观察女性运动三联征的症状。与这种综合征相关联的疾病危险包括运动能力不足、铁摄入不足、认知功能下降、激素水平改变、提早绝经、骨骼创伤发生的危险性增加、血脂成分改变、心脏疾病易感性增加。

**管理你的健康**

- 完成下述的体适能测验,以评估你的体适能水平。
- 依照本章节的指南开始每天进行伸展运动。
- 采纳最新的美国运动医学会的建议,进行或维持心肺耐力训练项目。
- 检查你的运动鞋是否适合你目前所进行的训练项目。
- 注意监测你体育训练时潜在的危险迹象,一旦发现应及时咨询运动教练或医师。
- 连续两周时间,留意你的睡眠时间,判断睡眠是否充足并作相应调整。

**关键术语**

**闭经**:月经周期停止或没有月经。

## 个人评估

### 测测你的体适能水平

你可以在 30 分钟或更短时间内了解自己的健康水平。如果你超过 40 岁或存在慢性疾病,如糖尿病或肥胖,请在作测试前咨询你的医生。你还需要另外找一个人监测并计时。

#### 三分钟台阶测试

**测试有氧能力。** 道具:30 厘米长凳、木箱、木块或者台阶;秒表。过程:面向长凳,每分钟踏台阶 24 次(双脚同时踏在台阶上或地面)总共 3 分钟。完成后,坐下来让你的同伴在 5 秒钟内找到你的脉搏,并检测你的脉动 1 分钟。你的分数就是你一分钟的脉搏次数。

评分标准(1分钟心率)

| 年龄 | 18~29 | | 30~39 | | 40~49 | | 50~59 | | 60+ | |
|---|---|---|---|---|---|---|---|---|---|---|
| 性别 | 女 | 男 | 女 | 男 | 女 | 男 | 女 | 男 | 女 | 男 |
| 很好 | <80 | <75 | <84 | <78 | <88 | <80 | <92 | <85 | <95 | <90 |
| 好 | 80~110 | 75~100 | 84~115 | 78~109 | 88~118 | 80~112 | 92~123 | 85~115 | 95~127 | 90~118 |
| 一般 | >110 | >110 | >115 | >109 | >118 | >112 | >123 | >115 | >127 | >118 |

#### 坐位体前屈测试

**测试腘绳肌腱柔韧性。** 道具:码尺;胶带。在你两腿之间,用胶布把码尺固定在地面,坐在地板上两腿伸直,两脚分开 12 厘米左右。两脚分开甚至可以达到 38 厘米。处于坐位时,尽可能缓慢向前伸展,你的分数就是所达到的厘米数。

评分标准(厘米)

| 年龄 | 18~29 | | 30~39 | | 40~49 | | 50~59 | | 60+ | |
|---|---|---|---|---|---|---|---|---|---|---|
| 性别 | 女 | 男 | 女 | 男 | 女 | 男 | 女 | 男 | 女 | 男 |
| 很好 | >22 | >21 | >22 | >21 | >21 | >20 | >20 | >20 | >19 | >19 |
| 好 | 17~22 | 13~21 | 17~22 | 13~21 | 15~21 | 13~20 | 14~20 | 12~19 | 14~20 | 12~19 |
| 一般 | <17 | <13 | <17 | <13 | <15 | <13 | <14 | <12 | <14 | <12 |

#### 手臂悬吊

**测试上肢力量。** 道具:横杠(放置于一定高度),使你的脚不能碰到地面;秒表。过程:手臂伸直悬吊于横杠上,手掌朝前。就位后开始计时,当你掉下来时停止计时。你的分数就是悬吊的时间。

评分标准(分钟)

| 年龄 | 18~29 | | 30~39 | | 40~49 | | 50~59 | | 60+ | |
|---|---|---|---|---|---|---|---|---|---|---|
| 性别 | 女 | 男 | 女 | 男 | 女 | 男 | 女 | 男 | 女 | 男 |
| 很好 | >1:30 | >2:00 | >1:20 | >1:50 | >1:10 | >1:35 | >1:00 | >1:20 | >0:50 | >1:10 |
| 好 | 0:46~1:30 | 1:00~2:00 | 0:40~1:20 | 0:50~1:50 | 0:30~1:10 | 0:45~1:35 | 0:30~1:00 | 0:35~1:20 | 0:21~0:50 | 0:30~1:10 |
| 一般 | <0:46 | <1:00 | <0:40 | <0:50 | <0:30 | <0:45 | <0:30 | <0:35 | <0:21 | <0:30 |

#### 仰卧起坐

**测试腹部和腰背部力量。** 道具:秒表。过程:上背部躺平,膝关节弯曲,肩着地。手臂放在两旁或者大腿上,手掌朝下。弯曲膝关节使脚平放在地,离臀部 30 厘米。将头部和肩膀抬离地面手部沿着地板或大腿向前滑。躺下再重复。你的分数就是 1 分钟做的仰卧起坐的个数。中间不要停顿。

评分标准（次/分钟）

| 年龄 | 18～29 | | 30～39 | | 40～49 | | 50～59 | | 60＋ | |
|---|---|---|---|---|---|---|---|---|---|---|
| 性别 | 女 | 男 | 女 | 男 | 女 | 男 | 女 | 男 | 女 | 男 |
| 很好 | >45 | >50 | >40 | >45 | >35 | >40 | >30 | >35 | >25 | >30 |
| 好 | 25～45 | 30～50 | 20～40 | 22～45 | 16～35 | 21～40 | 12～30 | 18～35 | 11～25 | 15～30 |
| 一般 | <25 | <30 | <20 | <22 | <16 | <21 | <12 | <18 | <11 | <15 |

**俯卧撑（男）**

**测试上肢力量。**道具：秒表。处于前倾姿势。身体放低直到胸部接触到地面。撑起来再重复，持续 1 分钟。你的得分就是 1 分钟内的俯卧撑个数，中间不要停顿。

评分标准（次/分钟）

| 年龄 | 18～29 | 30～39 | 40～49 | 50～59 | 60＋ |
|---|---|---|---|---|---|
| 很好 | >50 | >45 | >40 | >35 | >30 |
| 好 | 25～50 | 22～45 | 19～40 | 15～35 | 10～30 |
| 平均 | <25 | <22 | <19 | <15 | <10 |

**改良俯卧撑（女性）**

**测试你的上肢力量。**道具：秒表。处于前倾姿势，膝关节弯曲，手置于肩膀下方。胸部放低直到接触到地面，撑起来再重复。你的得分就是 1 分钟内完成俯卧撑的个数，中间不要停顿。

评分标准（次/分钟）

| 年龄 | 18～29 | 30～39 | 40～49 | 50～59 | 60＋ |
|---|---|---|---|---|---|
| 很好 | >45 | >40 | >35 | >30 | >25 |
| 好 | 17～45 | 12～40 | 8～35 | 6～30 | 5～25 |
| 平均 | <17 | <12 | <8 | <6 | <5 |

**请进一步考虑……**

记录你的力量范围和弱点。根据本章中提出的健身观念实施一个健身计划来提高你的健康水平。和健身专家讨论或许是成功的第一步。

# 第五章　了解营养和你的膳食

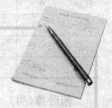

### 学习要求

学完本章节后，你将可以：
- 说出 7 种营养物质的名称并进行描述。
- 描述饱和脂肪酸、单不饱和脂肪酸及多饱和脂肪酸，并解释它们对人体的作用。
- 讨论近期无脂食物的增加及其对人体潜在的利与弊。
- 定义并列举完全蛋白质食物和不完全蛋白质食物。
- 描述维生素帮助人体的 3 个过程。
- 讨论水和矿物质对人体的作用。
- 描述水溶性纤维及非水溶性纤维对人体的益处。
- 描述膳食指南金字塔及金字塔中每类食物的推荐食用量。
- 描述食源性疾病及预防策略。
- 说出 3 种素食及各自的利弊。

### 关注媒体

#### 何为低碳水化合物食物？

在单独包装的块状糖、薯片、花生酱甚至啤酒上都可以看到"低碳水化合物"的宣传字样。饭店也加入了低碳水化合物食物潮流，将低碳水化合物选择搬到了他们的菜单上。然而，"低碳水化合物"到底是什么意思？你问 10 个人，会得到 10 种不同的答案，因为这个问题根本没有答案。当前，对于食物中含有多少碳水化合物就可以称为低碳水化合物食物还没有一个标准的定义。鉴于当前的低碳水化合物狂热，食品药品监督管理局（FDA）迫于压力出台了何为低碳水化合物食物的指导原则。我们同样可以看到对低脂、低热量食物的追捧热潮。当食品生产商将这些术语用于食品包装、制造混淆、误导消费者时，FDA 尚未对其进行明确定义。FDA 最终出台了"低脂"在食品包装和广告中的使用规范。

在宣传和描述食物的过程中，通常有很多噱头，让消费者以为其食物碳水化合物含量极低，如使用碳认知、碳感觉、低碳（低碳水化合物）生活方式、碳感知以及碳聪明等词汇。请注意与低碳水化合物有关的聪明、自由、智慧等字眼。这对消费者或者生产商起作用吗？事实上，除那些在包装上添加低碳水化合物相关字样的产品外，其他没有调整的产品的销量已经增长了 3 倍。

事实上，这种广告宣传是非法的，因为在 FDA 没有明确定义的情况下，任何营养主张声明都是不允许的。然而，这一规定似乎并不能阻止低碳水化合物的宣传热潮。"净碳水化合物"是又一个未经 FDA 规范或定义而广泛使用的词语。该词语用来指扣除糖、酒精、纤维素及其他碳水化合物等而理论上对血糖有最小效应的碳所产生的净效应。这种方法是在误导消费者，是违法的，因为它并没有得到 FDA 的批准认可。

人类自胎儿形成及出生后的生命全程中，饮食与健康息息相关。食物给身体提供了**营养物质**，用于产生热能、修复受损组织、促进组织生长、维持正常生长代谢。

从生理学来说，这些营养素包括碳水化合物、脂肪、蛋白质、维生素、矿物质、膳食纤维和水。这些营养素要在体内达到一定量时才能发挥作用。除此之外，机体的生长、修复、分泌，包括对美食的享用都离不开营养素的作用。

# 一、营养物质的种类和来源

先讨论人们熟悉的营养素:碳水化合物、脂肪、蛋白质。这3种营养素都给机体提供**热量**。它们通过能量代谢被机体利用,或者以糖原或脂肪的形式储存在体内。一些不产生热能的营养素将放在后面讨论。

## (一)碳水化合物

**碳水化合物**是以糖为单元的各种组成物,包括淀粉。碳水化合物给机体提供基础热能。1 克碳水化合物产生 4 千卡热能。一个人平均每一天需要 2 000 千卡热能,其中的 45%~65%(约 1 200 千卡)来源于碳水化合物。但是,年龄、性别和活动水平都会影响一个人每天的能量需求量(表 5-1)

表 5-1 计算你的热量

你身体每天所需的热量数取决于你的年龄、性别及生活方式。大多数人设计其饮食摄入能量为 2 000 千卡,然而一个人维持其能量和健康所需热量高于或低于这个数。在下面表格中找出你每天所需热量。

| 性别 | 年龄 | 活动水平 | | |
|---|---|---|---|---|
| | | 静态生活方式 | 中度活跃 | 活跃 |
| 婴幼儿 | 2~3 | 1 000 | 1 000~1 400 | 1 000~1 400 |
| 女性 | 4~8 | 1 200 | 1 400~1 600 | 1 400~1 800 |
| | 9~13 | 1 600 | 1 600~2 000 | 1 800~2 200 |
| | 14~18 | 1 800 | 2 000 | 2 400 |
| | 19~30 | 2 000 | 2 000~2 200 | 2 400 |
| | 31~50 | 1 800 | 2 000 | 2 200 |
| | 51+ | 1 600 | 1 800 | 2 000~2 200 |
| 男性 | 4~8 | 1 400 | 1 400~1 600 | 1 600~2 000 |
| | 9~13 | 1 800 | 1 800~2 200 | 2 000~2 600 |
| | 14~18 | 2 200 | 2 400~2 800 | 2 800~3 200 |
| | 19~30 | 2 400 | 2 600~2 800 | 3 000 |
| | 31~50 | 2 200 | 2 400~2 600 | 2 800~3 000 |
| | 51+ | 2 000 | 2 200~2 400 | 2 400~2 800 |

**静态生活方式**:日复一日只有轻度身体活动的生活方式。
**中度活跃**:相当于在日常常规体力活动之外,每日走 2.5~5 公里(1.5~3 英里),速度为每小时 5~6.5 公里(3~4 英里)。
**活跃**:相当于在日常常规体力活动之外,每日走 5 公里(3 英里)以上,速度为每小时 5~6.5 公里(3~4 英里)。

来源:美国 2005 膳食指南。

碳水化合物根据糖单位的数量分类,大致有 3 种:单糖——含有 1 个糖单位,如葡萄糖、血糖;双糖——含有 2 个糖单位,如蔗糖、果糖;多糖或淀粉——由超过 2 个糖单位组成。淀粉主要存在于蔬菜、水果及谷物中,提供了更为全面的营养,因为绝大部分淀粉来源中都含有大量的维生素、矿物质、蛋白质和水。食用纤维也是一种多糖。随后将介绍的饮食推荐中,淀粉都发挥着重要作用。

如今美国人平均每年消耗 68 千克(150 磅)糖(蔗糖),包括在可乐、糖果、糕点等营养价值很低的食物里。近年来,发现糖的过多摄入会带来一系列健康问题,包括肥胖、矿物质缺乏、行为异常、龋齿、糖尿病和心血管疾病。但是,除了龋齿,科学家并没有找到证据支持糖和这些健康问题直接相关。当前,美国农业部建议在一个 2 000 千卡的饮食中,糖的食用量不超过 10 茶匙。

饮食中大部分的糖是无形中摄入的。例如,它是一些物质如番茄酱、沙拉酱、烤肉、蔬菜、水果的组成成分。它们都含高浓度糖液,是高果糖的食物。

　　淀粉是由糖单位组成的长链有机物,但是淀粉并不是"高糖"食品,通常大众所指的高糖食物是指复杂碳水化合物或高密度食品。真正的淀粉是饮食性碳水化合物的重要来源之一。而淀粉包含在蔬菜、水果、谷物中。进食这些淀粉是有益健康的,因为这些淀粉来源中也包含了机体所需的维生素、矿物质、植物蛋白质和水分。

> **关键术语**
>
> **营养物质**:用于能量获得、组织的成长和修复以及身体调节的食物成分。
> **卡**:热量或能量的基本单位,1卡相当于1克水温度升高1℃所需要的热能。
> **碳水化合物**:一种以糖为结构单元的化学物质,为机体提供最基础的热能。

> **探索你的心灵**
>
> ### 用餐时间——分享和相互联系的机会
>
> 　　食物对于你的生理完善是很重要的,如能量、成长、修复和调节你的机体及其功能,食物的分享能够增强我们对生活的精神感受,它可通过食物的选择、制作工艺、独特的展示以及与人分享来体现。从精神角度来看,食物的分享过程是一个高度满足的行为。
>
> 　　对于生活圈的感受没有比家庭更紧密的,当你与那些关心你的人以最为紧密的方式一起分享食物时,我们经历了少有的价值感和完善感。以一种熟悉和舒适的方式相会使我们感到自信,并让我们在这个氛围中感到被重视。在更大范围内举行的家宴或为了特殊的场景或重要节日而进行的晚宴都是具有回报的。
>
> 　　食物常常是特殊场合庆祝的中心,像婚礼、生日、周年庆、毕业、升职、退休、葬礼等。当人们在一起分享食物和饮品时,他们具有特殊的意义。从第一个生日蛋糕到退休晚宴,甚至失去亲人后邻居所准备的午餐,食物提醒我们这些是我们生命进程的标志。
>
> 　　不论是被邀去最喜欢的餐厅,或是在家准备的最满意的晚餐,还是一个你可以在菜单中任意点食物的邀请,或是一个自助餐,食物常被认为是一种特殊的成就。它提醒我们,这说明人们重视我们,并把它作为我们成功的一部分。
>
> 　　朋友是我们寻求自我认证的最重要的资源,分享食物为我们提供了一个重要和有意义的交流机会。它也是个结识新朋友的方式。新的、重要的友谊可以发生在休息厅、餐厅、明媚秋季的室外长廊、被邀请加入他人的餐桌一同用餐的饭店、跟合作者在家里举行的野餐,如果没有食物这些机会就不能实现。
>
> 　　最后一点,食物是许多宗教意识和庆典的中心。它是宗教仪式的象征、是表达宗教理念的手段,是在悲伤或喜悦时团结人群的方式。

## (二) 脂肪

　　脂肪是饮食中重要的营养素。它能产生大量热能(1克产热9千卡),增加食物的饱腹感,增加食物的口感。脂肪还能携带维生素A、D、E、K。如果没有脂肪,这些维生素就不能被消化而排出体外。脂肪还能维持体温恒定。

　　饮食中的脂肪往往不容易被发现。食物中比较明显的脂肪有黄油、沙拉油、肥肉。它们仅占日常脂肪消耗的40%,其余大部分脂肪都隐藏在食物中。

　　在商店里出售的食品会在食品说明中提供脂肪的含量。例如:牛奶根据脂肪含量分为很多种,所含的脂肪的量为脱脂(不含脂肪)、低脂(0.5%)、减脂(1%～2%)、全脂(3%～4%)。减脂奶的说法出现于1997年,从而与低脂奶区分开来。新饮食指南建议我们的热量来源中脂肪所提供的比例不应超过20%～35%。并建议人们：
- 饱和脂肪酸提供的热量不宜超过10%，每天胆固醇的摄入量不宜超过300毫克，并尽可能少摄入反式脂肪酸。
- 所摄入脂肪应尽可能为多不饱和脂肪酸和单不饱和脂肪酸，如鱼、坚果及蔬菜油等。
- 在选择肉、家禽、干果及牛奶或奶制品时，选择瘦的、低脂肪或无脂的食物。

然而，2～3岁的儿童需要摄入30%～35%的脂肪以满足其生长需要。

所有的食用脂肪根据化学组成分为3种：饱和脂肪酸，单不饱和脂肪酸，多不饱和脂肪酸。这3种脂肪与心血管疾病关系紧密。**饱和脂肪酸**常存在于动物脂肪和某些植物油中，应该减少摄入，包括经加工后的反式脂肪酸。

反式脂肪酸是一种氢化的不饱和脂肪，对健康有害，它会影响细胞膜稳定性，包括动脉血管壁细胞。其病理机制是增加了细胞内钙的沉积，导致细胞表面粗糙，最终使血小板裂解。

通过加工可以改变脂肪的结构，使其更加饱和，从而导致油在室温下呈半固体或固体状态。"反式"这个词是用来描述一个脂肪酸的化学结构的。大部分反式脂肪酸来自氢化油，在固体人造黄油、花生酱和脆饼中都有发现。反式脂肪酸在食品生产中广泛应用，因为他们可以延长食物的货架期：油混合在食物中而不在表面，这样食物就可以在室温下不至于太软。在快餐行业中，大部分食物都是用这种脂肪进行煎炸的。

### 关键术语

**饱腹感**：食物在胃中带来的"吃饱了"的感觉。

1. **热带油** 尽管相同质量的烹饪油（如黄油、猪油、人造奶油）都含有同样的热能（9千卡/克），但一些油和脂肪含有大量饱和脂肪。所有油和脂肪都由不同含量的饱和脂肪、不饱和脂肪、多不饱和脂肪组成。其中，有些油含有饱和脂肪的百分比高于一般食用油，如可可脂、棕榈油、棕榈果壳。以可可脂为例，92%是饱和脂肪！这种油存在于大量的食品中，包括快餐、饼干、小甜饼、人造奶油和早餐谷类棒。当选择食物的时候你是否仔细参考了包装上的成分说明？

### 关键术语

**饱和脂肪**：促进胆固醇形成的脂肪，在常温下呈固态，主要为动物脂肪。
**胆固醇**：血液中脂肪的主要存在形式，在身体中以液态的形式存在，从饮食渠道获取。
**蛋白质**：由氨基酸链构成的化合物，肌肉和连接组织的重要成分。
**氨基酸**：蛋白质的主要组成成分，可以由人体制造或者从饮食渠道获得。

2. **胆固醇** 胆固醇水平越来越受到人们的关注。**胆固醇**是最初在动物体内发现的、存在于细胞内的脂肪样白色物质。目前尚未在任何蔬菜中发现胆固醇，因此宣称不含胆固醇的花生酱和人造黄油本身就不含胆固醇。胆固醇被用来合成细胞膜，同时胆固醇也是合成胆汁酸和性激素的起始物。尽管我们的膳食中有胆固醇的摄入，如虾、贝类、动物脂肪及牛奶中的胆固醇，但我们其实不需要从外界摄入胆固醇。人体的肝脏可以合成足够的胆固醇满足人体需要。要注意的是一些富含胆固醇的食物可以同时给人体提供其他重要的营养物质，因此谨慎起见还是应将该类食物保留在健康饮食食谱中。据报道血液中高胆固醇是心血管疾病的一个危险因素（详见第十章）。

肝病、肾衰、甲状腺功能减退及糖尿病等许多医学疾病可以导致体内胆固醇水平升高。在不注意饮食的情况下,某些药物(如一些利尿剂)也会提高血液中胆固醇含量。有证据表明饱和脂肪的摄入可能增加血浆胆固醇水平。目前营养学家建议胆固醇摄入应不超过 300 毫克/天,即来源于脂肪的热量不应超过总摄入热量的 20%~35%,且大部分脂肪为单不饱和脂肪酸和多不饱和脂肪酸,并尽可能减少反式脂肪的摄入。

反式脂肪的作用类似饱和脂肪,可提高低密度脂蛋白血胆固醇的含量并降低高密度脂蛋白血胆固醇的水平。这就是营养师建议我们食用黄油而不是人造黄油的原因。为减少反式脂肪的摄入,你必须检查一下食物成分标签上是否有"部分氢化蔬菜油"。蛋糕、饼干、胡桃夹、快餐、人造黄油、植物油制的起酥油以及油炸食品等食物中都含有氢化植物油成分。

**3. 低脂食品** 低脂和低热量并不是一回事,但人们经常将两者混淆。脱脂、低脂、减脂食品已流行多年,因为人们认为这些食品可以放心地想吃多少就吃多少。这种想法其实是错误的,每单位脱脂或低脂产品所含热量即使不高于一般产品,那也至少一样多。与含脂食物相比,脱脂食物缩短人体的饱腹感,因此人们会食入更多的脱脂食物,从而摄入更多的热量。通常,脂肪含量越低,价格越贵,因为食品行业认为美国人愿意为贴有脱脂、或低脂标签的食品支付更高的价格。然而,这一状况即将得到改善,因为人们已经渐渐意识到脂肪含量低意味着更高的热量,而不是意味着减肥或体格健康。

### (三) 蛋白质

每一个细胞中都可找到蛋白质。蛋白质是由**氨基酸链组成的**。人体有 20 种氨基酸,其中 9 种不能通过自身合成,需要从膳食中摄取。当一种蛋白质食品包含了这 9 种氨基酸时,它被称为完全性蛋白质食品。它常见于动物食品中,如牛奶、肉类、奶酪和鸡蛋。当一种蛋白质食品所含有的氨基酸不能涵盖这 9 种时,它被称为不完全性蛋白质食品,如谷类、蔬菜、豆类制品。对于一些限制动物食品的人,素食者或是严格限制肉、蛋等食物的人来说,如何获取人体所必需的这 9 种氨基酸是非常重要的。因此,为了获得这些氨基酸,他们需要仔细地选择植物性制品并合理搭配。下面给出一些搭配的例子:

| | |
|---|---|
| 葵花籽/豌豆 | 芝麻/黄豆 |
| 菜豆/大麦 | 黑豆/大米和花生 |
| 豌豆/谷物 | 豌豆/大米 |
| 红豆/大米 | 谷物/芸豆 |

当饮食中缺乏一种甚至是几种必需氨基酸时,人体将会渐渐发生病变。大豆含有同动物蛋白类似的优质蛋白质,而且大都不含胆固醇和饱和脂肪,能够真正地降低血脂,减少心脏病的发病危险。

蛋白质维持了人体组织的基本结构和生长。当饮食满足不了人体热能的需要时,蛋白质会被分解并转化成为葡萄糖以提供热能。人体自身蛋白质的丢失会影响到组织的生成和修复。蛋白质的重要一员是体内各种激素和具有生物活性的酶。它们能辅助人体保持酸碱平衡,也同样可以被转化成热能(4 千卡/克)。营养学家建议,总热能的 12%~15% 应来源于蛋白质,尤其是植物性蛋白。每天膳食中成年男性的推荐供给量(RDA)为 58 克蛋白质,女性为 46 克。

### (四) 维生素

**维生素**是人体正常生长、组织再生以及健康维持所需要的、少量的有机化合物。维生素不同于碳水化合物、脂肪和蛋白质,它不能产生热能,也不参与组成人体的结构,属于辅酶类。简单地说,维生素通过促进酶的活性,协助体内各种各样的生化反应,其中包括能量的产生、矿物质的利用以及组织的生成。

维生素可以分为水溶性维生素(能溶解于水)和脂溶性维生素(能溶解于脂肪和磷脂)。水溶性维生素包括维生素 B 族和维生素 C。大部分过量的水溶性维生素会通过尿被排出。脂溶性维生素包括维生素 A、D、E、K。过量摄取的脂溶性维生素会被储存在体内富含脂肪的组织内。人体可以储存并消耗大量的脂溶性维生素，尤其是维生素 A 和 D，例如在富含脂肪的肝脏中，有很多储存这类维生素的小单元。

由于水溶性维生素在水中能够迅速溶解，因此在新鲜水果和蔬菜的准备过程中应防止维生素的流失。一个方法就是不要过度烹调新鲜蔬菜。蔬菜蒸或煮的时间越长，水溶性维生素流失得越多。一些人将蒸煮蔬菜的水保存下来以供饮用或烹饪使用。在微波炉中比在炉子上烹饪更能保留蔬菜中的维生素。

为了保证摄取到足够的维生素，人们最好吃尽可能多的不同种类的食物。除了一些特殊人群，如孕妇、哺乳期妇女、新生儿和一些患有特殊疾病的人，只要常规进食且不挑食的人都可以从食物中得到足够的维生素。人们通常认为服用大剂量的维生素 C 能够改善健康，恰恰相反，使用大量的维生素 C 膳食补充剂会增加肾脏负担，可引起肾结石和腹泻。太多的烟酸、维生素 B6 和叶酸对人体也是有害的。

一些专家建议某些营养物的增补应通过食补进行，因为它们本身就是食物的成分之一，且有助于身体对其他食物成分的代谢。脂溶性营养物质应伴随着一些油或脂肪一起摄入以提高吸收率。水溶性维生素即使不伴随食物一起服用也很容易被吸收，但与食物一起食用效果会更好。而且，有人抱怨空腹时服用维生素片有胃部不适症状出现。

不幸的是，我们发现不是所有的人都能在众多的食品中建立合理的平衡膳食。近来研究表明成年人摄取较多的维生素 A、C、E 可以减少癌症的发病，并可以降低高密度脂蛋白（HDL）的水平。但是，很多关于营养素的问题依然未得到解决，如最佳的摄取剂量到底是多少等等。

在孕期摄入大量叶酸能减少新生儿的出生缺陷。为了保证叶酸的足够摄取（每天 400 微克），1997 年 FDA 颁布条令规定面包等谷类食品中必须添加叶酸。这个规定的目的是为了满足孕期及哺乳期妇女对叶酸的日常需要（至少每天 140 微克）。孕期妇女坚持每天服用复合维生素会帮助叶酸的吸收，叶酸可以促进胎儿神经管的闭合（防止脊裂）。对于预防心血管疾病的发生，叶酸也有很重要的作用。

在许多健康专家大力推荐使用一些维生素补充剂的同时，FDA 宣布禁止以预防和治疗一些不确定疾病为目的营养补充剂的生产，包括维生素在内。营养补充剂生产商为了抵制这个禁令，把维生素推向了处方药，告诉消费者可以通过处方买到维生素。如今，叶酸补充剂的生产商也许要说：你看，叶酸对预防胎儿神经发育异常有多重要。

### （五）植物性化学物质

一些研究提示，一些生理活性成分是致癌物减活剂，或者功能类似于抗氧化剂。这些化学物质有类胡萝卜素（来自绿色蔬菜）、多酚（来自洋葱和大蒜）、吲哚（来自十字花科蔬菜）和烯丙基硫化物（来自洋葱、韭菜和大蒜）。这些**植物性化学物质**可能在激发人体防止和延缓癌症等某些疾病的发展中发挥了重要作用。然而，目前我们还不知道各种植物性化学物质减少癌细胞形成的确切机制。尽管普遍认为在膳食准备环节，这些食物是十分重要的，但目前对于富含植物性化学物质的植物食用量尚未制定准确的推荐食用量。

### （六）矿物质

人体近 5% 是由无机物矿物质组成的。矿物质的功能首先是作为机体的结构组分，如牙齿、肌肉、血红蛋白和激素等。它们在调节体内生理活动方面也是很关键的，如参与肌肉收缩、心脏泵血、血液凝固、蛋白质合成和红细胞生成等。至今发现对人体有益的矿物质有约 21 种。

主要矿物质大量存在于人体组织中，如钙、磷、硫、钠、钾、镁。**微量元素**是在人体中微量存在的矿物质，如锌、铁、铜、硒、碘。人体对微量元素的需要量也很少，每天需要量不足 20 毫克，但是，微量元素对维持健康起了重要作用。为了预防矿物质缺乏,最好的办法是饮食均衡。钙作为一种主要元素被添加到营养补充剂以预防骨质疏松。

### (七) 水

水对健康是必不可少的。离开了水,人不到一周即会死于**脱水**。缺乏某些维生素和矿物质,人可以生存数周甚至数年,但是水就不行。人体重 50% 以上是水分。水是营养素的介质并参与了废物的转运,调控体温……几乎参与了体内每一个生化反应。

然而,大部分人很少会重视补充水。根据一个成年人的活动量和环境因素,一天需要 6~10 杯水。茶、咖啡、酒精具有脱水性,会增加身体对水分的需要。水果、蔬菜、果蔬汁、牛奶等不含咖啡因的软饮料是饮食中很好的水分来源。婴幼儿对水的需要量比成年人大。当体液中的钠储存水平低于一个极限时,人会致死。牙科医生发现喝普通饮用水的儿童比喝含氟化物饮料的儿童龋齿的发病率高得多。

### (八) 纤维素

尽管**纤维素**从定义上来讲不能被认为是一种营养物质,但它是一种很重要的营养素。纤维素多存在于植物中,它被食用后通过消化道而不会被分解吸收,最终以原型排出。谷物、水果、蔬菜给我们的饮食提供了大量膳食纤维。

根据溶解性差异,纤维素可分为两类:非水溶性纤维和水溶性纤维。非水溶性纤维减少消化道的水分吸收,从而使大便软化,减少大便在肠道内停留的时间。水溶性纤维素以胶状形式附着在胆固醇容易附着的肠道和胆汁流出道,减少身体对胆固醇的吸收,所以水溶性纤维素可以降低血脂。人体需要多少纤维素呢?成人每天应摄入 25~35 克纤维素,然而美国人每天仅摄入 11 克。纤维素有很多益处,包括控制你的食欲,防止在胃已满时吃得过多,需要较多的咀嚼,在胃里停留时间较长,吸收水分,增加饱腹感。纤维素还可以减少肠道对糖类的吸收从而稳定血糖,以及减缓对食物中脂肪的吸收。摄入适量纤维素对于减少一些疾病的发生具有重要作用,因为纤维素可以降低低密度脂蛋白胆固醇含量,还可防止心血管疾病,而非水溶性纤维则可以防止结肠癌。

近年来,人们的目光开始关注 3 种水溶性纤维:燕麦麸、螺旋藻(一种水生植物,藻类)、米糠。因为它们均能降低血脂。

通过食用燕麦可以降低高胆固醇者的血脂,平均可降低 5~6 个百分点。为了达到这个效果,每天食用燕麦的量大约要达到一大碗燕麦,或 3 份以上全麦粥。燕麦可以制成诸多食品,如汉堡包、煎饼等。

---

**关键术语**

**维生素**:能促进体内酶活性的有机化合物。
**酶**:能控制生化反应速度,但本身不发生变化的有机物。
**植物性化学物质**:可使致癌物减活或功能类似抗氧化剂的生物活性物质。
**微量元素**:以微量存在于体内的矿物质。
**脱水**:体内水分异常的丢失,重则有生命危险。
**纤维素**:不会被消化的植物性物质,多见于谷类、水果和蔬菜中。

---

## 二、美国 2005 新膳食指南

美国膳食指南是依据对营养、健康、体力活动及食品安全性等的科学信息分析和汇总而编写的。膳食指南总的目标是通过膳食和体力活动降低慢性病的发病危险,并提高健康水平。

美国居民膳食指南由美国农业部颁布。2005年公布的最近修改版本对食物金字塔做了一些重要的修改,包括名字,现在叫"我的金字塔",以反映个体实现健康饮食的途径和方法。修改的依据是据调查发现美国人消耗了太多的热量,却没有达到一些营养素的推荐标准。据分析在美国人的膳食中有太多的饱和脂肪、反式脂肪、胆固醇及多余的糖和盐,却没有足够的钙、钾、镁、纤维和维生素A、C和E。对于特殊人群,有不同的推荐标准。例如,对于50岁以上人群建议摄入维生素$B_{12}$及其结晶形式(如强化食品或添加剂);育龄妇女需要多吃一些富含铁的植物性食品或铁强化食品以提高身体对铁的吸收,如富含维生素C的食物等;而对于孕期女性和打算怀孕的女性来说通过强化食品或添加剂每天摄入足量的叶酸是十分重要的;而肤色深的人、没有足够阳光暴露的人和老年人,则应该通过维生素D强化食品和(或)添加剂补充维生素D。

根据以上研究结果制定的新的美国农业部膳食指南更关注总热量摄入量,而不是脂肪或碳水化合物等某类食物。该膳食指南更强调分量,且推荐的标准量是用**杯子**而不是份数做单位,以帮助人们更好地控制食用量。该指南还特别强调了**营养素强化食品**,它可以提供足量的维生素和矿物质及相对较少的热量。垃圾食品尤其不属于营养素强化食品,因为其中含有大量的糖、饱和脂肪及反式脂肪,高热量,而维生素及矿物质含量却很低。

该指南还建议美国人摄入更多的全麦制品、奶制品、水果及蔬菜等。另外一个重要的方面就是日运动量,建议每日进行中等强度运动60～90分钟。限制盐、酒、反式脂肪摄入量是该膳食指南的另一个重要方面。

新膳食金字塔——我的金字塔——更加关注如何健康饮食(图5-1),金字塔的一侧,条带的颜色和宽窄反映了人们每天需要摄入每类食物的量。而台阶则突出了每日体育锻炼的重要性。同时,食物金字塔也指出人们的饮食需要因其年龄、性别及体力活动水平不同而异。

关于日常健康的饮食方式、体力活动及食物处理方法的几点重要建议如下:
- 选择多种多样的蔬菜和水果。从深绿色、橙色蔬菜、豆类、富含淀粉蔬菜及其他蔬菜等5大类中挑选。
- 吃2杯水果和2.5杯蔬菜。
- 每天摄入相当于31盎司的全麦制品,其中至少一半谷物来自全麦。
- 喝3杯脱脂或低脂牛奶。
- 一周中尽量每天至少参加30分钟中等强度体力活动以减少慢性病的发病危险;参加60～90分钟的体力活动来控制体重。
- 如果喝酒,每天摄入量女性不超过1杯,男性不超过2杯。
- 饱和脂肪提供的热量不超过10%,每天胆固醇摄入量低于300毫克,尽可能减少反式脂肪的摄入。
- 总摄入脂肪提供的热量保持在20%～35%,且大部分脂肪为多不饱和脂肪和单不饱和脂肪。
- 选择低脂、脱脂,或瘦肉、家禽,牛奶及豆制品。
- 每天钠摄入量不超过2 300毫克(约1茶匙)。
- 保持手、食物接触面、蔬菜及水果的清洁。肉和家禽不可以冲洗或漂洗。
- 在购买、处理和储存的过程中,注意将生食、熟食及即将食用的食物分开。
- 在安全的温度烹饪食物,迅速冷冻易腐食物。
- 避免食用未经巴氏消毒过的牛奶和奶制品,生的或部分烹饪的蛋类,含有生蛋的食物或轻煎的肉和家禽,未经巴氏消毒过的果汁和生的芽苗。

## 关键术语

**营养素强化食品**:提供足量的维生素和矿物质及相对较少热量的食物。

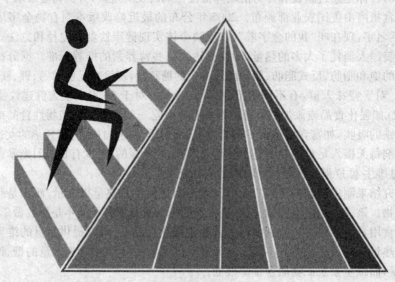

## 我的金字塔
## MyPyramid.gov
走向健康的你

| 谷物<br>确保一半为全麦 | 蔬菜<br>变换你的蔬菜种类 | 水果<br>关注水果 | 乳制品<br>吃富含钙的食物 | 肉和豆类<br>选择少脂、且富含蛋白质的 |
|---|---|---|---|---|
| • 每天至少吃 3 盎司(90克)全麦麦片粥、面包、脆饼、米饭或面食<br>• 1 盎司 ( 约 30 克 ) 大约为 1 片面包,1 杯早餐粥,1/2 杯米饭、麦片粥或面食 | • 多吃深绿色蔬菜,如花椰菜、菠菜及其他多叶绿色蔬菜。<br>• 多吃橙色蔬菜,如胡萝卜、甘薯等。<br>• 多吃成熟的菜豆和豌豆,如花豆、四季豆和扁豆等 | • 吃各种各样的水果。<br>• 选择新鲜的、冷冻的、罐装的或干的水果。<br>• 小心食用果汁 | • 在选择牛奶、酸奶酪和其他奶制品时请选择脱脂或低脂的。<br>• 如果你不吃或不能吃乳制品时,请选择无乳糖制品或其他钙源食品如强化食品或饮料 | • 选择低脂肪或瘦的肉和家禽<br>• 烘焙、烧烤<br>• 丰富你的蛋白质来源——多吃鱼、豆类、豌豆、坚果和种子 |

对于2 000 千卡的膳食来讲,你需要摄取以下数量的各类食物。到"我的金字塔"官方网站寻找适合你的摄取量

| 每天6 盎司(180克) | 每天2.5 杯 | 每天2 杯 | 每天 3 杯<br>2~8 岁小孩每天 2 杯 | 每天5.5 杯 |

### 在食物和体力活动间找到平衡点
- 确保遵守每日的热量需求;
- 尽量保证每天至少 30 分钟的体力活动;
- 每天约需要 60 分钟的体力活动以避免体重增加;
- 减肥需要每天体力活动 60~90 分钟;
- 儿童和青少年应尽量每天坚持体力活动 60 分钟。

### 了解脂肪、糖和盐(钠)的限制
- 确保所需脂肪绝大部分来自鱼、坚果和菜子油;
- 限制黄油、人造黄油、起酥油、猪油等固体脂肪及含有这些物质的食物的摄入,
- 查看营养成分标签,确保饱和脂肪、反式脂肪及盐的含量较低,
- 选择低糖食物和饮料,添加的糖分只会提供热量而减少营养素。

图 5-1  个体健康饮食的新版食物金字塔

获取足够营养的最好方法是按照美国农业部最新的膳食指南来平衡膳食（表5-2）。美国农业部特别强调通过食物而不是食品添加剂来满足膳食需要。同时，美国农业部还建议摄取各种营养素强化食品和饮料。如何判断你的饮食在5大类里是否选择均衡，请完成本章最后的个人评估表。

表5-2 成年人膳食推荐供给量(RDAs)：4种热量水平

| 食物种类 | 1 600 千卡 | 2 000 千卡 | 2 600 千卡 | 3 100 千卡 | 份餐量 |
|---|---|---|---|---|---|
| 谷物 | 6 份餐量 | 7～8 份餐量 | 10～11 份餐量 | 12～13 份餐量 | 1 片面包，1 盎司干麦片，1/2 杯米饭、面食或麦片粥 |
| 蔬菜 | 3～4 份餐量 | 4～5 份餐量 | 5～6 份餐量 | 6 份餐量 | 1 杯生的叶子蔬菜，1/2 杯熟蔬菜，6 盎司蔬菜汁 |
| 水果 | 4 份餐量 | 4～5 份餐量 | 5～6 份餐量 | 6 份餐量 | 6 盎司水果汁，1 个中等大小水果，1/4 杯干果，1/2 杯新鲜、冷冻水果 |
| 低脂或脱脂食品 | 2～3 份餐量 | 2～3 份餐量 | 3 份餐量 | 3～4 份餐量 | 8 盎司牛奶，1 杯酸奶酪，1.5 盎司干酪 |
| 肉、家禽、鱼 | 1～2 份餐量 | 不多于 2 份餐量 | 2 份餐量 | 2～3 份餐量 | 3 盎司烧熟的肉、家禽或鱼 |
| 坚果、种子、豆类 | 3～4 份餐量 | 4～5 份餐量 | 1 份餐量 | 1 份餐量 | 1/3 杯或 1.5 盎司坚果，2 汤匙或 1/2 盎司种子，1/2 杯熟的干豆类或豌豆 |
| 脂肪和油 | 2 份餐量/周 | 2～3 份餐量/周 | 3 份餐量 | 4 份餐量 | 1 茶匙软质人造黄油，1 汤匙低脂蛋黄酱，2 汤匙沙拉酱，1 茶匙菜子油 |
| 糖果 | 0 份餐量 | 5 份餐量/周 | 2 份餐量 | 2 份餐量 | 1 汤匙糖，1 汤匙果冻或果酱，1/2 盎司果冻豆，8 盎司柠檬水 |

注：1 盎司 = 31 克。

**1. 水果** 如先前提到的那样，新膳食指南建议对于 2 000 千卡/天的成人膳食来说，每天应吃 2 杯水果。一个中等大小的水果，1/4 杯干果，或 1 杯新鲜、冷冻或罐装水果相当于 1 份餐量或 1 杯。橙色水果如芒果、哈密瓜、杏和红色或粉红葡萄柚提供丰富的维生素 A。奇异果、草莓、木瓜、石榴、哈密瓜和柑橘等水果富含维生素 C。橘子和橘子汁也含有叶酸。香蕉、大蕉、果脯、橙子和橙汁、甜瓜和哈密瓜以及番茄制品都是很好的钾源。对于绝大部分水果来说，我们建议吃水果而不是喝果汁，这样可以保证足够的纤维，而避免果汁中的高糖分。美国抗癌协会指出水果对于预防某些癌症发挥着重要作用。

**2. 蔬菜** 对于一个 2 000 千卡的成人膳食，新指南建议每天摄入 2.5 杯蔬菜。与水果一样，蔬菜也含有丰富的维生素 A、C，复杂碳水化合物，纤维素。由于美国人通常只吃马铃薯、玉米、胡萝卜等一些蔬菜，新膳食指南对于蔬菜的种类给出了建议。其中一个普遍的指导原则是"吃多种颜色的蔬菜"，意味着你应该在一周中吃多种多样的蔬菜。美国农业部建议：

- 深绿色蔬菜——3 杯/周
- 橘黄色蔬菜——2 杯/周
- 豆类（成熟的菜豆）——3 杯/周
- 淀粉质蔬菜——3 杯/周
- 其他蔬菜——6.5 杯/周

再次强调，不要喝蔬菜汁来满足以上需求，因为蔬菜汁可能富含盐和糖，且不能提供蔬菜本身所含的纤维。**十字花科蔬菜**，如花椰菜、卷心菜、芽甘蓝及花菜等，可能在预防某些癌症方面十分有用。有研究表明蔬菜水果中的抗氧化剂可以延缓认知功能随年龄的老化进程。蔬菜和水果还可以降低心脏病的发病危险。

### 关键术语

**十字花科蔬菜**：其花含四瓣且呈十字形状的蔬菜类植物,如花椰菜。

3. **牛奶及奶制品** 新的膳食指南建议牛奶的摄入量增加至每天 3 杯脱脂或低脂牛奶,或相当量的其他奶制品。牛奶摄入有助于提高骨密度,防止骨质疏松症。这类食物含有两种主要的营养素:优质蛋白质和钙(强健牙齿,骨骼)。新指南建议 2~8 岁儿童每天应摄入 2 杯脱脂或低脂牛奶,或相当量的其他奶制品;9 岁及以上儿童每天应摄入 3 杯脱脂或低脂牛奶,或相当量的其他奶制品。牛奶,奶酪、酸奶酪和冰淇淋都属于这类食物。

4. **肉类、家禽、鱼类、豆类、蛋类和坚果类** 这组食物含有丰富的蛋白质、铁和 B 族维生素。人们每天都需要食用一些这组食物以获取这些营养。肉类包括所有的红肉(牛肉、猪肉)、家禽、鱼类。强烈建议选择瘦肉和脱脂或低脂食物。肉类替代品包括豆类、蛋类、豆腐、花生酱、坚果及种子。对于患有乳糖不耐症(乳糖导致肠胃不适)或素食主义(不吃任何动物制品,包括乳制品)的人来说,大豆、豆腐、菠菜、甘蓝菜、秋葵、甜菜和燕麦片是很好的替代钙源。美国农业部 2005 膳食指南建议成人每天摄入 5.5 盎司肉或蛋白质食物。这里的 1 盎司相当于 31 克:

- 1 盎司烹调过的瘦肉,家禽或鱼;
- 1 个鸡蛋;
- 1/4 杯烹调过的菜豆;
- 1/4 杯豆腐;
- 1 汤匙花生酱;
- 1/2 杯坚果或种子;

肉类的脂肪含量各不相同,有低有高,一些肉脂肪含量仅为 1%,而有些肉脂肪含量则高达 40%。家禽和鱼类的含脂量通常比红肉低。红肉的颜色越深,肌肉纤维周围的脂肪越多,热能越高。事实上,人们通常觉得牛排越红味道越好,但其实是因为它的脂肪含量较高。

肉通常是很好的铁源。红肉和内脏(肝脏、肾脏和心脏)中的铁含量高于家禽和鱼。在红细胞血红蛋白合成过程中,铁发挥着关键的作用,因此铁对于体质健康和整个心血管系统健康十分重要。然而,肉必须是新鲜的、正确储存和充分烹调过的,以减少发生严重食源性疾病的可能性。

5. **面包,谷类,米食,面制品** 这组食物主要含有的营养素是 B 族维生素和热能(碳水化合物)。一些营养学家认为,食用这组食物能帮助蛋白质的吸收,且这组食物常和其他组的食物一起烹饪食用,互补形成完全性蛋白。如通心粉和奶酪,谷物和牛奶,面包和肉三明治。

这类食物被美国农业部统称为"谷物",并强调每天摄入 3~6 盎司全麦谷物,全麦谷物可以降低慢性病的发病危险,并有助于维持体重。

全麦谷物由全谷粒或谷物组成,且不能通过食物颜色区别出来。FDA 要求食物中全麦谷物的比重不应低于 51%,且脂肪含量较低以满足"全麦"要求。在食物标签上,"全麦"应在成分列表中首先列出。还建议避免使用精制谷物,因为在谷物精制加工过程中可将大部分麸皮和某些微生物移除,导致膳食纤维、矿物质、维生素及其他重要营养成分的流失。小麦粉、强化面粉和去胚芽玉米粉不是全粒谷物。

有些食品标记为强化,也就是说,在食物处理过程中丢失的某些营养素重新回到食物中;然而,只有 3 种维生素(硫胺素、烟酸和核黄素)和铁被归还。

美国农业部建议每天摄入 6 盎司谷物,且其中至少 3 盎司为全麦谷物。这里的 1 盎司相当于:

- 1 片面包
- 1 杯早点
- 1/2 杯米饭、面条、麦片粥

如今，食品行业在加工全麦营养食品的过程中面临着改善口味和质感的挑战。例如，康尼格拉在过去 5 年里已经投入数百万美元通过各种面粉白化变种来研制"白小麦"。与没有强化的精制面粉相比，白小麦含有高达 3.5 倍的膳食纤维、11 倍之多的维生素 E、5 倍镁和 4 倍的烟酸。同时，白小麦比绝大多数全粒谷物吃起来口感更加温和，更加甜。它集合了两者所有的优点——全麦的营养和白面粉的口感。

### 关键术语

**强化**：将食品加工过程中丢失的某些营养物质(B 族维生素和铁)返回到食物的处理过程。

**6. 脂肪，油，甜食** 啤酒、黄油、蜜饯、可乐、饼干、薯片和各种糕点等食物是不是已经融入了你的膳食？它们绝大部分营养价值很低，它们都是高热能(主要由糖产生)和含有大量的盐、油。新膳食指南对脂肪、盐、糖和酒精的摄入做了特别的建议。

美国农业部将脂肪和油归为食物金字塔中的"油类"。脂肪的日推荐摄入量为总热量的20%～35%，且绝大部分脂肪应为多不饱和和单不饱和脂肪酸，如鱼、坚果、菜子油等。其中，芥花籽油和橄榄油相对较好。饱和脂肪所提供的热量应低于总热量的 10%，每天胆固醇摄入应低于 300 mg。反式脂肪酸摄入应尽可能地少。油的日推荐摄入量为 24 克或 6 茶匙。这里的 1 茶匙相当于：
- 1 茶匙软质人造黄油
- 1 汤匙低脂蛋黄酱
- 2 汤匙清淡的色拉调味料
- 1 茶匙蔬菜油

美国农业部还建议我们在选择和准备食物的时候尽量少选择添加糖或有热量的甜味料的食物和饮料。新膳食指南建议每天摄取添加糖不宜超过 8 茶匙，约相当于 1/2 盎司豆形胶质软糖或 1 杯 8 盎司的柠檬汽水。

美国农业部膳食指南中新增加了对盐摄入量的限制，他们建议钠的日摄入量为 2 300 毫克或 1 茶匙，在选择或烹制食物时少放盐。我们每日的盐摄取主要来自食物的加工过程中，许多人都忽略了熟食、调味汁、汤羹及罐装食品中的高盐量，因此，查看食物标签上的成分是十分重要的。你可能会对饼干、罐装青豆、汽水和饮料等食物的盐含量感到惊奇。在外出就餐时，如果你不知道菜单中食物的盐含量，那么很难做出一个健康的选择。高盐与高血压密切相关，约 30% 的美国人会因高盐的摄入而血压增高，进而可能导致心脏病或中风的发生。

新膳食指南的另一个不同就是关注酒精摄入量。美国农业部指出"那些喝酒的人应当自觉适度饮用"。所谓适度是指每天摄入量女性不超过一份，男性不超过 2 份。1 份酒的定义为 12 盎司一般的啤酒，或 5 盎司葡萄酒，或为 1.5 盎司白酒。由于酒精饮料产生热量而基本不含营养物质，因此它影响人体摄取足够的营养物质却日常的热量分配毫无影响。然而，有一些研究表明适量的酒精摄入，如每天 1 杯红酒，有助于降低冠心病的发病危险。

## 三、快　餐

快餐热能主要来源于脂肪，这是由它的烹饪方式决定的(例如用饱和脂肪油炸)。**脂肪密度**

是快餐的严重缺点。与油脂的正常需要量相比（脂肪产热占总热能的 20%～35%），快餐中 40%～50% 的热能来源于脂肪。尽管现在很多快餐店用植物油来取代动物油烹饪，但这不能降低快餐的高脂肪。平均一顿快餐就含有人体一天所需脂肪的一半。要注意的是，快餐往往也含高糖和高盐。

### 说出标签含义

食物标签由政府定义，自身构成一种语言。你可以学习这种语言并了解其术语。这里给出一些标签的解释：

无热量——每餐份所含热量低于 5 千卡。

低热量——每餐份所含热量不高于 40 千卡。

减热量——较常规的同类食物热量低 25% 以上。

清淡——较常规的同类食物热量低 1/3 或脂肪含量低一半以上。

无脂——每餐份所含脂肪少于 0.5 克。

无——不含或含有微量某种物质，如钠盐、脂肪、胆固醇、热量或糖。

低脂——每餐份所含脂肪不超过 3 克。

减脂——较常规的同类食物脂肪含量低 25% 以上。

无胆固醇——每餐份所含胆固醇不超过 2 毫克或每餐份所含饱和脂肪低于 2 克。

低饱和脂肪——每餐份所含饱和脂肪不超过 1 克。

瘦的——每餐份或每 100 克食物所含脂肪低于 10 克，饱和脂肪低于 4 克，胆固醇低于 95 毫克。

新鲜——没有加工，没有烹制，没有冷冻。

健康的——每餐份所含脂肪低于 3 克，其中饱和脂肪低于 1 克，胆固醇低于 60 毫克；且必须至少含有维生素 A、维生素 C、钙、铁、蛋白质、纤维等营养物质日推荐摄入量的 10%；且钠盐含量不应超过 300 毫克，但无糖含量限制。

优质来源——每餐份含有某种营养物质日推荐摄取量的 10%～19%。

富含——每餐份含有某种营养物质日推荐摄取量的 20% 以上。

较多——每餐份含有某种营养物质日推荐摄取量的 10% 以上，多于日常准备的食物。

较少——与日常准备的食物相比，所含某种营养物质低 25% 以上。

能量——指产生热量的任何食品，因此除水之外的其他饮料都符合这个定义。

尽管许多快餐店扩展了他们的菜单，供应食品增加了全麦面包卷、色拉自助柜、水果、低脂牛奶，但最近一项研究表明每周至少 2 次在快餐店就餐的人比其他人平均重 4.5 千克（10 磅）。

一些快餐店似乎已经厌倦了供应健康食品，而重新开始供应高脂肪和高热量食物。例如，Burger King 最近开发的巨无霸煎蛋汉堡，一块小面包内夹有 1 根香肠、2 个鸡蛋、2 片美国干酪和 3 块咸猪肉，这些加起来约为 730 千卡的热量和 47 克脂肪，其建议零售价为 2.99 美元，或者为 3.49 美元的超值餐，其中还包含炸土豆条和咖啡或果汁，超值餐中炸土豆饼就含有 230 千卡热量和 15 克脂肪。

### 关键术语

**脂肪密度**：从脂肪中得到能量在总食物中所占的比例，超过 30% 的被认为是高脂肪密度。

这些餐厅所提供的这些菜单选项意在吸引哪些人呢？研究显示 18～24 岁的男性为了以最少

的钱得到最多的东西而更容易选择快餐食品,却不考虑营养价值。不要傻傻地以为你吃的是沙拉,是健康的,其实这是错误的想法。

---

### 什么是"有机食物"?

美国农业部(USDA)新的有机食品标签于 2002 年 10 月开始生效,以规范食品养殖和种植不得使用合成农药及其他化学物。根据 USDA 新规定,"有机"意味着:
- 肉、家禽、蛋等食品生产必须来自没有给予生长激素或抗生素的动物,维生素和矿物质添加剂除外。牲畜在"充分活动、活动自由和减压"的有机环境下喂养。
- 产品不是基因工程或经辐射杀菌的。
- 农作物所生长的土地不得施加污水污泥或化肥。
- 虫害和植物病害主要通过昆虫捕食、诱捕、天然驱虫剂和其他非化学方法来治疗。
- 杂草通过护根覆盖、割草、手工除草或机械化耕作的方式去除,而不是化学灭草剂。

有机食物有许多种:"100%有机的"意味着食物的所有成分都是有机的;"有机的"即 95%的产品是有机的;"有机生产"即至少 70%的食物是有机的。

---

## 四、功能性食品

当前营养学的前沿研究之一是**功能性食品**。它的作用包括某种疾病的治疗,机体某个部位的保健。功能性食品不仅含有应有的营养素,还含有某些具有特殊临床价值的成分。功能性食品的种类有很多,如营养制品、营养添加保健品。它们被制成各种形式以便于携带和服用,如常见的药物(药片,胶囊)和益生菌。**益生菌**是有助于预防疾病和提高免疫力的活的细菌(有益微生物)。它们可以在消化系统中营造出不适宜有害病菌(有害微生物)生存的环境。有超过 400 种细菌定居在我们体内或体表,且数量为人体细胞数的 10 倍。酸奶酪就是一种可以给你许多益生菌(乳酸菌)的食物。

常见的功能性食品有:大蒜(可降低胆固醇),橄榄油(预防心血管疾病),高纤维食物(预防便秘,降低胆固醇),高钙食物(预防骨质疏松),含有高维生素 A、C、E 的食物——多见于水果蔬菜中,为身体提供抗氧化物的来源,被认为是功能性食物。

除此之外,富含叶酸的食物也为功能性食品。一些维生素 B 族的食物可以预防脊裂等其他神经系统的畸形,对心血管疾病的预防也有作用。富含硒的食物可以预防癌症。最近,FDA 提出大豆蛋白能保持心血管的健康。

目前正在研究的功能性食品之一是对蔬菜中有益成分进行提取和精炼,如番茄中的番茄红素;另一个例子在上面已说过,即可以降低血胆固醇的新型的人造黄油等。食品工业正努力扩展功能性食品的大家族,包括一系列的健康增强食物。

---

### 关键术语

**功能性食品**:能够改善/预防某些健康问题的食物。
**益生菌**:有助于预防疾病和提高免疫力的活的细菌(有益微生物)。

## 五、食品添加剂

现在,大部分人认为自己买的食物不健康,因为大约有 2 800 种被认为是安全的**食品添加剂**被批准用于食品的生产、加工和烹饪。但是,这些添加剂可以被禁止吗?

食品添加剂是指添加到食物中以增加食物颜色或风味、取代糖或脂肪、或改善营养成分、质感或保质期的物质。例如,乳化剂可以帮助花生油保持恒久的质感并防止分离,而稳定剂和增稠剂可以让冰淇淋质地光滑均匀。防腐剂如抗氧化剂可以防止苹果因暴露在空气中而变褐色,也可以防止烘焙食品中的脂肪和油变质。最常见的 3 种添加剂是糖、盐和玉米糖浆。

### 教你一招

#### 匆匆忙忙进餐

我总是很忙,没有时间做饭,因此我的很多餐点都是快餐。在我匆匆忙忙进餐时有没有好的建议?

典型的美国人每周大约要吃 3 个汉堡包和 4 次炸鸡翅,因此不单单你一个人。在美国有超过 300 000 家快餐店,快餐已成为美国人生活方式的一部分。以下是在快餐店就餐时的一些建议:

- 选择"小"或者"正常"大小的分量。
- 饿的时候请不要等,因为那会让你食量惊人,吃得过多。
- 请提前考虑好你要吃什么,而不要被"超值餐"或"看起来很美味的食物"所动摇。
- 索要菜单的营养指南,做选择时看看热量、脂肪及钠盐含量。
- 选择烧烤,以替代炸鸡和鱼。
- 选择清淡的食物。
- 限制你的口味。与一般的蛋黄酱和高脂沙拉酱相比,芥末、番茄酱、色拉、低脂或脱脂的调味料和沙拉酱是更好的选择。
- 早餐,请选择麦片粥或牛奶和薄饼,而不是早餐三明治(其中含有 475 千卡热量,30 克脂肪和 1 260 毫克钠盐)。
- 从家里带便当! 在食品杂货店买便于携带、食用方便、较快的食物,如便携酸奶、一只香蕉或苹果、低脂麦片饼或早餐饼。
- 购买低脂或脱脂牛奶或水,而不是汽水。
- 去餐点品种丰富的快餐店,以确保你不用每天吃汉堡包;限制每周外出就餐的次数。

### 关键术语

**食物添加剂**:增添于食物的化学物质,来改变食物的某种性质,包括其颜色及质地。

### 教你一招

#### 餐馆健康就餐

外出就餐时你如何控制食量、作出健康选择和了解食物加工过程?

美国人所吃的食物中超过 35% 是在家以外的餐馆、学校及其他公共场所进食的。外出就餐带来的主要挑战就是遵守承诺健康饮食。举个例子,等餐位时你感到饿了,然后在你等上菜时一筐薯条摆放在你面前,这时就可能违反你的初衷。而且,所有你能吃的自助餐饮柜台都会恳求你多吃些以"使你付的钱有所值"。外出就餐时有什么方法来帮助作出健康的选择呢?

- 像你在家一样地就餐。外出就餐时我们会倾向于过度放纵。研究显示,当人们被供应大份量餐点时,他们进食就会增多,而餐馆喜欢供应你实际所需份量2倍的份量。坚决吃供应份量的一半,将剩余的带回家作为下一顿的餐点。
- 避免吃开胃品,少吃面包、薯条等"餐前"食物。
- 在外出用餐前不要忍饿,以避免吃得过多。给自己充足的时间考虑你需要多长时间来等餐位、点餐及上菜,以便于在你非常饿的时候不要外出就餐,避免等餐时挨饿。
- 询问食物的处理过程及食物调味汁的种类,包括蔬菜。选择那些水煮的、焙的、焖的、烤的或蒸的低脂的食物。避免食用滚面包层的、油炸的、腌制的、煎的、慢炒的、裹有面包屑焦层的食物。注意像 alfredo、在烤肉上溜油的、batter-dipped、黄油样的、奶油味的和脆的食物等都是高脂食物。
- 索要沙拉酱和调味汁放在你旁边,以便于你自己决定需要多少。
- 与朋友共享一份餐后甜点,或选择新鲜水果、水果沙冰、冰冻酸奶或一小勺没有浇料的冰淇淋。

## 六、食品安全

随着食品生产和加工领域先进技术的应用,我们现在食物得以更新鲜、更安全。但是,我们同时越来越多地发现,这些科技也给我们带来了一些负面作用。例如就食品污染而言,食品的制备、处理和储存,食品辐照,食品基因工程等都影响着我们的食品安全。

### (一) 食源性疾病

食源性疾病和食物中毒是因为摄入了污染的食物。食物中毒症状常被误以为是流感——疲倦、寒颤、低热、眩晕、头痛、胃部不适、腹泻及严重惊厥。食源性疾病通常在摄入污染食物后 1~6 个小时内发病,且康复非常快。由于食物没有完全烧熟以杀死细菌或储存温度不够低以抑制细菌生长,细菌是绝大多数食物中毒案例的罪魁祸首。而且,几乎一半的食物中毒案例都是可以通过正确的洗手以避免病毒、寄生虫及有毒化学物质污染食物而避免的。食品应冷藏在 4℃ 以下或保暖在 60℃ 以上。在 4~60℃ 之间,细菌数量在 20 分钟内就可以翻一倍,因此将食物在安全温度储存十分重要(见图 5-2 食物烹调和处理的安全温度原则)。

我们大多数都知道在处理食物前要洗手,然而,你是否是按照 USDA 推荐的方案洗手?USDA 推荐在食物的准备过程中要经常洗手,打湿手,使用香皂,搓手 29 秒,将手彻底冲洗干净,烘烤手,用干净的一次性或专用的手巾擦干手。

沙门菌感染是最常见的食源性疾病,常见于生的、烹煮不足的禽肉、猪肉、蛋、鱼和未经巴氏消毒的牛奶中。产气荚膜梭菌也称"自助餐细菌",生长于无氧或缺氧的环境中,且在室温或低温下生长迅速。因此,自助餐所提供的食物应经常更新,剩余的食物

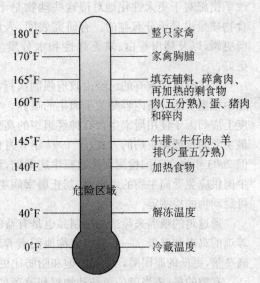

图 5-2　食物烹调和处理的安全温度原则

注:℃ = (°F - 32) × $\frac{5}{9}$

也要及时迅速冷藏。冷藏超过 3 天的剩余的食物可能有害,不宜再吃。俗话"疑则不用"适用于任何可疑的剩余食物。第三种食物中毒是肉毒中毒,虽然比较少见,但一旦发生却是致命的。通常是由家中自制罐头或商卖罐装食物处理或储存不当所引起的。罐身或盖子有凸起或凹陷、罐子有裂缝、密封不严以及透明液体变成乳白色等都是危险信号。

### (二) 食物的安全处理

为避免食物中毒,正确处理食物是十分重要的。勤洗手是食品安全最重要的一个原则。细菌在温暖、微湿的手上可以生长和大量繁殖,而手不经意间就会将病菌从一个表面传送到另一个表面。用热的含有肥皂泡沫的水清洁厨房的工作台面以及不要将邮包、报纸、手提包等放在厨房工作台面上也是十分重要的。虽然一些人提倡使用抗菌产品,但其他人主张如果过度使用抗菌产品,那么细菌就会对这些抗菌产品产生抵抗力,这些产品就会失去功效。用具、碟子、砧板、炊具、碗和洗碗布都应该用热的、含有肥皂泡的水清洗和认真漂洗。

### (三) 食品辐照

随着人们越来越多地关注肉及肉制品的污染问题,在 20 世纪 90 年代初期,美国超市中出现了第一批辐照肉和碎牛肉。最近,又引进了辐照冷冻鸡肉。辐射可以通过破坏沙门菌、大肠杆菌等致病菌、昆虫、寄生虫及其他生物的 DNA 来阻止其繁殖。虽然辐照肉较一般的肉中细菌含量低很多,但辐照并不能杀死肉里所有的细菌。事实上,辐照并不如正确的烹饪方法杀死的细菌多。还有一点要注意的是辐照会给消费者带来一种错误的安全感,使其误以为在食物的处理和制备过程中不必再采取预防措施。例如,烹煮不足、不干净的厨房工作台、不清洁的炊具及错误的储藏方法仍可使肉遭受污染。还有一些人称辐照肉有明显的劣异味,且气味像烧焦的头发。

### (四) 安全农业技术

近几十年来,在美国要求更好地饲养用以屠宰和生产乳制品的动物的呼声越来越高。因此,随着近来的改革,基于担心和对畜群偏好的创新设计,在北美有超过一半的肉牛被屠宰掉。产蛋鸡的笼子较以前大出了三分之一,将产蛋鸡饿上几周以刺激其产蛋的方法也逐步被淘汰。这些改革措施对于更人性化地对待这些动物是十分重要的,而且这些措施对于改善人们健康和提高食物质量也是十分有益的。有研究表明,人性化地对待动物可以提高肉的质量,如更少的青肿、肉更嫩,以及猪肉苍白、缺乏弹性和水分发生率更低。而且,据说人性化喂养的鸡产的蛋味道更好。

上述改革措施有的已经由政府强制执行,有的可以由农业生产单位自愿采纳。在这些改革措施中很重要的一条内容是关于肉牛的喂养。牛海绵状脑炎,即众所周知的"疯牛病"的传播,很大程度上应归因于使用屠宰牛含有神经组织的高蛋白质副产品。这种喂养方法如果不是唯一的,也是最主要的传播疯牛病的方式,于 1997 年 8 月已在美国和加拿大被禁止。虽然疯牛病仅限于欧洲,但 2003 年底在美国检测到几起疯牛病案例,致使美国政府不得不采取更加严格的措施以保护本国牛肉供应免受疯牛病的影响,如禁止屠宰病牛和受伤的牛,禁止供应动物的某些部分,以及加强对可疑动物的检测等。

通过鸡的喂养来筛选动物制品也是有益的。出于健康和安全考虑,许多消费者只挑选散养、素养鸡的鸡肉和鸡蛋。一些公司宣称他们素养鸡产的鸡蛋与工厂化农场的鸡蛋相比,所含维生素 E 高 7 倍,更低的胆固醇,不饱和/饱和脂肪比更高,$\Omega-3$ 脂肪酸更多。

有趣的是,麦当劳公司是动物福利改革的拥护者之一。自 1997 起,快餐业领导人就要求其所有肉制品生产商接受动物福利改革的审核;1999 年,他们在美国已经有 100 家通过审核;2002 年,他们在全世界已有 500 家通过审核。由于麦当劳在肉制品市场占据如此大的一部分,以至于没有公司愿意因不遵守动物福利标准而失去生意。因此,麦当劳在推动这个行业改进其生产技术方面起着重要作用。

## (五) 转基因食品

2004年,生物技术作物增加了20%,美国、阿根廷和加拿大居于前列。就食物质量和可销售性而言,美国农业的成功之处在于其依靠转基因技术来促进产量,减少生产成本,开发新型农作物。但是,人们并不能预言转基因会带来什么作用,因为这种技术是非自然状态的,其引入变化之快超出了科学家完全评估这些变化所引起后果的能力。全球很多公司及个人团体要求对转基因食品进行长期安全性研究,并要求制定严格法规来规范这类食品。2001年1月,FDA宣布不要求食品公司说明产品所经过转基因处理,但要告知消费者是"生物科技产品"。如果没有该项措施,消费者将处于未知的风险中。

**在多元的环境中学习**

### 各种膳食金字塔

除在本章前面谈到的新膳食金字塔外,还有一些其他的膳食金字塔。地中海式膳食金字塔强调水果、豆类、荚果、坚果、蔬菜、全麦和面包。实际上,USDA推荐的新膳食金字塔看起来与已经存在的地中海式膳食金字塔相似。相对于旧的膳食金字塔,USDA推荐的新膳食金字塔的许多变化都与地中海式膳食金字塔推荐的相一致,例如更多食用橄榄油,限制胆固醇的摄入,多吃全麦制品、水果和蔬菜,选择瘦肉,每日锻炼等。

亚洲膳食金字塔限制肉的摄入,甚至推荐了肉的月摄入量和鱼、贝类、乳制品的日摄入量。与地中海的饮食类似,亚洲人的膳食鼓励每日摄取水果、荚果、蔬菜和全麦。而且,亚洲膳食包括米饭和面条,建议禽肉、鸡蛋、甜食每周只吃一次。

拉美膳食金字塔也建议肉、鸡蛋、甜食每周只吃一次。与亚洲膳食相似,它鼓励每天吃鱼和贝类;但与亚洲饮食和地中海式饮食不同的是,它建议每天摄取禽肉。像其他膳食金字塔一样,应每天摄入水果、蔬菜、豆类和全麦。且三种膳食金字塔均强调每日身体锻炼。

USDA制定的新膳食指南的改进之处与地中海、亚洲和拉美膳食金字塔有些相似,都强调水果、蔬菜、全麦,限制酒精摄入,增加身体锻炼。

## 七、素　食

在读书时,很多学生追随尝试一些非传统膳食。其中的代表有素食、减肥食谱以及过分依赖快餐。大部分营养学家认为这些食谱不应该被完全禁止和回避,但它们应该被有计划地使用,因为它们存在着一些营养素缺陷。

**素食**是依赖植物来获取大部分甚至全部人体所需的营养素。它包括了很多种类,其中有的允许部分动物性食品,有的完全回避动物性食品。研究表明,平衡饮食的素食者似乎并没有比肉食者更容易发生铁缺乏症。尽管植物性食品中的铁并不如动物性食品中的铁容易吸收,素食者通常会吃更多的含铁和维生素C的食物,以帮助铁的吸收。而且,素食者会通过乳制品、豆腐、豆类、黄豆、钙强化麦片和西兰花等蔬菜摄取足够的钙源。目前一些人担心素食者可能会发生维生素$B_{12}$缺乏症,因为动物性食品是维生素$B_{12}$最好的来源,而天然的植物性食品中不含维生素$B_{12}$。然而,豆制品如某些印尼豆豉中可能含有维生素$B_{12}$,虽然活性不如动物食品中的维生素$B_{12}$。许多豆制品也被强化加入了维生素$B_{12}$。需要我们了解的还有一点很重要,就是肝脏可以储存大量的维生素$B_{12}$,因此要经过很多年的消耗才可能发生维生素$B_{12}$缺乏症。下面介绍3种素食饮食。

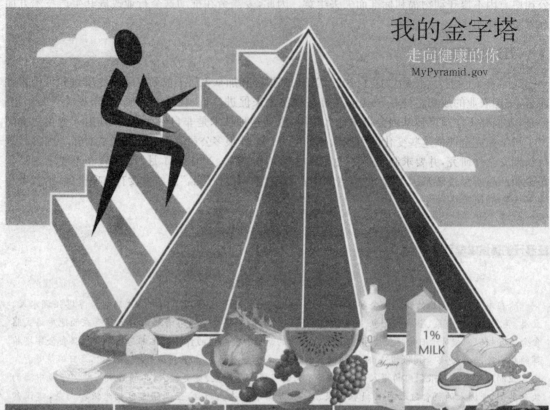

图5-3 蛋奶素食者(膳食中吃蛋和乳制品的素食者)的新膳食金字塔

## （一）蛋奶素食

包括鸡蛋、牛奶，或两者之一。蛋奶素食最接近成年人的健康膳食标准。蛋奶素食给身体提供必需氨基酸，同时限制较传统饮食中脂肪的摄入。不食用作为蛋白质来源的肉减少了总脂肪的摄入，而牛奶或鸡蛋的摄入过程中保留了足量的饱和脂肪酸。蔬菜作为最主要的营养来源与关于增加总碳水化合物、合成碳水化合物和纤维摄入的最新推荐指南相一致。大部分美国的素食主义者都属于这一类的。吃乳制品的素食者在选择食物时如果想避免其他动物性食品可能会遇到一些挑战。由于奶酪在生产过程中通常都会使用凝乳，来自犊牛胃内膜的一种凝结剂，许多素食者将奶酪排除在他们的膳食之外或选择凝乳较少的奶酪。素食奶酪生产所用的凝乳来自真菌或细菌。类似地，酸奶生产过程中通常会使用一种从动物韧带、皮肤、肌腱和骨头中提取的凝胶（凝胶在棉花糖、豆形胶质软糖、玉米糖果等糖果，蛋挞及其他食物中均有使用）。

由于商店中已开始供应不含这些动物制品的素食食品，要进行素食膳食已经容易多了。然而，如果不是一位热衷的、知识渊博的标签阅读者，要避免所有的动物性制品还是很难的。例如，最近麦当劳宣称它没有公开宣布其在炸薯条和土豆饼中使用了牛肉调味料。

### 关键术语

**蛋奶素食**：排除所有肉类，但摄入蛋和奶制品的一种饮食方式。

## （二）乳品蔬菜素食

膳食中有乳制品，但其他所有动物性食品包括鸡蛋都是不吃的，这些人称为乳品蔬菜素食者。**鱼类素食者**吃鱼、乳制品、蛋类和植物性食品。

## （三）纯素食

纯素食主义者回避的食物不仅有肉类，还有其他的动物制品，包括牛奶、奶酪和鸡蛋。与蛋奶素食者相比，纯素食膳食需要更多营养学的知识来计划实施以预防必需营养素的缺乏。

一个最可能出现的问题是如何获取所有必需氨基酸。由于单一植物来源食品往往不能包含所有的必需氨基酸，严格素食者必须学会如何选择食物来弥补这个缺陷。仔细搭配不同谷类、坚果和豆类，可以有效避免必需氨基酸的缺乏。

除可能发生氨基酸缺乏外，纯素食者可能在获取必要的维生素 $B_{12}$ 方面可能存在一些困难。维生素 $B_{12}$ 摄入不足可能会出现情绪低落、贫血、腰背痛和月经不调。纯素食者在摄取足量的铁、锌和钙方面通常有些困难。纯素食者必须严格监测钙的摄入。此外，维生素 D 缺乏也可能发生。补充剂和每天晒太阳有助于获取足量的维生素 D。

## 八、食物过敏

对某种食物耐受不良不同于食物过敏。**食物耐受不良**是指一种食物导致肠胃不适，通常是由于某种酶的缺乏。例如，乳糖酶缺乏症可引起乳糖耐受不良。乳糖不耐症影响着 20% 的美国白人，75% 的非裔美国人和 50% 的墨西哥裔美国人。每 150 个美国人中就有一个人对麦麸（存在于小麦、黑麦、大麦及可能存在于燕麦中）耐受不佳，麦麸不耐可导致营养不良、过早骨质疏松、结肠癌、甲状腺疾病、糖尿病、关节炎、流产及出生缺陷等。

**食物过敏**是引起不适甚至危及生命的免疫系统的免疫反应,通常被错称为一种躯体疾病。90%的食物过敏是由花生、牛奶、蛋类、贝类、坚果、鱼、大豆和小麦引起的。8%的儿童和2%的成人会发生食物过敏,其中有些人食物过敏可能比较严重甚至危及生命。

由于食物过敏通常发展缓慢,初始症状可能不易被全部识别,甚至不知道与食物有关。发生明显的食物过敏反应要经过3次食物暴露。第一次,一个人吃其过敏的食物可能很少或没有反应;第二次,吃该食物时很可能出现明显的反应,如发生荨麻疹、瘙痒、流鼻涕、口腔灼热和哮喘;第三次暴露会出现显著反应,如某些人花生过敏会在数分钟内死亡。食物过敏无法治愈,治疗方法就是避开这些食物和一直随身携带肾上腺素。

---

**关键术语**

**鱼类素食膳食**:只吃鱼、乳制品、蛋类和植物性食品的一种素食饮食方式。
**纯素食**:排除包括蛋和奶制品在内所有动物性食品的一种素食饮食方式。
**哺乳**:喂奶的过程。
**食物耐受不良**:通常由某种酶缺乏引起的对某种食物的不良反应,与免疫系统无关。
**食物过敏**:免疫系统攻击在其他方面无害的食物或成分的一种反应;过敏反应从引起轻微不适到危及生命均有可能。

---

## 九、营养与老年人

营养需要随着年龄的变化而变化。年龄增大带来的身体结构和功能的变化会改变对某些营养素的需求。这些改变主要涉及牙齿、唾液腺、味蕾、咀嚼肌、胃酸分泌的量和胃的蠕动。除此之外,慢性便秘导致的胃食管功能减退会使老年人食欲减退。

影响老年人食欲的另一个因素是身体基础消耗量的减少。一旦能量需求量减少,机体对食物的需求感也相应减少。而且,随着年龄增长运动水平也逐渐下降。对老年人来说,由于对热能需求减少,营养价值而非热量的供给是在选择摄入食物时重要的考虑因素。新的USDA膳食指南对50岁以上的成年人给出了特别的建议,其中包括增加维生素$B_{12}$的摄入,因为老年人对这种维生素的吸收能力减弱;还鼓励老年人摄入维生素D强化食品,因为老年人群容易缺乏此维生素。

心理因素也会影响食物在老年人生活中的作用。社会的孤立、情绪低落、长期酗酒、收入降低、行动不便、住房问题等生活因素会减少甚至磨灭老年人对享受食物的兴趣,从而使老年人的食物摄入减少。

## 十、国际上营养的关注点

在美国,营养关注的焦点是营养过剩,包括过量摄入脂肪和总热量问题。相反,在世界上许多地区关注的焦点则是食物缺乏和食物质量问题。这些问题的原因有很多,包括气候、有效的耕地面积、宗教活动、政治动乱、战争、社会基础设施和原料技术短缺。然而在这些所有的因素中最根本的是人口的增长。

为了进一步增强粮食生产以满足需要,还需要在以下几个方面努力:

- 增加目前的耕地面积;
- 改善目前耕地的质量;
- 推广适合饲养在非耕地上的动物;
- 更有效地利用其他来源的水(海,湖,池塘)来灌溉农作物;

- 利用新科技开发新型高产农作物；
- 增强营养学教育。

目前，尽管在农业科技和食品技术（如各种基因重组种子，大豆强化婴儿食品）方面有了重大突破，有政府的努力以及联合国粮农组织、美国农业部的支持，但收效甚微。特别是在第三世界国家，生育率高于美国2～4倍，粮食增加需要达到2.7％～3.9％才能满足增长的人口需求。目前世界人口为66亿，预计2070年达到90亿，2100年下降达到84亿。在接下来的几个世纪，粮食生产的需要将远远超出想象。

### 教你一招

#### 管理你的健康

**便利店购物**
- 在去超市前列一个购物单并严格按照它采购！
- 在你饿的时候不要去食品杂货店买东西。
- 每周只购物一次。
- 阅读食物标签，检查其中脂肪、钠盐、糖等的含量。
- 留意食品的出售截止日期或保质期。储存在后面的商品通常是最新的。
- 对于单身顾客，应寻找单独包装的食物，如果汁、酸奶、冷冻料理、汤羹和甜点等。
- 购买新鲜的水果和蔬菜，而不要罐装或冷冻的。如果一定要买罐装或冷冻的水果和蔬菜，请挑选那些没有添加糖、脂肪和钠盐的。
- 请选择糙米而不是精白米，选择全麦而不是白面包。
- 不要喝油炸方便面汤。面条通常是在油中速炸的，脂肪和钠盐含量很高。
- 松饼、百吉饼和面包圈不要吃特大的，要吃小的。
- "精肉"比"上等"肉瘦。
- 含有皮的火鸡绞肉和小鸡，脂肪和热量含量较高。吃火鸡绞肉和小鸡的鸡肉，脂肪含量较低。火鸡绞肉胸脯肉脂肪含量更低。
- 购买水浸金枪鱼，而不要购买油浸金枪鱼。
- 买低脂或无脂牛奶，而不要购买2％或全脂奶。
- 购买标有"部分脱脂"、"减脂"或"脱脂"的低脂奶酪、酸奶、蛋黄酱和奶油芝士。
- 购买芥花籽油或橄榄油而不是玉米油，或喷一些喷雾油。

## 自我评估(一)

**计算你的盘中餐**

仔细审视一下自己的饮食习惯,包括你目前的食物抉择和生活方式,回忆一下你典型的饮食方式和食物抉择。

计算分值:经常=2分,有时=1分,从不=0分。

| 你是否 | 经常 | 有时 | 从不 |
| --- | --- | --- | --- |
| 在做食物抉择时考虑营养 | | | |
| 尝试着规律进餐,包括早餐,而不是省去 | | | |
| 选择营养的点心 | | | |
| 尝试多样的食物 | | | |
| 正餐或点心会尝试新的食物 | | | |
| 尝试根据你的生理活动平衡自身能量摄入 | | | |
| 一些细节问题 | | | |
| 你是否 | | | |
| 每天至少摄入6盎司的谷类产品 | | | |
| 每天至少摄入2.5杯蔬菜 | | | |
| 每天至少摄入2杯水果 | | | |
| 每天至少摄入3杯的牛奶、酸奶、或奶酪 | | | |
| 少吃高脂肪食物 | | | |
| 少摄入糖 | | | |
| 每天喝8杯或更多的水 | | | |
| 限制酒精性饮料(每天女性不大于1杯,男性不大于2杯) | | | |

注:1盎司=31克。

**如果你得分……**

24分或以上　健康的饮食已经成为你的健康习惯,但是你需要继续努力来坚持这个健康饮食计划使其更好。

16~23分　你已经开始步入正轨,一些简单的改变可以帮助你的整体饮食计划更健康。

9~15分　有时你用简单的方式吃,但是要达到健康还远远不够。

0~8分　为了你的健康,你需要重新考虑下你的饮食方式,慢慢地,一步一步地来。

无论你的得分是多少,你都要向健康饮食靠拢,逐步地把自己的"从不"变成"有时",把自己的"有时"变成"经常"。

# 自我评估(二)

**你以进食来应对你的情绪吗?**

有时人们把食物作为应对情绪和问题的一种方法。为了检测你是否也把食物作为一种处理情绪的手段,以及什么样的情绪会让你和进食联系起来,完成下面的题目。

1 = 从不  2 = 很少  3 = 有时  4 = 经常  5 = 总是

1. _____ 当你生气的时候会吃东西吗?
2. _____ 当你感到恼火的时候,你是否会求助于食物?
3. _____ 当你对某些人感到失望时,你是否会通过进食让自己感到舒服些?
4. _____ 你是否发现当你某天不开心的话,吃得更多?
5. _____ 你是否通过进食让自己高兴并振作起来?
6. _____ 你是否把食物作为你逃避不愿意做的事情的手段?
7. _____ 当你感到孤独的时候,是否会把食物当做朋友?
8. _____ 当你生活空虚的时候,你是否用食物来充实自己?
9. _____ 当你心烦的时候,你是否通过进食让自己冷静下来?
10. _____ 在你焦虑、担心或紧张时是不是吃得更多?
11. _____ 在感到压抑时是否求助于食物?
12. _____ 在你的生活发生大的改变或变化时,你是不是吃得更多?
13. _____ 你是否用食物来奖励自己?
14. _____ 当你觉得自己做错事的时候,你是否用食物来惩罚自己?
15. _____ 当你自我感觉不好的时候,你是否吃得更多?
16. _____ 当你对通过自身努力来提高自己感到沮丧时,你是否吃得更多,在想"努力有什么用啊"?

_____ 总分数

**解释**

如果你得分……

0~13 分  你不通过进食调节自己的情绪。你的饮食可能和你的精神状态没有关系。但是当你烦恼或有情感问题时你可能会避免进食。你可能会远离食物而不是跑向食物求助。

14~66 分  尽管你处于平均范围,但你可能用食物来应对一些特殊场合或情绪,如生气、孤独、无聊等。看下面的分数统计分析,检查一下你是如何用食物来处理特殊情绪的。

67 分及以上  你向食物求助控制自己的情绪,你可能也想通过其他的一些方式适当地表达自己的情绪。

如果你回答 1~4 题,大部分都回答"4"或"5",这可能表明你在生气时会进食。
如果你回答 5~8 题,大部分都回答"4"或"5",这可能表明你在孤独或无聊时会进食。
如果你回答 9~12 题,大部分都回答"4"或"5",这可能表明你在精神紧张时会进食。
如果你回答 13~16 题,大部分都回答"4"或"5",这可能表明你在自信心和自我价值受到贬低或打击时会进食。

# 第六章 保持健康的体重

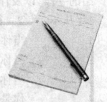

### 学习要求

学习完本章节后,你可以:
- 描述媒体及娱乐业在定义理想身材方面的作用;
- 定义超重和肥胖;
- 探讨怎样的体质指数、阻抗、皮褶厚度、水下称重及外形可以有效地评估体重;
- 探讨基因、新陈代谢、生理及激素变化、环境因素、饮食、社会文化因素、精神因素等肥胖的成因;
- 描述身体在活动时、基础代谢水平及食物热效应时对食物的利用;
- 说出几种主要的体重控制方法,如改变饮食、外科手术、药物、减重项目及体育锻炼等;
- 说出支持减重计划最重要的内容——体育锻炼的理由;
- 定义神经性厌食症、神经性贪食症、过食障碍、夜间进食症、惧畸障碍及健身过度症;
- 探讨饮食障碍症的高危人群,及患有饮食障碍症的男性的注意事项;
- 探讨治疗饮食障碍症的治疗方法。

### 关注媒体

## 减肥与现实

如今,减肥类电视节目对我们狂轰滥炸,不停地提醒我们应如何注意自己的外形,尤其要注意减肥。由于大部分美国成年人都超重,因此,减肥似乎对大多数观众都具有吸引力。"你必须瘦而漂亮"这一听起来对你好的词汇,同时也向我们传递了一个危险信号。表演秀也给人们留下了一个不可能实现的期待目标——实现完美身材。

"减肥达人",被定位为一个"减肥剧",比赛期间参赛者在医生和私人教练的监管下参与综合的饮食和锻炼计划,比赛结果看哪个队减掉的体重最多。在更像现实生活的艰苦努力过程中充满了诱惑和机能挑战。从第一季开始直至表演秀结束,通过日常锻炼和密切监控热量摄入,所有参赛者都在连续不断地减肥。许多参赛者都把家人和朋友的支持看做是他们坚持减肥的又一个重要因素。该节目秀中积极的因素有以下几个方面:

- 认识自己——你必须意识到你在哪里,你才能弄明白你想去哪里。正如肥妈明星节目里的Kirstie Alley所说的"直到我看了第一季节目之后,我才真正意识到我很胖"。
- 教练——许多参赛者都有私人教练或与一位朋友一起锻炼。
- 责任感——由于有数百万的观众及亲人朋友观看,参赛者会感觉有种责任感。告诉周围的人你在向目标前进的过程中每周的进展是十分重要的。这也是为什么许多人发现坚持写饮食日志是很有用的原因。
- 回报——一个更加健康的体魄、25万美元的大奖、书籍和电视节目的邀约、旅行、访谈以及出名等是参赛者提到的主要的回报。他们还提到了其他方面的回报,如自信、自我价值感提高,敢于冒险,更有活力,更加抗压等。
- 目标——参赛者除了在节目中设定减肥目标外,在节目结束之后还坚持制定体重控制目标。同时,他们还会设定帮其他人控制体重,穿得上游泳衣以及开展交往等目标。
- 支持——在节目中,团队成员间的相互支持似乎是成功坚持体重控制的一个重要因素。来自朋友、家庭成员即粉丝们的支持也同样会鼓舞和激励他们坚持下去。
……

观众从中获取的信息是什么呢？一位参加"减肥达人"的选手说"当你自我感觉良好的时候,你看起来就很美丽"。而这些节目则在传达一种与之相反的信息——你只有漂亮才能自我感觉不错,而漂亮意味着苗条,符合美丽的审美标准。

这些大变身电视节目秀的另一个方面就是为每位选手进行大量价值数千上万美元的整形手术。我们中有多少人有这样的经济实力或者愿意进行大量的整形和牙齿矫正手术呢？实际上,这个比例正在增加。从1996至2001年间,美国人进行整容手术的数量增加了1125%。据美国整形美容外科协会称,在美国每年进行近690万台整容手术,其中女性约占88%。在这个事事速成的社会里,一些美国人开始不愿意慢慢等待他们期望的结果。然而,这些矫正也给他们带来了一些代价,如手术并发症、需要再次手术等等。

而且,不健康饮食和食用饮食补给品可能引起高血压、心脏病、肠胃不适、骨质疏松、肾脏疾病等医学问题,而这些危险似乎超过了努力实现完美身材这一不切实际目标所带来的好处。

与进行一系列的减肥饮食、整形手术和服用减肥药物相比,均衡饮食和经常参加体育锻炼的减肥方式更加健康。一些减肥节目秀正是抓住了人们对自己缺乏自信以及对自身外形的担忧这一特点。就像第二章节提到的那样,自信比周围人的看法、我们的外形等外在因素更为重要。换句话说,一些不认为自己外形漂亮的人通常比那些认为自己外形有吸引力的人更加自信。

体重控制已成为美国文化中的一个困扰,同时也是一个严重的健康问题。在美国过去的20年里,肥胖发生率迅速增加。2010年国家卫生目标之一就是将成人肥胖率控制在15%以下。研究表明肥胖控制形势不仅没有改善,而且更加糟糕。国家慢性疾病预防和健康促进中心称,约65%的美国成年人超重或肥胖,当前有30%约6000万成年人被归为"肥胖"。其中符合肥胖标准的女性(33%)高于男性(28%)。1991年,高达74%的儿童和青少年超重。而在过去的20年里,超重的儿童青少年数量增加至三倍。

当身体获取了多于它本身所需要消耗的能量后,就会出现过剩的能量(或称为**正向热量平衡**)以脂肪的形式储存起来,这种脂肪的不停累积最终导致肥胖。与30年前相比,女性每天多摄入335千卡,男性每天多摄入168千卡。而且,约2/3的美国人不常参加体育锻炼,25%是完全静态的生活方式。事实上,一项由RAND开展的最新研究发现,对于慢性病来说,肥胖是一个比贫穷、酗酒、吸烟等更强有力的危险因素。

如果不考虑上面这项调查,很少会有专家对于肥胖给健康造成的实际危害提出疑问。由肥胖导致或者伴随的健康问题包括手术风险的增加、高血压、各种类型的心脏疾病、中风、2型糖尿病、多种恶性肿瘤、关节硬化、妊娠期并发症、胆囊疾病,以及整体死亡风险的增加。由于肥胖与这些慢性疾病的关系如此密切,医学专家目前已建议将肥胖也列为一种慢性疾病,并进行治疗。

## 一、身材与自我观念

尽管医生更关注肥胖,但在我们这个注重外形的社会中,超重仍然成为一个问题。电视媒体向大众宣扬超重的人是不受欢迎的,他们应该符合人们理想中的**身材**(比如又高又瘦,还有良好的肌肉)。举个例子,女演员和模特平均要比95%的女性瘦,而且平均体重比一般女性轻23%。如今的完美身材标准不仅要瘦而且要有优质肌肉的外观,无论对男性还是女性都是十分苛刻的。

人们往往会因为无法达到这些标准而感到不满和焦虑。这种不满意在一项800多名女性的调查中得到证实,在该调查中,近半数的调查者对她们的体重、肌张力、臀部、大腿、小腿等不满意。而一旦这种不满出现,人们就对自己的魅力产生了怀疑,随之自信心也会下降。

总的来说,男性对自身体重的满意度较女性高,减肥的压力也感觉较小。一项全国性调查显示：41%的男性对自身体重不满意，其中大多数是希望增加体重或多些肌肉。

越来越多的男性希望增加肌肉，更加强壮，具有"安东尼斯情节"（这个词来自希腊神话，在神话中安东尼斯是半人半神，拥有最理想的阳刚之美）。对此着迷的男性每天花数小时的时间举重，有时甚至不惜牺牲重要的社会交往、工作和身体健康。

很多时候，为了变得强壮，这些男性服用合成代谢类固醇或饮食补充剂。他们明显表现出一种"反厌食症"，也称**健身过度症**。健康过度症的主要特点就是无论怎么努力锻炼，都认为肌肉还不够。一些有安东尼斯情节的男性开始认为脂肪与肌肉是完全对立的，于是，可能出现饮食障碍（本章随后将会讨论）。

研究表明，200万～300万美国男性服用过类固醇或其他补充剂以增加肌肉，且很多是从青少年时期开始的。类固醇可产生一些不良反应，如服用类固醇期间会产生躁狂、有攻击性等精神症状，而停止服用时出现抑郁症状。要注意的是，父母、老师甚至经过训练的临床医师在青少年出现这些明显的身体和性格变化时，通常都没有意识到类固醇的服用。

肌肉素、谷氨酰胺及雄烯二酮等饮食补充剂被广告冠以"增强肌肉和力量之物"之名，如同帮助从体育锻炼中迅速恢复力量的助剂，又如免疫激发剂。著名篮球运动员马奎尔由于使用雄烯二酮而受到猛烈批评，并由此引起了人们对运动员及健身爱好者使用补充剂的关注。由于缺乏对所有的饮食补给品的相关规定和标准，因此其安全性和有效剂量都尚不明确。目前尚无研究证明这些补充剂能够提高运动员的表现水平或增强肌肉，比较明确的是服用这些补充剂的相关不良反应有睾丸收缩、乳腺组织增生以及男性阳痿等。对于所有年轻人来说，不良反应有痤疮、青春期提前和生长迟滞。因此，FDA已经宣布取缔含有雄烯二酮的产品，并要求停止销售含雄烯二酮的饮食补给品。FDA还建议国会通过立法将这些产品列为管制药物。

与超重相比，很少有大众媒体关注到低体重。然而，对一些极度消瘦的人来说，身材形象同样是一个痛苦的问题。

---

**关键术语**

**正向热量平衡**：热量的摄入超过热量的消耗。
**身材**：对我们身体外形的主观认知。
**健身过度症**：痴迷于更加强壮和更多肌肉，无论怎样，都认为肌肉还不够。

---

## 二、超重和肥胖的定义

超重和肥胖之间的区别是什么？通常如果一个人的体重超过正常体重的1%～19%时，医生将其定义为**超重**。正常体重是按照一个标准的身高-体重表来确定的。当一个人的体重超过正常体重的20%以上时，即被定义为**肥胖**。"病态肥胖"是指超过正常体重50%～100%，比正常体重高出100磅以上，以致影响健康或正常功能。

肥胖的定义须进一步细化。当一个人的体重超过适宜体重20%～40%，属于轻度肥胖（约占肥胖人群的90%）；体重超过适宜体重的41%～99%时，则属于中度肥胖（占肥胖人群的9%）；如果超过适宜体重的100%甚至更多，就属于重度或者病态肥胖（<1%）了。

一些临床医生和非专业人士仍然使用过去的经典身高-体重表格来评估体重是否超标，然而现在已经有了更精确的技术来判断一个人的身体成分是否合适。在这些技术方法中，其中一些技术如腰臀比（健康体重指标）、BMI（体质指数）、BOD POD评估、生物电阻抗测量、皮褶测厚、水下皮脂测定法等，将在下面章节中进行详细介绍。

## 关键术语

**超重:** 由于脂肪堆积而使体重超过适宜体重 1%～19%。
**肥胖:** 根据身高/体重表,一个人的体重超过适宜体重 20%以上。

## 三、体重和身体成分的测定

一些测量方法较为普通并已被普通大众广泛应用于测定是否超重或肥胖,而还有一些方法则相对昂贵,使用较为局限。

### (一) 体质指数

一种用来评定健康体重的方法是体质指数(BMI)。BMI 是用体重除以身高的平方计算得来的($kg/m^2$)。体质指数(BMI)并不能反映身体成分(脂肪组织与瘦体重的比例)或考虑人体体腔内脏器上的脂肪堆积程度。尽管如此,该方法仍广泛应用于肥胖症的诊断。BMI 指数在 24 到 27.9 之间被认为"超重",而达到 28 或更高则为"肥胖"。当 BMI 指数达到 40 以上时就成为严重肥胖或病态肥胖。

### (二) 健康体重指标

你可以根据《美国 2005 膳食指南》中的体重指导标准来判断你的**健康体重**。这个测定内容包括两个身体指标,分别是腰围和臀围,然后计算腰臀比以制定在不同年龄和身高段的体重范围。在大部分腰臀比正常的人群中可以发现,女性的健康体重通常都靠近每个体重范围内的下限值,而男性的健康体重则正好相反总是在上限处。

进行腰臀比的测定,请遵循如下步骤:
(1) 当你放松站立的时候,经过肚脐环绕测量你的腰围(不要吸气收腹)。
(2) 环绕你的臀部最宽的部位,测量你的臀围。
(3) 把腰围值除以臀围值,即得到腰臀比。

女性腰臀比低于 0.80 通常位于其身高年龄别健康体重范围,而男性腰臀比低于 0.90 也属于其身高年龄别健康体重。

### 肥胖带来的健康风险

下面是按照肥胖在疾病成因中所占的比例列举出的几种疾病:

结肠癌　　10%
乳腺癌　　11%
高血压　　33%
心脏病　　70%
2 型糖尿病(非胰岛素依赖型)　90%

正像这些统计数据所描述的那样,肥胖将会极大的增加许多严重的,甚至是危及生命的慢性病的发病风险。

这个新评价指标的产生是因为越来越多的研究发现,腹部周围脂肪堆积(被形象地称之为"救生圈")的多少与一些严重的健康问题有着密切的关系。基于此,《美国 2005 膳食指南》没有应用腰臀比来作为肥胖症患者是否需要接受治疗的一个临床指标,取而代之的是使用腰围指标。在不考虑身高的情况下,当女性腰围超过 80 厘米、男性腰围超过 85 厘米时,心脏病、糖尿病等健康风险就会增加。

研究表明:与臀部相比,女性腰部有更多脂肪堆积,会增加其发生心血管疾病和糖尿病的风险。这也被称为"苹果形和梨形"现象。你是苹果体型还是梨体型,取决于过剩的脂肪在你身体堆积的部位。如果脂肪更多的堆积在你的腹部,那您就是苹果形体型;如果脂肪更多的堆积在你的臀部和大腿,那您就是梨形体型。

---

**关键术语**

**适宜体重**:被认为适合人们的体重,考虑了性别、年龄和体形因素。
**健康体重**:具有正常腰臀比的人群所属体重范围内的体重。

---

### (三) BOD POD(体成分测量系统)

最新的测定人体体成分的方法就是 BOD POD 的使用。这是一个蛋形设计的密闭舱,它使用电子压力传感器来测定被人体所替代的空气体积(体型越大替代的空气越多)。通过这种方法,你可以计算出人体密度和脂肪百分比。另外一些可应用于人体体成分测定的技术,它们往往具有高度的精确性但也相对昂贵,如计算机控制的断层扫描(CT)、核磁共振成像(MRI)、红外线测量法、中子激活法等等,也许在不久的将来,这些方法都能成为非常普遍的体成分检测的有力工具。

### (四) 皮褶厚度测量法

皮褶厚度测量法是另外一种确定体成分的方法。在测量过程中,使用一把恒压的**皮褶卡钳**,来测定皮肤表层下的脂肪层的厚度,即所谓的**皮下脂肪层**。这个脂肪含量测试将在人体多个关键点上进行。通过特定的数学公式转化,皮褶厚度测量法可以用来计算人体脂肪含量百分比,这一脂肪含量百分比又将进一步来确定人体适宜体重。这种测量方法有以下缺点:①可能需要另外一个人来操作检测,因为有时自己很难进行准确的测量;②皮褶厚度很难精确测量,而几毫米的误差常常导致结果差别很大。

一般年轻成年男子正常的体内脂肪含量百分比在 10%~15%,年轻成年女性的正常范围则是 22%~25%。通常女性体内的脂肪含量更高,这与为怀孕和哺乳做准备有关。如果男性的体脂百分比超过 20%或者女性超过 30%,这些人就会被认为是达到肥胖的程度。

---

**关键术语**

**BOD POD**:通过测定人体空气排出量以计算体脂肪含量的人体体成分测量系统。
**皮褶卡钳**:一种用来测定皮褶厚度的装置,可由此计算人体脂肪百分比。

---

### (五) 水下称重测量法

流体静力学体重(又称"水下称重")测量法是另一种能够精确测定组成人体体重的脂肪组织和瘦体重间相对数量的方法。一个人的人体脂肪含量百分比可以通过对比水下体重和水外体重来确定。这个方法需要昂贵的工具设施(大罐或水池)和具备足够经验的技术人员。这也是该方法只能限制在小范围内应用的原因,比如在综合性的研究型大学或者教学医院。

## （六）外形

尽管看起来照镜子是判断一个人体型最简单的方法，但对于绝大多数人来说，这并不是一个精确的测量。研究表明绝大部分女性对自己的外貌或外形不满意，并都认为需要平均减掉3.7～5.6千克的体重，虽然他们的体重实际上属于健康体重范围。根据美国年轻女性早期的节食减肥率可知，对外形不满意是西方文化中年轻女性所特有的。事实上，每天都有50%的10岁女孩、2/3的高中女生和1/3的成年女性在节食减肥。一个人身体本身与实际身体感知有着重要的区别，对于那些有饮食障碍的人来说，这个尤其成问题。

## （七）家用秤

许多人喜欢用家里或健身馆的秤来判断自己的体重，但是这些秤通常十分不准确，因为你用不同的秤称体重，会得到不同的结果。而且，如果你早上一起床就称体重，很可能会称的结果偏轻；而经过一天的进食后晚上称时体重会偏重。因此，如果你在一台秤监测你的体重，你应该一直坚持用这台秤，并在每天相同的时间，穿着大约相同重量的衣服称体重。并且要知道肌肉比脂肪重，这就是为什么一些强壮的肌肉运动员与那些静态生活方式超重的人一样重。通常来说，疾病风险是随着体内脂肪比例而不是体重增加而增加的。

# 四、肥胖的成因

关于肥胖的成因，目前仍在探讨中。遗传、生理、代谢、环境、心理及其他方面的因素都可能是引起肥胖的病因。在过去的几十年里，肥胖的流行如此迅速以至于如今1/3的美国人都是肥胖患者。而且，在过去的20年里，美国儿童超重的数量已经增长了2倍，约占美国儿童的1/5。遗传、饮食及体力活动水平似乎都对这一惊人的增长有着不小的贡献。

性别、年龄、社会经济地位及种族等4个因素似乎对肥胖的流行也有着一定的贡献。根据对33%的体重变量的生物学统计结果，环境对体重发挥着十分重要的影响。疾病控制中心称，女性肥胖率为35%，男性肥胖率为31%，且肥胖主要发生在20～55岁的人群中。在女性中，肥胖与社会经济地位关系十分密切，社会经济地位较低的人群的肥胖率约为拥有较高社会经济地位的人群的2倍。

尽管肥胖的准确病因尚不清楚，但我们已知肥胖是由多种因素共同作用的结果。只有弄清楚肥胖的确切病因，才能找到有效控制体重的方法。

## （一）遗传因素

经过多年的研究，我们了解到遗传在体型及肥胖形成过程中发挥着主要作用。根据对一起抚养、分别抚养的同卵双生和异卵双生的对照研究，表明环境和遗传因素共同影响着肥胖的发生。事实上，据估计遗传对肥胖发生的作用占25%～40%。女性普遍比男性身体脂肪含量高，这似乎与文化及饮食习惯无关。

关于人群肥胖率的差异，有人推测可能某些人群体内存在"节约型基因"。例如，美国土著人和欧裔美国人间的糖尿病和肥胖率差异，使一些研究者认为某些人群体内存在一种特别的基因，可以高效的贮存和消耗能量，使其度过了暴饮暴食和饥荒阶段。然而，目前尚未发现任何节约型基因或基因型。

由于有超过250个基因对肥胖的发生发挥着作用，因此，很可能遗传因素间相互作用共同影响着肥胖的发生。探索性研究已经了解到瘦蛋白基因是如何影响肥胖发生的。

## （二）生理与激素

根据关于肥胖的遗传和神经生理学基础最新信息，研究者已在中枢神经系统的下丘脑部找到了进食控制中心。这些中心——饥饿进食中心和饱腹感中心——告诉身体什么时候应该进食，什么时候应该停止进食。从胃将"停止进食"信息传递到大脑平均需要 20 分钟。

激素也会影响肥胖。**甲状腺功能减退**时，甲状腺产生甲状腺素的水平降低，而甲状腺素作为一种调节代谢的激素，不足时会导致肥胖发生。有超过 500 万的美国人患有甲状腺功能减退，且高达 10% 的女性患有不同程度的甲状腺激素缺乏症。这些患者甲状腺功能减退，导致食物消化困难，从而体重增加。我们需要更好地了解激素及神经递质对饥饿和饱腹感的影响，并设计出影响其功能的药物。目前已经研制出一些相关药物，将在本章随后介绍。

女性在每个月经周期前，我们可以看到激素水平改变对进食的影响，许多女性说每当此时他们都很想吃咸食和甜食。怀孕时，一个女性每天需要多摄入 300 千卡以维持胎儿和辅助组织的发育需要，并提高母亲代谢率。而且，怀孕女性将会增加约 9 磅的脂肪组织，以作为哺乳期的能量来源。女性怀孕期间平均增加体重 10～15 千克。许多女性担心生完孩子后的减肥问题，其中一些女性确实比推荐体重增重许多，但绝大多数女性在生完孩子后 6 个月至 1 年内减掉了妊娠期所增加的体重。然而，肥胖是妊娠期并发症最常见的危险因素之一。妊娠期肥胖的女性发生高血压和妊娠糖尿病的风险更高。肥胖已成为不孕不育、不良妊娠结果和流产的危险因素之一。

虽然作为哺乳能量来源的辅助脂肪可能消失较慢，但一般来说母乳喂养可以帮助女性燃烧能量，使其恢复至怀孕前的体重。哺乳每天可额外消耗约 500 千卡热量。在孩子 3～6 个月时，母乳喂养的女性较对孩子人工喂养的女性减掉体重更多，因为对孩子人工喂养的女性消耗的热量较少。

## （三）代谢因素

传统的理论认为人体内存在一个关于生理适宜体重的基因感知程序，即**调定点**，以控制能量消耗和能量储存。然而，调定点这一称呼存在某种误导，使人们误以为是指某一个数值或点儿，而实际上是指人体基因调控维持的一个体重范围。当体重低于固有调定点时，人体代谢作用会降低机能以储存能量；也就是说，当身体感知没有接收到足够能量以维持健康机能时，它会将能量传送至身体重要部位并尽可能高效地利用这些能量。当某人摄入热量超过所需能量时，机体代谢率增加以使增重体重不超过调定点。这个储存或燃烧多余能量以维持最佳体重的过程称作**适应性生热作用**。这个过程也可以解释为什么 90% 的人在一年节食后不再节食时体重会反弹回去并增加更多。节食时，人们减少热量摄入，进而代谢降低；当人们不再节食时，他们通常会摄入更多热量和高脂肪食物，而此时还处于较低的代谢水平。这是增加体重的一个很好方法。而且节食者肌肉减少，增加的体重更多是脂肪。

---

**关键术语**

**甲状腺机能减退**：甲状腺产生的甲状腺素数量不足的一种机体状态。
**调定点**：由遗传上设定的体重范围，在此范围之外很难再增加或减少额外体重。
**适应性生热作用**：人体因适应摄食量而调整代谢率的一种生理学反应。

---

目前，存在大量关于如何改变一个人调定点的讨论。体内脂肪细胞的数量、血液中胰岛素水平、丘脑下部等大脑区似乎都会影响调定点的设置。安非他命、减肥药、中草药等一些药物可以作用于大脑以临时性调低调定点。然而，一旦不再服用这些药物，调定点会恢复到之前甚至更高的水平，从而导致体重增加。较健康且持久改变调定点的方法是通过体育锻炼和健康饮食。事实上，最

近一项有 8 000 名成功节食者参与的研究发现他们绝大部分都是采用"自己的饮食和锻炼养生法",而没有参加任何形式的减肥项目。

机体维持基本生理过程的能量需求随着年龄增长逐渐降低。这也反映出随着年龄增长,男女肌肉组织的减退。肌肉组织的减少最终改变机体瘦组织与脂肪间的比例。随着脂肪比例的增加,机体所需能量更多地受低代谢脂肪细胞的影响。多余的能量被储存在机体脂肪细胞中。逐渐减少热量摄入和持续消耗更多的热量可以有效阻止体重的逐渐增加和肥胖的发生。

### (四) 社会及文化因素

民族及文化差异同样影响着肥胖的发生率和对健康体重的认识。据疾病控制中心称,非裔美国人、美国印第安人和墨西哥裔美国女性超重的风险最高。

肥胖已成为仅次于烟草导致早死的第二大原因,尤其对黑人女性和低社会经济地位女性影响更大。积极的一面是,非裔美国女性自报较白人女性减肥的压力小,相对较少关注自己的体重问题。文化涵养也会影响肥胖率,一个族群越多地适应和吸收西方文化,这个族群的肥胖率越高。

社会经济地位也是影响肥胖的一个重要因素,尤其对女性。社会经济地位越高的女性越瘦,但男性中并没有这个现象。享有卫生保健的机会少、文化程度低、收入水平低、压力大等是导致这一差异的部分原因。有趣的是,高肥胖率也与婚姻、亲子关系、地理位置等有关。已婚男性、父母、生活在农村的人肥胖率较高。

### (五) 环境因素

新鲜出炉饼干的气味和色泽、糖块的广告宣传等环境因素肯定会影响你的饮食习惯。即使我们不饿,时间也会提示我们该吃饭了。这看起来似乎是在帮助我们调整饮食,一位耶鲁大学的心理学教授同时也是饮食紊乱综合征的专家,Dr. Kelly D. Brownell 竟然在每每谈到食物时都把美国社会称为一个"有毒的环境"。研究者称周围环境对饮食起着重要影响。食物分量、价格、广告宣传、食物可及性、可供选择的食物种类数量等因素都可以影响人们的食物消耗数量。例如,对于常看电影的人来说,如果用一个超大桶而不是较小的容器来盛装爆米花,即使爆米花不新鲜,他也会多吃 50% 的爆米花。如果办公室桌子上摆满了饼干和糖果,即使不饿,同事们也会在工作日一点一点地把它吃掉。一项研究显示,如果在员工桌子明显的位置上摆放饼干,他们平均每人会吃 9 块;如果将饼干放在其抽屉里,这个数量下降为 6 块;而将饼干从桌子上移到更远而不易取到的地方,平均每人进食数量下降为 3 块。

包装和价格也会影响人们摄取食物的数量,广告商、餐厅以及食品杂货店很清楚这一点。降低低脂小吃的价格,哪怕只是降五分钱,都会使销量显著增加。相反,标识低脂的商标标签和促销其他低脂食物的卡通漫画都很难影响人们对喜爱的小吃的选择。这一点不仅对食物适用,对饮料也同样适用。人们更喜欢使用矮广口的玻璃杯而不是细长的杯子喝饮料,他们认为这样喝得比较少。

更多的食物选择似乎也会让人们吃得更多。在一项研究中,当提供 4 种不同馅料的三明治时,人们会比只提供一种他们最喜爱的馅料三明治时吃得更多。另一项研究中,当为参与者提供肉、水果、面包和甜点等 4 道菜时,参与者比只提供相同量的他们最喜爱的 1 道菜时多摄入 60%。更有甚者,人们在汽车设计时不断地扩大放茶杯的容积,以便人们能买更大的饮料来畅饮。要注意的是这些研究结果提醒所有人而不仅仅是超重和肥胖的人们:人们常常对此产生错误看法。然而,不同之处在于可能与研究者的年龄有关。一项研究发现:在连续 3 天的午餐中,为 3 岁孩子提供不同分量的通心面和奶酪时,孩子每天所吃分量相同;而同样的办法在 5 岁孩子身上试验时,供应量多时孩子进食量就多。

## (六) 心理因素

过食相关的心理因素是人们除了生理饥饿之外的又一进食原因。患有饮食失调症的人们称他们不知道什么时候饥饿，常常在不饿的时候吃东西，并由于某些生物因素而停止进食。如果不是因为饥饿，人们为什么要吃东西呢？人们常常因为某种情绪而进食，例如，当人们心烦、疲劳、压力大或心情压抑的时候或者需要安慰时吃东西。一些人说，他们把食物当作处理伤害、忧伤和生气的手段，用食物来压制他们的情绪。另一些人吃东西是出于习惯，把食物和某些活动联系在一起，如看电影要吃爆米花、看电视要吃炸薯条、晚餐后要吃甜点等。无疑许多人想要精神振作时都会想起巧克力。食物也是庆祝、节日、家庭聚会和社交联系的一部分。很难想象我们参加的社交活动如果没有食物会是什么样子。

一些人用食物来培养关系以替代真正的人际关系。"食物是我最好的朋友"、"一顿大餐胜过性"等评价提示我们许多人对依靠食物来满足需求的依赖程度。在本章节随后关于饮食失调症的讨论环节中，我们会了解到食物相关的心理问题可能多么严重，甚至危及生命。

## (七) 饮食

许多研究者认为一个人脂肪细胞的数量在其两岁时已经确定。喂得过多的婴幼儿产生脂肪细胞的数量较平衡饮食、喂给适当分量膳食的孩子多。当这些孩子成年时，他们将会有更多的脂肪细胞，这一数量的增加将会导致肥胖人体内脂肪细胞的数量是正常体重人体内脂肪细胞数量的5倍。节食减肥只会减小脂肪细胞的体积，而不减少脂肪细胞的数量。拥有脂肪细胞数量异常多的人由于其生物学限制而很难减肥。

另外一个肥胖的方法是长时间过量饮食。如果一个婴儿哭闹着要食物并迅速被满足，这个孩子就更可能学会饥饿是什么感觉以及相应的对策反应是什么；如果小孩子哭闹与饥饿无关，而作出的反应是给他一块饼干或糖果，那么小孩子就会学会如何用食物来抚慰自己。研究表明，如果婴幼儿期孩子们的饥饿需求被忽视或过分溺爱，他们就会对什么是饥饿以及如何来满足它而感到迷惑。

一些父母与孩子间的第一次权利争执就是围绕食物问题发生的。生活上几乎没有自主权的孩子可以通过拒绝吃某些食物、要求吃其他食物和决定何时进食来发挥他们的一些权利和控制能力。父母用食物作为对好行为的一种奖励（如果你的测试成绩得了"A"，我会奖励你冰淇淋）；一种惩罚措施（如果你不这样做，你就不能吃甜点）；或者作为一种让人感到内疚的方法（不要浪费食物，把盘子里的东西吃掉。世界上许多孩子都在挨饿）。这些可能会在不经意间导致消极饮食，并贯穿孩子童年生活。有趣的是，研究表明，当让这些孩子自己做决定时，他们特别善于满足自己的营养需求。一项研究中，允许孩子们有一周的时间吃自己想吃的东西，他们是否经常吃一些高脂、高糖食物呢？不。实际上，当我们观察他们每天的摄取食物时，他们的饮食并不均衡。然而，当我们总体来看他们一周中摄取的食物时，我们发现他们很好地满足了自身的营养需求。

不仅你父母对你所讲的话会很大程度上影响你的饮食习惯，他们的行为、饮食习惯对你饮食的影响更大。孩子们暴露的食物环境不同，父母的饮食模式也不一样。如果一位家长说"我不能吃那个，吃了我会胖的"，或者不吃水果、蔬菜，或者每天晚上坐在电视前吃一大包炸薯条，孩子们很可能也会跟他们学着那么做。同样道理，如果父母经常体育锻炼，健康平衡饮食，并正确评价体重，那么孩子们也会模仿着这样做的。

## (八) 缺乏运动

当体重控制专家被问到在当今社会肥胖率如此高的唯一最主要的原因时，他们无一例外地指出了缺乏运动。各个年龄段的人，都有比几十年前他们的长辈们运动得更少，当然也就消耗了更少的热能。由于长时间坐着工作、学校体育课程的减少以及网上冲浪、玩电子游戏、看电视等坐着娱乐活动的增加,大人和小孩子都花费很少时间来体育锻炼。而且,家中和工作场所中许多劳力节约装置和自动化的增加都减少了人们的运动。一些研究称,几乎三分之二的美国人不经常参加体育锻炼,25%处于完全静态的生活方式。这种广泛的缺乏运动的表现有很多解释的理由:工作场所的自动化设备、家庭中的劳力节约装置、窝在沙发不动看电视、普遍不喜欢运动等。但缺乏运动成为一种普遍模式时,超重也就不奇怪了。

### 日益增长的肥胖问题

与20世纪60年代相比,如今的儿童增重约3.4千克,十几岁的孩子比那时重4.5~6.0千克。这可能导致2型糖尿病、高胆固醇及大量其他健康问题的增加。这个问题并不只存在于青少年。从十几岁到25岁左右肥胖率翻倍。尽管大学生害怕"大一15",传说大一学生体重要增加7.0千克(约15磅),研究者发现大一女生平均体重增加1.8千克,男生平均增加2.7千克。

美国儿童和青少年增重超过前几代人的原因之一就是儿童每天消耗的能量比他们父母或祖父母辈在他们这个年龄时要少很多。今天的年轻人花大量的时间以静态的方式娱乐——看电视、玩电脑及手持式电子游戏。学校也没有通过缩减体育课和课间休息来改变此情形。

在我们如今这个快节奏的社会里,与过去相比,我们越来越多地选择吃快餐和加工食品。学校也因在食堂和自动贩卖机提供高糖、高脂肪食物及碳酸饮料而遭到批评。大学生经常抱怨学院食堂食物高糖高脂肪。然而,通常是午夜时分的比萨外卖和学间休息时间的自动售卖机导致体重增加。大学生也称他们很少有时间经常体育锻炼,只能依靠步行去上下课和体育课来锻炼身体。不幸的是通常这些加起来并不能达到新美国膳食指南关于每天至少30分钟体育锻炼的标准。

美国人每天工作的时间比以前更长了,通常每周工作40小时以上,几乎没有时间来进行日常锻炼。许多成年人每天努力工作,以至于每天回到家时已没有精力锻炼身体了。他们也误以为每天努力工作,花在工作上的能量已达到日常体育锻炼的要求。对于少数人来说,这是一个正确的设想,但绝大多数美国人的工作都是以静态的方式进行的,没有体力劳动或达到健身要求。

因此,我们该怎么做来遏制增肥趋势?最重要的一个步骤就是父母做孩子健康饮食的模范,并奖励锻炼身体,但不是用食物。孩子父母保持健康体重,会增加孩子也保持健康体重的可能性。其他一些重要的因素如下:

1. 到室外游玩!父母需要鼓励孩子到室外玩耍,并和他们一起玩耍!选择骑车、打球、散步等。
2. 限制面对屏幕的时间。将看电视、玩电脑和电子游戏时间压缩到每天最多1~2个小时。不要一回到家就坐到沙发上或玩电脑,因为这样很可能一晚上时间都花在这上面。在你一下班或放学到家时就有计划地做一些活动的事情。
3. 避免到自动贩卖机和速食店买食物或就餐。带一些营养点心如苹果、胡萝卜、坚果和酸奶。
4. 减小你的餐具容器。不断有研究显示,供应的食物越多,我们吃得也越多。
5. 不要坚持把盘子里的食物吃完。研究显示,即使我们吃得再多也不会觉得更饱。在一项研究中,一组研究对象在不知情的情况下使用的是自动注满汤的碗,另一组使用的是普通的碗,然而试验结束时,前者并没有感觉更饱。
6. 吃一些重要的食物。我们倾向于每天吃相同数量或分量的食物。进食富含纤维或水分的食物消耗热量较少。而营养密集型食物很快让你饱腹,这样你摄入很少的热量却可以得到更多的营养素。
7. 多喝水。多喝水,而不是果汁或碳酸饮料。

如果回溯40年前美国人的生活方式,我们就会发现为什么他们不用像我们今天这样与超重、肥胖作斗争。也许我们需要像过去学习不要利用一切便利来满足我们的日常生活,而要基于一个健康的生活方式来做选择。

## 五、能量平衡

任何没有被人体正常消耗完的多余能量都会转化为脂肪。当我们的能量输入超过我们的能量输出时,就将增加体重。另一方面,当我们的能量输出大于我们的能量输入时,我们又将减轻体重。当卡路里的输入和输出相同时,体重将保持在一个稳定的位置,在这种情况下,我们的身体就被称为处于能量平衡状态。

## 六、身体的能量需求

我们的能量需求是什么?为了保持一个健康体重,我们需要消耗多少能量呢?美国新膳食指南是基于每天 2 000 千卡的能量消耗。具体的能量的需求因人而异,这些需求建立在以下 3 个因素的基础上:①基础代谢率(或称为静息时能量消耗量,或 REE);②体力活动需要;③食物的热效应。性别对能量摄入需求有着一定影响。男性较女性需要更多的能量。当我们变老的时候,由于代谢减缓,活动减少,能量需求也减少。

### (一) 基础代谢

在上述提及的 3 个决定能量需求的因素中,基础代谢这一环节所消耗的是一个人所需总热能之中最高份额的那部分,50%~70%。**基础代谢率(BMR)**是对静息时能量消耗的一种的衡量方法,静息时能量消耗是一个人保持清醒状态,在进食 10~12 小时后,或重要体力活动后 12~18 小时的能量消耗。一个比较接近的相关的构成,静息代谢率(RMR),通常被用来代替 BMR。与 BMR 相比,RMR 是在静息状态下测量的,不像测量 BMR 那样需要对体力活动严格控制。RMR 测量的是血液循环、呼吸、大脑运转、肌肉功能、维持体温和心跳等功能所需的能量。

基础代谢会随着人年龄的改变而改变。男性和女性都一样,基础代谢率(BMR)总是在刚出生时相对高一些,并且持续增加到 2 岁左右。尽管在青春期基础代谢率会有一个轻微的增长,之后在整个生命过程中呈现持续下滑的趋势。如果人们并没有意识到他们的基础代谢率随着其年龄增长下降的话(大约每十年下降 2%),他们也许不会注意到要相应调整他们的饮食摄入和活动水平。因此他们就会逐渐地在变老的过程中积累了并不想要的多余体重。

### (二) 体力活动需要

每个人的体力活动所需能量完全取决于他们每天的体力活动量的总和。比如,静态工作的办公室人员每天所需的能量就比建筑工人、木材工人或者农场工人要少。

在工作场所以外进行的体力活动当然也会增加能量的需求。静态工作的办公室人员可能在他们的娱乐消遣活动中非常活跃。体力劳动者则可能在工作以外的时间躺卧在电视机前休息。大概计算出一个人每天的工作或其他体力活动的总量,对于精确估计这个人的能量需求值是非常重要的。体力活动一般需要消耗总摄入能量的 20%~40%。

### (三) 食物产热效应

**食物产热效应(TEF)**是指人体为了消化、吸收和转运食物所需要的能量。这些能量将用以切断连接那些复杂的食物分子之间的电化学键,使它们成为更小的营养单位可以分散在人体内被应用。食物产热效应所需能量因食物不同而不同,因为一些食物如脂肪只需消耗很少的能量即可转化为能量储存,而其他食物如蛋白质和碳水化合物则需要较多能量。食物产热效应高峰大约在进食后 1 个小时,所需能量大约占总能量消耗的 10%。

> **关键术语**
>
> **基础代谢率(BMR)**：人体维持主要功能而必需消耗的能量。
> **食物产热效应(TEF)**：人体消化、吸收和运送食物所需消耗的能量。

### (四) 终身体重控制

肥胖和过于频繁的体重波动都被认为与高发病率和高死亡率具有相关性，因此控制你的体重和身体成分维持在或者靠近适宜水平是最为理想的状态。虽然实现这个目标可能存在一定的困难，但如果能坚持不懈，也并非是不能实现的。以下有一些帮助你成功的秘诀：

- *坚持锻炼*：通过规律的心肺功能训练和力量训练等体育锻炼，来消耗体内能量，是保持理想体重和身体成分的关键。
- *调整饮食*：准备膳食时挑选的食物应该含有适宜的脂肪含量，控制一餐的总脂肪，饱和脂肪含量较低，复合碳水化合物含量较高。很多营养学家都对高脂饮食或者极低脂肪饮食的安全性表示忧虑，认为它们对长期的体重控制不利。
- *生活方式的环境支持*：除了为自己仔细规划一个以规律的体力活动和慎重的食物选择为特点的生活方式之外，创建一个支持性的环境将更能促进你的努力。告知你的家人、朋友、同学和同事们，你期望你的行为能得到他们的支持和鼓励。
- *解决问题方式*：重新审视你目前应对压力时的处理方式。用非食物的方法来代替任何依赖食物的应对机制，例如体育锻炼或向朋友家人诉说。
- *重新定义健康*：用加强预防和自我保健的方式来思考健康和完好状态，而不是直到生病或不能动时才注意饮食和体育锻炼。

这些生活方式的选择建议将对你预防今后出现体重问题有重要的帮助。

## 七、体重控制方法

当摄入的能量低于身体生理维持和活动所需要的能量时，体重便会下降。这听起来可能过于简单了，每年500亿美元的减肥行业当然希望我们认为减肥比这复杂多了。

体重增加后的减肥可能不太健康，当然这比维持体重更令人沮丧，即使体重高于适宜体重。当一个节食或减肥方法失败后，通常会责怪这个人，而不是饮食。这就会导致人们不停地换减肥方法，陷入一个恶性循环。然而，坚持一个健康的生活方式，健康饮食、经常体育锻炼似乎是减肥和维持体重最有效的办法。设定的每周减肥目标不要超过0.7千克，因为体重迅速下降的话，更多的是减掉肌肉而不是脂肪。许多人抱怨在快速减肥后会有皮肤松弛现象，可以通过整容手术来矫正。

有许多减肥的方法可以采纳。节食者该如何判断他们已经成功了呢？在本章节最后的"个人评估"将帮助于你评价与健康体重有关的你的饮食习惯，即如何评价你的体形。

### (一) 改变饮食

减少体重最普遍采用的方法是通过节食减少能量的摄入。食物的选择和食物的量是有效区分当前众多可采用饮食的两大要素。但最重要的是必须谨记，单纯的节食减肥通常并不能达到长期减轻体重的目的，有效且持久的减肥方法要求改变生活方式，而不仅仅是在某段时间里节食然后又回到以前的饮食上来。这是许多人在进行严格控制饮食和能量摄入时存在的一个问题。因为节食要求十分严格，他们很难长期坚持下去，而后又回到以前的饮食习惯。而且，人们会大量摄入节食期间不能吃的食物，因为他们觉得被剥夺了权利，而这些禁止的食物更具诱惑力了，这可能导致暴饮暴食。因此，节食一般很难长期奏效。

**1. 通过控制分量来平衡膳食** 从营养学上的健康来说，一种减轻体重并能随后保持体重的合理方法就是建立一个营养均衡的膳食食谱，并且控制分量。

新膳食金字塔列出了对日常每种食物的热量摄入的统计分析。一项研究显示只要将膳食分量削减25%，就可以每天减少256千卡的摄入。

周末时，维持平衡饮食和注意你的膳食分量尤其重要。许多人一到周末时就把自己好的饮食习惯扔到窗外，正如最近一项研究所发现的美国人周五到周日平均每天较一周其他时间多摄入115千卡。这些热量绝大部分来自酒精和额外的脂肪摄入，而额外的热量可导致一年内体重增加1.9千克。

**2. 流行食疗法** 很多人为了实现快速减肥选择流行食疗法。目前有超过150种的流行食疗，这些流行食疗经常是那些自称营养学专家的人推崇出来的。除极个别外，这些方法中大部分都既没有效果还存在着潜在的健康危害。而且，其中一些方法花费昂贵。表6-1中是对各种流行食疗方法的简要评价。

**表6-1 选择性食谱的优缺点**

| 食谱类型 | 优 点 | 缺 点 |
|---|---|---|
| 有限的食物选择饮食 | 减少食物的选择数量<br>犯错的机会减少<br>在最初的几天后几乎肯定会低热量 | 多种营养素的缺乏，依赖于可选择的食物单调——难以坚持<br>不对节食者进行合适饮食习惯的训练<br>长期成功率低<br>没有科学依据 |
| 限制热量的平衡饮食 | 热量充分低以保证体重稳步下降<br>营养素平衡<br>可口<br>包括轻易得到的食物<br>花费合理<br>可以在家庭用餐中适用<br>允许外出进餐和聚餐<br>促进一种新的饮食习惯的养成 | 并不适用于那些要求"特别食谱"的人<br>并不能产生迅速和明显的减肥效果 |
| 禁食 | 迅速实质性减肥 | 营养缺陷<br>出现酮症的危险<br>>60%减轻的体重是肌肉<br><40%减轻的体重是脂肪<br>长期成功率低 |
| 高碳水化合物饮食 | 强调谷物、水果和蔬菜的摄入<br>块状多<br>胆固醇含量低 | 限制牛奶、肉类<br>钙、铁和蛋白质营养非常缺乏 |
| 高蛋白质、低碳水化合物饮食 | 初期因为利尿作用迅速减肥<br>非常少的饥饿感<br>通常包括所有你能吃的肉类、鱼类、家禽和蛋类<br>偶尔允许限制量的牛奶和奶酪<br>禁止水果、蔬菜、面包或谷物产品 | 碳水化合物含量太低<br>缺乏很多重要的营养素——维生素C、维生素A（除非把蛋类加进来）、钙和一些微量元素<br>高饱和脂肪酸、高胆固醇和高总脂肪<br>这类食谱极端可能致死<br>很难长期坚持到明显的体重改变<br>对患有肾脏疾病的病人较危险<br>减轻体重很大成分上是水，易反弹<br>价格昂贵<br>几天以后很难适应口味<br>节食者难以吃完<br>有不良反应（例如口臭）<br>可能需要钾和钙补充剂 |

(续表)

| 食谱类型 | 优　点 | 缺　点 |
|---|---|---|
| 低热量、高蛋白质补充饮食 | 通常将预先测量的粉末溶解在水中或准备好的液体中<br>初始减重很快<br>准备方便——已经测量好<br>最初几天觉得美味<br>通常提供推荐微量元素值的加强量<br>如果蛋白质含量大于50%必须标记 | 通常规定较危险最低卡路里摄入量在300～500千卡之间<br>定价过高<br>纤维含量低——容易引起便秘 |
| 高纤维、低卡路里饮食 | 饱腹感比较强<br>提供块状食物 | 结肠底部易激惹<br>对微量元素,特别是铁的吸收减少<br>缺乏营养元素<br>蛋白质含量低 |
| 低蛋白质节制饮食<br>〈50%蛋白质：400卡〉 | 在指导下很安全<br>高质量蛋白质<br>瘦组织流失最少 | 减小BMR<br>单调<br>价格比较贵 |
| 预订量饮食 | 提供规定的份额——不会出现过大或过小的份额<br>全面的饮食计划<br>有一些提供足够的能量(1 200卡)<br>营养学上充足和平衡 | 价格较贵<br>并不能够训练节食者养成饮食习惯<br>不能外出饮食或聚餐<br>通常低<br>单调<br>长期成功率较低 |

**3. 高蛋白质/低糖饮食**　当今最流行的饮食应该是那些将糖分摄入减少至极低水平,却几乎不限制动物蛋白(肉)摄入,其中可能伴有高脂肪含量的一种饮食模式。就像表6-1中所列的那样,这类食谱存在一些潜在的问题,特别是当你长期使用这些食谱时。

所有节食食谱的基础都是限制热量的摄入。有人主张限制脂肪的摄入,另一些人则主张限制糖的摄入,还有人认为应把热量摄入降到极低水平。许多膳食计划倡导限制糖的摄入,而这可能导致酮症。限制糖的摄入,通常会增加脂肪的摄入。这种高脂饮食可能引起来自脂肪降解的血酮的增加,而糖含量过低。酮症可导致血液酸性过高,从而引起脱水。人体每天至少需要50～100克糖以避免酮症的发生。低糖饮食的特点是初期体重迅速减少,这让绝大多数人感觉不错,但他体重的减少主要是源于体内水的减少,而不是脂肪减少。低糖、高脂肪饮食的并发症包括脱水、高血压、癌症、电解质损耗、钙损耗、膳食糖不足所致的虚弱、酮症导致的恶心呕吐、维生素和矿物质缺乏及可能的肾脏疾病。由于高饱和脂肪酸和胆固醇食物摄入的增加,长期采用该膳食的人发生冠心病的风险增加。

**4. 禁食控制**　对于那些极度肥胖的个例,一些患者会在医院内接受完全的禁食治疗。这样的患者只能摄入水、电解质和维生素。体重将会真正的减轻,因为人体被迫进入脂肪和肌肉的**分解代谢**状态。在这个过程中,蛋白质不足和钠钾流失是要特别关注的健康问题。

当今,一些人在无人监管的情况下定期地短期尝试一些改良的禁食计划。在这些天里,固体食物将从每天的食谱中移除,食用果汁、水、蛋白质补充剂和维生素,把完全禁食的危险降至最低。但不管怎样,无人看管下的短期禁食计划如果进行得太过频繁,将非常危险而且是不被推荐的。

**5. 商业减肥项目**　事实上,每一个地区至少存在一种流行的商业减肥项目,例如TOPS(显著减轻体重),等等。这些活动计划通常设计组成如下:①一份强调适量脂肪,低饱和脂肪酸,高复杂碳水化合物和控制分量的均衡饮食食谱。②在一段合理的时间长度内切实可行的具体减肥目标。③来自项目领队和减肥同伴的鼓励。④强调经常性的身体锻炼。⑤一份体重控制计划(随访项目)。

理论上来讲,这些项目给那些不能或不想参加活动课程的人来说提供了一个减肥的机会。但是,他们的效果却也非常有限。与自我约束的方法相比,所有的这些项目费用昂贵,特别是当这些项目旨在推销自己的食物产品时。

> **关键术语**
>
> **分解代谢**:将组织分解使其转化为能量的代谢过程。

**6. 饮食与体育锻炼** 大多数试图减肥的美国人都没有把体育锻炼包括在其减肥方法中。多少体育锻炼足够呢? 新美国膳食指南建议每天至少进行30分钟中等强度的有氧运动以维持目前体重,而要减肥则要每天进行60~90分钟中等强度的有氧运动。在控制体重中,举重训练越来越重要。因为大多数锻炼方式若太多或太少训练都是无益的。一些患有饮食障碍症的人常常过度锻炼,导致收益递减和一些可能的医学问题,这一点将在下面讨论。

### (二)技术干预:饥饿-饱腹-干预产品

减肥的另外一个途径是通过使用某些技术和产品来改变你的基本饮食行为习惯。这些技术和产品中,有些是你可以自己选择自行使用的,而有些则需要在富有经验的专家指导下使用。

饥饿-饱腹-干预产品是针对许多超重的人想减轻他们吃的欲望或者是吃饱时有更强烈的感觉而设计的干预方法。今天,许多节食者都对药物减肥的安全性感到疑惑,无论是处方药还是非处方药。

直到最近,许多非处方减肥药中含有的**盐酸苯丙醇胺**(PPA)由于它对人体的不良反应,如高血压、糖尿病、青光眼、甲状腺疾病而被停止使用。在一些非处方和处方感冒咳嗽药中也发现了PPA。FDA建议消费者不要服用任何含有PPA的产品,因为它与中风发病率增高有关。

> **关键术语**
>
> **盐酸苯丙醇胺(PPA)**:在部分非处方减肥药中发现的一种活性化合物。

#### 教你一招

#### 成功减肥的要领

我已经尝试过各种方式的节食控制,但是似乎都没有作用。我必须减肥,但我不能再失败了。我该怎么做?
- 详细记录你每日的饮食及每周的体重变化。
- 记录你饮食相关的时间、环境、地点、原因和感觉的日志。
- 设定一个切实可行的目标(例如,一周时间减轻体重,不超过0.7千克)。
- 将你减肥的约定与你的家庭成员和朋友分享,以获取他们对你努力的支持。
- 不要完全剥夺你享用自己最喜欢的食物的权利(偶尔用较少的量犒劳一下自己)。
- 进食要缓慢,你的大脑大概需要20分钟才能识别到人体的饱食信号。
- 在你每天的日常生活中加入更多的体力活动(比如,每天上下楼梯代替坐电梯或者把车停在一个距离较远的停车场)。
- 做好准备应对不定期发生的体重稳定和回退之间的波动。
- 牢记适当低脂肪、低饱和脂肪和高复合碳水化合物饮食配合有规律的体力活动是所有这些策略有效实施的基础。
- 把这看作是一种生活方式的改变,而不是短期的节食。

- 意识到你所做的牺牲对于你未来的健康和幸福至关重要。
- 当你达到自己的目标时奖励你自己(可以是一件新衣服、一套运动器材或者一趟休闲度假等)。

美国食品药品管理局(FDA)同时也建议不要服用含有麻黄碱的非处方减肥产品。由于对健康的危害,目前麻黄碱已被禁止使用。由于减肥产品属于膳食补充剂,FDA不能够管理这些产品,以保证其符合某些标准或是安全有效的。许多人认为这些产品是安全的,因为它们是"天然的",然而,它们甚至比处方药更加危险和致命,因为它成分的纯度和精确性或者成分的效力很难保证。最近,在美国有50多亿美元花在了中草药上,几乎每三个人中就有一个正在使用中草药。

在绝大多数中草药减肥药丸中都存在的麻黄碱,与心脏病、中风、肝炎、头疼、震颤、焦虑、极度敏感及各年龄段消费者的失眠有关。

已有报道发现一些处方药发生严重的不良反应。例如,芬特明和芬氟拉明这两个处方药被提供给那些想减肥的病人。这两种药物都可以影响一种与饱腹感相关联的神经递质血清素的水平。这种流行的组合,被称为"芬芬",由于其对患有心绞痛、青光眼和高血压的人群产生不良反应,已逐渐引起医学专家的关注。此外,有报告披露,已在部分患者中发现一种罕见但可能致命的疾病——肺动脉高压。

在20世纪90年代中期,一种新的血清素特异减肥药——右芬氟拉明(盐酸右芬氟拉明胶囊剂)——在美国被批准销售使用。患者使用药物并结合饮食调整和运动,在最初的几个月里效果似乎非常好。然而,有些患者开始将右芬氟拉明与芬氟拉明一起服用以试图寻找一种比芬芬或单独服用右酚氟拉明更有效的新的组合,结果导致一些病例的死亡。

因此,这三种血清素特异药物的两种药物组合在1997年年初开始盛行。然而到了1997年5月,有报道称使用这些药物组合的减肥患者被新近诊断出心脏瓣膜损伤,其中某些病例的损伤只能通过瓣膜替换手术得到修复。因此,在1997年9月,FDA要求芬氟拉明和右芬氟拉明自动退出市场。制造商停止了这些药品的全部销售,但芬特明仍留在市场,与百忧解、左洛复和帕罗西汀等各种抗抑郁剂配合使用。

在对使用芬特明和芬氟拉明开始关注后不久,FDA批准了另一种血清素特异减肥药——西布曲明(meridia),尽管FDA推荐的一个咨询委员会反对批准该药。西布曲明作用于血清素的机制与右酚氟拉明和芬芬类似。与其前辈一样,西布曲明也出现了心脏病、高血压、中风和死亡等不良反应;然而,它依然留在美国市场上。在该药相关的死亡报道后,意大利最近将西布曲明撤出市场。

一种非血清素影响的药物,奥利司他(赛尼可)日前已获批准。与血清素特异药物不同,奥利司他可使小肠对脂肪的吸收降低30%左右。该药物适合于那些超过理想体重20%以上的人群。它可以减少10%的体重却不需要明显的饮食限制。对于服用这种药物的人来说,有人担心这些人群脂溶性维生素的吸收缺乏,此外,在药物的使用过程中可能会伴发肛瘘,特别是在高脂肪饮食后。

### (三) 手术方法

只有当一个人的体重严重危害到她/他的健康且其他危害较小的方法都不成功的情况下才考虑手术方法。如今,吸脂术、整腹术、胃分流术、胃束带术等手术越来越流行和常见,尤其是在十几岁的孩子中。保险公司十分赞成这些昂贵的手术,因为肥胖及其相关健康问题的成本更高。胃分流术、胃垂直束带造型术和腹腔镜下胃绑扎术都包含大型手术。这三种手术限制了一个人一次进食的数量,因为如果进食过多会导致呕吐或严重腹泻。因为胃变小了,做过这些手术的人必须控制每次进食的数量,每次吃半满到全满。然而,如果一直吃小分量高能量的食物,还是可能增加体重的。减肥是因为限制了消化食物的数量,因此应减少每次摄入的热量。

**1. 胃分流术** 这是最常见的减肥手术,并且随着歌手Carnie Wilson、美国偶像法官Randy

Jackson 和天气预报员 Al Roker 等名人公开他们做此手术的经历,人们对它的兴趣越来越高。这是一个较大的手术,在该手术中胃被一切为两,造成一个大拇指大小的小袋以供食物进入。胃下部的小肠被切断,并连接至胃的较小部分,绕开了为较大的那一部分和一段肠子,这段肠将不再使用(见图 6-1),与 1993 年的 16 800 台相比,2003 年共进行了 103 200 台胃分流术(也称减肥手术)。平均每台手术的费用为 25 000 美元,平均死亡率为 1/200。做此手术的人通常 BMI 在 40 以上或男性超重 45 千克以上或女性超重 36 千克以上。BMI 在 35 至 40 间,患有 2 型糖尿病或危及生命的心肺疾病的人也可能要做此手术。

---

**三种减肥手术**

手术的成功与否取决于病人的状况、外科医生的技术及术后配套情况。风险范围很广,从死亡到疝气或溃疡,到内漏等手术失败。尽管手术限制了患者一次进食的食物数量,但如果连续少量进食高热量垃圾食品,体重仍有可能反弹增加。下面的方法对于治疗严重肥胖患者越来越流行:

---

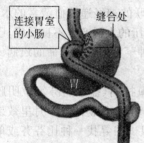
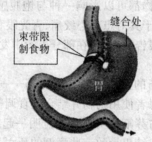
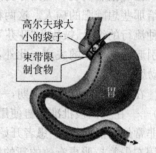

**胃分流术**

可以做开放性手术,也可以在腹腔镜下做。胃被分成两部分,每部分被几圈空气钉封住,在胃顶端形成一个拇指大的小袋。在小的那一部分胃留有一个小口,连接小肠。食物进入小胃产生饱腹感,然后通过小口缓慢进入小肠。

**胃垂直束带造型术**

在胃的上半部放置了四排空气钉,在小袋的底部形成一个出口,出口放置了小环,限制食物进入胃的其他部分。患者在吃几口食物后就会感到饱了。

**腹腔镜下胃绑扎术**

在胃上端的外面放置一个可膨胀的束带,形成一个小袋,这个小袋有一个小出口通往其他消化管道。

图 6-1 三种减肥手术

引自:USA TODAY research; the American Society for Bariatric Surgery, May 5, 2004

一年后,胃分流术(平均 42.3 千克)要比胃间隔减肥术(平均 30.4 千克)减重更多。两年后,胃分流术的病人减掉超重体重的三分之二。这些手术并不是没有危险,也可能导致腹股沟疝、溃疡、肝脏损伤、感染、内漏、甚至死亡。这些手术并不是减肥的灵丹妙药,做这些手术的人要维持体重,必须坚持锻炼,服用营养添加剂,少量缓慢进食和减少高糖食物的摄入。

**2. 胃束带术** 有两种胃束带术:胃垂直束带造型术和腹腔镜下胃绑扎术。胃垂直束带造型术既用束带也用缝合线来形成一个小胃袋,限制食物从胃的其他部分通过。可以使人在少量进食后即有饱腹感。这是过去最常见的减肥手术,但随着胃分流术的兴起呈下降趋势。侵犯性较小的腹腔镜下胃绑扎术,将一只可充气束带放在胃的上端,形成一个小胃袋。到胃的其他部分只有一个很小的通道可以通过,通过埋在皮下连接束带的一根管子向束带中灌注食盐水使束带膨胀起来,这样,束带可以随着时间变紧或松弛来改变到达胃的通道的大小。

**3. 吸脂术和腹部整形术** 吸脂术将脂肪移走,是美国最常见的整容手术。吸脂术把腹部、臀部、大腿、膝部、上臂、下巴、面颊、脖子等某些部位不想要的脂肪移走。把一根小管插入皮肤,脂肪组织被真空吸掉。该手术更多的是一种整形手术,而不是减肥手术,因为体重只能减轻很少。可能存在的危险有:感染,形成的脂肪块或血凝块如果传送到肺部可能致死,过多体液损失可导致休克或必须清除的水积,皮肤或神经的擦伤及其他损伤,皮肤变色,身体变形异常和皮肤松弛。

腹部整形术,大家都知道是一种整腹术,一个将腹部中下部多余皮肤和脂肪移走,并拉紧腹壁肌肉的大手术。手术后会留下一个永久的伤疤,从这边到那边臀部。感染和血凝是其中可能存在的风险。术后要保持体型必须平衡饮食,并经常体育锻炼。

**4. 身体裹敷** 虽然不是一种外科手术或减肥方法,但身体裹敷是又一种形体造型方法。在这个过程中,身体的各个部位都被在氨基酸溶液中浸泡过的约15厘米(6英寸)试纸材料紧紧地包裹着。据称能将毒素从皮下组织吸出,收缩脂肪沉积,减少脂肪团,减轻腹纹和消除英寸厚的脂肪。一旦裹体材料被去除,体态能持续至少4~10周。虽然身体裹敷的成功秘诀被认为是它的独特制定浸泡溶液,但是,其实塑形作用的产生可能是由于皮下组织的脱水和细胞外液受压力再分配。

### 节食秘籍还是神话?

许多流行减肥饮食都做出一样的承诺,并不断地传递错误信息:

1. 不是一种饮食,而是一种生活方式。关于此说法,对于健康饮食习惯来说是对的,但并不适合于绝大多数流行减肥饮食,因为它们难坚持下去或以后生活中长期沿用对健康不益。健康平衡饮食并经常锻炼才是长期可行的。

2. 食物虽然美味,但你不饿。绝大多数流行减肥饮食减重削减卡路里摄入,人们感到饥饿,会在结束这种饮食后吃高脂肪、高糖食物。这也是这些流行减肥饮食不可能成为生活方式的另一个原因——人们感到被剥夺了享受美味的权利。

3. 你超重是因为你吃错了食物。这意味着是因为你没买减肥公司推荐的食物。哪些是"错误的食物",取决于你听谁的。也许是很多碳水化合物、很多脂肪、很多水果和蔬菜,或很少水果和蔬菜。而事实是你的超重是因为你吃得太多。

4. 节食可以预防疾病。实际上恰恰相反,许多流行减肥饮食是危险的,并已有研究显示他们与癌症、肾衰、心脏病、高血压及其他健康问题有关。

更有讽刺意味的是,这些流行的减肥饮食无效且不健康的最令人震惊的证据可以从它们的创建人那里得到。例如,*Wall Street Journal* 杂志报道称"新营养革命"的发起人 Robert Atkins 死亡时高180厘米,却重达117千克。他跌倒在冰上,因心脏停搏而死去。据说 Ultimate Weight Solution 的创始人 Dr. Phil 高195厘米,却重109千克,又一个明显超重的例子。

这些饮食提到的有效减肥的一个真理就是:改变生活方式,而不仅仅是改变主要时间段的饮食;吃你喜欢的食物,避免有被剥夺的感觉;减小分量和热量摄入;按照新膳食指南避免慢性疾病的发生。

## 八、饮食失调

有些人存在潜在严重的身体形象、体重、食物选择方面的困难。在这些饮食失调中,有两类在大学生中较为常见:神经性厌食症和神经性贪食症。此外,暴饮暴食和紊乱进食在大学生群体中也有发现,这些话题也将在这一章中讨论,因为大部分饮食失调都开始于节食。不过,大部分的饮食失调,还涉及不适当的食物选择和心理问题(另见第二章和第五章)。

在美国,保守估计青春期后有500万~1 000万的女性和100万的男性存在厌食症、贪食症或暴饮暴食等饮食失调问题。据估计有大约8%的大学女性出现饮食失调,出现神经性贪食的高危人群是女性大学新生。虽然男性饮食失调率也在上升,但90%~95%患有饮食失调的人是女性。跳舞者、体操运动员、游泳运动员、赛跑运动员、摔跤选手等运动员易发生饮食失调,因为其良好的表现与其体重、外形有关。事实上,任何成功受体重和外形吸引力影响的群体都是发生饮食失调的高危人群,如那些从事艺术、剧院、电视和模特等行业的人。

## 认识厌食症和贪食症

美国心理协会使用以下诊断标准来识别神经性厌食症和贪食症。

厌食症:
- 低于标准体重15%以上
- 害怕体重增加
- 身体变形
- 女性有3次或3次以上的月经未出现(年轻女孩可能还没有月经初潮);男性,性激素下降

贪食症:
- 一周暴饮暴食2次以上,并持续3个月及以上
- 对大吃大喝无节制
- 为阻止体重增加,一周中采用不当的方法清肠2次及以上,并持续3个月及以上
- 过分关注体形

典型症状包括以下各项。然而,所有的症状不可能同时出现在一个个体身上。

厌食症:
- 看上去很瘦,并越来越瘦
- 不吃正餐,把食物切成小块,并挪动食物使其看起来像已经被吃过
- 月经期的错失和可能不孕不育
- 穿多层衣服以掩饰体重的减轻和保暖
- 明显脱发
- 对冷敏感
- 眩晕、头重脚轻、头疼
- 孤僻、易激惹、消沉
- 失眠
- 性欲下降
- 脱水、肾衰
- 疲惫、无力
- 注意力不集中
- 柔毛
- 心跳不规律,心衰

贪食症:
- 饭后立即蹲厕所
- 偷吃东西
- 大量时间或钱花在食物购买上
- 在多家店购买食物,而不是在一家店
- 月经不调及可能的生育能力问题
- 经常便秘
- 扁桃体发炎或感染,喉咙痛
- 眼睛充满血丝
- 牙或牙龈损坏
- 失水或肾功能障碍
- 明显头发脱落,毛发、指甲干枯焦黄
- 多粉刺和皮肤问题
- 心跳不规律,心衰

### (一)神经性厌食症

**神经性厌食**是自感不饿,拒绝吃食物,体重显著下降的一种饮食失调问题。神经性厌食症患者为了追求瘦而回避食物,且无论怎样都觉得自己不够瘦。神经性厌食者即使自身体重已比其年龄、性别、身高别的期望体重轻了85%,他们依然十分害怕体重增加,女性已连续3个月经周期没有来月经,这些都符合神经性厌食的诊断标准。此外,神经性厌食者感觉自己超重,比其真实的体型大很多。这些患者已丧失了识别自身饥饿的能力,且进食困难。精神不振、易激惹、孤僻、完美主义和缺乏自信等是神经性厌食相关的一些心理问题。而且,神经性厌食症患者容易感到寒冷,因为他们身体脂肪很少(2%~10%),还容易感到头重脚轻、眩晕、失眠、脱发、肌痉挛、应力性骨折、疲劳、记忆力下降、注意力不集中及一些肠胃问题。更严重的并发症还包括心衰、肾衰、体温过低、骨质疏松、不孕不育及约25%的患者死亡。

> **关键术语**
>
> **神经性厌食**:患者即使自身体重已比其年龄、性别、身高别的期望体重轻了85%,依然十分害怕体重增加,对于女性已连续3个月经周期没有来月经的一种饮食失调症。患有饮食失调症的人即使已经体重不足,仍感觉自己超重。

与其他饮食失调一样,神经性厌食患者也有一种对自己生活无法控制的感觉,试图通过食物和减肥来寻找控制感。神经性厌食一般始于青春期,这并不是一种巧合,许多患有神经性厌食的青春期患者感觉自己长大了,有各种成年人的感觉,如对自己财政负责、性关系、离开家庭、更加自主独立等。

神经性厌食常常始于节食,但其发生也可能是肠胃感冒等疾病的结果,或在牙科手术后,最初会暂时性的进食减少。然而,神经性厌食将告诉我们饮食失调始于最初想要减掉一些体重,而后想要减掉15%甚至更多的体重,最后仍不满足于自己的外形这样一种生活状态。可能在最初减肥时朋友和家人可能会鼓励他并说一些赞美的话语,但随着体重的持续下降,亲友们很快就会感到担心。

神经性厌食随着对美丽的文化理想的改变而变得越来越常见。我们对美丽的标准已从高168厘米、重58千克的玛丽莲·梦露(Marilyn Monroe)的体态丰满,转到高174厘米、重48千克的凯特·莫斯(Kate Moss)。如今,在好莱坞"棒棒糖外形"比较受欢迎,女性演员和模特身材如细杆,这样显得他们头比较大。自2004年夏天玛丽·凯特·奥尔森(Mary-Kate Olsen)公开她在遭受神经性厌食困扰后,神经性厌食越来越引起人们的关注。并不只有她一个人,也有其他明星承认患有神经性厌食。因为这些明星中许多被视为美国的标准身材,他们不经意间增加了患有饮食失调的女性的数量。

即使越来越瘦和衰弱,家人和朋友也都很担心,但患者拒绝承认身体有问题,这一问题对饮食失调发挥了重要作用。神经性厌食是一种严重的医学和精神紊乱。然而,一些神经性厌食患者辩解说"神经性厌食是一种生活方式,而不是一种紊乱"。在支持厌食症的网站上经常发生激烈的争论。

这些网站上提供的信息包括如何挨饿,如何清除肠胃,掩饰饮食失调的方法以及鼓励人们减掉更多的体重。目前,在健康提供者、教育者和健康组织中已开始推动关闭这些网站,并取得了一定程度的成功。然而,虽然这些网站稍稍做了伪装或转移到了地下,但这些网站依然存在。

在神经性厌食发生的传统人群中被忽视的三类人是黑人女性、女运动员和男性。研究显示,这三类人群中神经性厌食发生率显著增加。目前,黑人女性的神经性厌食问题已引起人们关注,因为这类人群由于种族文化差异比白人女性更易发生饮食失调问题。研究显示,黑人女性对融入主流文化对美丽的理想标准和瘦感到压力越大,他们越有可能发生饮食失调。

通常女运动员并不被诊断为饮食失调,因为神经性厌食的症状——月经缺失、低脂肪、低体重和骨质疏松——被认为是女运动员三联体,这在运动员中并不罕见,并不意味着存在饮食失调。

传统上,神经性厌食(及随后会讲到的神经性贪食症)的发生率男性比女性低。然而,如今两种病症的发生率在男性中都呈上升趋势,因为男性也在一定程度上感到了女性面对体重和体质成分标准时的压力。年轻男性模特的"清瘦外形"已成为越来越多年轻男性的理想。赛跑运动员、赛马骑师、游泳运动员和体操运动员常常为了满足比赛的某种标准或迎合教练的期望而必须迅速地减轻体重。研究称男性比女性更不愿意承认自己患有饮食失调,他们认为这是一种"女性病",因此,他们也就更不可能主动寻求治疗。而且,医生一般不太会察觉患有饮食失调的男性病人,因此,这些人也就没有接受治疗。

幸运的是,心理治疗结合医学、膳食干预可以帮助患有神经性厌食症的病人回到一种能够较长期维持生命的饮食方式上来。患有神经性厌食的人需要接受在治疗饮食失调方面有经验的专家的护理。治疗这种疾病花上3～5年并不罕见。如果其他人如朋友、同事、室友、父母等发现有这种情况,应该向卫生专业人员咨询获得帮助。

## (二) 神经性贪食症

患有神经性厌食的人是体重不足,但患**神经性贪食**的人却常常是体重正常。这些人常常拿食物作为应对压力、无聊、人际矛盾、缺乏自信的方法。在我们社会里,用食物来宽慰自己、用食物来进行社交活动、用食物来拖延参加一个不愿参加的活动的时间等这些事并不少见。然而,患有贪食症的人把这一点发挥到了极致,经常暴饮暴食,吃很多的食物,感觉对自己的进食无法控制。

神经性厌食是回避食物,而贪食症则是求助于食物来应对情绪、难题和压力。由于贪食症患者对自己吃那么多食物感到负罪感、羞愧和担忧,因此,他们通过自我诱导呕吐,服用大量泻药、利尿剂,和过度体育锻炼或禁食来**净化肠道**。他们对体重、热量和食物有一种强烈的成见。绝大部分贪食症患者一天到晚都在不停地计算热量、自己的体重等,对自己身体的各个部位持消极的评价,主要集中在大腿、胃部和腰。与神经性厌食症一样,贪食症也与消沉、孤僻、焦虑、完美主义及缺乏自信有关。龋齿、头发脱落、食道损坏、呕血、便血、咽反射消失、肾脏损害、心衰、肠胃问题、酮症、浮肿、不孕不育、腮腺肿大、消沉及失眠等都可能是神经性贪食症相关的医学问题。

### 关键术语

**贪食症**:患者暴饮暴食、吃大量的食物、感觉失去控制,而后又做一些补偿性的行为清除肠胃中的食物这样一种饮食失调症。

**净化**:用呕吐、腹泻、利尿、灌肠、其他药物治疗或过度体育锻炼、禁食等方法清除肠胃中的食物。

近来,特丽·夏沃(Terri Schiavo)可能由于神经性贪食而引起的心脏病发作后进入植物人状态这一事件的公开,引起了人们对神经性贪食这一饮食失调的致命性的关注。据报道她因神经性贪食而出现钾缺乏。许多名人都承认有此种饮食失调的困扰。他们都谈到为了事业的成功有要变瘦的压力,以及他们如何屈从于这种压力而患上饮食失调的。

正如在前面提到的那样,神经性贪食通常始于17、18岁的年轻人,这是正是他们脱离家庭、建造自己新生活的时候,围绕着独立、自主、与家庭关系等话题会产生一些矛盾。虽然神经性贪食症患者过去可能患有神经性厌食,但贪食症的发病率要高于神经性厌食。女大学生中神经性贪食症的发生率要高于同年龄不上大学的人。神经性贪食的治疗包括营养咨询、心理咨询和医生会诊。通常在开始治疗一年后患者可以恢复。

## (三)巨食症

**巨食症**是最近出现的一个新术语,用来指之前所称的强迫过食症。巨食症患者和神经性贪食症一样用食物来应对各种问题,并且在暴饮暴食期间感觉无法控制。患者称他们进食迅速、偷偷吃东西或整天吃零食。他们只要不觉得被撑的不舒服他们就会吃东西,他们有时会储存一些食物,在并不饿的时候就吃。和神经性贪食患者一样,他们也对自己的饮食习惯搞到有负罪感和羞愧,并常常自我怨恨和憎恶自己的身体。巨食症患者并没有清除肠胃的行为,这是和神经性贪食患者的区别。巨食症患者通常有很长的节食失败、感到焦虑,社交孤僻和超重的历史。心脏问题、高血压、关节问题、血糖异常、疲劳、消沉、焦虑等都与巨食症有关。巨食症的治疗与神经性贪食的治疗类似。

## (四)咀嚼后吐出食物综合征

咀嚼后吐出而不吞咽食物也被用来作为一种减肥和控制体重的方法。这是一种常见的饮食失调,属于"无特别规定的饮食失调"诊断。它不同于神经性贪食。研究者称咀嚼后吐出而不吞咽食物可能意味着这是一种更严重的饮食失调。

## (五)夜食综合征

夜食综合征还没有被正式定义为一种饮食失调。夜食综合征的症状包括一个人每日食物摄入量的一半以上在晚饭之后、第二天早饭之前摄入,吃的时候感到紧张、担心和有负罪感,晚上很难入睡和睡着,早上基本没有食欲。和巨食症不一样,夜食综合征整个晚上都会吃东西,而不是只在某一段时间进食。注意夜食患者更喜欢吃碳水化合物。研究者推测夜间进食可能是一种自我治疗情绪问题的一种无意识尝试,因为吃碳水化合物可以诱发大脑产生一种所谓"感觉良好"的神经化学物质。研究者正在探索这种综合征的潜在根本原因及其治疗方法。似乎生物学、遗传学和心理学的因素都与夜食综合征有关。

## (六)惧畸障碍

**惧畸障碍**(BDD)是一个人对自己外形假想的或轻微的瑕疵秘密进行关注。有时,一些人过于关注自己的外形,以至于整天不停地审视自己,找毛病,强迫节食、锻炼身体和进行整容手术。对外形不完美的感知可能导致精神紊乱,例如因外形缺陷而不愿意离开房间等。

## (七)饮食失调的治疗

饮食失调的治疗是多重和多方面的,需要营养学家、心理学家、医生、家人和朋友的共同参与。有不同的治疗形式,如个体、群体、家庭咨询等。有时需要入院治疗,以保证病人的医学状况稳定。极个别的,需要插胃管来治疗饥饿,特别是如果病人不愿意进食的话。对于有饮食问题的就诊咨询病人,常使用行为矫正和认知疗法。抗抑郁剂等药物通常被用来减少强迫、减轻焦虑、减轻消沉沮丧和改善情绪。一些药物还可以刺激或降低食欲。

---

**关键术语**

**巨食症**:之前称为强迫过食症的一种饮食失调。患者和神经性贪食症一样用食物来应对各种问题,并在暴饮暴食期间感觉无法控制,但没有清除肠胃的行为。

**惧畸障碍**:对自己外形假想的或轻微的瑕疵秘密进行关注。

## 九、低体重与营养不良

对于一些年轻的成人来说,缺乏足够的体重是一个严重的问题。特别是对那些遗传了瘦体形的人。这些人很可能会被归入 BMI 小于 18.5 的这样一个体重指数范围,低于标准身高体重表正常值 10%~20%。太瘦的男性更易于被关注,人们更喜欢瘦的、肌肉强壮的 V 形外形。

营养学家认为,最健康的增加体重方式是增加高热能食物的摄入量。这些食品的特点是由高含量的植物油脂(多不饱和脂肪)构成的高密度脂肪。符合这个要求的食物有果脯、香蕉、坚果、麦片和低脂肪牛奶制成的奶酪。这些食品应在正餐过后一段时间进食,这样不会发生饱腹感。目前的建议是每天吃 3 次适当分量的高热量正餐,穿插两三顿小吃。以食物指南金字塔作为指导,**低体重**的人们应该按每一个食物组内的最大推荐量进食。

对于那些低体重的人来说,增加体重的另一个方法是参加运动项目,利用重量训练活动以增加肌肉质量。如第 4 章所描述的那样,使用合成代谢类药物,如果没有高素质的医疗监管,对健康体重的增加没有任何作用。此外,进行有严格监测的有氧活动,可以充分保持心脏和肺部健康。同时,不要进行不必要的消耗热量的活动。

对于那些采用这些方法仍不能增加体重的人,进行医学评价也许可以给出一个解释。如果没有发现什么医学原因的话,那么此人必须接受现实——他或她的独特体质。

根据标准身高体重表,当一个人低于其理想体重的 80% 时,并且 BMI 在 10~16。很有可能是他们不仅仅是体重不足,更重要的是,而且**营养不良**。这种状况在临床上提示摄入的食物数量和其营养价值都严重不足。不管这种营养不良是与厌食症、其他一些以体重下降为特征的医学健康问题(例如肠易激疾病),还是与贫困或饥荒有关,营养不良的人存在被饿死的危险。

---

### 关键术语

**低体重**:体重低于理想体重的一种健康状况。

---

### 管理你的健康

- 研究学校里你可以利用来决定你的健康体重和体质的资源。
- 评估你的饮食行为习惯,看你是否有用食物来应对压力。如果有,制定一个非食物计划,例如锻炼身体,或与朋友、家人一起活动的方式来应对压力。
- 规划在一定时间内以健康的方式改变自身体重和体质成分的切实可行的一系列目标。
- 制定一个允许你作任何必要的饮食和健身调整的日程表。
- 坚持记录你的体重控制日志
- 监视你实现体重控制目标的进步速度
- 为每达到一个目标设定一个奖励办法
- 学会接受你的体形,包括不完美
- 关注你外形以外的其他方面

## 个人评估

你对自己的身材是喜欢还是不喜欢？

当你从镜子中无意瞥见自己时，你是对自己微笑还是痛苦表情？下面的测试会帮你评价你外形有关的自信。请用下面评定量表回答：

1 = 很少或从不
2 = 有时
3 = 几乎总是或总是

把你的分数加起来得出总分，然后看下面关于分数的汇总分析。

_____ 1. 我担心我的体重，太重了。
_____ 2. 我喜欢单独吃饭，而不是和其他人一起。
_____ 3. 我的情绪受磅秤和对自己外形的感觉影响。
_____ 4. 我对自己和别人外形作消极的评述。
_____ 5. 不锻炼身体的日子里，我觉得自己缺乏吸引力。
_____ 6. 我很难接受别人对我外形的赞美。
_____ 7. 我把自己与其他女性对比来发现自己的不足。
_____ 8. 我询问其他人对我外形的看法。
_____ 9. 我回避出席有食物的社交场合、社会活动和事件。
_____ 10. 夏季，我对自己的体形感到焦虑，因为需要穿泳装或比较暴露的衣服来以适应高温。
_____ 总分

**解析**

如果你得分 10～15，你有积极的外形自信，你接受你自己和你的外形。

如果你得分 16～23，你的分数在平均范围。当你处在一个好的环境里时，你会用和绝大多数人一样的方式看待你的外形，你可能想改变你的外形，和获得更多对你的外形的欣赏。

如果你得分 24～30，你对自己的外形很不自信。一般你的自信心来自你如何看待你自己，可能你太过关注自己的外形了，并对自己十分苛刻。你可能觉得自己怎么样都不够苗条，不够好看，总能从镜子中找到瑕疵。要提高你的外形自信心，多关注你的其他方面，关注你身上的优点，对自己多一些接受，少一些苛求完美。

# 第三部分

## 预防药物滥用和成瘾

第七章　拒绝毒品
第八章　控制饮酒
第九章　拒绝吸烟

# 第七章 拒绝毒品

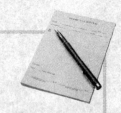

**学习要求**

完成本章节学习,你将能够:
- 描述毒品对中枢神经系统的效应
- 讨论毒品成瘾和一般成瘾的三个共同特性
- 描述当毒品成瘾时生理与心理依赖的形成
- 列示合并用药的风险
- 列示并描述毒品的 6 种类型,并各举例说明
- 列示非处方药哌甲酯使用的严重不良反应
- 讨论毒品检测的问题
- 识别毒品成瘾治疗项目的重要特征

**关注媒体**

### 媒体恐吓战术是否能使人们远离毒品?

媒体使用各种恐吓方法使人们远离不健康的行为。那些血腥的影片中对于舞会夜晚的车祸描写,用以警示十几岁的青少年酒后驾车行为的危险性。电视广告中一些名人大力倡导人们远离毒品。

帮助毒品和酒精受害者康复的广告中,那些酗酒者溺死在酒精的海洋中,吸毒者面临家庭的破裂,求职者不能通过毒品筛查测试,但是如果人们愿意接受帮助的话,这些悲惨的生活状态是可以改变的。

这些毒品预防措施的有效性是很难测量的。很多人记得起这些媒体的陈述,所以它们的确给人留下了印象。但是,吸毒行为包含了很多要素,如家庭影响、遗传倾向、生活事件和状态、毒品可获得性以及同伴影响等,所以媒体事件不可能是单独的影响因素。这些恐吓战术看起来对于那些已经下决心不再吸毒的人特别有效。它提醒这些人吸毒有多么危险。对于那些考虑开始吸毒的人来说,这些信息可能有益,因为它们是从负面刻画吸毒的。

可对于顽固的吸毒者来说,恐吓战术很难奏效。这些人常常生活凌乱,可能从不看广告,并且常常否认他们成瘾。不吸毒者和反吸毒者倒是更可能受到这种方法的影响。尽管这些广告战可观性强并且耗资不菲,然而它们似乎在吸毒预防起到的影响毕竟有限。

## 一、毒品对中枢神经系统的效应

为更好理解由毒品导致中枢神经系统的扰乱作用,我们需要了解神经系统基本单位——"神经元"正常功能的常识。

首先,来自于内外环境的刺激由适宜的感受接受器如眼睛或耳朵所接受。一旦被感知,这些刺激被转换成电刺激。这些刺激沿着神经元的树突、经过神经元、沿着经轴突到突触连接,再到相邻的神经元。当刺激到达突触时,电刺激激发称为神经递质的化学信号(物质)的合成与释放。神经递质传递电刺激从一个神经元到相邻神经元的树突。这些神经元协调一致地发出信息到大脑,再传递适宜的应答命令到人体的组织。

神经递质在神经系统内传递信息起着十分关键的重要作用。具有某些功能的神经递质能力的物质,严重干扰系统的正常功能。毒(药)物通常通过阻滞神经递质的产生,或者强迫神经递质的持续释放来扰乱神经递质作用。

## 二、成瘾行为

人类行为专家认为吸毒和药品滥用只是其他许多成瘾行为的一种。成瘾行为既包括酗酒、吸毒,也包括购物癖、暴食症、嗜赌、性瘾、沉溺于电视和电子游戏、工作狂。

### (一)成瘾的过程

有关成瘾的形成过程已研究得比较清楚。一般认为成瘾行为有三个共同的特征:接触、强迫和失控。

**1. 接触** 成瘾行为开始于一个人接触了一种令他(她)觉得舒服的神经系统药物(如酒精)或行为(如赌博)。或者这种神经系统药物或行为暂时能代替一种不舒服的情感或知觉。这种初始的舒适感渐渐或是快速地(在某些案例中)占据了这个人生活的中心地位。

**2. 强迫** 渐渐地,此人花费了更多的精力、时间和金钱购买这种神经系统药物或实行这种行为。当处于成瘾的这一阶段,可以认为这个人已经对于这种神经系统药物或行为具有强迫性了。即使出现了负面结果,如渐渐地失去朋友和亲人,吃药后有不适的生理症状,或是工作中出现问题,他(她)仍然会重复服用这种神经系统药物或是实行这种行为。

在这一强迫阶段,他(她)渴望从这种神经系统药物或行为中得到进一步的舒适感,此时他的日常生活就开始堕落了。一个成瘾者在追求更高程度的舒适感时,他的家庭生活、朋友圈、工作或学习伙伴逐渐变得不那么重要了。由于耐药性的产生,戒毒的可能性是渺茫的。

为何一些人会发展成强迫型而另一些人没有,其原因难以查明。但是,某些因素对成瘾有所影响,如基因组成、家庭动力学、生理过程、人格类型、同年龄群体以及可获得的求助资源。

**3. 失控** 再经历一段时间,这种寻求高程度的舒适感逐渐变为不能控制自己避免神经系统药物或成瘾行为。成瘾者丧失了对其行为的控制能力。尽管这些压倒性的负面结果(如健康恶化、家庭和朋友的疏远或是丧失一切经济来源)扑面而来,成瘾者仍会继续这种令他生活质量恶化的行为。酗酒者仍会继续酗酒,购物狂仍会倾家荡产地购物,暴食者仍会毫无节制地进食。这些行为反映了他们已无法控制他们的生活了。这些人往往还会对多种神经系统药物或行为成瘾。

**在多元的环境中学习**

### 运动员呼吁抵制吸毒

在过去的十年里,许多公众名人警示年轻人关于滥用神经系统药物的危害性。政治家、摇滚明星和演员均公开呼吁抵制毒品。其中有些人承认自己曾有吸食毒品的问题。他们的呼吁很可能影响一些吸毒者减少吸毒的行为并寻求专业帮助。

最近,篮球超级巨星迈克尔·乔丹的母亲发起了一项抵制年轻人吸毒的运动。你能想起一些著名运动员及其家属抵制毒品的事件吗?

### (二)干预及治疗

幸运的是,成瘾者能够获得外界的帮助。近20年来,成瘾行为的干预和治疗得到了多方的关注。

一般而言，治疗后护理阶段的成瘾者可参加自助式的支援团体，如匿名戒酒会、匿名戒赌会或匿名戒性瘾会等。这些团体常常登记在电话簿或是报纸的分类版面。

## 三、药物术语

在讨论神经系统药物行为之前，熟悉一些基本术语是相当重要的。许多术语都来源于药学范畴，或是化学制剂的研究。

神经系统药物的定义是什么？我们每一个人对于神经系统药物的理解都是不同的。

虽然有许多关于神经系统药物的定义，但是我们认为药物是"除了食物，通过其化学或物理的作用改变有机体内的结构或功能的任何天然或人造的物质"。在此宽泛的定义内包括许多精神活性药物、医用药物及许多人们通常不认为是药物的其他物质。

**精神活性药物**是可改变服用者的感觉、行为、知觉和情绪的药物，包括兴奋剂、镇静剂、迷幻剂、鸦片剂和吸入剂。药物起到治愈不健康机体的作用。它们也可用来缓解疼痛、预防疾病和诊断健康状态。尽管为了治病也会使用一些精神活性药物，如一些镇静剂和麻醉剂，以及最常用的抗生素、激素替代药物、磺胺类药物、利尿药、口服避孕药和心血管药物。合法的药物通常不被视为神经系统药物（但是它们确实是神经系统药物），如咖啡因、烟草、酒精、阿司匹林和其他非处方药物。由于这些药物在我们社会上使用普遍，我们很少认为它们是真正的神经系统药物。

基于章节编排的原因，本章主要涉及精神活性药物。

### （一）给药途径

神经系统药物通常通过4种途径进入人体：摄入、注射、吸入和吸收。摄入或称口服给药，是指药物经由口腔进入消化道。注射是指使用注射针将药物打入体内。吸入是指药物通过肺部进入体内。吸收是指通过皮肤或黏膜给药。

### （二）依赖性

精神活性药物很可能产生**依赖性**。当患者服用了精神活性药物，神经系统功能的模式就改变了。如果患者感受到了明显的功能改善，他们将会继续用药，或是大大增加剂量。如果坚持长期服用，患者将对此药物产生依赖性。药物学家将依赖性分为两种：生理依赖和心理依赖。

生理依赖是人体细胞开始依赖于一种神经系统药物。因为人体组织已经适应了它的存在，所以患者必须持续服用。

患者体内需要此类神经系统药物维持体内平衡或是称为动态平衡。如果不服用该药或是突然停药，患者将产生一种特征性的**停药综合征**。停药症状反映了人体细胞在没有神经系统药物的情况下尝试恢复正常状态。停药症状往往是不舒服的（轻微至严重的兴奋、抑郁、神经过敏、消化困难和腹痛），甚至会危及生命，如骤然停止服用巴比妥类药物或是酒精。在本章成瘾这一词汇可与生理依赖互换使用。

大多数神经系统药物在持续服用后会导致**耐药性**。耐药性是患者持续服用相同剂量的某种神经系统药物而效果递减的一种获得性反应。患者需要增大药物剂量才能获得先前的效果。持续服用镇静剂，包括酒精和鸦片剂可以迅速导致患者形成耐药性。

例如，大学高年级的学生已有4年的饮酒史，通常认为他们的身体已形成了某种程度对酒精的耐受性。许多这样的学生都能生动地回忆起他们刚开始喝酒及以后饮酒后的感觉。例如，在大学新生联谊会中，一些人喝完五瓶啤酒很可能就酩酊大醉了。但是同样是这些人，若是在四年里经常喝啤酒，那么五瓶啤酒就很难再产生如刚入学时的那种反应了。他们可能需要七到八瓶啤酒才能产生那种反应。显然这些学生已经形成了对酒精的耐受性。

对一种药物的耐受形成，可能对其他的同一大类药物存在重叠。这种现象被称为交叉耐受。例如：重度酗酒者在外科手术前，相对于正常人而言可能需要更大剂量的镇静剂才能使得肌肉完全放松。这种酒精的耐受与其他药物间存在交叉重叠。

一个人有着强烈的愿望持续使用特定的药物（毒品）被认定为存在**心理依赖**。那些对神经系统药物产生心理依赖的人们认为只有服用神经系统药物他们才能保持好的状态。尽管服用这些神经系统药物将导致持续的或是周期性的生理、社会、心理或职业问题，或是使之恶化，他们仍会出于情感因素而需要这些神经系统药物。让这样的人骤然停药不会触发完全的停药综合征，但是仍会有一些不舒服的症状。习惯性这一词汇一般可与心理依赖互换使用。

**镇静剂**（巴比妥类药物、精神安定剂和酒精）、麻醉剂（鸦片剂，东方的罂粟的衍生物：海洛因、吗啡和可待因）和合成的麻醉剂（哌替啶和美沙酮）等神经系统药物持续服用很快就能产生生理依赖和心理依赖。刺激剂（苯异丙胺类药物、咖啡因和可卡因）、致幻剂（D-麦角酸二乙酰胺、柏约他、麦斯卡林和大麻）和吸入剂（胶、气体和石油产品）等神经系统药物持续服用对于某些服用者会产生不同程度的心理依赖以及临时的或显著的（但并不危及生命）生理依赖。

### （三）药物的误用和滥用

我们前面用"服用"（或是服用者）这个词汇来表示因疾病的需要摄入精神活性药物。下面我们将定义"服用"这个词汇以及介绍**误用**和**滥用**这两个词汇，以便更加准确地描述神经系统药物服用方式。**误用**是指不合理地使用作为药品的合法神经系统药物。而**滥用**则适用于任何危及健康的合法或非法神经系统药物的使用。

---

**关键术语**

**停药综合征**：当人体企图保持有神经系统药物存在的动态平衡时，所产生的不适或身体的中毒反应，也成为戒瘾综合征。
**耐药性**：一种对神经系统药物持续服用相同剂量但是效果降低的获得性反应。
**交叉耐药性**：从一种神经系统药物的耐药性扩展至同类的其他神经系统药物。
**误用**：不合理地使用作为药品的合法神经系统药物。
**滥用**：适用于任何危及健康的合法或非法神经系统药物的使用。

---

## 四、毒品分类

毒品可根据其生理作用分类。多数精神活性药物可分为六大类：兴奋剂、镇静剂、迷幻剂、大麻、麻醉剂和吸入剂。

### （一）兴奋剂

一般而言，兴奋剂刺激或增加中枢神经系统（CNS）活动，也称为"亢奋"，通过加快心跳、升高血压和提高大脑功能改变中枢神经系统。吸毒者感觉情绪高涨，而不疲劳。兴奋剂包括咖啡因、苯异丙胺类药物和可卡因。多数兴奋剂为导致心理依赖并能相对快地产生耐药性，但是它们不太可能产生显著的生理依赖，因为它们没有致命的停药症状。可卡因却是一个重要的例外，它可能导致心理依赖，尤其是对某些吸毒者，可产生很大的停药反应以至于他们不得不继续吸毒。

**1. 咖啡因**　咖啡因，存在于巧克力、某些软饮料、咖啡、茶、某些乙酰水杨酸类药物和非处方的提神药物中的一种无味的神经系统药物，适量摄入并无危害。许多喝咖啡的人认为，如果早晨不喝一两杯咖啡，他们就不能顺利地开始一天的生活。

对于一般健康的成年人,中等量的咖啡因消费是不可能引起严重的健康损害的。然而,过度消费(相当于每天10杯或以上的咖啡)可能导致焦虑、腹泻、坐立不安、难以入睡或频繁觉醒、头痛和心悸。建议怀孕妇女有节制地摄入(慎用)咖啡因。

**2. 苯异丙胺类药物** 苯异丙胺类药物使几乎所有的服用者活动增加、情绪高涨。苯异丙胺类药物包括多个结构类似的化合物:安非他命、右旋安非他命和甲基苯丙胺。这些化合物不是天然化合物,是完全由实验室合成的。医疗用途的苯丙胺类药物主要是用来治疗肥胖、发作性睡病和注意力缺陷障碍[伴多动](ADHD)。

苯丙胺类药物可通过摄入、注射,或吸入进入体内。服用少量至中量的苯丙胺类药物可使情绪高涨、令人更加机敏并感觉充满力量。这是通过刺激人体本身存在的两种神经递质的受体而起的作用。它们同时还能降低胃肠蠕动减少食欲。其实在20世纪六、七十年代,苯丙胺类药物是节食者的常用药。后来发现,苯丙胺类药物的食欲抑制作用只能持续几个星期,所以大多数医生就不用这个药了。大剂量服用苯丙胺类药物会加快心跳和升高血压至危险的程度。随着苯丙胺类药物从身体的消除,服用者变得疲倦。

长期滥用苯丙胺类药物将导致快速的耐药性和强烈的心理依赖。长期服用还会产生性无能和精神病发作等其他作用。停止服用会产生阶段性的抑郁。

**3. 甲基苯丙胺类** 目前苯丙胺类药物滥用的现象急剧增加,问题愈显严重。已知的就有许多名字,如"冰毒"、"crank"、"crystal"、"meth"、"speed"、"crystal meth"和"zip",甲基苯丙胺是由非法的家庭实验室合成的。

(1) 冰毒:甲基苯丙胺晶体或称为冰毒是甲基苯丙胺最危险的形式之一。冰是甲基苯丙胺的非常的形态,外观如同冰糖。当吸入或注射时,冰毒效应在大约7秒钟后就可感觉到一种强烈的生理与心理快感。这是由于毒品导致大脑释放大量的多巴胺。其作用可持续数个小时(比快克产生的效果长很多)直至吸毒者筋疲力尽。当口服或鼻吸时,早期甲基苯丙胺诱导的欣快感,让人快速成瘾。滥用导致暂时性失忆、暴力、心脏和神经系统的损害。长期服用可导致帕金森症类似症状、牙齿腐烂(冰毒嘴)、厌食、心跳加快、血压升高、死亡、营养障碍、体重减轻、免疫力下降和肝肺肾功能破坏。快速产生心理依赖。停药将产生急性抑郁和疲倦,但没有明显的生理不适。

(2) 麻黄:健康专家警告人们,服用任何含有麻黄的非处方草药补充剂具有一定的危险性。麻黄是一种类似苯丙胺的药物,特别是对于高血压或其他心血管疾病的患者具有危害性。现在,许多非处方减充血剂和治疗哮喘药物中含有麻黄。不过,这些药品包装上说明了其可能的有害不良反应和药物相互作用。但是在草药中,如某些宣传具有帮助控制体重的草药,却没有被要求写入这些警告。在撰写本书期间,FDA正在考虑是否限制该类药物的使用。

(3) 哌甲酯:一种刺激性处方药物,近些年来使用人数激增。该药通常开给多动或不能集中注意力的儿童和青少年(以及越来越多的青年人)帮助他们集中精力。但是,他们若将哌甲酯与朋友分享,就会造成药物滥用。

---

### 冰毒实验室警示信号

- 强烈的化学气味(氨水、乙醚、猫尿味)
- 居住地窗户封闭
- 租用人付房租现金交易
- 来往人群大,特别是在夜间
- 大量的垃圾(罐头、燃料罐、咖啡过滤网、胶带)
- 干净的玻璃容器带入住户
- 物品包括但不仅局限于电池、房屋清洁器、汽油、汽车化工、热板、乙醇、乙醚、粗盐

如果你怀疑邻居家有冰毒作坊,请与当地警方联系。

**4. 可卡因** 可卡因可能是最强的刺激性药物,受到医学界广泛关注。它是从南美洲古柯叶中发现的主要精神活性物质。可卡因起效很快——从5分钟到30分钟(图7-1)。无论以何种形式吸收,可卡因可迅速产生近乎性欲高潮的冲动或是欣快感受。在欣快之后马上进入明显的抑郁。可卡因曾一度作为局部麻醉剂,剂型为吸入剂、注射剂和烟雾剂(如*自由碱*或*快克*)。压倒性的证据证明可卡因将快速导致强烈的心理依赖,以及相当多的证据证明可卡因将快速导致生理依赖。然而,停止服用可卡因可导致生理不适,但不会导致死亡。

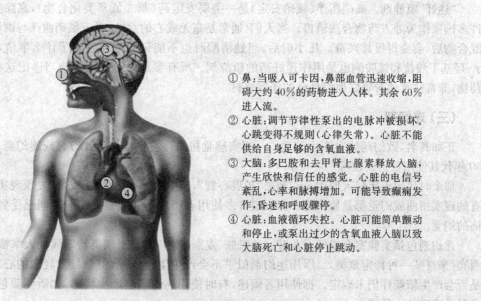

① 鼻:当吸入可卡因,鼻部血管迅速收缩,阻碍大约40%的药物进入人体。其余60%进入流。
② 心脏:调节节律性泵出的电脉冲被损坏。心跳变得不规则(心律失常)。心脏不能供给自身足够的含氧血液。
③ 大脑:多巴胺和去甲肾上腺素释放入脑,产生欣快和信任的感觉。心脏的电信号紊乱,心率和脉搏增加。可能导致癫痫发作,昏迷和呼吸骤停。
④ 心脏:血液循环失控。心脏可能简单颤动和停止,或泵出过少的含氧血液入脑以致大脑死亡和心脏停止跳动。

图7-1 可卡因对于人体的影响。

---

**关键术语**

**发作性睡病:**一种睡眠紊乱,患者具有周期性、压倒性和不能控制的睡意。
**注意力缺陷障碍[伴多动](ADHD):**出现比正常频率高的生理动作;往往伴随着不能在某一特定任务上集中精力;也称为多动症。

---

### (二) 镇静剂

镇静剂使服用者镇静,降低中枢神经系统功能。该类型的毒品包括酒精、巴比妥类药物和安定药。镇静剂在滥用者中产生耐药性,以及强烈的心理依赖和生理依赖。

**1. 巴比妥类药物** 巴比妥类药物是能增强抑制型神经递质的作用的所谓睡眠化合物。它们能抑制中枢神经系统导致使用者入眠,也可用于手术麻醉。医学上,巴比妥类药物被用作麻醉剂以及焦虑、失眠症和癫痫的治疗药物,且剂量范围很广。长期使用巴比妥类药物将迅速产生耐药性——最终,使用者需要很大的剂量,大到翌日清晨仍能感觉到该药的作用。然后,一些滥用者开始用刺激剂代替巴比妥类药物,导致药物依赖性的恶性循环。其他误用者将酒精和巴比妥类药物或安定药混合使用,无意间导致了中毒甚至致命的结果。骤然停止使用巴比妥类药物将迅速产生停药症状,包括癫痫发作、妄想、幻觉甚至死亡。

甲喹酮(安眠酮)是一种吸入剂,它不会像其他巴比妥类药物一样产生依赖性。由于它没有依赖性,甲喹酮偶尔作为焦虑患者的治疗药物。现在,一些家庭实验室正生产及非法销售甲喹酮类似物,他们能将其与少量的酒精混合,以达到一种便宜的类似醉酒的效果。

**2. 安定药** 安定药是一种镇静剂，用以减轻焦虑，使处于压力状态的人们放松。它们不是专门用来产生睡眠，而是在清醒的时间缓解人们的压力。这样的安定药成为弱安定剂，其中地西泮（安定）和氯氮䓬（利眠宁）是最常用的处方药。不幸的是，有些人开始对它们和其他处方药成瘾。

部分安定药可进一步用来治疗有自杀和伤害他人倾向的住院精神病患者。弱安定剂抑制患者的生理活动，但保持其意识清醒。它们的应用仅限于公共机构。所有安定药都能产生生理和心理依赖和耐药性。

"迷奸"镇静剂。氟硝西泮（氟硝安定）是一类弱安定药（苯二氮䓬类化合物），在除美国以外的许多国家作为处方药物合法销售。当人们（通常是毫无戒心的女性）喝下氟硝西泮与酒精性饮料的混合物后，会变得极其兴奋。几小时后，当她清醒时也不能记起刚才发生了什么事情，包括强奸。γ-羟基丁酸盐和氯胺酮也是用作迷奸药的镇静剂。所有参加聚会的人都应当谨记这些神经系统药物，非常注意地看管好他们自己的任何饮料。

## （三）迷幻剂

正如其名，致幻药物会产生幻觉——真实感觉扭曲。它也被称为致幻剂或**迷幻药**，在20世纪60年代其使用量达到顶峰。

那个时代倡议年轻人使用迷幻剂去"扩展心智"，"达到另一个境界"或是"发现现实"。不是所有的现实扭曲或幻觉都是愉快的。据报道许多使用者产生不适或是在幻想期间感受到负面的、恐怖的幻觉。

迷幻剂包括实验室合成的麦角酸二乙酰胺、麦斯卡林（来源于佩奥特掌属仙人掌植物）和西洛西宾（来自某一种特定蕈类）。服用迷幻剂似乎不会产生生理依赖，但会导致轻微的心理依赖。其是否会产生依赖性仍未确定。据使用者阐述，有时使用迷幻剂会产生联感，如听到颜色、闻到音乐或触及味道的一种感觉。

使用迷幻剂的长期效果仍未充分了解。关于在生育中基因畸形、生育力、性能力及表现和人格形成障碍的问题仍未完全获得解答。已得到确认和记录的一个现象是幻觉重现——不可预期地回到数月甚至数年前的幻觉。幻觉重现可能是由于药物在人体细胞中累积所致。

---
**关键术语**

**迷幻剂**：能产生幻觉的精神活性药物（现实扭曲）

---

## （四）大麻

在过去的很多年里，大麻曾被定义为轻微的致幻剂。然而，最近多数专家认为它应当被单独列为一个门类。大麻同那些兴奋剂和镇静剂一样产生轻微的作用。大麻的影响造成了众多交通致命事故，应当谨慎思考对它的使用。大麻其实是一类野生植物（学名印度大麻），其纤维一度用来制造大麻绳。而其叶和小茎经干燥、研碎，使用者可通过卷烟（"joints"）、雪茄（"blunts"）或烟斗食大麻。压搓植物花顶部分收集到的树脂可生产一种称为hashish或hash的大麻产物，常经烟斗吸食。

大麻的迷幻作用能力取决于产品中有效成分四氢大麻酚（THC）的含量。大麻中四氢大麻酚的浓度为3.5%，质量较好的大麻（精英无籽大麻）为7%~9%，hashish为8%~14%，hash油的浓度高达50%。现在的大麻四氢大麻酚的含量高于过去的几十年。

四氢大麻酚是一类脂溶性物质，因此能被人体内的脂肪组织吸收储存。四氢大麻酚能在体内停留长达一个月再被排泄。现在毒品测试日益灵敏，长期大剂量服用大麻的人的尿液中，在服用大麻30天后还能检测到痕迹量的四氢大麻酚。在接触大剂量被动吸入四氢大麻酚（如室内摇滚音乐会)后的短时间内也可能被检测出来。

一旦吸入大麻，效果因人而异。情绪高涨或飘飘欲仙或酒醉的感觉对于每人来说也是不一样的。很多人说增高了对音乐的敏感度、对于特定食物产生渴望和放松心情。有共识认为，大麻对于行为的作用有4种可能性：①使用者必须去学习识别大麻提供的情绪高涨是什么样；②大麻损坏短期记忆；③使用者高估了持续的时间；④使用者丧失了持续注意一项任务的能力。

表7-1 大麻的效应

| 短期效应 | 长期效应 |
| --- | --- |
| • 心率加快、血压升高 | • 肺功能损害 |
| • 带来欣快感 | • 支气管炎危险增加 |
| • 昏睡与镇静 | • 肺气肿 |
| • 食欲增加 | • 肺癌 |
| • 红眼 | • 心梗 |
| • 食物渴求 | • 动机与长期记忆下降 |
| • 反应时间延长 | • 惊恐或烦躁增多 |
| • 抑郁、兴奋、偏执、惊恐和幸喜 | • 可能出现大麻耐受 |
| • 注意广度、记忆、学习、解决问题和协调等方面出现问题 | • 肺、免疫和生殖系统损害 |
| • 失眠 | • 症状可能持续1个月以上 |
|  | • 可能引起出生缺陷 |
|  | • 对肺功能的损害5倍于烟草 |

大麻的长期作用仍然在研究中。对于部分吸毒者，长期滥用可能导致**失动机综合征**。

大麻烟雾对于肺部组织的兴奋作用强于烟草烟雾，在大麻所含的超过400种化学物质中，部分与肺癌形成有关。实际上，最强的致癌物质之一——苯并芘，在大麻烟雾中的含量要高于烟草烟雾。吸大麻者的人倾向于深深吸入以及将烟雾在肺部保持很长一段时间。在某种程度上，长期吸大麻者的肺部很有可能被破坏。

长期使用大麻还会破坏免疫系统以及男性和女性的生殖系统，母亲吸大麻使胎儿出生缺陷的概率增大。长期吸大麻的男性睾丸激素水平降低，其变化的后果未知。长期使用大麻对多种类型的性行为的影响也仍未完全弄清。

因为神经系统药物能扭曲感知进而扭曲感知能力(特别是结合了酒精)，所以吸大麻的汽车驾驶员，明显使许多无辜的生命陷入了险境。

大麻唯一的药用价值是缓解由化疗导致的恶心，改善艾滋病人的食欲，以及降低青光眼患者的眼内压。然而，多种效果相当的麻醉剂也可达到这些医疗目的。

#### (五) 麻醉剂

**麻醉剂**是最易产生依赖性的药物之一。医学上，麻醉剂是用来缓解疼痛和诱导睡眠的。基于来源，麻醉剂可归类于天然的、半合成和合成麻醉剂。

**1. 天然麻醉剂** 东方罂粟中的天然产物有阿片(东方罂粟中萃取的主要精神活性物质)、吗啡(阿片中主要的活性成分)和蒂巴因(不用作药物的化合物)。医学上，吗啡及其相关化合物是治疗轻微至重度疼痛的镇痛剂。

**2. 半合成麻醉剂** 半合成麻醉剂是将吗啡进行化学改造得到的新化合物。这些实验室制造的药物本是用作镇痛剂的，但其效益远不及由依赖性高发生率和毒性高风险所导致的危害。海洛因是最著名的半合成麻醉剂。虽然海洛因是快速高效的镇痛剂，但是它却极易成瘾。一旦注射入静脉或皮下，海洛因就产生梦一般的欣快，同所有麻醉剂一样，能产生强烈的生理及心理依赖和耐药性。

随着其他所有可注射性非法麻醉剂的使用,合用针头的行为增加了传染性疾病传播的可能,如艾滋病。骤然停止使用海洛因不太会致命,但据说**冷火鸡**戒毒法期间的不适是无法抵抗的。在最近十年,海洛因的使用正在增加。海洛因的纯化技术改良,价格下降。可卡因滥用者可联合使用海洛因和可卡因,从情绪高涨中"降下来"。

3. **合成麻醉剂** 常用的术后镇痛药哌替啶(Demerol)和右丙氧芬(Darvon)和海洛因成瘾者康复期间的用药美沙酮都是合成麻醉剂。这些阿片类麻醉剂是在药物实验室中制造的。它们不是天然麻醉剂或半合成麻醉剂,因为它们不是来源于东方罂粟植物。它们近似于真正的麻醉剂,然而也会迅速产生生理依赖。美沙酮康复计划的重要缺陷是,在某些案例中,患者仅仅是由海洛因成瘾转换至美沙酮成瘾。

## (六)吸入剂

吸入剂包括一大类挥发性(迅速蒸发)化合物,通常能令使用者产生无法预计的醉酒似的效果。吸入剂的使用者可能产生妄想和幻觉。部分使用者可能变得具有攻击性。这一类的麻醉剂包括镇痛气体(氯仿、氧化亚氮和乙醚)、血管扩张药(亚硝酸异戊酯和亚硝酸丁酯)、石油产品和商业化的溶剂(汽油、煤油、塑胶、胶水、打字机修正液、油漆和涂料稀释剂)和某些气雾剂(见于某些改进的喷雾产品、肥料和杀虫剂中)。

使用吸入剂的最危险之处在于对于呼吸和心血管系统破坏性的、有时甚至是致命的影响。而且使用者会因为醉酒似的迷幻作用,无意中使自己陷入险境。攻击性行为也会令使用者对自己及他人造成威胁。

### 关键术语

**麻醉剂**:如阿片制剂;由东方罂粟植物衍生而来的精神活性药物;麻醉剂缓解疼痛,诱导睡眠。
**冷火鸡法**:突然、完全停止使用毒品;与停药不适相关。
**吸入剂**:通过吸入的方式进入体内的精神活性药物。

## 五、药物的联合作用

按不同组合和剂量摄取麻醉剂可能使药物作用发生改变甚至增强。

**药物的协同作用**是指同时使用同一大类的药物所产生的危险后果。混合使用增强了每个药物的作用。例如,联合使用酒精和安定药的协同作用强于分别使用两种神经系统药物效果的总和。在这一情况下产生了大幅度增加的或许是致命的镇静作用。简而言之,"一加一等于四或五"。

同时或几乎同时使用不同的药物会产生多种效果。混合药物会产生累加、增强或拮抗作用。若两种或两种以上药物同时使用的结果仅仅是每个药物作用的总和,称为累加作用,作用的总和没有加剧。在某种意义上是"一加一加一等于三"。

若一种药物增强了另一种药物的作用,也就是说,第一个药物对第二种药物具有**增强作用**。20世纪70年代最流行的吸毒体验就是混合使用啤酒和甲喹酮。甲喹酮增强了酒精抑制释放和镇静作用。这种特定的药物组合能让使用者产生一种廉价但却可能致命的类似醉酒的欣快。

**拮抗作用**是一种药物对于另一种药物的相反作用。一种麻醉剂可能降低另一种麻醉剂对于人体的影响。了解这一原则对于医学上治疗某种毒品过量很有用,如使用安定药缓解麦角酸二乙酰胺或其他迷幻剂的作用。

## 六、药品(毒物)使用的社会反应

过去 25 年中社会对于不合法药品的使用引起越来越多的关注。大多数成人将毒品滥用看成整个社会的严重威胁。直接针对减少非法药物使用的社区、学校、州和国家机构的发展活动为此提供支持。一些团体致力于教育,一些团体专注于实施,同时还有人致力于建立法律和相关的公共政策。著名人物如运动员也明确表态反对药物的滥用。

关于药物滥用的个人与社会问题是非常复杂的。创新解决方案陆续被发明出来。一些人认为只有儿童早期的教育才是药物使用的替代途径;始于学前的药物教育可能比等到小学高年级或实践进行教育具有更积极的作用。近来,对减少青年人接触入门级药物(特别是烟草、酒精和大麻)的关注,可帮助其延缓对其他成瘾药物的进程。有人主张:对药物使用采用严厉的处罚,包括更重的罚款和更长的刑期。

其他人支持对所有药物进行立法,让政府机构对药物的规章与调节负责,这就如同酒水管理一样。

## 七、毒品检测

毒品滥用的社会反应促使了毒品测试的形成和增长。多数样本来源于公司对于职员进行的常见滥用毒品的筛选。这些毒品包括苯丙胺类药物、巴比妥类药物、苯二氮䓬类药物(处方安定药如烦宁和氯氮䓬的化学基础)、大麻素(四氢大麻酚、hashish 和大麻)、甲喹酮、阿片制剂(海洛因、可待因和吗啡)和苯环利定。除了大麻,多数上述麻醉剂在使用后几天可从体内消除。大麻在使用后几周仍可检出。

毒品检测的准确性如何?在特定的戒断标准下,毒品检测可检出 90% 的近期毒品使用者。这就意味着大约有 10% 的近期毒品使用者无法被测出(10% 为假阴性)。不吸毒的人在毒品测试中被检测出服用毒品(假阳性)是很少见的(对于假阳性的后续测试几乎完全呈现阴性结果)。人为误差比技术误差更有可能造成毒品测试的差错。

最近,科学家已经改进了该程序,采用头发样品检测毒品的存在。这些程序具有较高的可信度,虽然仍存在某些技术困难。期待在不久的将来,有改进的头发样品毒品测试出现。

多数财富杂志 500 强公司、部队、各级政府部门和几乎所有的运动员组织都已经实行了强制性的毒品测试。共同的应对物质滥用政策正在制定,制定者同时关注着法律和伦理问题。

## 八、高校和社区对于毒品依赖的支持性服务

有毒品问题并意识到自己需要帮助的学生可以寻求学校及附近社区提供的服务,根据他们愿意为治疗服务所付的价钱选择不同的帮助。

对诊法是说服毒品依赖患者并进入治疗计划的一种方式。鼓励与毒品依赖者共同生活或工作的人与患者当面对抗他们的毒瘾。当面对抗有助于毒品依赖者意识到他们的行为对于他人的影响。毒品依赖者一旦意识到他人不再能够容忍他们的行为,他们进入治疗计划的可能性就大大增加。这一方法虽然有效,但是对家人和朋友很有压力,因此需要化学品依赖专家的协助。在你附近的毒品治疗中心可以联系到这些专家。

**1. 治疗** 在极少数学院或大学健康中心有资格进行综合毒品治疗计划。高校毒品依赖项目通常设在大学咨询中心。在这样一个中心,其重点可能在于处理毒品滥用行为方面的问题,而不是毒品依赖性问题。

训练有素的咨询师和专门进行毒品依赖咨询的心理学家将与学生①共同分析他们各自的问题,②建立积极的方式去处理压力,以及③寻找另外的途径提高情绪(见个人评估)。

控制毒品问题的药物治疗可能需要通过地方卫生部门管辖的社区治疗设施及社区心理卫生中心、私人诊所或当地医院所提供的服务来实现。治疗包括住院和门诊治疗。药物治疗包括解毒、治疗续发的健康并发症及营养缺乏,和毒品依赖者的治疗咨询。

某些社区还有义务健康机构,为毒品依赖者提供服务和治疗计划。

**2. 治疗毒品依赖性的花费** 学院或大学为职工和学生提供的毒品治疗计划通常是免费的。

当地机构可以提供免费服务或基于**浮动计算法**的服务。私人医院、医生和诊所是最昂贵的治疗形式。在私人机构住院治疗将花费每天 1 000 美元。因为住院治疗通常需要 3~4 个星期,患者能迅速积起一张巨额账单。然而,现在各种健康保险政策覆盖了酒精及其他毒品依赖,因此这些花费都可能不需要自己额外掏钱。

---

**关键术语**

**累加作用:** 同时使用两种或两种以上药物产生的组合(但不加剧)作用。
**增强作用:** 使用一种药物增强了另一种药物作用的现象。
**拮抗作用:** 一种药物减少或撤销了另一种药物作用的现象。
**浮动计算法:** 根据病人收水平来确定收费多少的计算方法。

## 个人评估（一）

**测试你对毒品的认识**

1. 当前最常见的毒品是什么？
   （a）海洛因　　　（b）可卡因　　　（c）酒精　　　（d）大麻
2. 儿童最常用的药物有哪些？
   （a）酒精、烟草和大麻　　　（b）可卡因、快克、酒精
   （c）海洛因、吸入剂、大麻
3. 哪种毒品最能导致青少年死亡？
   （a）海洛因　　　（b）可卡因　　　（c）酒精　　　（d）大麻
4. 为何快克是一类特别危险的神经系统药物？
   （a）便宜　　　（b）易获取　　　（c）高成瘾性　　　（d）以上皆是
5. 下列哪种物质的烟雾，吸入后可导致情绪高涨？
   （a）喷漆　　（b）模型胶水　　（c）指甲膏清洗剂　　（d）生奶油罐　　（e）以上皆是
6. 那些在 20 岁生日前未使用过酒精及其他毒品的人：
   （a）不可能成为化学品依赖者　　　（b）不太可能有嗜酒或使用其他非法毒品的问题
   （c）具有较高的危险成为化学品依赖者
7. 强效兴奋剂是由哪两种神经系统药物组成的？
   （a）可卡因和海洛因　　　（b）苯环利定和麦角酸二乙酰胺
   （c）烦宁和酒精　　　（d）苯丙胺类药物和巴比妥类药物
8. 甲基苯丙胺类药物具有危险性，因为它们能导致：
   （a）焦虑/神经质/易激惹　　　（b）偏执狂/精神病
   （c）失去食欲/营养不良/厌食症　　　（d）幻觉
   （e）攻击性行为　　　（f）以上皆是
9. 大麻如何危害健康？
   （a）阻碍使用者短期记忆　　　（b）在大麻影响下，学生觉得学习困难
   （c）它影响对时间的感觉和协调性　　　（d）以上皆是

**个人评估的参考答案**
1. c　2. a　3. c　4. d　5. e　6. b　7. a　8. f　9. d

# 个人评估(二)

**避免使用毒品来改善情绪**

专家一致认为:毒品仅仅能提供短时间的、不太有效的、而且是破坏性的解决问题的方法。我们希望你已经找到(或将会找到)全新的、精力充沛却不借助毒品的生活经验,使你的生活更为丰富多彩。评价你对于那些活动的热情程度,并圈出号码。根据以下提示:

1 = 对此活动毫无兴趣　　　　2 = 两年内将尝试该活动
3 = 6 个月内将尝试该活动　　　4 = 已参与过该活动
5 = 经常参与该活动

1. 学习魔术　　　　　　　　　1　　2　　3　　4　　5
2. 背包旅行　　　　　　　　　1　　2　　3　　4　　5
3. 跑马拉松　　　　　　　　　1　　2　　3　　4　　5
4. 开始种植蔬菜　　　　　　　1　　2　　3　　4　　5
5. 乘热气球　　　　　　　　　1　　2　　3　　4　　5
6. 滑雪或滑冰　　　　　　　　1　　2　　3　　4　　5
7. 献血　　　　　　　　　　　1　　2　　3　　4　　5
8. 划木筏　　　　　　　　　　1　　2　　3　　4　　5
9. 学习一种乐器　　　　　　　1　　2　　3　　4　　5
10. 骑 160 公里(100 英里)自行车　1　　2　　3　　4　　5
11. 跳降落伞　　　　　　　　　1　　2　　3　　4　　5
12. 攀岩　　　　　　　　　　　1　　2　　3　　4　　5
13. 在戏院里演个角色　　　　　1　　2　　3　　4　　5
14. 造件家具　　　　　　　　　1　　2　　3　　4　　5
15. 为有价值的事情募捐　　　　1　　2　　3　　4　　5
16. 学习游泳　　　　　　　　　1　　2　　3　　4　　5
17. 检查汽车引擎　　　　　　　1　　2　　3　　4　　5
18. 写首歌　　　　　　　　　　1　　2　　3　　4　　5
19. 到国外旅行　　　　　　　　1　　2　　3　　4　　5
20. 写一本书的首个章节　　　　1　　2　　3　　4　　5

总分 _____

**评注**

61~100　你参加了许多具挑战性的活动。
41~60　你愿意参加部分具挑战性的活动。
20~40　你不太参与这里提及的挑战性的活动。

**讨论:**
看看你的总分,你对这些活动的参与程度惊讶吗?得分最高的活动是什么,你知道它们的重要性吗?你还能在此表中添加哪些活动?

# 第八章 控制饮酒

> **学习要求**
>
> 完成本章节学习，你将能：
> - 描述大学校园饮酒流行率
> - 描述酒精的生理作用及其性别差异的原因
> - 列举急性酒精中毒的症状及急救程序
> - 解释酒精在事故、犯罪和自杀中的作用
> - 列举支持安全性饮酒的组织
> - 描述问题饮酒和酒精中毒
> - 定义相互依赖的概念，描述其对饮酒者和依赖者的伤害
> - 解释否认和允许是如何延长问题饮酒的
> - 列举青少年酒精中毒的特点

零容忍政策、更为严厉的合法饮酒测定标准的推出和全国性组织对于酒精零容忍政策的推行、更加严格的合理饮酒标准的制定、越来越多的组织关注对酒精滥用，这些都说明我们的社会对酒精滥用越来越敏感和重视。现在人们更加关注酒后驾驶的后果、饮酒所致的犯罪和工作效率的降低。全国性数据显示自20世纪80年代早期，美国人均酒精消费量已逐年下降。但是，酒精仍然是多数成年人（包括大学生）药物滥用的主要方式。

## 一、选择饮酒

显然，人们饮酒的原因是多种多样的。多数人认为那是一种有效的、可承受的以及合法地改变脑内化学物质的方式。酒精减弱了人体的抑制作用，常见的行为后果如图8-1所示。最起码，饮酒者会暂时性变成另外一个样子——更外向、放松和爱冒险。如果酒精不会对人体造成这些改变，多数人就不会去饮用它了。你同意该观点吗？

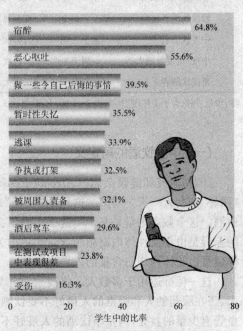

图8-1 大学生中饮酒的负面影响（指在过去1年里至少发生过一次；2003年，来自全美89个大学的38 857名在校大学生的数据）。

> **关键术语**
>
> **抑制剂**：体内抑制人体某种行为的控制因子。

## 二、饮 酒 模 式

从杂志到广告牌再到电视,酒大概是宣传最多的消费品之一。你在看电视、听收音机或是看报纸时,都避免不了受到购买某种牌子的啤酒、葡萄酒或酒精性饮料的蛊惑。广告中在饮酒时营造的温馨氛围,明显地暗示着饮酒将带给你欢乐的时光、俊男美女、异国情调和忘却繁忙工作和学习烦恼。饮酒能带来这么多的舒适,难怪多数成年人都会饮用酒精性饮料。2/3 的美国人都可以归为饮酒者,有 1/3 的成年人不饮酒。在大学里,85%~90% 的学生饮酒,许多学生都难以想象 1/3 的成年人竟然是不饮酒者。虽然许多大学生认为饮酒是他们社交生活的组成部分,也有少数人不认同。

根据不同研究者的标准,报道的酒精消费数据也各不相同。多数报道都支持这一观点:18 岁以上的成年人 1/3 不饮酒,1/3 为轻度饮酒者,1/3 为中度至重度饮酒者。其中,重度饮酒者在所有成年人中大约占 10%。大学生饮酒者倾向于将自己归为轻度至中度饮酒者。因此,当他们阅读了饮酒标准(表 8-1)并综合每次饮酒量以及饮酒频率后,才大吃一惊。

表 8-1 饮酒分类标准

| 分 类 | 饮酒相关行为 |
| --- | --- |
| 不饮酒者 | 不饮酒或一年少于一次 |
| 非经常性饮酒者 | 至多一个月喝一次,每次少量 |
| 轻度饮酒者 | 至多一个月喝一次,每次适中;或一个月至多喝 3~4 次,每次少量 |
| 中度饮酒者 | 至少一周喝一次,每次少量;或一个月 3~4 次,每次适中;或一个月至多一次大量饮酒 |
| 中度/重度饮酒者 | 一周至少喝一次,每次适中;或一个月 3~4 次,每次大量饮酒 |
| 重度饮酒者 | 每周至少一次,每次大量饮酒 |

注:少量:每次少于 1 杯;适中:每次 2~4 杯;大量:每次 5 杯以上(狂饮);1 杯:360 ml 啤酒,150 ml 葡萄酒,或 45 ml 的 40 度白酒。

### (一)中度饮酒的再定义

《酒精研究和健康杂志》(*Alcohol Research and Health*)将中度饮酒定义为:男人一天至多喝"两杯"和女人一天"一杯"。这里的"一杯"是指 360 ml 普通啤酒、150 ml 的葡萄酒、45 ml 的 40 度白酒。这个截点剂量是基于喝这么多酒不会对饮酒者个人和社会造成危害的基础上建立的(性别的差异是由于女性体内高脂肪含量和胃内关键酶较少的原因造成的)。老年人每日至多喝一杯,同样也是由于体内脂肪含量的差异。

这一标准适用于多数人。将要驾驶车辆的人、孕妇、刚从酒精成瘾中康复的人、不满 21 岁的人、正在服药的人和吸毒的人最好不要饮酒。另外,虽然一些研究发现饮少量的酒可能对心理和心血管有少量的益处,但是不饮酒的人最好不要开始饮酒。

### (二)狂饮

大学生的酒精滥用往往发生于狂饮,就是指一下子喝 5 杯酒,且至少两周一次。属于"重度饮酒者"的大学生很少量饮酒,而是一周 1~2 次地狂饮。有些学生公开承认他们打算周末"真正喝醉一次"。一些人迫于同伴的压力而参加饮酒游戏,这种游戏要求人们在短时间内大量饮酒。

狂饮是危险的。酒后驾驶、暴力、破坏性行为、迷奸、拘留和反应能力的降低都与狂饮密切相关。很明显,饮酒量和反应能力的降低直接相关。狂饮往往造成巨大的社会损失,特别是当喝醉的人表现出他们未成年的幼稚行为。在你所在的大学中狂饮很常见吗?

针对狂饮造成的个人危险和校园暴力,大学正采取对策。一些学校正在开展地区性的酒精教育运动,在校园里张贴新颖的海报。期望今后减少校园内狂饮,以营造更为安全的环境。

对于饮酒的学生而言,在校期间是他一生中饮酒最多的时期。其中一些人造成了严重的后果,部分人进入终生问题饮酒的关键时期。

**探索你的心灵**

### 没有饮酒的社交生活是什么样的?

你最近一次参加没有酒精饮料供应的聚会是什么时候?可能是几年前了。在我们意识中,有许多方式都将社交和饮酒相联系。例如,一周繁忙的工作结束后,星期五晚上你的朋友约你出去喝啤酒。为什么不呢?那将会很愉快。或者,你受约参加一个派对,想带个礼物。一瓶葡萄酒怎么样?既方便又受欢迎。

尽管多数人,包括大学生往往将饮酒与欢乐联系在一起,但是仍有部分大学生选择不饮酒的方式计划他们的娱乐活动。除了去酒吧饮酒,他们还会去咖啡吧喝热奶沫咖啡;或者吃苏打水加比萨,还可以在果汁吧中找到可口健康的饮料。

当你参加一个聚会,发现其他所有人都在饮酒,你该怎么办?选择非酒精性饮料——汽水、果汁、苏打水或水(你可能不是唯一这么做的人)。如果有人阻止你的选择,请坚持。说你想说的,无须解释,不必委曲求全。

但是,也许你想在聚会中饮酒以缓解压力以及易于和他人交谈。如果没有酒精饮料,你将如何开始谈话呢?想象一下,你是如何同你的剧组或某个兴趣小组中的人轻易自然交谈的?你们有共同的爱好,所以易于交谈。如果你在聚会中新认识的某人,那么就寻找共同爱好。开始你会觉得难为情,但是,你将忘却他(她)是个陌生人,而专注于你们的谈话。不饮酒,你可能更像你自己。

部分学生承诺他们将通过积极地参与远足、参加自行车队、参加体育锻炼或体育活动,来取代坐着饮酒。他们发现这样很快乐——生理或心理上的。他们也在社交,做着自己喜欢做的事情以及一个良好的体魄。思考一下你常常想做的事情,然后去实践它。

选择不饮酒并不意味着失去朋友(如果他们是真正的朋友,他们将接受你的选择)。这完全取决于你自己做出正确的选择。

## 三、酒 的 本 质

酒精(也称为乙醇)是发酵的主要产物。在此过程中,酵母细胞作用于水果和谷物中所含的糖,产生酒精和二氧化碳。

威士忌、杜松子酒(荷兰酒)、朗姆酒和伏特加等酒中的酒精浓度是由蒸馏过程决定的,蒸馏酒中的酒精含量使用标准酒精度(proof)一词来表示,其数字两倍于该酒的酒精度。就是说,一瓶 140 标准酒精度的杜松子酒中有 70% 的纯酒精。多数蒸馏酒的标准度数为 40~80。加入纯谷物酒精后所制的酒精饮料,其标准度数可达 100。

酒精的营养价值是相当有限的。通过现代工艺制作的酒精性饮料中除了热量别无其他。简而言之,饮酒只会使体内脂肪明显堆积。纯酒精只含有碳水化合物,没有维生素、矿物质、脂肪或蛋白质。

**关键术语**

**发酵:**酵母细胞通过作用于碳水化合物将农作物转化为酒精的化学过程。
**蒸馏:**加热使酒精蒸发,收集其蒸气,使酒精浓度增加的过程。

针对上述酒精性饮料的高热量问题，新近推出了所谓的清啤酒和低热量葡萄酒，但是这种只是低热量酒而不是低酒精酒，只有标注低酒精酒其所含的酒精量比普通酒低。最近，生产厂商推出了一种低碳水化合物的新型啤酒，这种酒对日常消费者来说，只是降低了其中的碳水化合物，而酒精和热量与普通酒没有什么差别。

最近流行的新型啤酒——"冰啤"，事实上含有的酒精量比一般啤酒高。这是因为在生产过程中对发酵液冷处理，这道工序会使发酵液中生成一些冰晶。当除去这些冰晶以后，酒精的含量就会上升。

## 四、酒精的生理作用

首先也是最重要的，酒精被认为是一种很强的中枢神经系统镇静类药物。酒精主要作用于大脑和脊髓。很多人认为酒精是一种兴奋剂，因为他们在喝了一两杯自己喜欢的酒后会有些兴奋。作为一种镇静剂，饮酒会暂时使人愉悦，缓解不适，释放压抑的情绪。

### (一) 影响酒精吸收的因素

影响酒精**吸收**的因素有很多，其中多数是人为控制的。这些因素包括：
- 度数。度数越高，消化道吸收的酒精就越多。
- 饮酒的量。饮酒越多，吸收的酒精也越多。
- 饮酒的速度。如果喝得很快的话，即使喝的量相对较少，也会导致血液酒精浓度升高。
- 佐酒的食物。食物能和酒精竞争被消化，所以能减缓酒精入血的速度。当酒精吸收的速度减缓后，之前的酒精就可以在后面的酒精进来以前被代谢，减缓酒精吸收，对控制血液酒精浓度有利。
- 身体状况。每个人都有其特殊的生理功能，这会影响吸收酒精的能力。比如说，有"倾倒综合征"的人胃排空的速度较快，这样会使得酒精经肠道吸收的速度快一些。胃排空的速度又受情绪、压力和胃的机能影响。
- 种族。不同种族的人，对酒精的耐受程度不一样。
- 性别。研究表明，女性的乳酸脱氢酶比男性少很多。这个酶是胃用来消除酒精的。这样就导致在体重相同并且饮酒量相同的情况下，女性吸收的酒精比男性多30%。

女性比男性酒精吸收更快的原因是：①女性的身体脂肪含量比男性高。因为酒精不大能被脂肪溶解，所以它进入血液的速度就比较快了。②女性身体的含水量比男性低。所以被吸收的酒精不能像男人那样被大量的水所稀释。③酒精的吸收是受女性的月经周期影响的。在来月经之前，女性吸收酒精会比较快。也有证据显示服用口服避孕药的女性吸收酒精会比较快。

除了个人的身体状况、种族和性别外，所有影响酒精吸收的因素都是可以控制的。

### (二) 血液酒精浓度

当一个人摄入酒精的速度比肝消除(氧化)速度快时，**血液酒精浓度(blood alcohol concentration, BAC)** 就会升高。一个人每小时饮酒超过一杯，他的血液酒精浓度就会升高，就会发生一些可以预料得到的事情。当BAC达到0.05%时，就会使他发生行为和情绪的改变。这种改变会缓解压抑和紧张感，但也会使得判断力和思考能力下降。一个70千克的人如果一小时喝两杯酒，就会达到这个BAC。

如果BAC到了0.10%(血容量的千分之一)，就会使人明显失去运动协调能力，自主运动就会变得十分笨拙。美国大多数州的法律都认定一个人的BAC达到这个水平就是醉酒，没有能力安全地开车。一个人的血液酒精度到了0.10%，就会出现一些生理变化，但其本人往往不会感觉到醉意或是看起来像喝醉了。

当BAC升到0.20%~0.50%时，急性酒精中毒的危险就会快速增加。0.20%的酒精度会让醉酒者大声说话、狂躁并且感到不高兴，走起路来跌跌撞撞。0.30%就使人意志消沉并且行为麻木，失去对所有事物的理解力。0.40%～0.50%就会使人失去意识。另外，由于控制体温、心跳和呼吸的脑中枢会停止运转而致人死亡。

血容量是影响 BAC 的重要因素。体重越大的人，能容纳酒精的血液就越多。反之，体重越小的人能容纳酒精的量越小，血液酒精度就会越高。

## （三）醒酒

酒精主要是通过**氧化**的途径从血液中消除的。这种氧化是以固定速度（每小时 1/4～1/3 杯纯酒精）进行的。每一杯啤酒、葡萄酒或是蒸馏酒都含有 1/2 杯的纯酒精，而完全降解一杯酒则通常需要 2 小时。

虽然人们常常通过喝热咖啡、洗冷水澡或是运动的方式来醒酒，但其实氧化速度是不会被这些因素所影响的。因此到目前为止，FDA 没有批准过任何能够帮助解酒的产品上市。因为酒精可引起脱水和再水合的过程，因此只有时间是消除酒精对人作用的唯一方法。

表 8-2　饮酒数量对健康的效应

| 两小时饮酒量（杯） | 血液中的酒精量（%） | 典 型 作 用 |
|---|---|---|
| 2 | 0.05 | 判断力、思维能力、抑制力减弱<br>压力释放，心情愉悦 |
| 3 | 0.08 | 压力减弱，愉快 |
| 4 | 0.10 | 自主运动功能受损，手脚动作迟缓笨拙 |
| 7 | 0.20 | 损害严重，走路蹒跚、大声说话，不协调、情绪不稳定、发生车祸的危险性是平时的 100 倍、激动好斗 |
| 9 | 0.30 | 大脑深区域受损，刺激反应和理解力下降，身体僵直、视物模糊 |
| 12 | 0.40 | 不能自主行动、深睡，难以唤醒，类似与手术麻醉 |
| 15 | 0.50 | 昏迷不醒、呼吸心跳中枢麻醉，死亡可能性增加 |

注：一杯指的是 12 盎司（约 360 毫升）的啤酒，1.5 盎司（约 45 毫升）的烈性酒，5 盎司（约 150 毫升）的葡萄酒。

## （四）对急性酒精中毒的急救

不是所有血液酒精度高的人都会睡着、昏厥或是失去意识。如果本来就很困、或没有吃好、生病或无聊的人可能喝了一小杯之后就很快睡去。在短时间内大量饮酒的人，由于 BAC 的快速升高，可能感到极度不适、中毒甚至威胁生命。

### 关键术语

**吸收**：营养物质或酒精通过胃壁或肠道壁进入血液的过程。
**血液酒精浓度（BAC）**：在一定量的血液中含有的酒精量；血液酒精浓度可以通过测定血样来直接测得，也可以通过测试呼出的气体间接测得。
**氧化**：将酒精从血液中消除的过程。
**急性酒精中毒**：血液酒精浓度致命性的上升，常常是由于大量快速饮酒造成的。

虽然适量饮酒时一般不会发生急性酒精中毒，但也不是对每个人都这样。关于这种紧急状况你知道通过什么方法来帮助你或朋友挽回生命吗？

首先确认的典型症状是休克。当这些症状出现时，饮酒者早已无意识，不能从深度昏迷中清醒。脉搏微弱却快速(每分钟 100 次),皮肤冰冷而潮湿,呼吸上升至 3~4 秒一次。呼吸可深可浅,但不规则。皮肤可能惨白或有点蓝(如果该人肤色较深,其指床、口腔内膜或眼睑黏膜的颜色变化可能更为明显)。如果出现上述任何一种现象,请马上寻求紧急医疗援助。

对于过度饮酒的人而言,无意识的反胃(呕吐)是另外一个可能危及生命的情况。当饮酒者喝入的酒精超过肝能氧化的量时,胃底部的幽门括约肌会关闭,使多余的酒精留于胃中。这些酒精将刺激胃的内壁细胞不自主的肌肉收缩,迫使胃内物质通过食管反流。呕吐是清醒的饮酒者自我保护机制,能将酒精清除出胃。

昏迷的饮酒者呕吐可能使气道被呕吐物堵塞,很有可能窒息而死。对于昏迷的饮酒者的急救措施是让其侧身躺着,减少气道堵塞的可能性。如果有人正在呕吐,请务必保持他(她)的头部低于身体的其他部位。这种姿势最大限度减少了呕吐物堵塞气道的可能性。

随时观察因酗酒而昏迷者的身体状况是相当重要的,因为他正处于死亡的边缘。定时观察直至他完全脱离危险。这可能意味着你将整夜不能安眠,但却能挽救一个人的生命。

## 五、与饮酒相关的健康问题

长期饮酒对于人体外形和功能的影响是显而易见的。酗酒导致人体多种变化并增加发病率和死亡率,如图 8-2 所示。

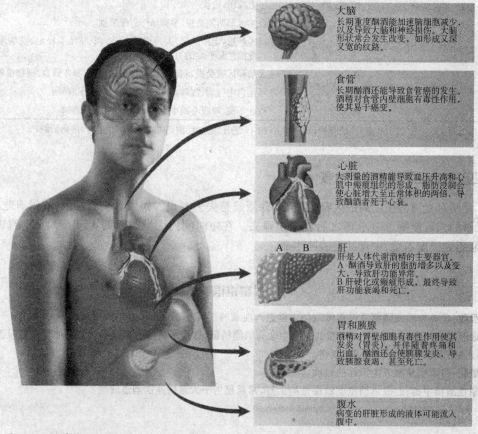

图 8-2 酒精对于人体的作用。酒精改变情绪的作用自其进入血液后开始产生。几分钟内,酒精使大脑神经细胞麻痹。心肌细胞疲于应付酒精导致的抑制作用。再继续饮酒的话,血液酒精浓度升高导致语言、视觉、平衡和判断能力下降。太高的血液酒精浓度可能导致呼吸衰竭。经过一段时间,酗酒增加某些心脏病和癌症发生的可能性,以及导致肝和胰腺功能衰竭。

最新研究发现长期饮酒可能破坏免疫和神经系统,因此长期饮酒者很可能发生感染或其他神经系统疾病。另外,由于没有摄入足够的食物,且由于长期酗酒者肝、胃和胰的受损,难以吸收和消化多种营养物质,从而导致许多饮酒者营养不良。

**胎儿饮酒症状和胎儿饮酒反应**:越来越多的科学证据显示,孕妇饮酒可能导致胎儿的出生缺陷。酒精通过胎盘进入胎儿的血液系统,其浓度与母亲血中酒精浓度相当。由于胎儿肝功能未发育完全,其氧化代谢能力比母亲低得多。在这缓慢的氧化期间,发育中的胎儿就过度暴露于酒精的毒副作用,往往造成精神发育迟缓。

胎儿暴露于酒精的另一破坏性作用是低出生体重、面部特征不正常(如小头、宽眼间距)和心脏疾病(图8-3)。这些症状总称为胎儿酒精综合征。最新数据显示这些症状全部出现的概率为1/1 000~3/1 000。部分出现的概率为3/1 000~9/1 000。另外,可能还存在其他未被发现的胎儿酒精综合征症状。

妇女怀孕期间的安全饮酒范围是什么? 没有人能预测甚至是微量的酒精所造成的影响,聪明的作法是完全避免酒精。

因为胎儿的第一个月对于生长发育至关重要,妇女若疑似怀孕,就应该停止所有酒精饮料。计划怀孕和未能有效避孕的女性也要尽量较少饮酒。

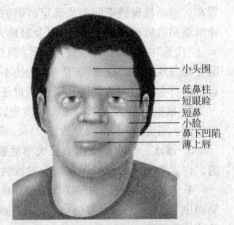

图8-3 胎儿酒精综合征。该类儿童的面部特征明显。另外,胎儿酒精综合征还伴随大脑和其他器官异常,但在儿童的表现却不明显。

## 六、与饮酒相关的社会问题

酗酒会造成许多社会问题。这些问题包括个人和家庭的人际关系、就业稳定和财产安全。显然,酒精对于社会的负面影响降低了我们的生活质量。从经济的角度讲,每年因酗酒和酒精依赖的花费竟高达1 850亿美元。

---

### 关键术语

**休克**:多种致命的机体功能深度虚脱;出现在急性酒精解毒和其他健康紧急状况。
**窒息**:死于大脑缺氧。
**胎盘**:营养、代谢物和药物(包括酒精)自母亲血液传入胎儿血液的部位。
**胎儿酒精综合征**:母亲怀孕期间因饮酒而导致的特征性儿童出生缺陷。

---

### (一)事故

美国四大死亡事故(交通事故、跌倒、溺水和火灾与灼伤)的起因都与酗酒密切相关。

**1. 交通事故** 国家高速公路交通安全管理局的数据显示,2004年发生了将近17 000起因酗酒所致车祸死亡,该数据占2003年总体交通死亡数的40%。这个数字可能已经非常高了,但是与1991年报道的20 000起饮酒导致的死亡数相比,已经降低了12%。

### 关键术语

**零容忍政策**：即使在驾驶技术未受影响下，也不容许未成年人饮酒后驾驶车辆的法律。

为了避免酒后驾车，还实行了其他计划和政策。许多州颁布了零容忍政策，防止未成年人酒后驾车。包括教育酒吧服务员确定醉酒的客人，让不当班的警官在酒吧巡视，警察设置路障，开发防止醉酒司机启动车辆的装置，以及鼓励人们使用"代驾"的方法。

"代驾"的方法卓有成效，降低了酒后驾驶的死亡数。但是，这一方法也具有负面效应。一些健康专家发现，使用"代驾"方法后，致使不驾驶的人比先前喝得更多了。"代驾"使得其他饮酒的人对自己的行为更加不负责任。减少了责任可能最终导致饮酒者更多的问题。你认为呢？

2. **跌倒** 许多人都很惊讶地发现，跌倒竟是美国第二大事故致死原因。饮酒导致摔倒的危险性增加。研究发现，饮酒导致了21%~77%的致命性跌倒和18%~83%的非致命性跌倒。

3. **溺水** 溺水是美国第三大事故致死原因。研究显示，其中21%~47%的死亡是由饮酒造成的。许多消遣性的划船者在划船时饮酒。

4. **失火与烧伤** 每年美国有5 000起失火与灼伤致死事故发生，为第四大事故致死原因。其原因也与饮酒有关：半数烧伤者的血液酒精浓度超过合法界限。酒精可以损害判断能力、行为能力并使体温下降。

### （二）犯罪和暴力

你是否注意到校园多数暴力行为和破坏性行为都与饮酒有关？饮酒与犯罪的关系源远流长。监狱中的多数人都是酗酒者：罪犯具有饮酒问题的概率远远高于正常人群，特别是青少年犯罪群体。而且，杀人事件中的受害者、犯罪者或两者曾饮酒的概率为53%~66%。在强奸事件中，强奸犯饮酒的概率为50%，而受害人为60%。

由于研究方法学的局限，饮酒与家庭暴力的关系难以确认。然而，在许多家庭中饮酒确实导致了许多问题，如生理虐待、虐待儿童、心理虐待和遗弃。

### （三）自杀

饮酒与绝大多数的自杀事件有关。30%的自杀者都是酒精致死。饮酒者都是冲动性自杀，而不具预谋性。饮酒还与其他暴力和致命的自杀方法有关，如使用手枪。

### 教你一招

#### 聚会101：如何举办安全聚会

我和朋友正在筹备一个大型的假日聚会。我们决定举办一个愉快并安全的聚会。有哪些指导意见可供我们参考？

- 聚会开始前不喝酒。
- 当供应酒精性饮料时，还要提供其他的社交活动作为聚会的一个焦点。
- 尊重他人的饮酒选择，无论是拒绝饮酒或少量饮酒。
- 认可他人不饮酒的决定，并尊重其决定，在提供酒精饮料的同时，也要保证其他可口的非酒精饮料的供应。
- 承认醉酒非但不健康而且不安全。没有人可以仅仅是因为"喝多了"而做出令他人不能接受的行为。
- 在供应酒精饮料时，同时提供食物，但不是咸食。

- 提供稀释的酒精饮料,不要要求他人的杯子总是满的。
- 使得喝鸡尾酒的时间与晚餐时间保持合理的间歇,并适量饮酒。
- 喝得慢一点。
- 保证饮酒者与非饮酒者的健康安全愉快,避免醉酒并劝阻他人醉酒。
- 为醉酒做好临时措施。如果竭尽全力却没有阻止其发生,承担起该客人的健康与安全——如安全护送他回家或留宿家中。
- 仅在愉悦放松的环境条件下才提供酒精饮料。
- 即时丢弃无人照看的饮料。该行为可以降低某人误食含有氟硝西泮、γ-羟基丁酸盐、氯胺酮等强效致醉物的饮料。
- 仅喝预先订好的酒。
- 在制定的时间内停止喝酒。

饮酒者的行为会迅速转变为轻率、孤僻和死气沉沉,造成许多社会问题。我们都希望减少饮酒引起的问题,因此首先要做的是举办安全的聚会。

## 七、举办安全的聚会

有些人认为只要有酒精性饮料供应,聚会就不可能彻底安全。这些人可能是对的,无法预期的药物协同作用、过度饮酒和压力释放的后果都是不安全因素。幸运的是,大学校园都渐渐意识到举办安全聚会的价值。各方面因素都在推动这种概念的传递,如尊重个人决定是否饮酒的权力,逐渐承认多数车祸都与饮酒有关,以及由于主人的疏忽而导致的法律责任。

注意供应酒精性饮料的聚会安全性已渐渐成为一种趋势,特别是在大学毕业的年轻人中。

另外,请"代驾"是负责任饮酒的重要方面。通过有计划地戒酒、认真地限制自己酒精的摄入以及指定司机能把饮酒的朋友安全地送回家。

### 关键术语

**药物协同作用**:人体在同时使用两种或两种以上药物时,因某种药物的存在致使另一种药物的作用加剧。

**主人疏忽**:反映聚会举办者在家中或商店疏于为他人提供有效照顾和安全的法律词汇。

**代驾**:禁止该人饮酒或限制其饮酒,以保证他(她)能安全地接送其他饮酒者。

## 八、问题饮酒和酗酒

### (一)问题饮酒

问题饮酒与酗酒的界限有时难以区分。除了酗酒具有不能停止饮酒的特征之外,它们几乎没有界限。问题饮酒指饮酒者的行为对于自己和他人造成了问题。这些行为包括什么呢?如为了逃避生活压力饮酒、醉酒时工作、酒后驾驶、醉酒时受伤或伤害他人、独自饮酒、清晨饮酒、暂时性记忆丧失、高危性行为以及被他人告诫喝多了。问题饮酒对于大学生造成的显著影响有两个:旷课和学习成绩下降。

问题饮酒不一定是重度饮酒者;他们可能不是每日喝一杯,甚至每周喝一杯的饮酒者。不同于酗酒，问题饮酒者无需为了维持"正常"身体功能而饮酒。然而，当他们饮酒时，他（及其周围的人）会有问题——有时会是恶性后果。无疑，问题饮酒者较其他饮酒者更易发展为酗酒者。你身边的人中是否有问题饮酒的迹象？

---

**关键术语**

**问题饮酒**：问题饮酒指饮酒者的行为对于自己和他人造成了损害。

**暂时性记忆丧失**：饮酒者会出现暂时性的健忘症；不能想起饮酒期间某一段时间所发生的事情。

---

### （二）酒精中毒

20世纪90年代早期，酒精依赖的专业委员会修订了**酒精中毒**的定义。酒精中毒定义为：

酒精中毒是一种原发性的慢性疾病，其发展和表现形式受遗传、生理和环境因素的影响。这种疾病是渐进性和致命的。酒精中毒者的特征有不能控制过度饮酒，专注于饮酒，不顾一切后果地饮酒，还会有思维扭曲，常见的是自我否定。这些症状都是持续性或是周期性的。

这个定义综合了过去20年中对成瘾性的研究中得到的知识。研究者们都认识到了一点，酗酒者饮酒不是为了从酒中得到快感而是为了逃避清醒。对于酗酒者来说，清醒可能是很有压力的。

和问题饮酒不同，酒精中毒涉及对酒精的生理成瘾性。对于真正有酒瘾的人来说，当体内没有酒精时，就会出现明显的生理和精神症状。这些戒断症状可能是致命的。

醉酒者无法控制的摇晃可能会导致恶心、呕吐、幻觉、休克和心肺停止活动。无法控制的摇晃和幻想合起来叫做震颤性谵妄（DT），一种偶发的酒精戒断症状表现形式。现在还不能完全解释清楚生理上和心理上酒精成瘾的原因。为什么有超过1亿饮酒者不会产生酒精依赖，却有1千多万人无法控制饮酒？

酒精中毒可能遗传吗？对人和动物的研究都给出了强有力的证据表明遗传在某些酒精中毒中起了很大作用。有两种酒精中毒被认为是会遗传的：1型和2型。1型的形成需要很多年，而且可能直到中年才表现出来。2型是一种更严重的形式，主要是由父亲传给儿子。这种形式的酒精中毒常常在年轻时就开始了，甚至可能在未成年时就开始。

人格特征对酒精中毒的影响最近也受到了大量的关注，从不正常的低自尊心到反社会的性格都包含其中。其他会使人容易酒精中毒的因素还有过度依靠自我克制、高警觉性、强迫症和慢性忧郁症。对人格特征的研究中常常使人困惑的一点就是无法肯定个性（可能是遗传的）促成了酒精中毒还是酒精中毒导致了个性的形成。

### （三）共同依赖

最近10年来，有一个新词被用来形容成瘾者和他们周围的人的关系——共同成瘾。这个词指的是一种双重成瘾，比如说，酗酒者和与酗酒者关系亲近的人都是成瘾者，不同的是酗酒者对酒精成瘾，而后者对酗酒者成瘾。共同成瘾者常常拒绝承认成瘾，而且会给有酒瘾的人提供饮酒的机会。这种行为会对酗酒者和共同成瘾的人都造成伤害。对酗酒者的干预和治疗会被拖延很久。共同成瘾者也可能付出沉重的代价。他们自己也可能对毒品或是酒精成瘾，或者他们会因为内疚、失去自尊、抑郁和焦虑而产生严重的生理后果。共同成瘾者受到生理虐待和性虐待的危险都比较高。研究者不断地探索酒精中毒的这一特征，同学们也可从本章中找到一些相关而有帮助的资源。

### （四）拒绝承认和允许

问题饮酒者和酗酒者常常使用"拒绝承认"这种心理防御机制来维护他们的饮酒行为。他们能够通过使自己相信饮酒不会影响他们的生活来继续饮酒。一个人的"拒绝承认"是一种无意识的过程,通常只有理性的观察者能够看出来。

以前,对一个酗酒者的治疗,在他们承认"拒绝承认"前,是没效的。现在不是这样了。现在酗酒者的家庭、朋友或是同事都会去干预或是迫使这些酗酒者去接受治疗。

在治疗期间,对于一个成瘾者来说,很重要的是要打破他自己"拒绝承认"的思想并承认酒精确实控制了自己的生活。这个过程是很困难的,而且常常要很长时间,但是这对康复是必须的。

对于成瘾者的家人和朋友来说,"拒绝承认"是一种"允许"过程的一部分。在这个过程中,酗酒者身边的人由于拒绝承认饮酒有问题而无意中支持了他们的饮酒行为。这些人下意识地帮酗酒者编造理由,帮助酗酒者保住家庭和工作,并使得他们能够继续酗酒。比如说,当一个学生帮助酗酒者清理脏乱的房间,为醉酒而缺席的同学向教授撒谎,并向醉酒而无法上课的同学提供课堂笔记或其他帮助时,他就是在支持酗酒者。

专家们表示这些支持酗酒者饮酒的人是酗酒者"最糟的敌人",因为他们能严重拖延对酗酒者的有效治疗。你知道在哪些情况是支持一个人酗酒吗?

### (五) 酗酒和家庭

很多酗酒者的家庭都破裂了,不仅是因为饮酒造成的后果(如暴力、疾病和失业),还由于在这漫长的时期内,家庭成员所扮演角色的不确定性。

当家里有酗酒者时,家人为了处理这个问题常常会开始扮演一些新的角色。这些角色包括家庭英雄、失踪儿童、家庭吉祥物和替罪羊。除非家人接受一些心理咨询,否则他们的这些角色会持续一生。

当一个酗酒者开始接受治疗后,他的家人就会被鼓励去参与到这个治疗的过程。这种加入也会使得他们感觉到自己被酗酒影响的程度。

### (六) 帮助酗酒者:康复和痊愈

当酗酒者认识到酒精中毒不是一种道德低下而确实是一种病时,就是对他治疗的最好时机。据估计可能有 2/3 的酒精中毒者可以痊愈。如果有一个好的精神支持环境,他们康复的机会更大,精神支持可能源于家人、朋友和同事。如果没有这种精神支持的话,那么康复的机会就会低很多了。

---

**关键术语**

**酒精中毒**(alcoholism):酒精中毒是一种原发性的慢性疾病,其发展和表现形式受遗传、生理和环境因素的影响。

**共同依赖**(codependence):对酒精或其他毒品成瘾的人和他们身边的对他们"成瘾"的人之间的一种不健康的关系。

**允许**(enabling):酗酒者身边的人通过拒绝承认饮酒有问题而无意中支持了他们的饮酒行为。

---

### (七) 治疗酒精中毒的药物

对酒精中毒能用医学治疗吗?大概 50 年来医生能用于帮助酗酒者停止饮酒的处方药只有戒酒硫(安塔布司)。安塔布司能使人在饮酒时造成极度的恶心。

1995 年美国食品与药品监督管理局批准了纳曲酮(naltrexone),这种药的作用机制是减少饮酒者对酒的渴望并减少饮酒带来的快感。将纳曲酮与常规的行为改变相结合,已显示有很好的效果。

另外,对一些酒精中毒者在治疗期间用一些抗抑郁药物也有很大的帮助。

**酒精中毒青少年的常见特征**

他们可能:
- 难以识别正常行为。
- 很难将一个计划贯彻到底。
- 当说谎和说真话一样容易时,就会说谎。
- 对自己毫不宽恕。
- 很难快乐起来。
- 对自己非常严肃。
- 很难有非常亲密的关系。
- 对某些他们不能控制的变化会反应过度。
- 不断地追求承认和肯定。
- 认为自己和他人是不一样的。
- 非常有责任心或是非常无责任心。
- 极度忠诚,即使真诚是不值得的情况下。
- 喜欢把自己陷于某些行动中,而不考虑后果。

## 九、当前关于饮酒的热点问题

### (一) 有酗酒父母的年长儿童

近些年发现酒精中毒的一个新现象,酒精中毒者家庭中年长儿童(ACOAs)的酒精中毒比例非常高。据估计这些人得酒精中毒的比例是其非酒精中毒家庭的孩子的 4 倍。即使那些没有酒精中毒的 ACOAs,要正常的生活也很困难。Janet Geringer Woitiz 是畅销书《酒精中毒者的年长孩子》的作者,他描写了 13 种大多数 ACOAs 都会有的特征。

为了应对这些问题,一些支持机构应运而生,他们致力于防止酒精中毒者的儿女变得和父母一样。如果发现酒精中毒受遗传因素的影响很大的话,这些机构可能在预防酒精中毒上会起更大的作用。

### (二) 女性与饮酒

几十年来,女性饮酒量和因饮酒产生的问题都比男性少。最近发现很多女性开始选择饮酒,这些女性还会大量饮酒,特别是年轻女性。医疗中心也发现越来越多的女性酒精中毒患者,反映了女性的饮酒量在上升。

研究表明,现在女性饮酒者和男性饮酒者的比例差不多。然而,对于酗酒而言,女性和男性也有一些不同:①女性比男性更容易因一个特定的事件(如离婚,丧偶,换工作,孩子离家)而大量饮酒。②女性酒精中毒比男性开始得晚,但发展更快。③女性会服用更多的精神类药物,所以女性面对的药物协同作用的危险和交叉成瘾的危险更大。④男性非酗酒者与他们酗酒的配偶的离婚率是女性非酗酒者的 9 倍,所以酗酒的女性在康复时得到家庭支持的会比较少。⑤在治疗康复时,女性酗酒者得到的社会支持比男性少。⑥未婚、离婚或是单亲家庭的女性会面临一些经济问题,所以她们接受治疗会比较难。⑦女性更易发生由重度饮酒引发的并发症。根据近 20 年来女性对于教育、职业及社会贡献的认识,我们非常期待进一步发现男女之间的差异。

### (三) 酒的广告

细心的观众都能发现,每几年酿酒行业市场化的方式都有微妙变化。最近,市场促销开始针对未成年(通过宣传麦芽酒和加度葡萄酒)、女性(通过葡萄酒和淡爽啤酒广告)和年轻人(通过针对年轻人的新潮商品和时髦网页)。

在学校里,一些激进的生产厂家通过摇滚明星、海滩聚会场景、运动会赞助商和色彩斑斓的报纸通过媒介来鼓励学生买酒。评论家认为多数校园广告都是面向"低于21岁"人群的,而关于预防该人群潜在健康隐患的酒精危害性信息却在该人群中没有充分传达。在你们校园,酒给你怎样的感觉?你认为这些酒的广告是有趣的还是危险的?

## 个人评估

**你在为他人饮酒烦恼吗?**

下述问题将有助于你了解自己是否在受他人饮酒影响,以及是否需要通过某些计划进行改善。并在问卷底部合计你的"是"与"否"的个数。

1. 你是否担忧他人喝了多少?
2. 你是否因他人饮酒而有经济问题?
3. 你是否为掩盖他人饮酒而撒谎?
4. 你是否感觉饮酒者喜欢你,并可以为了取悦你而停止饮酒?
5. 你会谴责饮酒者对其同伴的行为吗?
6. 你的计划常被饮酒者打乱或进餐常因其耽搁吗?
7. 你是否常威胁说:"如果你不停止饮酒,我将会离开你。"
8. 你是否暗自闻饮酒者的呼吸?
9. 你是否担心惹怒某人而致使其开始饮酒?
10. 你是否因饮酒者的行为受伤或尴尬?
11. 假期和聚会是否曾被饮酒者破坏?
12. 你是否曾因害怕被虐待而想过报警?
13. 你是否尝试过把酒精性饮料藏匿?
14. 你是否经常驾车护送饮酒者?
15. 你是否曾经因为害怕饮酒者肇事而拒绝邀请?
16. 有时想起控制饮酒者饮酒所经历的一段日子,你是否觉得那就是一个失败?
17. 你是否觉得如果饮酒者停止饮酒,你的其他问题也会迎刃而解?
18. 你是否威胁要伤害自己来恐吓饮酒者?
19. 你是否长时间处于生气、困扰或抑郁的状态?
20. 你是否觉得没有人能理解你的问题?

**解释**

如果你对于3个或3个以上答案的选择为"是",你可能需要寻求专业机构的帮助。

有时决定寻求支持团体是一件困难的事情。如果你对上述任一问题的答案为"是",用几分钟的时间思考一下你的反应。你有多长时间因为他人饮酒而产生这样的问题?你如何与他人共享这些感觉——那些与你有共同遭遇的人——帮助你处理你的状况?认识到你并不是一个人,这样往往是一种很好的解脱:走出第一步取决于你自己。

# 第九章 拒绝吸烟

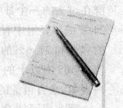

**学习要求**

学完本章后,你将可以:
- 了解不同人群的吸烟率,并思考其中的原因。
- 识别烟草业鼓励人们吸烟的伎俩。
- 对烟草广告作出批判性评价,识别所针对的人群和所针对的信息。
- 使用尼古丁成瘾性量表来评价吸烟者成瘾性。
- 用丸药理论、促肾上腺皮质激素理论和自我医治理论解释尼古丁成瘾性。
- 解释烟草烟雾中的颗粒相和气相,及其主要成分。
- 解释吸烟和心血管疾病之间的关系。
- 了解吸烟在呼吸道肿瘤发展中的作用。
- 了解包括尼古丁替代疗法等戒烟方法,阐述吸烟者减量乃至戒烟的步骤。
- 了解二手烟的危害以及如何减少二手烟的暴露。

## 一、吸 烟 状 况

现在吸烟率的定义是,人们已经吸烟 100 支以上而且目前还在吸烟。

### (一) 大学生的吸烟状况

至今,大学生的吸烟率普遍低于全人群的吸烟率,并远远低于那些教育程度很低的人。事实上,大学生的吸烟率已经从 1964 年的 21% 降低到 1995 年的 14%。然而,最近又发现在大学生中吸烟现象有上升的趋势,一项近期研究表明 31.4% 的大学生最近一个月吸过烟。但是,12 年级学生中最近一个月吸烟的比例仅为 25%。由于大部分的大学生来自于高中毕业生,我们本来可以预测大学生的吸烟率应该持续下降。为什么事实恰恰相反呢?这似乎提示我们在入学后一些易引发吸烟行为的因素存在。

如果我们认为在大学中有很多容易吸烟的学生聚集在一起,那么吸烟和饮酒之间就存在着直接的联系。同时在吸烟和使用其他毒品之间存在着联系。另外,吸烟行为与压力、情绪沮丧和生活满意度之间也存在一定的联系。

很早人们就意识到受教育水平越高,吸烟的可能性越小。比较不同教育程度的重度吸烟者的比例就可以发现这个特点非常明显。文化程度在高中以下的男性为 37.5%,女性 31.3%;高中毕业的男性为 22%,女性 26.2%;接受过部分大学教育的男性为 25.4%,女性 21.9%;大学毕业的男性为 11%,女性 10.7%。然而,2004 年在大学生中进行的吸烟状况调查却发现如今大学生的吸烟特点,竟然与十年前高中辍学者类似。

目前大学生中吸烟率的上升,不仅导致今后对于健康和期望寿命的影响,也冲击了以往认为大学是个象牙塔,保护学生不受一些不良行为影响的传统观念。到了 20 世纪的 90 年代中期,社会还普遍认为,大学生受到良好的教育,他们足以自觉避开那些成瘾、危害健康、乃至缩短寿命的不健康行为。目前的情况已经颠覆了这种传统意识,不过我们还是希望这种状况能够得以改变。

## （二）影响烟草使用的其他人口学因素

除了性别、种族和教育水平外，其他人口学因素似乎也影响着吸烟行为的发生。这些因素包括年龄分组，居住地区，所处社区大小和就业情况。

如果以 18～25 岁年龄段为下限，65 岁及 65 岁以上年龄段为上限，将人群按年龄分组，各组人群在过去的一个月中的吸烟率则呈现随年龄增长下降的趋势。例如，在美国过去的一个月中，18～24 岁的年轻组中有 32.4% 的男性和 24.6% 的女性吸烟；然而到了 25～34 岁年龄段，则有 27.5% 的男性和 21.6% 的女性吸烟；在 45～64 岁年龄段，24.5% 的男性和 21.1% 的女性吸烟。比较而言，在 65 岁以上的老年人中，仅有 10.1% 的男性和 8.6% 的女性在过去的一个月里吸烟。对于这一现象，最有可能的解释是：随着时间的推移，戒烟和过早死亡导致了吸烟者百分比下降。

就业率同样会影响习惯性吸烟的可能性。较之全日制工作人群（25.5%），兼职工作人群（31.2%）在过去一个月中吸烟的可能性更大——反映了后者吸烟的机会可能更大，因为现在越来越多的工作场所为禁烟环境。失业人群吸烟率（48.2%）则远远高于在职人群。这可能由于失业人群受教育水平偏低，另一方面，这些人群往往缺少努力拼搏、追求长远目标的机会和成就感，转而寻求吸烟带来的即时快感。

---

### 关于烟草依赖性的小测验

非吸烟者往往以为吸烟者能够认识到他们对烟草的依赖性，然而事实并非如此。下面的尼古丁成瘾量表（HONC）就是个测试你是否烟草依赖的简单方法。如果你是吸烟者，请真实回答 HONC 每个问题并慎重思考你的结论；而如果你是非吸烟者，请找一位吸烟者完成 HONC 并同你分享讨论。

尼古丁成瘾 10 个特征

尼古丁成瘾量表（HONC, Hooked On Nicotine Checklist）

1. 你是否曾经尝试戒烟但却遭失败？
2. 你现在吸烟是不是因为戒烟困难才这样的？
3. 你是否曾经觉得自己烟草成瘾？
4. 你是否对吸烟有着强烈的渴望？
5. 你是否曾经觉得你真的需要一支烟？
6. 你在那些禁止吸烟的地方（如学校）坚持不吸烟，是不是真的很难？

如果你正尝试戒烟或已经戒烟一段时间，请回答最后 4 个问题……

7. 你是否觉得难以集中精力？
8. 你是否觉得更加易怒？
9. 你是否觉得对吸烟有着强烈需求？
10. 你是否因不能吸烟而感到紧张、焦虑或难以放松？

以上 10 个问题，若任何一个回答"是"，都表示你已经对尼古丁成瘾并产生化学性依赖。想想吧！每个"是"都是你真实的自我评定：你应经难以从尼古丁的纠缠中轻松脱身了。2/3 习惯性吸烟的青少年将终身成为尼古丁的奴隶。

---

## （三）烟草制品的营销

把植物的叶子切碎，用纸或者叶子卷起来，点燃，然后放在嘴边……人类还有什么行为和这个行为相似？如果你对这个问题的回答是"不"，并且认为吸烟是独特的，那么，就表明这是一个通过学习获得的习得行为。然而，对于吸烟行为的认识还不完全等同于一般的习得行为，后者从单纯模仿到切身经历都和一系列刺激有关。烟草广告的示范作用也是争论的焦点。今天，和过去一样，对于烟草广告争论依然激烈。是否只像烟草商所争辩的那样，烟草广告不过针对那些已经决定吸烟的人，提高他们对于烟草品牌的忠实度？抑或，这些广告是为了吸引新的吸烟者，包括那些青少年和儿童，以弥补那些每年 3 000 名死于吸烟的烟民的空缺？事实上，已经被证明，后者就是烟草业几十年来为之努力的目标。骆驼牌卷烟中的卡通图案就是吸引青少年吸烟的成功案例。

过去，烟草商曾经费尽心机，利用所有的大众媒体手段，包括广播、电视、纸质媒体、海报以及对于电视中体育比赛和音乐会的赞助来推销其产品。此外，他们还经常分发免费样品，并在出售的产品中印上公司或产品标志。

如今，烟草业已经不能在电视和广播中直接做广告，也不能够对孩子们免费分发样品，但是他们通过那些目前合法的途径大做文章。

在 1999 年法案通过之后，虽然烟草商已经承诺不再针对青少年的出版物上做广告，但他们却对于那些读者为青少年的比例超过 15%的杂志，把广告的预算提高了 30%。近来，在那些吸引年轻女性、职业妇女以及喜欢说唱乐的年轻人的杂志上，烟草广告开始增加。

而那些在餐厅和酒吧里免费分发的卷烟则代表第二种广告形式。这种形式没有违反有关促销的法律。迄今，几个大城市的几百个场所都有这样的营销活动。

烟草业狡猾而又有效的另外一种方法，就是把吸烟贯穿于一些影片的情节中。虽然 20 世纪 90 年代烟草公司的政策以及 1999 年的法案都已经规定，禁止在影片中出现烟草品牌，但是吸卷烟和雪茄的场景还是在影片中非常常见。不幸的是，青少年很容易识别这些镜头，而且印象深刻，因为往往都是用一种积极正向的角度来展示。举个例子，在 2001 年的调查中，能够被 10~19 岁的青少年列举的 43 个影星中，2/3 的人经常在最近的一部影片中吸烟。如：由于菲利普·莫尔斯公司把他们的烟草制品放在电影《谁陷害了兔子罗杰》和提线木偶剧中，即便是更小的孩子都暴露于这种环境中。

### （四）烟斗和雪茄

很多人都认为烟斗或雪茄是一种安全的吸烟方式，这其实大错而特错了。所有形式的烟草都会带来一系列健康损害。

和吸卷烟相比，吸雪茄和烟斗的人患口腔癌、咽癌、喉癌和食道癌的概率基本相同。吸卷烟和吸烟斗、雪茄的人相比，更容易患肺癌、慢性阻塞性肺病和心脏病。吸烟者死于肺癌的概率是不吸烟者的 4 倍，死于喉癌的概率是不吸烟者的 10 倍。

与数目庞大的吸卷烟的人相比，吸烟斗和雪茄的烟民比较少。有趣的是，在 20 世纪 90 年代，吸雪茄的人增加。但是，在 1998~1999 年，雪茄的销售额明显下降。这种下降是反映了人们不再把吸雪茄作为乐趣还是仅仅反映了进口市场的调整还不得而知。

1995 年，雪茄的销售额达到 10 亿美元，主要面向于年轻人，包括一小部分但是却日渐增长的女性群体。

也许这因为上面提及的吸雪茄的人增加，国家癌症研究机构综合了吸雪茄的研究并发布报告，证实并且增加了早前研究的得到的一些危险性。

在英国的一项对 7 735 名中年男性雪茄和烟斗吸食者 22 年的随访研究结果表明，吸雪茄和卷烟的人群发生冠心病和卒中的可能性增加，而且冠心病的死亡率和总的死亡率也有所上升。

由于意识到这些风险，公平贸易委员会要求雪茄生产商公布雪茄成分和成瘾性物质。最近公平贸易委员会建议应该有 5 种警语轮换出现，而其中的两条已经被公平贸易委员会和烟草商一致认可：雪茄并非卷烟的安全替代品。另一条是，即使你不吸入，雪茄仍会导致口腔癌和喉癌。

关于无烟烟草，也就是替代卷烟的第三种选择，我们会在本章的稍后部分进行讨论。

> ### 谢谢,我不要雪茄
>
> 如果你去数一数街上新开的雪茄店和雪茄吧,以及新出版的关于雪茄的杂志,你就会明白目前烟草消费的新热点是雪茄。在1991年,仅有2.2%的成年人常规吸雪茄,到1998年这个比例已经达到了5.2%。而最近2002年的调查显示仅仅有小幅的上升,达到了5.4%。我们希望这微乎其微的上升说明90年代开始的雪茄的上升趋势已经平复。那些还在吸雪茄和对雪茄有兴趣的人应该考虑美国肺脏协会提供的以下信息:
> - 雪茄的二手烟(侧流烟)比卷烟的二手烟毒性更大,1支雪茄释放的烟雾相当于3支卷烟。一支雪茄释放的一氧化碳含量是一支卷烟的30倍。
> - 吸雪茄可以导致喉癌、口腔癌、食管癌和肺癌。吸雪茄者死于癌症的比例比非吸烟者高34%。
> - 99%的吸雪茄者都有喉部非典型细胞的增生。这些细胞是发展为肿瘤的第一步。
> - 吸雪茄者死于肺癌的概率是非吸烟者的3~5倍。
> - 吸雪茄者发生肺气肿的概率是非吸烟者的5倍。
> - 尼古丁不必通过吸入就可以危害心脏和血管。它可以通过口腔的黏膜上皮细胞吸收入血。尼古丁增加了心率并导致血管收缩,这样减少了到心脏的血流量。

## 二、吸烟以及成瘾性的产生

虽然不是所有的人,但是大部分的吸烟者,尤其是吸卷烟者,最后都会产生对尼古丁的依赖性。这种依赖的状态随着吸烟时间的增加而上升,最终危及吸烟者的健康。

烟草依赖性可能是生理上或是心理上的。有40%的吸烟者对烟草有强烈的生理依赖性或是成瘾性,这与耐受性、停药综合征和血药浓度有关。其余的吸烟者中大部分也有较轻的生理依赖性。成瘾性程度的不同可能反映了不同的遗传特性。而更常见的是心理依赖性或习惯性,这与心理强迫症和放纵有关。

强迫症是一种吸烟者无视对吸烟的限制和吸烟对健康的危害而想继续吸烟的强烈愿望。吸烟者由于害怕停止吸烟带来的生理和心理上的不快或是由于社交原因而不停地吸烟。强迫症中一种特殊的表现是放纵自己,它是一种因迎合某个群体或是某种行为方式而对自己的"奖励"。吸烟者建立的奖励制度造成了放纵的可能。这种奖励可能是一个有亲和力的形象,小团队的归属感,甚至是为了控制体重而抑制食欲。

烟草很容易产生依赖性,这给烟草商们带来了巨大的利益。很多专家认为对烟草产生生理依赖性比酒精、可卡因(除了快克之外)或是海洛因都容易得多。吸过烟的人中有85%都产生了不同程度的依赖性。这种潜在的依赖性或是成瘾性使得美国国家食品与药品监督管理局(FDA)要求认定烟草制品是一种药物,这样FDA就可以管理烟草的销售。但是2000年,美国最高法院认定FDA没有这个权利。

有一小部分吸烟者能每天吸烟但不对烟草产生依赖性,他们被称作"chippers"。这些人对于环境因素的反应和一些成瘾性的吸烟者不同,因此吸烟频率较低。他们也许是真正的"社交吸烟者",他们往往只和几个固定的朋友吸烟或者只在几个特定的场合中吸烟。遗憾的是,很多没有经验的吸烟者也认为他们仅仅是社交吸烟者,其实,几个月甚至几天的时间就能导致对烟草的终生依赖了。

在常规吸烟者和社会吸烟者之间还有一个新兴的群体——间歇吸烟者。目前这部分人占整个吸烟者的20%。这可能由于吸烟的高成本和工作场所的吸烟限制。这种吸烟方式的危害和常规吸烟者的危害差不多。

## （一）尼古丁的成瘾性理论

事实上，对于烟草的生理依赖和成瘾性的产生和维持的机制至今尚未完全明了。很多专家认为，作为一个个体，成瘾的发生有多种因素存在，而基因基础的成瘾性尤其受到重视。目前已经提出了几个理论来解释成瘾性。在此，我们对这些理论作一简单介绍，这些理论很多非常复杂，我们在本书里只能做一个粗浅的介绍。而关于成瘾性的情感因素我们在本章稍后予以介绍。

**1. 遗传的影响** 虽然遗传影响吸烟的开始和维持的机制还不完全清楚，但它所起的作用是显而易见的。对先前在家庭和孪生子中吸烟内部的研究发现，在吸烟者开始和维持中，60％受到遗传的影响。当然，最初的几支烟是开始吸烟者自身的选择。而对于那些还没有决定吸烟的尝试吸烟者来说，继续吸烟则受到遗传的影响，这些遗传因素导致机体分泌的神经激素更容易对尼古丁产生的效应感到愉悦。一旦这样吸烟的进程开始，同样，中枢神经系统也更容易被神经激素兴奋，吸烟得以维持。那些终生吸烟者之所以"上钩"，很大程度由于遗传的易感性。影响吸烟的开始和维持的其他因素20％来自于环境，20％来自个体的需要。

一旦短暂的开始吸烟和最初维持期过去，遗传的影响力更大——在今后几十年吸烟进程中，占70％。而环境和个体因素都退居其次了。

**2. 丸药理论** 尼古丁成瘾性的丸药理论是最古老而又最基础的成瘾性理论。该理论认为，吸入的每一口烟雾都会向血中释放一定数量的尼古丁（犹如小球或丸药）并到达大脑，最终导致神经递质的释放产生愉悦。但是，这种愉悦感时间很短。为了再次达到这种愉悦感，吸烟者必须再次吸烟以把另一剂尼古丁"丸药"传递给大脑。如果一个人在吸烟的第一年吸入70 000次以上就会导致烟草的终生成瘾。当然，对于每个个体会有所差别，这与成瘾的时间、机体的耐受度以及环境和个体刺激有关。

根据丸药理论，有两种类型的吸烟者。一种是"巅峰型"，由于吸入尼古丁达到一定浓度后对于中枢神经系统产生愉悦，进而对于这种欣快的感觉成瘾。相反，另外一种是"低潮维持型"，这种吸烟者只是将身体的尼古丁浓度维持在一定水平，避免浓度下降时产生的不适反应。他们在经历过这些反应后感到不适，所以尽力避免。

**3. 促肾上腺皮质激素理论** 关于依赖性的另外一个理论认为，尼古丁也能刺激垂体释放促肾上腺皮质激素（ACTH）（见第3章）。ACTH释放到大脑的特定区域就会产生内啡肽（天然的阿片类物质），这会给人们带来欣快感。这种与ACTH相关的类似应激机制的原理也可能是导致吸烟者能量消耗更多的原因，这就造成了通常情况下吸烟者比不吸烟者瘦一些。但是，也有人质疑尼古丁刺激内啡肽产生的能力。

当我们把这些生理反应综合起来看的话，尼古丁可以被视作一种通过从范围和程度上加强大脑各区域间联系而影响大脑活动的化学物质。如果事实如此，一旦吸烟者染上烟瘾，他的神经系统比起非吸烟者来就会发生大的功能性改变。

**4. 自我医治理论** 另外一个解释认为尼古丁是通过情绪增强型神经递质来"治疗"吸烟者的疲倦和缺乏动力，这被称为"自我医治"。换句话说，吸烟可以提神只是暂时的。最终，吸烟者要依赖烟草作为一种"药物"来使得自己感觉更好。因为烟草是一种合法的"毒品"，这使得它比可卡因和兴奋剂这类的非法毒品更受欢迎。

不管是通过什么机制，当尼古丁的耐受产生后，必须通过吸烟行为以维持这种刺激或者预防戒断症状的产生。在这时，后者可能比前者更重要。

对于大多数吸烟者来说，吸烟最终变成了保持血药浓度和避免停止吸烟带来的戒断症状。而且，避免停止吸烟的不舒服比享受尼古丁带来的快感更加重要。

尼古丁是烟草成瘾的主要来源已经被很多研究证实。那些高焦油低尼古丁的烟草对于大部分吸烟者来说都是难以接受的。有趣的是，那些吸低尼古丁烟的往往要吸得更快更深，以尽可能多地获得尼古丁。

虽然尼古丁的成瘾性非常强,但还是需要一段时间才能成瘾。根据上面提及的 HONC 量表,目前认为开始吸烟者(大多数始于青少年)只要每天吸 2 支烟,3 个月到 3 周就可以成瘾。男性对于成瘾有一定的抵抗力,需要一到两个月,而女性只要几天就能上瘾。

### (二)尼古丁对于神经系统功能的急性效应

尼古丁不仅对于中枢神经系统产生慢性效应最终导致成瘾,也可以产生短期的效应。在中枢神经系统,尼古丁激活了位于伏核(犒赏中枢)和大脑皮质上蓝斑的受体。这种对大脑的刺激作用可以从脑电图的改变中看到,体现为脑电活动的增强。这一改变导致神经递质去甲肾上腺素、多巴胺、乙酰胆碱、复合胺的释放。对于那些重度吸烟者来说,当血液中的尼古丁浓度达到一定水平,越来越多的尼古丁受体达到饱和时,导致中枢神经系统的抑制状态。

在动物和人类的对照设计研究中,发现尼古丁能够增加测试对象的注意力。但是,这种提升的时间非常短暂。人们已经公认这种短暂的益处无法抵消长期吸烟带来风险。

### (三)尼古丁的急性非神经系统效应

除了中枢神经系统,尼古丁还会通过模仿乙酰胆碱的作用而影响神经肌肉组织连接处(称为神经肌肉节点)的信号传递。尼古丁占据了连接点的受体从而阻滞了神经冲动从神经细胞转到肌肉细胞。

尼古丁还能促使肾上腺髓质释放肾上腺素,从而导致呼吸频率加快,心律和心率上升,冠脉血流增加。同时伴有皮肤下血流的减少,肠蠕动减弱,食欲下降以及睡眠节律的改变。

虽然尼古丁的致死剂量可以从含尼古丁的杀虫剂中很快推算出,可是一个人因为烟中尼古丁直接导致死亡几乎不可能。对于人类,40～60 mg(0.06～0.09 mg/kg)为致死剂量。一支卷烟提供尼古丁为 0.05～2.5 mg,相对较快通过人体代谢而排除。

### (四)与依赖有关的社会心理因素

我们前面谈到,社会心理因素对于吸烟者的吸烟维持非常重要。无论是我们对周围的观察还是研究结果都告诉我们,社会心理因素是影响吸烟行为的重要因素,尤其是针对那些开始吸烟者,在生理成瘾性尚未产生之前。在接下去的部分,我们来探讨社会心理因素对于吸烟的影响。

**1. 模仿** 因为吸烟是一个后天习得的行为,所以模仿行为很可能是开始尝试吸烟的因素。持这个观点的人认为人们吸烟是模仿他们崇拜的人或是和自己有社会或情感关系的人。在青少年(14～17 岁)这个现象尤为突出,他们吸烟是模仿年龄稍大一点的伙伴,年轻的成年人(18～22 岁)或是哥哥姐姐,当然,也有模仿父母的。那么,孩子们看见烟草和啤酒广告中出现的年轻迷人的模特后,会不会认为他们与偶像之间的年龄差距比实际年龄差距要小呢?

当吸烟成为加入一个伙伴群体的重要因素时,因模仿而吸烟这一现象更是显而易见的。这会导致他们形成一种和别人或成年人不同的行为方式。如果冒险行为和无视政府的行为对他们而言是很平常的话,那吸烟就成了最大的标志。特别是对于那些缺乏自我指导意识和抵制同龄人诱惑的能力比较弱的年轻人而言,加入这样的吸烟团体几乎不可避免。

对于缺乏自尊感但又努力提升自己形象的青少年而言,他们认为吸烟是强硬的、善于社交的和性感的。后两个特性被烟草商们在他们针对年轻人的广告中大加利用。

**2. 操纵感** 吸烟可能迎合了一些喜欢操纵一些东西以消除厌烦,低落情绪的人的需要。在那些没劲透顶的无聊场合,拿出一支烟或在嘴里含一个烟斗也提供了一种放松方式。在倍感压力的时刻,烟草就成了容易得到且可以依赖的"朋友"。

**3. 被广告诱惑** 广告中所描述的吸烟者的画面是很吸引人的。对青少年、女性、少数民族和其他的目标群体，烟草商们在广告中都将他们的产品和更美好的生活联系在一起。年轻的和潜在的吸烟者都被告知吸烟会给人带来力量、自由、富足和成熟的感觉，并使得他们更像成年人。这给他们传递的信息就是吸烟能让他们得到很多人要奋斗一生才能得到的东西。

在多重工作压力之下，我们就可以理解为什么这么多有吸烟经历的人，在遗传易感性的驱使下，对烟草很快产生了感情依赖。人类的生理和心理需要是众多而复杂的。烟草的使用满足了人类的短期需求，一旦产生对烟草依赖，这种依赖就取代了那些困难的、更加直接的需求。

不管他们心理上是否满意吸烟的感受，至少80%的成年吸烟者有过至少一次要戒烟的强烈愿望，而且多数人成功戒烟。如今，随着非处方尼古丁皮肤贴片、尼古丁口香糖、处方药抗抑郁药、尼古丁鼻吸剂的出现，作出戒烟承诺并不断尝试戒烟的人，比过去有了明显的增加。因此，吸烟明显地成为不协调的源泉。这种不协调来源于要从情感上处理这种能带来欢乐但危险的行为，而且这种行为很难改变。对于不同吸烟者这种不协调的存在可能会因人而异。

### （五）预防青少年吸烟

1997年从烟草集团内部泄露出的文献确认他们是有针对未成年人（11～14岁）的广告的，不过在这以前，联邦政府就表示了他们想阻止烟草商做针对青少年的广告的意图。1995年FDA就列出了一系列行动计划，并希望联邦政府授权其实施这些计划。这些政策的绝大部分包含在"健康2000"计划之中，并持续到"健康2010"计划。如果这些政策和其他行动联合实施，效果会更好，并有望在2010年将青少年的吸烟率降低至16%以下。

1. 限制在年轻人喜欢的出版物上做烟草广告，禁止在离学校和操场300米（1 000英尺）以内的地方做烟草相关的室外广告（1995年加利福尼亚的研究显示学校附近商店的烟草广告比离学校较远的商店多很多）。
2. 禁止在非烟草制品（如T恤衫、毛巾和杯子）上印烟草公司的标志或其他烟草相关标识。
3. 限制能得到烟草的一些方式，如邮购、免费样品赠送或是自动售货机。
4. 阻止烟草商赞助高收视率的体育比赛，比如赛车。在赛车比赛中，赞助品牌名称会出现在高曝光率的地方，如引擎盖、挡泥板，比赛制服和看台。
5. 要求烟草销售人员确认消费者的年龄后再出售烟草（在1997年这一条成了法律。销售人员在出售烟草给18岁及以上的消费者时，如果认为他在27岁以下，就必须确认他的年龄。如果违反这个规定，销售员和店主就各罚500美元）。

---

**关键术语**

**不协调（dissonance）**：当都具有吸引力且互相矛盾的两个行为同时发生时，人们出现的一种不确定感。

---

## 三、烟草：生理活性化合物的来源

当卷烟、雪茄和烟斗中的烟草被点燃时，就会释放一系列有生理活性的化学物质，这其中有很多都是与身体组织和功能的变化紧密相关的。在卷烟燃烧的头部，氧化燃烧的烟草温度可达到900摄氏度。每一口烟中都含有大约4 700种化合物，其中有几百种被证明是有生理活性的，有毒性的或是致癌的，1 450种是添加剂，包括杀虫剂和其他农药。每天吸一包烟的人一年要吸入70 000多口烟，这会导致吸烟者经常处在一种被污染的环境中，和这种环境相比，污染最严重的城市的环境都可以算干净了。

表9-1列出了烟草烟雾中部分有毒和致癌物质,除了烟草烟雾中含有这些物质,在工业和日常生活中使用的多数材料中也含有这些物质。

表9-1 烟草烟雾中含有的有毒和致癌物质

| 烟雾中的物质 | 在烟雾中所发现化合物的非烟草来源 | 烟雾中的物质 | 在烟雾中所发现化合物的非烟草来源 |
| --- | --- | --- | --- |
| 一氧化碳 | 轿车、卡车、巴士等内燃机释放 | 氯乙烯 | 塑料燃烧 |
| 氮氧化物 | 内燃机释放 | 苯并[α]芘 | 烧烤、树木燃烧的烟雾和灰尘 |
| 氰化物 | 聚亚胺酯(绝缘材料)燃烧 | 芳香胺 | 组织材料腐烂 |
| 甲醛 | 内燃机和建筑材料燃烧 | 芳香族硝基碳氢化合物 | 城市垃圾燃烧释放 |
| 丙烯醛 | 脂肪燃烧、烧烤 | 钋-210 | 放射性物质衰变过程释放 |
| 乙醛 | 内燃机释放 | 镍 | 镍镉电池泄露或燃烧时释放 |
| 氨 | 化肥、清洁剂、组织材料腐烂 | 砷 | 部分地区的地下水 |
| 肼 | 火箭燃料燃烧 | 镉 | 杀虫剂、电池、城市垃圾燃烧 |

## (一) 微粒相

卷烟、雪茄和烟斗产生的烟可分成两相:微粒相和气相。微粒相里包括尼古丁、水和焦油等化学物质。焦油包括苯酚、甲酚、芘、滴滴涕(DDT),还有一些包含苯环的化合物,如苯并[α]芘。当焦油随气流在气管中下降时,大的微粒就直接沉积,而小的微粒会吸进肺泡中。大部分的致癌物质都是在焦油中的。每天吸一包烟的人,一年肺内可沉积113克的焦油。只有气体和小的微粒可以到达肺泡,肺泡是支气管末端类似小囊泡的组织,这里也是空气和血进行物质交换的地方。微粒相内富含致癌物的微粒就沉积在通向肺内部的气道内。

## (二) 气相

烟雾中的**气相**和微粒相一样,也含有很多生理活性的化合物,其中有一氧化碳、二氧化碳、氨、氢氰酸、异戊二烯、乙醛和丙酮。其中,至少60种化合物被确认会致癌或是具有协同致癌作用。一氧化碳是其中最有害的物质。

### 关键术语

**微粒相**(particulate phase):烟草的烟雾中由很多小的悬浮颗粒组成的部分。
**焦油**(tar):烟草微粒相烟雾中除去尼古丁和水分后剩下的化学成分复杂的糖状、深褐色物质。

**一氧化碳**:烟草燃烧会产生**一氧化碳**(CO)气体。一氧化碳是烟草烟雾中最有害的物质之一。

一氧化碳是一种无色无味的气体,能牢固地与血红细胞中携带氧的成分-血红蛋白结合。当一氧化碳被吸入后,就马上和血红蛋白结合成碳氧血红蛋白。以这种形式存在的血红蛋白不能将氧气带至需要它的细胞和组织中。

尽管人体的正常新陈代谢可使血液中一氧化碳的水平保持在最低水平(0.5%~1%),但是吸烟者血液中一氧化碳却可达到5%~10%的饱和状态。此外,我们还可能从汽车尾气等环境中吸入额外的一氧化碳。这就不难想象,吸烟者比不吸烟者更容易发生气短的现象。与血红蛋白结合的一氧化碳的半衰期大概是4~6个小时,但是大多数吸烟者吸烟的间隔远远低于这个时间,因为他们要保持血液中一氧化碳的饱和度。

血中的碳氧血红蛋白水平过高会导致呼吸急促和低耐受力。充足的氧气供应是人体保持正常状态的关键,任何形式的含氧量降低都会对健康产生严重的损害。最终会导致大脑功能降低、反应和判断力迟钝、心血管功能受损。这种缺氧状况对胎儿来说尤其危险,因为从母亲那里得到足够氧气对他们是非常重要的。

## 四、患病、早逝与吸烟

对那些从青少年时期就开始吸烟,吸烟很多而且一直吸的人而言,几乎肯定可以导致过早的死亡。每天吸两包烟的人与那些其他情况和他们相同但不吸烟的人相比,可能要早死7~8年。吸烟无关的早逝原因对吸烟者和非吸烟者是一样的,比如说车祸。正是这些原因的存在才使得吸烟者和非吸烟者的寿命差距保持现在这个水平而不是更高。吸烟者作为一个群体而言不但去世得比非吸烟者早,他们还可能持续经受虚弱与痛苦,延长患病时间。吸烟每年可导致 440 000 人早死。表9-2列举了一些由吸烟引起或是恶化的疾病。

表9-2 吸烟导致的确定和可疑的健康影响

| 分 类 | 确定和可疑的健康影响 |
| --- | --- |
| 肺部疾病 | 肺癌、慢性阻塞性肺部疾病、增加哮喘的严重程度、呼吸道感染的危险性增加 |
| 癌症 | 食道癌、喉癌、口腔癌、膀胱癌、肾癌、胃癌、胰腺癌、阴道癌、宫颈癌、结肠和直肠癌 |
| 心脏病 | 冠心病、心绞痛、心脏病发作,反复性心脏病发作、心律不齐、主动脉瘤、心肌病 |
| 外周血管疾病 | 由于血流不畅所致的脚部和腿部疼痛或不适 |
| 皮肤改变 | 皱纹、指甲褪色、银屑病、掌跖脓疱病 |
| 手术危险 | 增加麻醉剂的用量、术后呼吸道感染的危险性增加、增加输氧量、延迟伤口愈合 |
| 整形术问题 | 椎间盘蜕变、降低脊柱手术成功的概率、肌肉骨骼受损、延缓骨折愈合 |
| 风湿病 | 骨质疏松和骨关节炎 |
| 环境烟雾和儿科疾病 | 下呼吸道感染、哮喘严重性增加、中耳炎、克罗恩病和溃疡性结肠炎、儿童猝死综合征、影响组织氧供 |
| 妇产科相关疾病 | 不孕症、流产、胎儿发育迟缓、早熟、死胎、母婴传播HIV、出生缺陷、智力受损、婴儿猝死综合征、绝经期提前 |
| 不育症和性功能障碍 | 精子活力降低、精子数量减少、阳痿 |
| 神经功能紊乱 | 短暂性脑缺血发作、中风、多发硬化 |
| 脑和行为 | 抑郁症 |
| 耳、鼻和喉咙畸形 | 打呼噜、听力丧失 |
| 眼睛 | 白内障、格雷夫斯病并发症、黄斑部退化、视神经病变 |
| 口腔健康 | 牙周病 |
| 内分泌系统 | 代谢率增加、血糖异常、腰臀比增加、体脂再分配 |
| 消化系统疾病 | 胃十二指肠溃疡、克罗恩病 |
| 免疫系统 | 体液细胞免疫受损 |
| 急诊 | 火灾、职业伤害 |

### (一) 心血管疾病

尽管癌症是当前美国80岁以下人群的首位死因,但是心血管疾病是成年人的最大死因,2004年有927 448名美国人死于心血管疾病。吸食烟草,特别是吸卷烟是这种疾病的主要病因。虽然降低心血管疾病相关死亡的工作取得了一定效果,但是烟草利用妨碍了这些效果。吸烟的人得心肌梗死的概率是非吸烟者的两倍,发生心源性猝死的概率更是高达2~4倍,可以想象吸烟对心脏的损害有多大。有1/3的心血管疾病和吸烟有关。烟草烟雾中的两种成分是导致心血管疾病的元凶:尼古丁和一氧化碳。

**1. 尼古丁和心血管疾病** 尼古丁对心血管系统的影响从它刺激神经系统释放去甲肾上腺素开始。去甲肾上腺素增加了心脏收缩的速率,从而造成心输出量的增加,最终导致血压升高,心率增加的危险程度取决于心脏的冠状动脉向迅速收缩的心肌供血的能力。这种持续增加的心率可以加重心绞痛的发展和突发性心肌梗死的概率,这种情况对于那些患有冠状动脉疾病的人来说更为严重。

除了能影响心率外,尼古丁还是一个很强的外周血管收缩剂。当血管被收缩后,血压就会升高。而最近的研究发现吸烟还能造成主动脉不可逆转的粥样硬化。尼古丁还会造成**血小板黏附**。尼古丁能使得血小板自身相互黏附,或是结块,这会造成动脉中产生血栓。当冠状动脉形成血栓,或是其他区域的血栓被运送到心脏就会造成心脏病。

尼古丁还能降低身体中高密度脂蛋白的比例,同时增加低密度脂蛋白和极低密度脂蛋白的比例,而后两者是血液胆固醇的来源。

**2. 一氧化碳与心血管疾病** 一氧化碳是烟草释放的另一种能影响吸烟者患心血管疾病的类型和程度的物质。一氧化碳能干扰氧在循环系统中的运输。

正如前文所述,一氧化碳是烟草燃烧烟雾的气相的成分之一,它能和红细胞中的血红蛋白结合。一氧化碳与血红蛋白的亲和力是氧气的206倍。一旦一氧化碳与血红蛋白结合,就转化成碳氧血红蛋白,碳氧血红蛋白可以降低血红细胞运送氧气的能力。只要吸烟者不停止吸烟,血红细胞的输氧能力,在其120天的寿命中就不会再恢复了。重度烟瘾者体内的碳氧血红蛋白水平和他们心肌梗死发生率的升高密切相关。

当一个人的氧气输送能力受损后,他的心脏和肺部就要加倍努力工作来弥补。心血管系统会做出改变来应对身体的这种缺氧,但由于尼古丁对心血管系统的影响,机体的这种改变对心血管系统本身也是有伤害的。所以,如果吸烟真如广告所说的那样会创造美好生活的话,那它确实会减少你享受这种生活的能力。

### (二) 癌症

在过去60年里,绝大多数国内外机构一致证明吸烟是所有癌症的重要危险因素之一,其中对呼吸系统癌症的影响最为严重。在描述癌症发展过程中,使用的参考标准是20包年——每天一包烟连续吸20年。因此,一天两包烟的吸烟者,发生癌症的时间就减少的到10年,两天一包烟发生癌症的时间可能是40年。尽管这种发生的概率没有在所有的吸烟者身上得到验证,但是还是请吸烟者三思。

前面曾提及烟草燃烧烟雾被分为气相和微粒相。微粒相中含有焦油,其中有4 000多种化合物,几百种是致癌或协同致癌物质。

在正常的呼吸系统中,含有悬浮着微粒物质的空气被吸入后,微粒会落在气管内皮组织上并被特定的杯状细胞释放的**黏液**粘住(图9-1)。这些带着微粒物质的黏液被气管内皮细胞上的**纤毛**的不断蠕动往上推。到了咽喉之后,这些黏液就被咽下并最终通过消化系统清除。

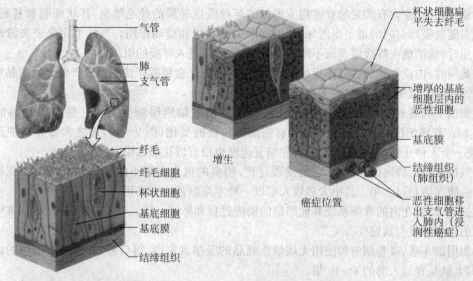

图9-1 与支气管癌(肺癌)相关的组织变化

然而,当烟草的烟雾被吸入后会迅速降温,这会导致其中的微粒物质的聚集。这种棕色有黏性的焦油含有会危害呼吸系统中的纤毛细胞、杯状细胞和基底细胞的化学物质。当吸烟对人体的损害渐渐增加后,纤毛把黏液向上推至咽喉的能力也就变弱了。当纤毛不再能清洁气管后,焦油就会在气管内皮组织的表面聚集,而其中的致癌物质就会直接和这些组织接触。

美国癌症学会估计有30%的癌症和吸烟密切相关。2004年诊出的癌症病例中有172 570例肺癌,其中163 510人死亡。这些肺癌患者中大约87%的男性是烟民。肺癌与基因变异的关系得到确证。当年诊出的癌症患者有184 800是呼吸系统的癌症,包括肺癌、口腔癌和喉癌,有168 140人死亡。尽管这个数字非常高,也有很多吸烟者没得癌症。

## 关键术语

**气相**(gaseous phase):烟草烟雾的一部分,含有一氧化碳和其他很多生理活性的气态物质。
**去甲肾上腺素**(norepinephrine):神经系统产生的肾上腺素类物质。
**一氧化碳**(carbon monoxide):能使红细胞失效的化学物质。
**心肌梗死**(myocardial infarction):心脏病发作,冠状动脉的阻塞导致的心肌凋亡。
**心源性猝死**(sudden cardiac death):心率的突然改变导致的瞬间死亡。
**血小板粘连**(platelet adhesiveness):血小板聚集倾向,这会增强凝血速度。
**黏液**(mucus):身体黏膜的特定细胞产生的透明而有黏性的物质,黏液能粘住烟草烟雾中的多种悬浮微粒。
**纤毛**(cilia):气管内部的细胞伸出的小的绒毛状结构。

**1. 呼吸道癌症** 烟草烟雾分为气相和微粒相两种成分,其中微粒相中含有4千多种具有化学活性的物质,其中有几百种是致癌物。

在正常的呼吸系统中,气道内部含有大量可以做节律摆动的纤毛。当悬浮在空气中的微粒被吸入气道后,就会被杯状细胞产生的黏液捕获,并随着纤毛的摆动到达喉咙,并被吞咽到消化道,然后排出体外。

当烟草烟雾进入呼吸道时,其温度迅速下降使得烟雾中的颗粒物质不断积累。这种褐色的黏稠物质就是焦油,它含有大量的有害物质可以破坏呼吸道黏膜的纤毛细胞、杯状细胞和基底细胞。这种损害随着吸烟时间的增加而增加,纤毛逐渐失去吞噬和摆动作用。当纤毛完全丧失清理呼吸道的作用时,焦油就在呼吸道表面不断积累,致癌物直接进入呼吸的组织。

与此同时,内皮细胞的吞噬作用减弱,焦油中的物质就会刺激杯状细胞来产生大量的黏液。而"吸烟者的咳嗽"就是要去除这些多余的黏液的动作。

与焦油中的致癌物质长期接触后,呼吸系统的基底细胞层就会发生一些可以预料的变化(图9-1)。基底细胞层开始发生一些具有癌细胞特征的变化(图9-1),加之大量异常细胞的积累,即使一个人停止吸烟,这些细胞的自我修复速度也没有以往那么快。

一旦被诊断出肺癌的话,由于它的发展过快,治愈的机会是很小的。只有15%的人在被诊断出肺癌后能存活超过5年。其中大多数人都以一种非常痛苦的方式死去。

包括喉、口腔在内的呼吸系统其他部位的癌症过程和肺癌一样。对于口腔癌来说,烟雾中的和唾液中的致癌物质与其癌变有关。

诸如用烟斗吸、吸卷烟的和使用无烟烟草制品的吸烟者来说,得口腔癌、舌癌和喉癌的比例是很高的,大概是普通人群的4~10倍。

除了将烟吸入肺部以外,吸烟者还咽下了含有一系列烟中致癌物质的唾液。当这些唾液被咽下后,致癌物质就被循环系统吸收并被转运至身体的各个角落。由于血液要经过肝、肾和膀胱,所以吸烟者这些部位发生癌症的概率也比正常水平高,此外吸烟者得胰腺癌的概率也会增加。

正如本章前面所述,1997年从烟草公司内部泄露的文件显示,烟草公司是知道烟草烟雾在癌症发展过程中的作用的,并花费了大量的精力来阻止大众获得这些信息。

### (三)慢性阻塞性肺病

慢性阻塞性肺病(COPD)是一种使得肺部进出空气变得越来越少的**慢性失调状态**。COPD包括两种不同但相关的疾病:**慢性支气管炎**和**肺气肿**。

对于慢性支气管炎来说,由于吸烟对气管组织的影响导致黏液增多,从而支气管被感染并发炎。这造成气道狭窄,空气通过气管开始变慢,呼吸变得困难起来,然后人体活动被严重限制。吸烟者停止吸烟后会使慢性支气管炎好转。

肺气肿会对肺部的小气囊,也就是**肺泡**造成损害,这种损害是不可逆的。当空气进入被缩窄的气管(慢性支气管炎),胸压增加,就会造成薄壁的小气囊破裂。肺气肿的病人常常由于不能完全呼出空气而导致"桶状胸"。你可能会在购物商场或者其他的一些地方看到这样的人,他们走得很慢,并带着他们的氧气袋。

超过1千万的美国人有COPD。它造成人的行动不便比包括心脏病在内的其他疾病都多。COPD病人常常死得很痛苦,而且死亡的过程也很长。死因大都是由于心肺功能的衰竭导致的充血性心衰。

### (四)其他的健康问题

除了以上所说的吸烟导致的严重健康问题外,吸烟还会导致更多常见的与健康相关的变化,包括营养不良、胰岛素敏感性下降、短期记忆力下降、嗅觉的逐渐丧失和皮肤过早地产生皱纹。

另外,吸烟者患如下疾病的概率也比一般人高:中风(可能会致命),骨骼质量减少导致的骨质疏松,背部疼痛和肌肉损伤,还有就是吸烟者骨折后痊愈也比较慢。吸烟者接受手术后在康复室里待的时间也比一般人要长。虽然以吸烟来控制体重的人不认为这是一个"健康问题",吸烟确实能减轻体重。对一些男性双胞胎的研究表明,吸烟者平均比他们不吸烟的兄弟轻2.7~3.6千克。目前对吸烟减轻体重的理解还不够全面,其可能原因是由于尼古丁对神经系统的影响,使得吸烟者的基础代谢率较低的原因。此外,吸烟者患严重牙龈疾病的概率增加4倍,而现在认为牙龈疾病是心血管疾病的危险因素。另外,吸烟者还需要补充维生素C和维生素B这两种重要的维生素。

## 五、吸烟与生育

生育过程的所有方面都会被吸烟所伤害,特别是吸卷烟和孕妇近距离接触环境烟草烟雾。不育、怀孕问题、母乳喂养、新生儿的健康等问题都会受到吸烟的影响。由于吸烟导致的生育问题非常广泛而严重,在临床上将这些问题通称为"胎儿烟草综合征",有些医生甚至将吸烟者照顾的婴儿直接称为"吸烟者",将即将出生的胎儿称为"曾吸烟者"。

### (一) 不育/不孕

最近的研究发现男女性的生育能力都会因吸烟而降低。对男性来说,吸烟会对精子的游动和成型产生不好的影响,也能抑制精子的产生。对女性而言,吸烟可导致异常卵子形成,包括卵子预防多精受精的能力减弱,降低受孕机会。此外,吸烟可降低雌激素水平,使子宫壁发育不完全,影响受精卵的着床。降低的雌激素水平还会影响受精卵通过输卵管的速度,不能及时到达子宫着床。有时还会产生异位妊娠或输卵管妊娠。最后,绝经期的提前和吸烟有关。

尽管吸烟影响生殖能力病因机制还不清楚,但是吸烟可以影响男性的精子活力和勃起功能是可以肯定的。烟草烟雾中的一些化学物质可以通过血睾屏障,从而改变精子内基因的DNA结构,异常精子的出现可损害受孕的机会。血液中的尼古丁可降低阴茎勃起组织的血流量,从而导致勃起障碍或是勃起不能持久。

### (二) 怀孕问题

吸烟对怀孕过程的不良影响主要是母亲和她的胎儿被暴露在一氧化碳和尼古丁中。烟草不完全燃烧产生的一氧化碳通过母亲的血液进入胎盘中,然后通过胎盘屏障进入胎儿的血液循环系统,并与胎儿的血红蛋白结合,形成胎儿碳氧血红蛋白。其结果是胎儿正常氧气供应逐渐被破坏,最终发展为慢性组织缺氧。

---

**关键术语**

慢性失调(chronic disorder):在很长一段时间中缓慢发展的状态。
慢性支气管炎(chronic bronchitis):肺部支气管的持久炎症和感染。
肺气肿(pulmonary emphysema):肺泡被损坏的不可逆病理过程。
肺泡(alveoli):囊状的支气管末端,壁薄;血液和被吸入的空气在这里作气体交换。
异位妊娠(ectopic/tubal pregnancy):受精卵在输卵管内壁着床受孕。
组织缺氧(hypoxia):发生在细胞水平的氧气缺乏。

---

尼古丁也会影响胎儿的发育。对胎儿和胎盘的热成像显示在孕妇吸入烟之后的几秒钟内,血管就会出现收缩的迹象。这种收缩会减少供氧量,导致组织缺氧。除此之外,尼古丁还会激发孕妇的应激反应,将孕妇和胎儿置于肾上腺素和肾上腺皮质激素水平升高这样的有潜在危害性的环境中。暴露在这些物质下增加了胎儿流产、死产或早产的概率。而怀孕期间吸烟的孕妇生的孩子常常出生体重比较轻。

### (三) 母乳喂养

在哺乳婴儿期间还吸烟的妇女会使他们的孩子继续受到烟草烟雾的有害影响。在怀孕期间停止吸烟的妇女在哺乳期间应该继续戒烟。

### (四) 婴儿的健康问题

怀孕期间还吸烟的母亲生的孩子的出生体重和身高通常比不吸烟的母亲生的孩子小。在生命的前几个月中,吸烟的母亲其婴儿发生婴儿猝死综合征(SIDS)的比例上升。统计还显示这些婴儿在生命的前几年更容易有慢性呼吸系统问题,需要经常就医,而且总体健康水平较差。上述问题也会发生在不吸烟,但怀孕期间暴露在烟雾环境中的母亲出生的孩子身上。除家庭以外的工作场所的环境烟草烟雾的暴露也可增加怀孕和婴儿健康问题的发生概率。最近,研究显示,烟草烟雾甚至可以影响婴儿的行为。

如果父母对孩子的健康成长负有责任的话,那么养育孩子其实是从他出生前就开始的,特别是对于吸烟者来说。在怀孕期间还继续吸烟的妇女是对她所怀的孩子健康的不负责。对于孕妇周围的家人、朋友和同事而言,他们吸烟从某种意义来说是对下一代的健康的不尊重。

## 六、口服避孕药和吸烟

在吸烟的同时又服用口服避孕药的妇女,特别是35岁以后,其患致命的心血管疾病(心肌梗死,脑卒中)的概率比只服用口服避孕药不吸烟的人高出许多。对于40岁以上的妇女来说,这个危险就更大,在这个年龄段的妇女,如果又吸烟又服用口服避孕药的话,因心肌梗死死亡的概率是只吸烟的妇女的4倍。由于有这么强的毒副作用,所以强烈建议吸烟的妇女勿服用口服避孕药。

## 七、无烟的烟草制品

无烟的烟草制品是不用点燃的,而是直接放进嘴里。当被放入嘴里后,有生理活性的尼古丁和其他可溶化合物就被黏膜吸收并进入血液。在几分钟以内,吃咀嚼烟草或是吸鼻烟的人体内的尼古丁水平就能达到和吸卷烟的人一样了。

咀嚼烟草是放在铝箔包装中的小球样的东西(叫做"wad","chaw"或是"chew")。将它放入嘴里后这个烟草球就被吸吮或是偶尔嚼两口,不过不必咽下去。

鼻烟是一种用小圆罐头包装的,磨得更细的无烟烟草制品,通常被做成一小块一小块的烟块。吸食的时候把鼻烟涂在牙床上或者放在下颚与脸颊之间,吸食者吸吮这个小烟块,然后吐掉棕色残渣。

虽然无烟烟草制品看起来让吸烟者避免了吸烟的很多危害,但是咀嚼烟草和吸鼻烟也会给人带来一些实质性伤害。口腔的组织上出现白斑和红斑是伤害之一,这是癌变前的迹象。另外,**牙周病**的增加(牙龈与牙齿分离,最终导致牙齿的脱落),牙釉质的腐蚀和烟草加工制品中的高糖分都对吸食无烟烟草制品的人的健康造成了危害。除此外,患口腔癌的无烟烟草使用者发生口腔癌脑转移的危险大幅增加。因此,无烟烟草使用者应该随时注意使用无烟烟草带来的任何损害现象。1998年春季训练的第一天,美国职业棒球协会的队医给球员中无烟烟草的使用者做口腔检查时发现他们中一半遭受烟草相关损害。这一事实,进一步证明上述警告的正确性。

除了这些对口腔的危害以外,致癌物溶解在口水中,无意识地被咽下,导致消化系统和泌尿系统都处在癌症的危险之中。

根据健康专家们的说法,无烟烟草的使用及其对人们健康的影响是非常明显和不容忽视的。因此,无烟烟草制品的电视广告很快也被禁止播出了,而所有的无烟烟草制品包装盒上必须印有以下三个警告之一:

警告:该产品可能导致口腔癌。

警告:该产品可能导致牙龈疾病和牙齿脱落。

警告:该产品并非卷烟的安全替代品。

显然,无烟烟草制品是一种危险的产品,使用这种产品会导致各种严重的健康问题。

## 八、被 动 吸 烟

烟草的燃烧烟雾分为**主流烟**(吸烟者吸入和吐出的烟)和**侧流烟**(卷烟、烟斗或者雪茄燃烧的烟雾)。当这两种烟雾在一个公共场所的空气中停留并弥散,就称作**环境烟雾**。这三种形式的烟草烟雾都会导致被动吸烟,对吸烟者和非吸烟者都带来健康问题。

令人奇怪的是,在被动吸烟者暴露的烟草有害物质中,主流烟仅占15%,其余的85%均来自侧流烟。因为侧流烟没有经过烟叶、过滤嘴和吸烟者身体的过滤,侧流烟中尼古丁、一氧化碳和二氧化碳的含量更高。此外,侧流烟强致癌性物质——N-亚硝胺化合物的含量明显高于主流烟中的含量,使得被动吸烟者处于更危险的境地,应该予以关注。

最新的研究认为,当吸烟者在一个公共场所吸烟时,吸烟者和非吸烟者暴露在几乎相同的烟雾中。最大的区别在于,吸烟者和非吸烟者吸入烟的量是不一样的。吸烟者每吸一包烟,跟他呼吸同一片空气的人相当于每天吸3~5根烟。因为烟草的燃烧烟雾产生的粒子非常小,所以即使是最有效的通风装置也很难清除这些烟雾。

被动吸烟对与吸烟者居住在同一环境里的非吸烟者造成了严重的健康影响。被动吸烟对吸烟者的配偶和孩子的健康影响最大。科学研究表明与吸烟者结婚的非吸烟者心脏病发作的概率是与非吸烟者结婚的非吸烟者的3倍以上,得肺癌的概率增加30%。最近一项对35 561名吸烟者的非吸烟配偶的随访研究结果显示,他们心脏病、肺癌和COPD的死亡率明显高于非吸烟者的非吸烟配偶。但是在研究结果发表到2004年10月这段时间里,有大量的信件发给发表这些研究结果的《英格兰医学杂志》的编辑,批评研究设计的缺陷、统计学解释的错误,以及研究者和烟草公司的冲突。

探索你的心灵

### 隐藏着的吸烟代价

"我想上去拥抱他,但马上退了回来,就像是条件反射一样。"这是一个年轻女性在欢迎他上完大学一年级的弟弟回家后说的话。她的弟弟最近开始吸烟,所以姐姐对他衣服和头发上的味道很不适应。

听起来像是无稽之谈,但吸烟确实在人与人之间制造了障碍。首先,是健康问题。很多非吸烟者强烈反对自己关心的人吸烟。他们也想保护自己的孩子不受伤害。当然,肯定也不想自己吸入烟草的烟雾。所以在家庭聚会中,饭后大家都一起在客厅里,如果一个吸烟者想吸一支烟的话,非吸烟者肯定说不行,或者让他出去吸。这样的话,一场美好的生日晚宴或是节日聚会就被这个争执搞得不愉快了。

不论他是你的家人还是朋友,你很难和一个做着你不喜欢的事(比如说吸烟)的人保持亲密关系的。但是从吸烟者这方面来说,他对一个举止傲慢且不接受自己所做的事的人当然也不会感觉很好。那孩子们对这些会怎么看呢?一个"好"叔叔或是"好"阿姨会吸烟么?如吸烟是不好的,就像一个小女孩经常在学校或是家里听到的一样,那她会喜欢一个吸烟的叔叔吗?

当吸烟者发现自己被边缘化时,才真正发现吸烟对健康的危害。一个年轻人想和伙伴一起打篮球,然而他想尝试时,却很尴尬地发现自己咳个不停。一个年轻的女孩结识了一些新朋友,他们邀请她参加他们的"轻松远足"活动。当然,对他们而言是轻松的。不过吸烟的女孩子在走了10分钟之后不得不停下休息,并面对同伴们同情的眼光。

> 在工作场所,吸烟有点不合时宜了。事实上,有很多公司都有禁烟的规定,或是只允许在特定区域吸烟。你曾经开车经过一个大工厂或是办公楼的时候看到外面站着一大群人吗,有时可能是挤在遮阳伞下?他们不是在联合罢工,只是在吸烟(可能让他们想起了自己的高中生涯)。吸烟者们又一次感到被孤立了。就像在家里一样,他们也感到了别人的不快——他的老板或是秘书正皱着眉头。
> 
> 吸烟的代价是难以估量的。吸烟对身体有害是毋庸置疑的了。但是,对精神和心理也是确实有害的。老是被赶出去是什么感觉?不被人接受是什么感觉?在体育场看比赛的时候,吸烟者为什么要出去吸烟而错过一些精彩场面?工作中总是遭受别人的不满是什么感觉?非吸烟者说得容易,"戒掉吧",吸烟者却知道这不是那么简单的。很多戒烟的人,当然常常是在尝试很多次以后,说他们决定戒烟的时候考虑更多的是吸烟以外的因素。他会想起很多场景——包括家庭,户外活动和工作,然后扔掉烟盒说:"这是我最后一支烟了。"

不论被动吸烟对吸烟者的非吸烟配偶有没有影响,影响有多大,环境烟雾对儿童健康的影响是非常明确的。吸烟者的孩子在生命的第一年得支气管炎和肺炎的概率是非吸烟者的孩子的两倍。另外,在整个儿童时代,这些孩子会经历更多的哮喘、咳嗽和多痰。当3岁以下的儿童和吸烟的成年人居住在一起时,他们得中耳炎(一种儿科常见疾病)的概率会更加常见。

到目前为止,科学界关于环境烟雾的暴露对吸烟者和非吸烟者造成一样的危害这一问题,已经建立了一致和确凿的证据。因此,公共场所禁烟进一步扩大,并得到加强。除美国外,澳大利亚、意大利、苏格兰、英格兰、古巴、冰岛、乌干达和希腊、瑞典、罗马尼亚也都建立公共场所禁烟条例。

## 九、尼古丁的非烟草来源

不管是为了帮助戒烟还是在禁止吸烟的场所使用一种尼古丁的替代产品,近年来各种形式的尼古丁替代产品已经在市场上出现了。作为一种新型的尼古丁来源,它确实可以减少尼古丁的暴露水平,但是对于年轻一代的尼古丁依赖者来说是可悲的。它们包括各种口味的尼古丁吸入剂、尼古丁口香糖、尼古丁吸液、高尼古丁水、尼古丁吸入剂、喷雾剂、滴剂、尼古丁糖、尼古丁贴片。除尼古丁水外其他产品均作为处方或非处方药在市场上流通。

## 十、停 止 吸 烟

健康行为专家认为人们在停止某一行为(吸烟)之前,必须全面理解自己的期望,主要包括对以下几个方面的理解:

1. **知识** 有关烟草使用的健康危害。
2. **承认** 烟草使用对所有的吸烟者都是有害的。
3. **熟悉** 了解消除或减少这些危害的方法。
4. **信念** 相信停止吸烟带来的益处远远大于继续吸烟带来的快乐。
5. **自信心** 确信自己为了减少或停止吸烟,完全可以开始一种新的行为方式。

这些步骤中均含有知识和愿望(动机),由于吸烟往往涉及许多生理心理依赖,因此仅有危险因素的知识是不足以改变行为的。75%的戒烟失败项目表明动机是很难获得和维持的。Hazelden基金会的报告显示:对于那些成功戒烟的人来说,从第一次尝试戒烟到完全戒烟大概要经历18.6年的时间。但是戒烟的益处是显而易见的,如图9-2所示。

现在有各种各样的戒烟项目存在,包括高度组织形式的,利用或不利用处方和非处方尼古丁替代产品的项目。虽然戒烟是非常困难的,但是在过去几年中,每年130万戒烟的人中大多数都是直

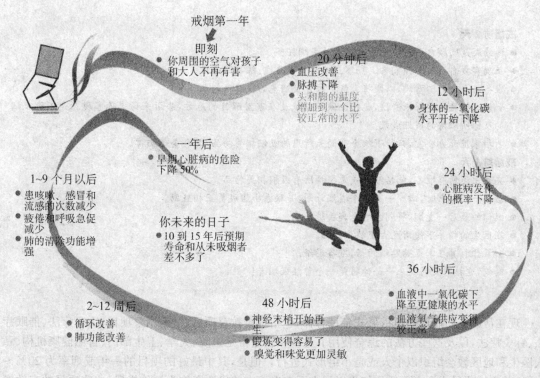

图9-2 戒烟的好处立竿见影并随着戒烟时间的增加日渐明显

接尝试冷火鸡法而扔掉卷烟。在几天、几周或是几个月的不适之后,身体机能最终变得好起来(图9-2)。然而,现在结合尼古丁替代产品和处方药(如抗抑郁药)的戒烟项目却更加常见。本章中的"教你一招"为你提供了一个结合尼古丁替代产品的戒烟计划。

### 教你一招

## 戒烟倒计时:一个戒烟计划

为了追求更好的感觉,我在一次参加聚会时开始吸烟。现在我每天至少吸一包,我怀疑我会成瘾一辈子。我该如何戒烟呢?

在下周的某一天准备戒烟的话,您可以按照以下步骤进行。

**戒烟前5天**
- 写吸烟日记,记录下你吸每支烟的时间、和谁在一起、吸烟的原因(刺激、缓解紧张、社交原因、手头无事做)。一旦你知道为什么会吸烟时,你就可以为克服那2分钟烟瘾做好准备。
- 联系你的医生决定是否使用尼古丁替代产品,确保自己知道它的安全性和效果。
- 签订戒烟协议,表明自己戒烟的决心,签上名字和日期后将它贴在家里和工作场所醒目的地方。

**戒烟前4天**
- 向你的家人、朋友、同事表明你的戒烟意图,向他们寻求帮助和鼓励。
- 组织你的干预策略和评估需要的物品,如口香糖、水、零食、跑步鞋。

**戒烟前3天**
- 回顾你的戒烟协议,和戒烟小组的成员联系以便巩固应对措施。
- 学习医生给你的有关尼古丁替代产品的说明书和材料。
- 准备上述戒烟所需的物质。
- 重新安排个人和工作日程,以便使自己在戒烟的前几天始终处于无烟环境。

**戒烟前 2 天**
- 继续或是回顾自己前几天没有完成的戒烟任务。
- 正确实践自己的干预策略。勘察正确的散步路线、练习深呼吸。
- 准备一个大的储蓄罐,以便将来能把每日吸烟花的钱储存起来。
- 如果这样做你觉得很愉快,就将他做成贴纸放在家里醒目的地方,告诉来访者你家现在是不能吸烟的及你所取得的戒烟成果。
- 打扫家里和办公室,只留下够今明两天所用的吸烟相关物品,其余全部扔掉。

**戒烟前 1 天**
- 完成上述所有准备,包括毁坏或是扔掉所有吸烟相关物品。
- 当这一天结束时,回顾一下整个戒烟计划,并联系小组成员互相鼓励。
- 吸你的最后一支烟,将剩余的全部丢进马桶。
- 在医生的指导下使用尼古丁替代产品。
- 如果你打算在家里贴贴纸的话,准备贴纸。
- 睡觉,迎接明天的到来——你将是一个曾经吸烟者!

现在帮助人们戒烟的项目形式各种各样,包括健康教育项目、行为调整项目、厌恶疗法、催眠疗法、针灸疗法,以及这些方法的综合使用。这些项目通常是医院、大学、卫生部门、自愿健康机构、私人医生和地区教会组织以个人或是小组形式进行。但是,其中最好的项目的一年戒烟率为 20%～50%,其余的项目戒烟率更低。如果以尼古丁在血液中的代谢产物为评价指标,这些项目的有效率会降得更低,因此戒烟者的自报戒烟率是不真实的。

有两种方法可以让吸烟者慢慢戒烟而改用其他非烟草尼古丁替代品——使用含有尼古丁的口香糖和贴在皮肤上的尼古丁贴剂或者是处方和非处方尼古丁产品,可以使用单剂量强化或者小剂量逐步疗法两种形式。以下简要介绍尼古丁口香糖和尼古丁贴片两种疗法。

**1. 尼古丁口香糖** 正确使用尼古丁口香糖的要点包括立即停止吸烟、决定开始使用的剂量(每块含 2 毫克到 4 毫克尼古丁)、咀嚼口香糖的方式(咀嚼速度和食物禁忌)、每天吃几块(通常是 9～12 块)、撤药时间。如果配合医生的指导或者和生产厂商举办的戒烟项目相结合,尼古丁口香糖有 40% 以上的戒烟成功率。尼古丁口香糖的治疗费用从最初的每周 60 美元到后来的每周 30 美元不等。

**2. 尼古丁贴片治疗** 新近出现的经皮尼古丁贴片的效果尽管比尼古丁口香糖差一些,但是它使用起来更方便。如果采用逐渐减少剂量的方法(21 毫克、14 毫克、7 毫克)进行治疗,在治疗开始时,必须根据吸烟者的吸烟量和体重,决定开始剂量、减少剂量的间隔时间,以及 8～12 周后的撤药方式。当然,也可采取单一剂量疗法,直至治疗结束撤药。尼古丁贴片的治疗费用与上述尼古丁口香糖替代疗法差不多。此外,现在 FDA 已经批准使用吸入剂和鼻喷剂的尼古丁替代疗法。因为,这些处方制剂能让药物直接与肺部接触,而肺部的表面积很大,能将尼古丁快速吸收进入血液,因此比贴片和口香糖更具吸引力。

当然,各种各样的尼古丁替代疗法都有一些禁忌证和不良反应,其中包括皮肤刺激红肿、心率异常。有些人认为尼古丁替代疗法只不过是改变了尼古丁依赖的形式(从烟草变为口香糖、贴片),但是采用这种替代疗法使吸烟者不再暴露于一氧化碳和致癌物的危险之中,此外,逐渐撤药的特点可使他们变成一个完全不吸烟者。因此,这种替代的尼古丁依赖形式可以看做是一种有代价的康复。

近年来发展的这些尼古丁处方药,结合其他戒烟手段,可使戒烟率提高 40%,根据血液学评价指标的判断,结合尼古丁口香糖的戒烟项目可使戒烟率提高到 50%。这些药物可影响中枢神经受体,降低尼古丁带来的愉悦感受,降低依赖程度。最近发现的具有戒烟效果的处方药是治疗银屑病的甲氧沙林(Methoxsalen),它可以改变尼古丁的结构,特别是对于那些基因突变的吸烟者,可以减少他们吸烟的频率。另外一种被证明有戒烟效果的药物是酒石酸伐尼克兰(Varenicline),一项临床研究结果显示:使用这种药物的人有50%可成功戒烟。但是,这种药物是不是具有长期效果,与已有的戒烟手段的效果是不是一样或是更好还不得而知。

此外,一些协助戒烟的非处方药在不远的将来也可能获得批准。这些药物可以单独使用或是与其他疗法联合使用。Zyban和Wellbutrin(安非他酮)是通过增加多巴胺这种神经递质的产生来抵抗抑郁的药物。吸烟者在戒烟时多巴胺的产生会减少,这会导致他对吸烟的渴望,因此使用这种药物有助于降低烟瘾。百忧解(Prozac)是一种用于治疗抑郁症、神经性贪食症、经前期紧张症、强迫症的血清素受体再吸收抑制剂,也可用来协助戒烟。各种戒烟措施的效果见表9-3。

**表9-3 各种戒烟措施的效果**

估计美国4 800万名烟民,其中70%想戒烟,46%每年尝试戒烟,但是仅有2.5%戒烟成功,联邦政府戒烟指南中根据各种戒烟措施的研究结果,比较了他们的戒烟成功率,以帮助人们制定有效的戒烟计划。

| 药物 | 尼古丁口香糖 | 尼古丁吸入剂 | 安非他酮 | 尼古丁喷剂 | 尼古丁贴片 | 联合用药 |
|---|---|---|---|---|---|---|
| 研究数量 | 13 | 4 | 2 | 3 | 27 | 3 |
| 5个月戒烟率 | 23.7% | 22.8% | 30.5% | 30.5% | 17.7% | 28.6% |
| 优点 | 可用来应对烟瘾 | 模仿吸烟 | 抗抑郁药,不含尼古丁 | 尼古丁含量高 | 隐蔽,一天一片 | 联合益处 |
| 缺点 | 口味差 | 尼古丁含量低 | 需监测疾病发生 | 刺激,喷嚏 | 皮肤刺激 | 不属FDA监测 |
| OTC/Rx | OTC | Rx | Rx | Rx | OTC, Rx | OTC, Rx |

OTC:非处方药,Rx:处方药。

**管理你的健康**

- 在你生活、工作、学习和娱乐的地方努力创造无烟环境。
- 支持各级政府的无烟立法,以减少二手烟的暴露。
- 支持各种预防儿童青少年吸烟的组织和机构的教育和干预活动。
- 支持正在戒烟的朋友和熟人。
- 对吸烟的人要有礼貌,但是当他们破坏无烟环境时也要果断地制止他们。

## 个人评估

**你对吸烟知晓多少?**

下列对吸烟的说法是对还是错的？先认真回答，然后再看右边的答案。

| 题　目 | | 讨　论 |
|---|---|---|
| 1. 现在市场上有安全的卷烟出售。 | 错 | 从烟草品牌来说,有的品牌确实含尼古丁和焦油的量比较少,但没有绝对安全的。 |
| 2. 吸很少的烟是没有危险的。 | 错 | 即使吸很少的烟也会使身体暴露在烟草烟雾的有害物质中。 |
| 3. 吸烟造成身体的早期变化大多数都是暂时的。 | 对 | 但有些改变是不可逆的,特别是对肺气肿而言。 |
| 4. 过滤嘴为吸烟者减少了一些危害。 | 对 | 然而这种保护是远远不够的。 |
| 5. 低焦油、低尼古丁的卷烟比高焦油、高尼古丁的卷烟要安全。 | 对 | 然而,有些人吸这些烟的方式使得他们受到的危害和吸高焦油量的烟一样。 |
| 6. 对吸烟者来说,薄荷香烟比非薄荷香烟更好。 | 错 | 薄荷只是使得香烟烟雾变得凉一些。但是,薄荷香烟中的有害物质和常规香烟是一样的。 |
| 7. 吸烟会导致癌症已经被科学证实了。 | 对 | 特别是肺癌、口腔癌、食道癌、喉癌和膀胱癌。 |
| 8. 无烟烟草制品中没有找出任何一种致癌物质。 | 错 | 无烟烟草制品一点也不比有烟烟草制品安全。使用无烟烟草制品的人咽下了很多吸烟者吸入的东西。 |
| 9. 肺癌的治愈率很高,所以人们不用害怕得这种癌症。 | 错 | 只有15%的肺癌患者能存活5年以上,这是医学对于治愈的定义。 |
| 10. 如果不吸入烟雾的话,吸烟是无害的。 | 错 | 只要烟雾中的有害物质和口腔有接触就会产生一定的危害。 |
| 11. 吸烟者的咳嗽反映了气管组织所受的潜在伤害。 | 对 | 咳嗽反映了由于保持气管清洁的细胞被伤害,所以黏液失去了清洁气管的能力。 |
| 12. 吸烟和对心血管的伤害无关。 | 错 | 吸烟事实上是心血管疾病的形成中最重要的因素。 |
| 13. 因为有胎盘的存在,所以吸烟现在对胎儿的伤害不大。 | 错 | 怀孕期间吸烟的妇女生下的孩子常常有各种健康缺陷,包括:出生时较小的身材,早产,第一年更容易生病。吸烟的孕妇死产的概率也比较高。 |
| 14. 一个女性如果又吸烟又要服用口服避孕药的话,就必须在这两个中选择一个,因为两个同时使用是有危险的。 | 对 | 特别是对于35岁以上的女性来说,如果同时使用这两样的话,患严重心脏病的概率就很高。 |
| 15. 大气污染对我们呼吸系统的伤害比吸烟更重。 | 错 | 虽然大气污染对身体造成了一定的危害,但是远不如吸烟的危害。 |
| 16. 生理成瘾性和吸烟有关。 | 对 | 很多吸烟者都对烟草产生了包括成瘾性在内的依赖性。 |

# 第四部分

## 疾病预防

第十章　降低心血管疾病的风险
第十一章　与肿瘤、慢性病同行
第十二章　预防感染性疾病

# 第十章　降低心血管疾病的风险

**学习要求**

学完本章后,你将可以:
- 描述心血管疾病的患病率。
- 列举心血管疾病的危险因素,找出其中可改变和不能改变的因素。
- 解释每一个可改变的心血管疾病危险因素。
- 解释心脏病发作信号和应该采取的推荐行动。
- 解释冠心病是如何诊断和治疗的。
- 解释高血压预防和治疗的推荐方案。
- 区别不同类型的中风。

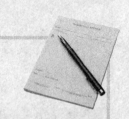

**关注媒体**

### 高血压患病率将持续增长

最近《时代杂志》报道"隐形杀手"的故事,讨论美国高血压病人越来越多的问题。目前估计有6500万名美国人患有高血压,预计人群高血压患病率将持续增长。文中指出,高血压是一个"隐形"的过程。换句话说,人们感觉不到高血压,而且,只有通过测量才能发现。高血压患病率增长的基本原因是肥胖与高血压有很强的关系。在美国肥胖率已经达到疾病流行的比例,包括儿童的肥胖率。最值得警示的是儿童同时被诊断为2型糖尿病和高血压,这在过去是40岁以上成人才会出现的情况。高血压如果较正常人出现早20年的话,所带来一系列长期的问题(经济负担和健康相关问题)将会被成倍放大。

如果你是一个风华正茂的大学生,你可能很难理解心血管健康的重要性,如果不是你天生就有心脏问题的话,你可能认为心血管系统的疾病直到你50岁或60岁才会出现。在你年轻时更多考虑的疾病可能是癌症和性传播疾病。

对那些在事故中死去的青少年的尸检结果显示有较多的年轻人身体已经发生一些与冠状动脉疾病相关的改变了,即冠状动脉已经有脂肪沉积了。由于未来心脏疾病的风险常常是在年轻时就开始累积的,所以所有的年轻人都应该重视心血管健康。

本章将会解释心脏是如何工作的。还会帮助你识别你患心血管疾病的风险因素,并会向你提供建议,让你改变一些生活方式来降低心血管疾病的风险。

## 一、心血管疾病的流行现状

在美国,2002年心血管疾病与美国总死亡数的38%以上直接相关,并与其余死亡数中相当大比例间接相关。心脏病、中风和相关的血管疾病在2002年总共造成了将近100万美国人的死亡,见图10-1。该图显示的死亡数比因癌症、事故、肺炎、流行性感冒、肺病、糖尿病和艾滋病死亡的人数加起来还多。美国每2.6个死亡的人中就有1个是死于心血管疾病。的确,心血管疾病成为美国人的"头号杀手"(表10-1)。

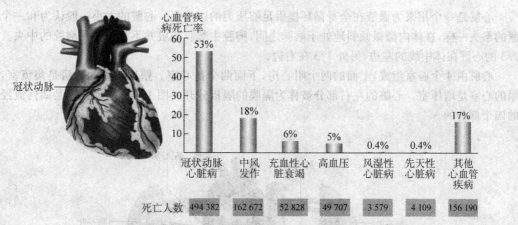

图10-1 2002年美国923 467例心血管疾病死亡者中半数死于心脏病

表10-1 主要心血管疾病的估计患病人数

| 主要心血管疾病 | 估计患病人数 | 主要心血管疾病 | 估计患病人数 |
| --- | --- | --- | --- |
| 冠心病 | 13 000 000 | 风湿性心脏病 | 1 800 000 |
| 高血压 | 65 000 000 | 充血性心脏病 | 4 900 000 |
| 中风 | 5 400 000 | 总计† | 91 100 000 |
| 先天性心脏病 | 1 000 000 | | |

*共70 100 000人。†人数统计会超过70 100 000是因为有的人患有不止一种心血管疾病。比如说,很多患冠心病的人也有高血压。

---

**关键术语**

**心血管**:机体内的心脏和血管。

---

## 二、正常的心血管功能

心血管系统或循环系统使用一个肌肉泵使得一种混合液体在一个由很多小管组成的闭合系统中不断流动。肌肉泵就是心脏,液体就是血液,闭合系统就是血管网络。

### (一) 血管系统

血管系统指的就是身体的血管。尽管我们可能对动脉(将血液从心脏带出的血管)和静脉(将血液带入心脏的血管)已经很熟悉了,但微动脉、微静脉和毛细血管也都是属于血管系统的。微动脉是动脉较远端、直径很小的延伸。这些小动脉最后导向毛细血管,这是血管系统中最小的分支。血液和细胞在毛细血管中进行氧气、食物和废弃物的交换。

血液一旦离开毛细血管开始向心脏回流,就流进小静脉,或叫微静脉。然后微静脉中的血液流经渐渐变粗的血管,也就是静脉。动脉血压最高而静脉的血压是最低的,特别是将血液送进右心室的最大静脉。

## (二) 心脏

心脏是一个用来为血液在全身循环提供足够压力的四房泵。心脏的大小一般认为和一个人捏紧的拳头一样,在体内微微倾斜地处于两肺之间,**胸腔**中部。心脏并不是正好在胸腔的中央。大约 2/3 的心脏在体中线的左边,另外 1/3 在右边。

心脏由 4 个腔室组成,上面的两个叫心房,下面两个是心室。壁比较薄的心房是集流室,壁较厚的心室是增压室。心脏的左右部分被称为隔膜的隔板分开。图 10-2 显示血流是如何流经心脏的四个部分的。

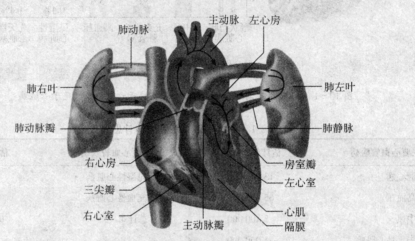

图 10-2　心脏工作起来就像一个复杂的双连泵。心脏的右边部分将不含氧气的血液送入肺。心脏左边部分将含氧的血液通过主动脉输送到身体的各部分。注意厚壁的心室,那里是主要的泵房。

心脏的正常工作需要有足够的氧气供应。两个主要的**冠状动脉**(和它们大量的分支)就是来完成这项工作的。这些冠状动脉处在心脏外部(图 10-1),如果这些冠状动脉患病和功能失常的话,就很可能导致心脏病发作。

---

### 关键术语

**胸腔**(thorax):人体躯干中在横膈膜上,胸廓内的部分。
**冠状动脉**(coronary arteries):给心肌组织输送含氧血液的血管。

---

### 在多元的环境中学习

#### 儿童期心脏病的预防

年轻是多种因素中易被忽略的一个方面。然而,年龄很重要,年长者的行为往往就会影响年少者的健康。很多成年人从未认真考虑过他们的健康行为在被周围的儿童模仿。当成年人对自己的健康很不关心时,他们同时也会影响年轻人,从而导致严重的健康后果。其中,年龄的差异对心血管健康领域的影响比任何一个领域都要受到关注。

就健康而言,预防性行为通常在儿童期学习最好,这些行为可以由家庭成员或保育员反复要求儿童并强化而形成。对于心脏疾病的相关预防行为尤为正确。尽管很多心脏疾病相关的健康问题在中年或晚年才出现,但心脏疾病往往起源于生命的早期阶段。

与心脏疾病有关的最严重的儿童健康行为是不良的饮食习惯、缺乏锻炼和吸烟。儿童饮食缺乏足够营养、过度高脂饮食、青少年超重和肥胖增加。研究一致显示：由于电视和电子游戏已经成为放学后很多孩子的伴侣，今天年轻人体力活动总量下降。另外，学生吸烟率持续上升，特别是十几岁的孩子。

这些不健康行为都是未来冠状动脉疾病、高血压、中风和其他疾病的基础。应该关注儿童期健康检查以预防心血管问题，而不是等到发病已经影响人们以后治疗。父母必须努力鼓励孩子吃得更健康和参加体育活动。成年人不鼓励青年吸烟。或许成年人最好的方法就是他们自己采取心脏健康行为从而做一个好的榜样。遵循食物指南金字塔和规律锻炼是他们生命早期可以开始的优秀策略。

**心脏刺激** 通过心肌组织和被称为窦房结的心电中心之间精巧的相互作用，心脏发生收缩和舒张。结点组织产生了心肌收缩所必需的电脉冲。心脏的电行为能被心电图仪（ECG 或是 EKG）测出，心电图仪能打印出心电图来，而通过看心电图可以确定心电功能是否正常。

### 关键术语

**心肌**（cardio muscle）：形成心脏壁的中间层的特殊平滑肌组织。

## （三）血液

一般身材的成年人的循环系统里有 4 升左右血液（为体重的 6%～8%）。血液是持续不断流动的，它的功能几乎就是循环系统的全部功能，包括以下几点：
- 运输营养、氧气、废物、激素和酶。
- 调节体液和体细胞的水分。
- 缓冲作用，帮助保持体液合适的 pH 平衡。
- 调节体温，血液中的水能吸收和转化热量。
- 通过凝结防止受伤血管的出血。
- 通过血液循环里的抗体和专门的细胞来保护身体免受毒素和微生物的伤害。

## 三、心血管疾病的危险因素

就像你前面看到的一样，心脏和血管是人体最重要的结构之一。只有保护好你的心血管系统，你才可能有激动人心、富有成效和充满活力的生活。开始保护心血管系统的最佳时机是人生早期，也就是生活方式开始形成和强化的时候。当然，回到过去是不可能了，所以今天就是你开始保护心脏的较好时机。随着你人生的展开，对某些生活方式的改变会令你显著获益。完成本章末的个人评估来确定你患心脏病的风险。

美国心脏协会鼓励人们测试十个与不同形式的心脏相关的心血管危险因素来保护和加强他们的心脏健康。心血管危险因素是一种能增加一个人患某种心脏疾病的可能性的因素。前面 3 个因素是你不能改变的，后面 6 个因素是可以改变的，而最后一个因素被认为是心脏病的影响因素。

### （一）不能被改变的危险因素

3 个你不能改变的因素是持续增长的年龄、性别和遗传。当然，了解到心血管可能影响你一生，你应该会更认真地对待你能改变的因素。

**1. 持续增长的年龄** 心脏病在人的生命过程中逐渐发展。虽然我们可能知道一些人在二三十岁时就经历了心脏病发作,但是心脏病多数严重的结果通常都是在较老的时候发生的。例如,死于心脏病的人中大约84%是65岁以上的。

**2. 性别** 55岁前,女性患心脏病的概率低于男性。然而,绝经后的女性(一般是在50多岁)患心脏病的概率和同年龄段的男性差不多了。这是由于女性在生育期能产生雌激素。

**3. 遗传** 就像年龄和性别一样,遗传因素也是无法改变的。由于运气不同,有的人生在几乎没人患过心脏病史的家庭中,而有的人则生在心脏病相当流行的家族中。在后一种情况中出生的孩子被认为带有一种基因易患体质(倾向),这可能导致他们在生长发育过程中发生心脏病。这些人有充分的理由高度重视那些能可控制的心脏病危险因素。

种族也是一个与心脏病相关的重要因素。非洲裔的美国人患高血压的概率是白人的两倍,而患严重高血压的概率是白人的3倍。高血压会使得心脏病和中风的危险显著增加,但是高血压是可以通过很多方法控制的。对非洲裔的美国人来说,利用每一次机会来测量血压尤其重要,那样就使得他们在发现有问题的时候能及早应对。

---

### 女性与心脏病

心脏病主要是男性的问题吗?根据美国心脏协会的说法,答案肯定是"否"。事实上,心血管系统死亡的人中53%是女性。心血管系统疾病是美国女性的头号死因,因心血管疾病而死亡的美国女性是所有因癌症而死亡的两倍还多。现在,有1/5的女性有某种心血管问题。中风而死的人中60%是女性。心脏病发作的女性中有38%在一年内死去,相同情况下男性的死亡率是25%。55岁以上的人里,女性患高血压的比例比男性高。

很多年来,人们都认为男性患心血管疾病的危险比女性高很多。今天我们知道,年轻男性患心脏病的概率确实比女性高,但是一旦妇女绝经后(通常是50~55岁),她们发生心脏问题的概率就迅速升高到和男性差不多的水平。

保护年轻女性免于心血管疾病的机制是雌激素的作用。雌激素能帮助女性将血脂保持在一个比较健康的水平。但绝经后雌激素大幅减少,该保护因素便不复存在。这就是越来越多的医生采用激素替代疗法(PHT)的原因之一。PHT的一个益处就是认为可以预防心血管疾病。然而,2002年由于发现更多PHT治疗的女性发生了心肌梗死和中风,一些相关的临床试验停止了。因此,美国心脏协会现在建议PHT不应用于预防心血管疾病。当然,PHT仍可用于其他用途(比如减轻绝经症状、骨质疏松)。接受PHT治疗的女性在评价利用价值时需要知晓可能增加心血管疾病患病风险。当然,更多的研究正在进行中,可能在未来影响PHT的使用。女性应该和她们的医生讨论是否选择这种疗法。

年轻的女性也不能只依靠体内的雌激素来预防心脏病。保持心脏健康的总体建议是:合理的饮食,足够的体育活动,检测血压和血脂水平,控制体重,避免吸烟和调节压力——对各个年龄层的女性都是有益的。

---

### (二)能被改变的危险因素

现有6种心血管疾病危险因素主要与我们所选择的生活方式有关。这些因素包括吸烟、较少体力活动、高血胆固醇、高血压、糖尿病和肥胖及超重。对这六大危险因素有关的生活方式作出改变,就能帮助你保护和增强你的心血管系统。

**1. 吸烟** 吸烟者心脏病发作的概率是非吸烟者的2~4倍。吸烟是与心源性猝死相关的主要危险因素。事实上,吸烟者发生心源性猝死的可能性也是非吸烟者的2~4倍。

吸烟也对暴露于环境烟草烟雾中的非吸烟者产生了不良影响。研究表明,暴露在二手烟环境中的人死于心脏病的概率会增加30%。因为吸烟给非吸烟者带来健康危害,所以对公共场所和商业场所室内吸烟的限制现在越来越严格了。

很长一段时间以来,人们都认为如果已经吸烟多年的话,戒烟就没什么意义了,因为吸烟造成的伤害是不可逆的。然而,美国心脏协会最近指出,不论此前吸了多久、吸了多少,只要戒烟,你患心脏病的危险都会很快下降。对于那些每天吸烟少于3包的人来说,戒烟3年以内就能将患心脏病的危险降到和从未吸过烟的人一样。

这个消息是很令人振奋的,会鼓励人们去戒烟,不论他们已经吸了多久。当然,如果你最近才开始吸烟,那么你应该现在就戒烟——在尼古丁控制你的生活,伤害你的心脏之前。

**2. 体力活动不足** 体力活动不足(又称为静态生活方式)也是心脏病的一个重要危险因素。有规律的健身运动能帮助心肌更有力,保持血管的健康并能增强血管系统将血液和氧气运送到身体各处的能力。另外,运动还能帮助大多数人降低血胆固醇水平,降低体重并保持肌肉的重量,还能帮人们减轻生活中的压力。

尽管体力活动有这么多的好处,但还是有很多美国人不参加定期的体力活动,这使得很多健康专家感到十分惊讶。很多人觉得他们时间不够或是工作已经使得他们筋疲力尽。然而,你回忆一下第四章就会想起,每周参加3～5次20～60分钟的适度健身活动就能降低你患心脏病的风险。对于心血管健康来说,这个代价并不大。马上去找个伙伴,开始锻炼吧。

如果你已到中年甚至更老,且不太参加体育锻炼,那在开始体育锻炼之前最好咨询一下你的医生。如果你有一些可能因参加锻炼而加重的健康问题的话,也应该先去问问医生。

**3. 高血胆固醇水平** 第三个可以控制的心脏病的危险因素是高血胆固醇水平。通常来说,血胆固醇水平越高,患心脏病的风险就越大。当高胆固醇和其他重要危险因素同时出现时,危险就会严重得多。

幸运的是,胆固醇水平相对来说是比较容易测量的。这种测量能看出哪些人的胆固醇水平(或概况)是有潜在危险的。医学专家已经能够确定饮食和胆固醇水平之间的关系。血胆固醇水平较高的人应该吃一些对心脏健康的食物并多参与体育锻炼。最近几年已经开发出很多种非常有效的降胆固醇药物。

**4. 高血压** 六大心血管危险因素中的第4个是*高血压*。你马上就会看到关于高血压的进一步讨论,不过现在已经完全可以说高血压能严重危害人的心脏和血管。高血压使得心脏工作起来更困难,最后导致心脏变大并变弱。这会增加患中风、心脏病发作、充血性心衰和肾病的危险。

当高血压和其他危险因素一起出现时,这种危险就会大大地提高。不过,高血压这个沉默杀手是很容易监测的,并能通过很多种方法控制。这是关于高血压的好消息。

**5. 糖尿病** 糖尿病是一种使人逐渐衰弱的慢性疾病,对人体健康有非常显著的影响。除了会增加患慢性肾病、失明和神经伤害的危险外,糖尿病还会增加患渐进性心脏病和血管疾病的可能。超过65%的糖尿病人最后死于某种心脏或血管疾病。糖尿病对心血管的伤害被认为从正常的胆固醇和血脂水平开始改变时就出现了。对大多数人而言,通过控制体重、锻炼、改变饮食和药物治疗可以相对较好地控制糖尿病。不过有即使非常仔细的控制,糖尿病患者最终也会有心血管伤害。

**6. 肥胖和超重** 即使没有其他危险,胖人患心脏疾病和中风的可能性也比普通人高。肥胖对心脏造成很大的压力,这会影响血压和血胆固醇水平。肥胖也能激发有易感体质的人发生糖尿病。将体重保持在一个正常的范围是很重要的,这能将肥胖的概率降到最小。为达到这个目的,要保持一个积极运动的生活方式并遵循饮食指南。

## (三) 其他的危险因素

美国心脏协会确认了其他可能对心血管疾病起作用的危险因素。这些包括**个人应激反应**、**性激素**、**节育药物**和**酗酒**。未能释放的压力会使得人产生一些对健康有害的依赖性(比如吸烟、不良饮食习惯和缺少活动),这些会导致血脂、血压和心脏负荷的改变。雌激素能在女性绝经之前保护她们降低患心血管疾病的风险,不过雄性激素的作用就相反了。节育药物能增加患血栓和心脏病的危险,尽管对一个不吸烟且低于35岁的女性来说这种危险还是很小的。适量的饮酒(女性少于每天一杯,男性少于每天两杯)能降低心脏病危险,但过多的饮酒就会导致血压升高,心脏衰竭和中风。

## 四、主要心血管疾病的种类

美国心脏协会说心血管疾病的六大类是冠心病、高血压、中风、充血性心衰、风湿性心脏病和先天性心脏病。一个人可能有这其中的一种病或是同时有几种病。每种病都有不同的严重程度。这六种病都能对身体的其他器官或系统造成伤害。

### (一)冠心病

冠状动脉疾病简称冠心病,是指为心肌供血的血管所受的损伤。这些血液大部分是通过冠状动脉进入心肌的。对这些重要血管的任何伤害都会导致特定区域心肌的血供(和必需的氧气和营养成分)减少。血供不足的最终结果就是心脏病发作。

**1. 动脉粥样硬化** 冠心病的首要病因是动脉粥样硬化(图10-3)。**动脉粥样硬化**会使得冠状动脉变窄。这种变窄源于动脉内壁上长期积聚的脂肪沉积,称为脂肪斑块,使心脏某些部分的血供减少。有些心脏动脉阻塞过于严重以至于血供完全停止。得不到氧气和营养的心肌组织会逐渐开始死亡。这种伤害就是常说的**心肌梗死**。在后面的专业术语中称为心脏病发作。

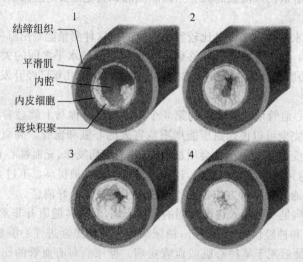

图10-3 动脉粥样硬化的进程。这个示意图展示了脂肪斑、脂肪斑逐渐堆积并缩窄动脉内腔的过程。尽管做了放大,图中缩窄后的冠状动脉还是只有铅笔尖那么粗。

胆固醇和脂蛋白:多少年来,科学家已经认识到,动脉粥样硬化是一个多病因引起的复杂的疾病。一些病因明确,一些病因还不清楚。胆固醇,是一种软的脂样物质,由肝和小肠产生,是激素、细胞膜、胆汁酸盐和神经纤维的形成中必需的物质。血清胆固醇升高(20岁及以上成年人5.2毫摩尔/升或更高,20岁以下4.4毫摩尔/升或更高)会增加发生动脉粥样硬化的风险。

多数20岁及以上的成年人胆固醇水平超出了临界性高水平5.2毫摩尔/升。据估计近40%的19岁及以下美国青年有临界高胆固醇水平4.4毫摩尔/升或更高。1/5的美国成人血液胆固醇水平高,达到6.2毫摩尔/升或更高。

最初，多数人可以通过3项饮食改变来降低血清胆固醇水平：降低饱和脂肪摄入、降低胆固醇摄入、降低热量摄入，使其不超过身体需要的水平。目标是通过促进合理饮食降低饮食中过度脂肪、胆固醇和热量摄入。通过认真执行饮食计划，高血清胆固醇水平的人们能降低胆固醇水平0.78～1.43毫摩尔/升。然而，饮食改变不会影响人们平衡，有些人可能降得更多。饮食改变也可能对有些人根本无效，而需要胆固醇降低的药物治疗和增加体育锻炼。

胆固醇是和脂蛋白结合在一起的。脂蛋白是在血液中循环并转运脂质（包括胆固醇）的粒子。脂蛋白有两种主要类型：**低密度脂蛋白（LDL）和高密度脂蛋白（HDL）**。一个人的总胆固醇水平是主要通过测定血样中的高密度脂蛋白和低密度脂蛋白的含量来确定的。比如说，一个人的胆固醇水平是5.2毫摩尔/升，他的LDL含量是3.38毫摩尔/升，HDL含量是1.04毫摩尔/升，或者也有可能LDL含量是3.12毫摩尔/升，HDL含量是1.56毫摩尔/升（注意确实还有一小部分其他脂蛋白的存在，而且可能会影响总胆固醇读数的整体分布比例）。

### 关键术语

**动脉粥样硬化（atherosclerosis）**：动脉内壁形成脂肪斑块。
**心肌梗死（myocardial infraction）**：心脏病发作，由于某条冠状动脉的堵塞造成的部分心肌的死亡。
**低密度脂蛋白（LDL）**：向血流运入胆固醇量最多的一种脂蛋白，高LDL水平和心脏病有关。
**高密度脂蛋白（HDL）**：将胆固醇从血流运至肝脏并从体内清除的脂蛋白，高HDL水平能降低心脏病的危险。

### 教你一招

#### 识别心脏病的迹象并做出应对

当我在田径场上散步时看见一个跑步的人表情非常痛苦。当别的人跑过去帮助他的时候，我只是傻站在那里看着。我如何才能判断这个人是否是心脏病发作？我应该做些什么？

心脏病发作的征兆
- 有不舒服的压迫感、腹胀和挤压感，或是胸口疼痛持续2分钟以上。
- 疼痛蔓延到你的肩膀、颈部或手臂。
- 严重的疼痛，昏晕，晕眩，出汗，恶心或呼吸急促。

并非所有这些征兆都会在每次心脏病发作时一起出现。如果出现了这其中的一些症状，不要等待，马上求助。

紧急情况时如何应对
- 了解你附近的医院中哪些是有24小时心脏病急诊的。
- 提前确定一个离你最近的医院，告诉你的家人和朋友一旦情况紧急就打那个医院的电话。
- 在你的钱包中放一个单子，把附近急救中心的电话写在你自己电话的旁边。
- 如果你胸部疼痛持续两分钟以上的话，马上打急救电话。
- 如果你自己能够比救护车更快地赶到医院，就不要等救护车，叫一个人开车送你去医院。

如何拯救心脏病人
- 如果你发现别人有一些心脏病的危险征兆并且这些征兆持续2分钟以上的话，就马上采取应对行动。
- 很多胸部不适的人都下意识地否认这是心脏病之类的严重问题的征兆，这是很正常的。而你不要只是说"不是"，而要马上做出应对行动。
- 打急救电话，或是带他到最近的有24小时心脏病急诊的医院。
- 给予口对口呼吸和胸部按压或使用体外除颤器（你必须接受过这方面训练）。

经过很多的科学研究后,现在已经确认 LDL 水平偏高促进动脉粥样硬化。这是因为 LDL 携带了血流中的大部分胆固醇。LDL 常常会将多余的胆固醇沉积在动脉内壁上,这就导致了脂肪斑块的形成。因为这个原因,LDL 也被称为"坏胆固醇"。研究证实高 LDL 水平虽然部分源于遗传因素,但也与吸烟、不良饮食、肥胖和缺乏运动有关。

另一方面,高 HDL 水平会降低动脉粥样硬化的危险。HDL 可以将血液中的胆固醇带出血液,所以 HDL 也被称为"好胆固醇"。有些生活习惯的改变能帮助很多人增加 HDL 的水平,包括戒烟、减肥、增加运动、降低脂肪摄入并用不饱和脂肪替换饱和脂肪。

降低血液胆固醇水平对于降低冠心病的死亡威胁来说是关键步骤。对于胆固醇水平偏高的人来说,每降低 1% 的血清胆固醇水平就能将冠心病的死亡危险降低 2%。这样降低 10%~15% 的胆固醇水平就能将冠心病危险降低 20%~30%。参见表 10-2 上的 LDL 水平分级和推荐的应对措施和表 10-3 附加分级。

表 10-2 根据 LDL 水平分级和推荐的应对措施

| LDL 水平(毫摩尔/升) | 分级 | 开始治疗性生活方式改变 |
| --- | --- | --- |
| <2.60 | 最优 | |
| 2.60~3.35 | 接近最优 | 如果出现慢性病或糖尿病 |
| 3.38~4.13 | 临界高 | 有 2 种及以上危险因素 |
| 4.16~4.91 | 高 | 是,去就诊 |
| ≥4.94 | 很高 | 是,去就诊 |

注:国家胆固醇教育项目现在推荐所有成年人测量 LDL。

表 10-3 总胆固醇、甘油三酯、HDL 水平的分级(单位:毫摩尔/升)

| | 正常或预期 | 临界—高 | 高 |
| --- | --- | --- | --- |
| 总胆固醇 | <5.2 | 5.2~6.2 | ≥6.2 |
| 甘油三酯 | <3.9 | 3.9~5.2 | ≥5.2 |
| | 低 | 正常 | 高 |
| HDL | <1.04 | 1.04~1.53 | ≥1.56 |

**2. 心绞痛** 当冠状动脉开始变窄时,就会经常感到胸痛和心绞痛。这种疼痛源于心肌供氧的减少。通常在患者很有压力时或是剧烈运动后会感到心绞痛。心绞痛的感觉轻的可能像消化不良,严重时会像胸口被重物压迫。从胸口到手臂,甚至是下颚都会有疼痛的感觉。一般来说,血管阻塞越严重,疼痛越厉害。

有些心脏病患者通过服用硝酸甘油这种较强的血管扩张剂可以缓解心绞痛。硝酸甘油能扩张冠状动脉并使得更多的血液流入心肌,它的剂型有缓释的皮肤贴剂,也有舌下含片。降低心肌的工作负荷。其他的心脏病患者也可以服用一些钙通道阻滞剂或 β 受体阻断剂。

**3. 心律失常** 心律失常是心脏正常的电生理活动失序,有超过 200 万美国人患此病,会导致心跳不规则。心律失常可能很短暂不影响整个心率,然而,一些心律失常可以持续很长时间引起心脏跳动过快或过慢。过慢的心跳模式称为心动过缓(每分钟低于 60 次),跳动过快模式称为心动过速(每分钟高于 100 次)。

心动过缓不能泵出充足的血液到全身。身体开始缺氧,失去知觉甚至死亡。心动过速引起心室充盈不足。发生此种情况时,心脏不能泵足够血液到全身。事实上,心脏成了低效机器。心动过速却不能从心室泵足够血液。该模式可能导致纤维化,心脏收缩不协调,生命受到威胁。有趣的是,无论心动过速还是过缓,结果是一样的:全身血流不足。

易发生心律失常的人多数有某种心脏病,包括动脉硬化、高血压、炎症、退行性病变。随年龄增加心律失常的发生率增加。某些先天缺陷可能更容易引起心律失常。一些化学试剂,包括血液中高水平或低水平的矿物(钾、镁、钙),成瘾性物质(咖啡因、烟草、一些药物),各种心脏治疗,都可能诱发心律失常。

心律失常多数通过记录了心脏电活动的心电图(ECG)诊断。确诊后,可以采用很多治疗方法,包括简单监测(如果问题相对小)、药物治疗、起搏器或去纤颤器。

**4. 心脏病发作时的急救处置** 心脏病发作不都是致命的。心脏病发作的后果要看伤害心脏的位置,心肌的伤害程度和血流的恢复速度。如果伤害在心室上就几乎肯定是致命的,除非能马上采取医疗措施。对心脏病发作的识别是至关重要的。

如果接受过心脏复苏术(CPR)训练的人碰到了心脏病发作的患者的话,马上对其采取心脏复苏术是最佳选择。学习心肺复苏术的人可以学到如何在一个人心脏病发作时恢复他的呼吸和血液循环。由于心肺复苏术的程序在 2001 年被重新修订过了,我们建议学生们重新学习一下,并能获取证书。此外,鼓励公众获得培训,学会使用自动外部除颤器(AED)。这些仪器在很多公共场所都有配置,能显著增加受害者苏醒的机会。

---

### 关键术语

**钙离子通道阻滞剂**:防止动脉痉挛的药物;用于心绞痛的长期治疗。
**β-受体阻断剂**:防止心动过速而导致心绞痛的药物,减少心绞痛的发生,并帮助控制血压。

---

**5. 诊断和冠状动脉修复** 如果一个人有特定的某些心脏病征兆,那么对他做进一步的诊断检查就能确定心肌伤害的类型和程度。首先会做一次心电图,这种检查可能识别缺血(血液充盈不足)的区域或心肌已经发生的损伤。其他检查可以做超声心动图,该方法也可以发现缺血。这些检查手段如果和运动联合使用(即加强 ECG 或加强超声心动图)可以提高诊断能力。心导管插入术,也叫冠状动脉造影术,是一个在手臂或是腿部的动脉内放入一个小塑料管的显微外科手术。这个塑料管被称为导管,它会从动脉一直流到冠状动脉循环,释放一些不透 X 线染料。然后用造影胶卷记录这些染料通过冠状动脉的过程,这样就很容易的找出血管阻塞的位置了。

当损伤程度被确定之后,医生就可以决定治疗过程了。**冠状动脉搭桥术**是时下最流行的治疗方法。这种手术是使用患者腿部静脉(通常是大隐静脉)或是胸部静脉(乳腺内动脉)的一部分,将其接在主动脉和阻塞区域后的冠状动脉之间,从而来打通(搭桥)冠状动脉。如果有多个阻塞区域的话,就要两次、三次或是四次搭桥。

**6. 血管成形术** 血管成形术是搭桥手术的替代方法,是将一个圈饼形的气球直接植入缩窄的冠状动脉(图 10-4)。当气球膨胀后就会挤压动脉内壁上的脂肪斑,从而扩大血流通过的空间。这个气球通常在动脉内的停留时间少于 1 分钟,有 1/4 的患者在血管成形术后动脉会再次变窄。血管成形术能用于心、肾、手臂和腿部的血管阻塞。在血管成形术和搭桥手术间选择一个是很困难的事。

FDA 批准了一个用于清洁心脏和腿部静脉的装置。这个装置叫做"自动铲运机"。这个驱动装置通常通过腿部动脉植入,装在一个小型膨胀气球里,它能铲除动脉内部的脂肪斑块。铲运单元上装有一个鼻锥,这个鼻锥可以一直储藏脂肪斑块,直到装置被拿掉。

用激光束来去除脂肪斑的方法也慢慢发展起来了。FDA 已经批准了 3 种用于疏通腿部动脉阻塞的激光装置。1992 年,FDA 批准了准分子激光器用于疏通动脉阻塞。

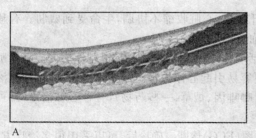 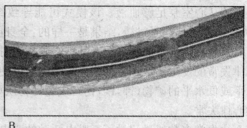

图 10-4  A. 一个气球被植入变窄的冠状动脉中。B. 这个气球开始膨胀并挤压动脉壁上的脂肪沉积。

**7. 阿司匹林** 十多年以前的研究就表明,阿司匹林对于降低那些没有心脏病发作史的男性心脏病发病风险是很有效的。这个研究还特别强调,对于有高血压或是胆固醇偏高或是这两种情况都有的男性来说,每天服用阿司匹林能显著降低心脏病发作的风险。阿司匹林是通过降低血液的凝固力来起效的。这样就降低了血栓形成的可能。现在对于从什么年龄开始服用阿司匹林来预防心脏病还有不同的意见,所以在开始这种疗法前最好去咨询你的医生。最近的研究还发现阿司匹林对女性也有好处。

### 关键术语

**冠状动脉搭桥术**:通过接出一条绕过血管阻塞区域的替代通路来增加流向心脏的血液的外科手术。

**8. 酒精** 长久以来科学家们都不能确定到底喝多少酒能降低患心脏病的危险。最近的说法是喝适量的酒(男性一天不超过 2 杯,女性不超过 1 杯)可以降低患心脏病的危险。不过喝酒带来的好处远低于其他已被证实可降低心脏病发病危险的行为,比如说戒烟、减少胆固醇、降血压和增加运动。专家们还警告说喝酒过量会增加心血管系统的危险,那些不喝酒的人不要仅仅为了降低患心脏病的危险就去开始喝酒。

**9. 心脏移植和人造心脏** 从大约 40 年前开始,医生们就能够通过用一个好的心脏来替换患者被损坏的心脏了。虽然这种手术的风险很大,但心脏移植确实延长了很多本来可能活不久的患者的寿命。

现在已经发明了人造心脏并移植入人体内。这些人造心脏也延长了很多人的寿命,不过它使得这些人被很多管线连在大功率的机器上,这是很不舒服的。然而,2001 年 7 月出现了一次医学上的突破,世界上第一颗不需要管线的完整人工心脏被移植入了一个 59 岁的患者体内。

## (二) 高血压

就像汽车上的水泵让水保持流动并保持水压一样,你的心脏也让血液保持流动并保持血压。当心脏收缩时,你动脉和静脉中的血液就被往前推。血压其实就是循环中的血液对动脉或静脉内壁作用力的测量。

血压是用血压计测量的。这个仪器和一个手臂套连在一起,这个手臂套能膨胀然后使得肱动脉的血液暂停流动。这条动脉是向下臂供血的主要通道。它位于上臂内部,二头肌和三头肌之间。

医生、护士或技师可以在臂套内压力被释放时使用听诊器听到血液的流动。测血压时将会记入两个数值:**收缩压**,就是心脏收缩时血液挤压血管内壁的作用力;**舒张压**,是当心脏舒张时血液挤压血管内壁的作用力(在两次心跳之间)。这个数值以毫米汞柱的形式在血压计上表示,血压是以收缩压比舒张压来记录的,比如说 115/85。

虽然血压低于 120/80 是成年人正常的血压,较低的值并不一定意味着有什么健康问题。事实上,很多平均体重的女大学生的血压可能看上去比较低(比如说 100/60),但这样的"低压"对她们而言是很正常的。

高血压是指血压长期偏高。通常来说,一个成人的收缩压值超过 140 或是舒张压超过 90 就认为是高血压了。建议处在高血压前期的人通过改变生活方式措施来预防任何一种的血压升高。

虽然 90%~95% 的高血压的病因是未知的,但不控制高血压所带来的健康风险却是很清楚的。高血压使得全身动脉和小动脉的弹性降低,这样就使得这些动脉在血流大时难以膨胀。这样脆的钙化的血管就可能突然破裂,造成严重的中风(脑意外),肾衰竭(肾意外),或者眼伤害(**视网膜出血**)。并且,受高血压影响的血管中血栓和脂肪栓会更容易形成。这样高血压就会导致心脏病发作。显然,高血压是一个潜在的杀手。

> **关键术语**
>
> **收缩压**:心脏收缩时血液对血管内壁的压力。
> **舒张压**:心脏舒张时血液对血管内壁的压力。
> **视网膜出血**:眼视网膜中动脉的不可控出血。

高血压不但可能致命,还被称作无声杀手,因为有高血压的人常常不知道自己得了高血压。他们感觉不到高血压。除非是在病情较重时,否则高血压并不会使人产生晕眩、头痛或失忆。据估计大概有 30% 的高血压患者不知道自己有高血压。很多人即使意识到了也不去控制它。只有一小部分(34%)有高血压的人会去努力控制它,通常是通过控制饮食、规律锻炼、放松训练和药物治疗。

高血压不是一个能治愈的病,但它是一个能控制的疾病。一旦治疗中断,症状就又会恢复。一个对自己负责的成年人应该定期测量自己的血压。

**预防和治疗** 减轻体重、参加体力活动、适量饮酒和控制钠盐的摄入是经常使用的控制高血压的方法。对于超重或是肥胖的人来说,减轻体重会明显降低血压。参加体力活动能通过消耗热量(也会导致体重下降)和改善全身循环来降低血压。对于某些人来说,每天喝酒不多于一两杯也能对降低血压有帮助。

限制钠(盐)的摄入也会对降低血压有帮助。有趣的是,这种方法只对那些**盐敏感性体质**的人有效,这种体质的人大概占人口的 25%。对其余的人来说,少吃盐对降低血压没有什么效果。不过,由于我们每日摄入的盐都是大大超过我们所需,所以建议所有人都控制盐的摄入还是合理的。

现在想降血压的人也越来越多地关注第三章中所说的很多减轻压力的方法。近年来行为科学家报道说,冥想、生物反馈、控制呼吸和肌肉放松训练都能有效地降低血压。

现在共有几十种降血压的药物出售,可惜很多高血压患者都不想长期地吃这些药,大概是由于"一定得感到生病才是生病"这个错误观念造成的。而补充钙、镁、钾和鱼油这些营养物质对降压的效果还没有被证实。

## (三) 中风

中风是一个宽泛的概念,指的是一系列由脑血管意外所导致的不同危相[有时也叫**脑血管意外**(CVAs),或是脑卒中]。心肌需要足够的血供,大脑也一样。任何影响向大脑正常供应氧气和营养物质的因素都是对健康的威胁。

> **关键术语**
>
> **盐敏感性体质**:专业术语,用于形容那些对体内的钠会过度反应的人,他们保留体液从而导致血压上升。

如图 10-5 所示，大多数中风可能都是由脑动脉阻塞造成的。就像冠状动脉闭塞一样，脑动脉血块的形成(*血栓*)或是其他部位的血栓被运到脑部(*栓塞*)都会造成**脑血管闭塞**(图 10-5，A 和 B)。85% 以上的中风是由脑血栓形成和脑栓塞造成的。这使得大脑丧失了营养和氧气供应的部分发生"死亡"。

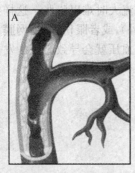 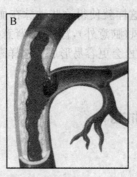 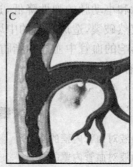 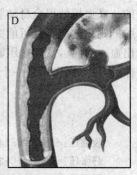

血栓形成。在血管狭窄部形成一个血栓并留在那里。

栓塞。一个血凝块被循环系统转运到血管较窄的地方并卡在那里。

出血。血管突然破裂。

动脉瘤。在血管较薄并膨胀的部分形成一个囊泡，这个囊泡的薄壁很容易破裂，就像图中那样。

图 10-5　中风的原因

第三种中风是由动脉爆裂造成的*脑出血*导致的(图 10-5，C)。如果一个人有高血压的话，其受损、较脆的动脉就很容易破裂。

第四种中风叫做脑动脉瘤。动脉瘤是动脉的薄弱部位鼓起的一个小泡(图 10-5，D)。动脉瘤可能会在身体的不同部位出现，不一定都是致命的。虽然动脉瘤和高血压好像有些关系，但是动脉瘤的形成原因还没有完全弄清。许多动脉瘤都很可能是先天性损害。在很多病例中，中风都是因为动脉瘤破裂导致的。

很多严重中风在发生前的几天、几周或是几个月都会有上面的一些"小中风"的迹象。对上面这些症状的迅速处理有可能预防致命的中风或是令人失去自理能力的中风发生。

有任何中风警示征兆或是小中风征兆(表 10-4)的人，也叫**短暂性脑缺血发作**(TIA)都应该进行一系列诊断检查，包括体检、脑肿瘤检查、大脑受影响部位的检查、使用脑电图、脑动脉造影、**CT 扫描**(计算机断层扫描)或 **MRI**(磁共振)来检查。另外还有很多其他的检查方法。

**表 10-4　中风警告信号**

美国心脏协会鼓励所有的人都应该注意下列体征
- 身体一侧的脸、手臂和腿发生突然的暂时性衰弱和麻木。
- 暂时失语或是说话困难，或者在理解别人说话时比较困难。
- 暂时视力模糊或是失去视力，特别是发生在一只眼睛上。
- 无法解释的头晕，身体摇摆或是突然摔倒。

---

### 关键术语

**脑血管闭塞**：向大脑皮层供血的动脉被阻塞，中风的一种。

**短暂性脑缺血发作(TIA)**：脑血管的暂时性痉挛导致的类似中风的症状。

对中风病人的治疗取决于伤害的程度和性质。一些病人需要通过手术（来修复血管，缓解血压）或住院进行急症治疗。其他的需要吃药，特别是使用抗凝药物，包括阿司匹林和组织纤维蛋白溶酶原激活剂 TPA（所谓"血栓破坏者"）。

中风患者康复技术的发展是令人惊喜的。虽然病情严重的患者治愈的希望还是很小，但是我们在将计算机技术应用于物理疗法和言语疗法上所取得的持续进步给了中风患者和他们的家庭很大的希望。

---

**先天性心脏病和风湿性心脏病的危险因素**

先天性心脏病的危险因素

怀孕期间胎儿受到风疹或其他病毒的感染，接触污染物，喝酒或是吸烟。

风湿性心脏病的危险因素

链球菌感染。

咽喉链球菌感染的常规症状

- 咽喉疼痛突然发作，特别是吞咽的时候。
- 发热。
- 颌下淋巴结肿胀、触痛。
- 头痛。
- 恶心，呕吐。
- 扁桃体上有黄色或是白色的脓或分泌物。

---

### （四）先天性心脏病

先天性缺陷是出生时就存在的。先天性心脏病会带来一系列异常，包括瓣膜伤害、隔膜壁穿孔、血管换位、心脏左侧发育不全。所有这些问题都最终使得新生儿全身组织得不到足够的氧气供应。先天性心脏病的婴儿常常皮肤会偏蓝（发绀）。这些孩子有时被叫做蓝婴。

虽然风疹是一个原因，但是先天性心脏病的原因还没完全弄清楚。如果孕妇在怀孕的前三周接触了风疹病毒就很有可能会导致胎儿的先天性风疹综合征(CRS)，这包括了很多的先天性缺陷，包括心脏缺损、致聋、白内障和智力发育迟缓。其他的先天性心脏病病因假说还有环境污染、孕妇用药不当、饮酒，还有未知的遗传因素。

有些先天性心脏病经药物治疗可以得到很好的结果，但是通常的疗法还是手术治疗。受损的血管和发育不全的心脏可以通过手术修复。这种手术是非常成熟的，很多孩子经过手术后很快就会增加血液循环的氧气供应。很多孩子能过上正常积极的生活。

### （五）风湿性心脏病

**风湿性心脏病**是由咽喉受链球菌感染后的一系列并发症发展而来的最终阶段。"星号框"里已经列举了咽喉被链球菌感染后的症状。这种细菌感染如果不治疗的话，就会导致一种叫风湿热（和与它相关的猩红热）的炎性疾病。风湿热是种全身性（系统性）反应，能导致发热、关节痛、皮疹，还可能导致心脑损伤。一个有风湿热的人很有可能会有并发症。风湿热有时会在家族里蔓延。

风湿热导致的伤害最主要在心脏瓣膜上。由于某些原因，这些细菌会在瓣膜内生长繁殖。被感染的心脏病瓣膜不能完全打开（狭窄）也不能完全关闭（关闭不全）。瓣膜受损初次诊断，可能是因为医生听到了血液逆流（心杂音）。进一步的检查——包括胸透、心脏造影和超声心动图检查——就能确定瓣膜受损的程度。一旦确诊后，就可以用一个人造的金属或是塑料瓣膜或动物体内的瓣膜来替代受损的瓣膜。

> **关键术语**
> 
> **MRI 扫描**：磁共振成像扫描；用一个巨大的磁体对人体组织进行造影的技术。
> **CT 扫描**：计算机断层扫描技术；一种能看见常规 X 线技术看不到的身体部位的 X 线技术。
> **风湿性心脏病**：由于心脏内链球菌感染导致的慢性心脏损害（特别是心脏瓣膜），与风湿热有关的并发症。

### （六）充血性心衰

**充血性心衰**是一种心脏无力使血液持续在全身循环的状况。在充血性心衰期间，心脏会继续工作，但是没有足够的能力保持血液循环，于是静脉血开始回流，大腿和脚踝出现水肿，肺部出现积水，这会导致呼吸困难和呼吸急促，肾功能也会受损。

充血性心脏衰竭可能是由先天性心脏损伤、肺病、风湿热、心脏病发作、动脉粥样硬化或是高血压引起的。通常来说，充血性心脏病可以通过休息、适当饮食、调整日常活动和正确用药来治疗。如果不接受治疗的话，充血性心衰可能致命。

### （七）其他

除了上面讨论的疾病以外，心脏和血管还可能发生其他病理状况。心脏也会生肿瘤，虽然很少。心脏周围的心包和心脏最里层发生炎症是较常见的。有些人还会患静脉炎。

**末梢动脉疾病** 末梢动脉病（PAD）也叫末梢血管病（PVD），是一种以末梢动脉和小动脉（主要是腿和脚，也有手）发生病理改变为特征的血管疾病。这些改变是由于末梢血管常年受损所致的。吸烟、高脂饮食、肥胖和久坐的工作方式是导致末梢动脉病的主要原因。在有些病例中，因糖尿病导致的血管改变会加重末梢动脉病。

末梢动脉病严重限制了流向血管末端的血液。供血减少会导致腿部疼痛和抽筋，还有在得病的部位发生麻木、刺痛、发凉和脱毛。末梢动脉病最严重的结果是增加组织溃疡和坏死的可能。这些最终会导致四肢坏疽，可能最终必须截肢。

对末梢动脉病的治疗由很多方法组成，包括改善血脂水平（通过饮食、锻炼和药物治疗），降低高血压，减轻体重和戒烟。血管手术也是一个方法。

> **关键术语**
> 
> **杂音**：一个非典型的心音，提示进入心脏的血液回流。
> **充血性心衰**：心脏无力泵出从全身回流的血液；能导致在静脉、肺部、肾脏液体危险积聚。
> **末梢动脉疾病**：限制血液流向末端造成的损害，特别是腿和脚。

> **管理你的健康**
> 
> 1. 完成本章后面的个体评估，确定心脏病发作和中风的风险。
> 2. 回顾食物指导金字塔，改变饮食，使心脏更健康。
> 3. 开始或持续对目前身体适宜的有氧锻炼项目。
> 4. 如果你吸烟，决定戒烟。拜访医生，寻求安全有效的方法。开始按计划行动。
> 5. 制定计划，降低饮食脂肪摄入，保持较低的血液胆固醇水平。
> 6. 检查血压，回顾体重、锻炼、酒精摄入、食盐摄入，确定你是否需要在这些方面作出改变。
> 7. 如果你超重或肥胖，制订计划，包括饮食改变、增加体育锻炼、平稳逐步减重。

# 个人评估

## 你发生心脏疾病的危险有多少？

**胆固醇**

你的血胆固醇水平（mmol/L）是多少？
- 0     4.9 或以下
- +2    5.0～6.0
- +6    6.0～7.5
- +12   7.5～8.3
- +16   8.3 以上

你的高密度脂蛋白水平（mmol/L）是多少？
- −2    1.56 以上
- 0     1.17～1.56
- +2    0.91～1.14
- +6    0.75～0.88
- +12   0.60～0.73
- +16   0.60 以下

**吸烟**

过去吸烟的人和从未吸烟的人：
- 0     从未吸烟，或者戒烟 5 年以上了
- +1    戒烟 2 到 4 年
- +3    戒烟 1 年左右
- +6    去年戒的烟

现在正在吸烟的人：
- +9    一天半包到 1 包
- +12   一天 1～2 包
- +15   一天 2 包以上

你呼吸的空气的质量：
- 0     在家里和工作地点的空气都没有被吸烟、废气和工厂污染
- +2    住处有吸烟者或工作地点有吸烟者，无空气污染
- +4    生活和工作的地点都有吸烟者，无空气污染
- +6    住处有吸烟者或工作地点有吸烟者，并且住处或工作地点中有一处空气有污染
- +8    生活和工作地点都有吸烟者，且生活和工作区域都有空气污染

**血压**

你的血压（mmHg）是：
- 0     120/75 或以下
- +2    120/75～140/85
- +6    140/85～150/90
- +8    159/90～175/100
- +10   175/100～190/110

+12　190/110 或以上

## 体育锻炼
你的锻炼习惯是：
  0　一个礼拜锻炼 4～5 次且运动量较大
 +2　一个礼拜 4～5 次，运动量一般
 +4　只有周末才运动
 +6　偶尔运动一下
 +8　很少，几乎不参加运动

## 体重
你的体重是：
  0　一直是或是接近理想体重
 +1　超重 10%
 +2　超重 20%
 +3　超重 30% 或以上
 +4　现在超重 20% 以上并且从 30 岁开始就这样了

## 压力
你感到压力很大的时候在哪里？
  0　很少在家或是在工作的时候
 +3　在家会有一点但在工作时没有
 +5　在工作时有一点但在家里没有
 +7　在家和工作时都会有一点
 +9　在家或是工作时常常有
+12　在家和工作时都常常有

## 糖尿病
你的糖尿病史是：
  0　血糖一直正常
 +2　血糖稍微偏高（前驱糖尿病）或是稍微偏低（低血糖）
 +4　40 岁以后有糖尿病，需要严格控制饮食和使用胰岛素
 +5　30 岁以前就有糖尿病，需要严格控制饮食和使用胰岛素

## 饮酒
你的喝酒量是：
  0　从来不喝或只在社交场合喝酒，一个月喝一两次。或者一个礼拜喝 5 次，每次 140 毫升（5 盎司）葡萄酒或者 340 毫升（12 盎司）啤酒或者 40 毫升（1.5 盎司）烈酒
 +2　一个礼拜喝 5 次，每次 300～400 毫升（10～15 盎司）葡萄酒，或者 680～1 020 毫升（24～36 盎司）啤酒，或者 85～125 毫升（3～4.5 盎司）烈酒
 +4　每天超过 40 毫升（1.5 盎司）鸡尾酒或超过 400 毫升（15 盎司）葡萄酒或者 340 毫升（12 盎司）啤酒

　　　你的得分合计_____

结果

将每题得分加起来得到总分,并且查看下面的解释。

0~20:危险很低。很好的家庭史和很好的生活习惯。

21~50:危险一般。家庭史和生活习惯给你带来了一些危害。你可以通过改掉一些坏习惯降低你的危险并使遗传因素对你的影响降到最低。

51~74:危险较高。生活习惯和家庭史都使得你有较高的患心脏病的概率。马上改变你的坏习惯。

75 以上:危险很高。家庭史和坏习惯使得你患心脏病的危险很高。尽可能改变你所有的坏习惯。

讨论

你是否惊讶于你的评估得分?你最大的危险因素是什么?你准备改变一些坏习惯来降低你患心血管疾病的危险吗?为什么或为什么不?

# 第十一章 与肿瘤、慢性病同行

**学习要求**

阅读完成本章,你将学会:
- 描述癌症的一些统计学指标和识别可能发展为特殊类型癌症的高危人群。
- 解释在癌症发展过程中细胞调节的作用,讨论对细胞调节功能的损伤基因变异、病毒感染、致癌物之间的关系。
- 学会早发现某些癌症(包括乳腺癌、黑色素瘤、睾丸癌)的步骤。
- 讨论医学筛查对发现某些癌症的重要性,懂得这些筛查的步骤以早期发现某些部位的癌症。
- 掌握改变一些生活方式的方法来有效降低癌症的风险。
- 综述目前与癌症抗争的现状。
- 解释什么是自身免疫失调。
- 讨论多种慢性疾病的治疗方案。
- 解释1型和2型糖尿病的区别,讨论体力活动和饮食对维持葡萄糖耐量的重要性。

许多疾病具有很强的破坏性,影响着人们参与日常生活的能力。当你生病时,读书、工作以及业余生活会被一段时间的休养所取代,有时甚至是卧床或者住院。如果是慢性病,其影响会延续更长的时间,甚至影响你的终身。那些患有慢性病的人们必须逐渐地寻找一种平衡,即一种日常生活与慢性病持续影响之间的平衡。事实上,癌症就是这样一个具有慢性病特点的疾病。

虽然我们在不断理解日常生活与人类健康的关系,不停地努力来预防和治疗癌症,但与癌症抗争的进展还是相当有限的。基于此,不仅对人类的后果,而且对费用支出而言,癌症近乎是一种昂贵的疾病。

没有一个单独的理由可以解释为什么消除癌症的进展十分有限。癌症的发生可能是许多因素的综合,包括人口老龄化、滥用烟草、高脂饮食、不断的城市化以及所带来的严重的环境污染、数以百万计的无医疗保险病人无法得到早期治疗及合适的处理、甚至是我们对死亡的认识问题等等。无论如何,我们控制癌症将继续受到挑战。然而,随着新的药物和疫苗的发展,越来越乐观认识到,对预防和治疗癌症方面最终会取得真正进展。

## 一、癌症:细胞调节的问题

机体的功能是基于它的基本功能单位——细胞所完成的;就犹如一家公司的运转靠的是不同部门每个有能力的员工所完成的一样。细胞彼此联系即成为组织,去行使相应的功能,比如肌肉组织;组织彼此结合即成为器官,比如心脏;而各种器官集合到一起即成为机体内不同的系统,比如心血管系统。这就是机体内的"公司结构"。

如果说个体、细胞是他们所属组织的基本功能单位,那么,一旦它们无法行使相应功能时则可能使整个组织都无法正常运行。癌症,作为80岁以下成人中第一大死因,在它的很多极端的情况下,表现为细胞功能紊乱。在癌症中,细胞的正常功能都停滞了。

## （一）细胞调节

机体内几乎所有的组织都在不断地丢失着细胞。这种不断的丢失需要由那些未分化细胞作为补充。未分化转变为成熟细胞这一分化过程是由细胞内基因进行严格控制的。在分化前，这些新生细胞不断地复制，而分化与复制是由细胞调节基因来进行精密调控的。如果分化与复制过程失控，则会出现异常细胞，或成为癌细胞。

细胞中亦有作用于修复复制中产生的错误以及抑制异常细胞生长的基因。这些修复基因或抑制（抑癌）基因如 *p53* 基因（半数癌症患者都有改变或丢失），作为调节基因起到阻止异常细胞生长的作用。当这些基因失去正常功能导致出现恶性或癌症细胞时，免疫系统会在机体出现癌症表现前及时发现并清除它们。

> **关键术语**
>
> **调节基因**：在细胞内控制细胞分化、复制、DNA 修复和肿瘤抑制的基因。

当分化基因、复制基因、修复基因和抑癌基因不能正常工作时，就有可能转变为致癌基因，所以这四大基因被叫做是原癌基因或潜在的致癌基因。原癌基因如何转变成了癌基因目前还不完全清楚。不管怎样，异常细胞产生异常蛋白，正常蛋白的缺失改变了从分子水平到器官系统水平体内正常功能的运转。

## （二）癌基因的形成

所有的细胞都具有原癌基因，但究竟是什么致使正常的防癌基因变为致癌基因呢？有 3 种机制受到广泛的关注：基因突变，病毒感染，致癌物作用。

基因突变发生在细胞分裂时，由遗传信息的错误复制所致。如果错误复制的基因是分化基因、复制基因、修复基因、抑癌基因（原癌基因），那么所获得的癌基因将会诱发癌细胞的形成。许多因素，诸如年龄、射线、致癌物，包括那些防癌的因素，都与遗传信息的错误复制有关。

在动物及人类中，我们发现一些有致癌作用的病毒，诸如猫身上的猫科白血病病毒，还有 HIV 病毒、疱疹病毒、人乳头状病毒等。这些病毒选择机体特定的细胞，如免疫系统细胞，通过改变它们的遗传物质来使其转变为产病毒细胞。接着，病毒改变一个或者多个调节基因的结构，来将这些原癌基因转变为癌基因。一旦癌基因出现，这些被改变的基因会继续完成细胞分裂。

第三个可能使原癌基因转变为癌基因的原因是环境中的各种致癌物。在长期作用下，致癌物，如烟草燃烧所致烟雾中的化学物、污染的空气和水、有毒的废物以及食物中较高的脂肪含量等，都可能将原癌基因转变为癌基因。这些致癌物可以单独起作用，也可以联合作用改变细胞内的基因物质，包括正常基因。因此，人们很长时间暴露一些致癌物就有可能得癌。

你可能已经看到每个领域都有一些特殊的危险因素——如辐射引起突变，性传播病毒在肿瘤患者体内复制，吸烟引起的肺癌形成——均可通过采纳健康的行为来预防的。

鉴于肿瘤的复杂性，科学界一些人认为癌症不能被真正预防。而且，他们认为在疾病早期阻止或逆转癌变能力远不止是这种复杂疾病进程的预防一方面。然而，本章对预防的概念认为，基于实践意义的预防反映了个体在"与癌症抗争"的贡献。

## （三）癌细胞

癌细胞的功能与非癌细胞既有相似，又有不同。癌细胞无法预测，更难控制。

癌细胞的一大特点就是有无限的生命周期。癌细胞能产生一种酶——端粒酶,会阻断细胞死亡。基于这点,就能无限存活,癌细胞并不需要比正常细胞分裂更快,实际上,他们可以正常速度分裂或分裂得更慢。

由于癌细胞没有正常细胞的接触抑制(一种能够控制细胞数量以保证一定体积的机制),它们可以聚集,最终改变机体器官的结构或穿破至临近区域(侵袭)。由于接触抑制特征的缺失,改变了癌细胞占据的组织或器官的功能。进而,细胞粘连(正常细胞以维持"都在家里"的一种状态)功能的消失是癌细胞能够进入血液循环或淋巴系统至远处(转移)。

> **关键术语**
>
> **癌基因**:被认为是激活癌症发生的基因。
> **原癌基因**:正常的调节基因,有可能变成癌基因。
> **转移**:肿瘤细胞从原发部位移动到身体其他部位。

有趣的是,一旦转移的癌细胞到达体内新的部位,将重新发挥它们的细胞粘连能力。癌细胞最终的特征是它们命令循环系统提供新的血供来满足它们代谢需要和提供转移的路径。癌细胞血管生成能力相当强,是非癌性细胞难以相比的。

### (四)良性肿瘤

非癌性,或称为良性,此种细胞也能存在于机体中。这些细胞通常被纤维膜包绕,不能像恶性肿瘤细胞那样突破边界。当良性肿瘤大得超过正常组织边界时,就非常危险了。

## 二、肿瘤的类型

肿瘤根据其分化来源不同而分类,下面的分类是医生用来描述患者恶性病情的。

**癌**:常发生于皮肤、口、鼻、喉、胃、肠、腺体、神经、乳腺、尿道及生殖器官、肺、肾和肝。大约85%的恶性肿瘤属于这一类。

**肉瘤**:在连接组织中发生。骨、软骨、肌腱好发,大约2%的恶性肿瘤属于这种。

**黑色素瘤**:从皮肤黑素细胞中演变,常在长期暴露于日光、尤其是长时间暴露在强烈日晒的人中发生,尽管很少,但这种疾病在近些年发病率明显升高,是死亡率最高的肿瘤之一。

**成神经细胞瘤**:由中枢神经系统的未成熟细胞演变,成神经细胞瘤很少,常在儿童中发生。

**腺癌**:内分泌腺细胞演变而来的肿瘤。

**肝癌**:由肝细胞演变而来,尽管不是由酒精直接引起,肝癌常在发生肝硬化的患者中发生。

**白血病**:在血液及血液形成组织中发现,具有异常、不成熟白细胞形成的特点,在儿童及成人中有不同的类型。

**淋巴瘤**:在淋巴组织及其他免疫系统的组织中发生,包括淋巴肉瘤和霍奇金病,白细胞异常增殖和持续降低是其特点。

> **关键术语**
>
> **良性**:非恶性,不发生浸润的肿瘤。
> **肿瘤**:细胞的聚集,可能是癌性(恶性)或非癌性(良性)。
> **硬化**:组织增厚或变硬。

## 三、特定部位肿瘤

第2种更方便的描述肿瘤的方法是按照肿瘤发生部位（器官或组织）。下面将讨论大家较为熟悉的部位肿瘤。由于篇幅有限，人类癌症类型广泛，这里只能描述一部分数量的肿瘤。同时，记住，定期检查有助于早期发现这些部位的肿瘤（图11-1）。

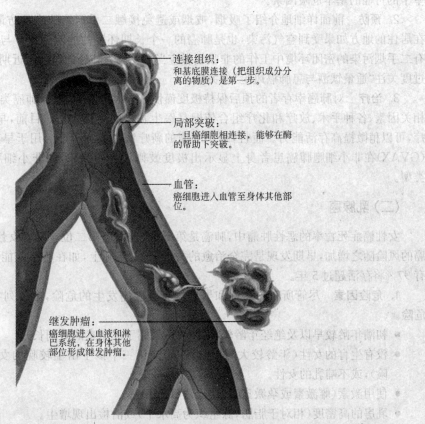

图11-1 癌症转移。癌如何扩散：移动是转移侵袭的必要条件。科学家已经找到了一种蛋白质，能够使细胞长出手臂（或伪足），以帮助它们到达身体其他部位。

### （一）肺癌

肺癌是致死率最高的癌症。可能是因为出现症状一般都是晚期，确诊后五年生存率只有15%。当病人注意到有持续的咳嗽、痰中带血及胸痛等症状时，对于有效治疗肺癌，通常已经太晚了。然而，肺癌早期诊断的失败可能将开始改变。目前，国家癌症协会正在研究螺旋CT扫描比传统的胸部X线检查在早期发现肺癌的功效。然而，评估技术提出了成本-效益和过度假阳性结果的潜在性问题。

**1. 危险因素** 目前我们知道遗传易感性在肺癌发生发展中有作用。或许，事实上，大部分肺癌患者与遗传有关。当人们有遗传风险又吸烟时，发生肺癌的风险显著高于不吸烟者。目前的兴趣集中在多基因的染色体上。事实上每例小细胞肺癌和90%非小细胞肺癌患者中都发现了该染色体肿瘤抑制基因的破坏。其他肺癌病例中多数人吸烟但没有遗传。

吸烟无疑是肺癌发生的最重要的单个行为危险因素。吸烟男性肺癌发生率比不吸烟男性高22倍。吸烟女性肺癌发生率比不吸烟女性高12倍。肺癌病人中吸烟者占87%，肺癌在所有癌症引起的死亡中占30%。

自1987年以来,肺癌已经超过乳腺癌成为女性肿瘤死亡的首位,尽管每年诊断的新的乳腺癌病例超过了肺癌病例。过去几年里随着烟草生产、消费的下降,男性肺癌发病率显示逐步下降。与2003年相比,2005年估计的女性新发肺癌病例的数据,首次显示女性肺癌发病率也同时开始下降。我们希望女性肺癌新发病例的下降反映了烟草使用的持续下降。

环境因素,比如氡、石棉和空气污染,也对肺癌的发生有一些影响。氡是多数不吸烟肺癌患者单个的可能的基本危险因素。

**2. 预防** 前面详细地介绍了吸烟,戒烟或避免接触二手烟是肺癌预防最重要的因素。另外,在居住的地方如果受到空气污染,也是肺癌的一个长期怀疑的危险因素。与吸烟者生活居住或在有二手烟污染的密闭环境中工作的非吸烟者应当心发展为肺癌的风险。近期研究结果使人们不再过度关注"适量饮酒与患肺癌风险"的关系。

**3. 治疗** 对肺癌幸存者的预后保持极度谨慎。很大程度上,根据肺癌类型和病人全身健康的相关因素,各种手术、放疗和化疗组合依旧是医生基本的治疗方法。目前,早期肺癌病人,术后化疗,可以稍微提高存活能力。而且,缩小肿瘤的新疗法也成为可能。用于早期检测的实验性疫苗(GVAX)在非小细胞肺癌患者身上显示出极度鼓舞人心的结果,而非小细胞肺癌是肺癌的常见类型。

### (二)乳腺癌

女性癌症死亡率的恶性肿瘤中,肺癌是第一位,乳腺癌第二位。随着女性年龄的增长,患乳腺癌的风险随之增加,早期发现是完全治愈的关键之一,实际上,如在转移前能发现乳腺癌的女性中有97%将存活超过5年。

**1. 危险因素** 尽管所有的女性和男性均有乳腺癌发生的危险,有下列特征的女性有更高的危险。

- 初潮年龄较早以及绝经年龄较晚的女性(暴露于雌激素的时间长)。
- 没有生育的女性(年龄较大时风险较高)或第一个孩子出生较晚的女性(哺乳可以降低风险),或不哺乳的女性。
- 使用激素(雌激素或孕激素)替代疗法(HRT)等。
- 乳房的高密度(相对于脂肪,腺组织为高水平)或活检出现增生。
- 高饱和脂肪饮食及静坐生活方式,或更年期肥胖(部分是向心性、腹型肥胖)。
- 具有 *BRAC1* 或 *BRAC2* 突变的肿瘤抑制基因以及有乳腺癌家族史的女性。

如上所述,对绝经前女性长期使用激素替代疗法和乳腺癌发生的关系引起人们明显的关注。事实上,一项政府资助的研究(女性健康主动研究)中出现的联系很强、很早,以至于研究结束时间远早于计划。研究人员发现,接受激素替代疗法(HRT)的女性肿瘤发展比用安慰剂疗法的女性更常见,诊断时肿瘤体更大,肿瘤多是侵袭性的。很多医生现在提出激素替代疗法(HRT)仅适用于更年期减轻症状的极短期治疗,而不是以前认为适当的相当长时期治疗。

目前已经开展了乳腺癌与环境污染和地域影响的因果关系调查。各地环境污染受到很多因素的影响,包括特定区域的工业和农业活动因素。很多地区因素可能包括其中,包括特定区域的基因背景和生活方式差异,比如饮食、酒精摄入和体力活动方式。

遗传基因在乳腺癌发生中的作用已经受到相当的关注。比如,患乳腺癌的女性一小部分比例(或许5%)发现与遗传有关,或肿瘤抑制基因(*BRAC1* 或 *BRAC2*)一个或两个发生了基因突变。1994年和1995年已经发现和识别了这些基因超过200种突变,是目前广泛研究的重点。这些年来,自从识别了这些基因,已经开展并进行了一些研究,试图更为精确的定义有 *BRAC* 一个或两个基因变异的女性发展为乳腺癌的危险水平。危险因素水平的精细化愿望对建立筛检指南和发展公众教育项目有重要的影响。此两个基因可能增加发生卵巢癌的风险，或许是增加男性前列腺癌的风险。

与乳腺癌有关的其他基因也被识别出来。比如，其中一个是涉及黑人妇女乳腺癌的发生风险。该基因是 BPI，如果该基因关闭，将允许癌细胞建立细胞永生。影响该基因功能失调的因素还不知道。

完成本章的个体评估将有助于你确定发生乳腺癌相关风险。

2. **预防** 我们已经讨论过，各种危险因素与多数乳腺癌病例的发生过程有很重要的关系。相应地，当考虑了饮食、酒精摄入、体力活动水平、避孕、怀孕和哺乳行为、毒物的职业暴露、甚至是居住环境等因素以后，实施一些预防措施成为可能。

有乳腺癌家族史(姐妹、母亲或祖母患有该病)的女性和有肿瘤抑制基因 BRAC 变异的女性，一种极端预防形式可能是：预防性乳房切除术。在该外科手术中，两个非癌性乳房也切除，试图消除未来发生乳腺癌的可能。通过详细计划，及时采取乳房重构会有满意的结局，采取该手术的女性有较高的满意度(70%)。

### 关键术语

**预防性乳房切除术**：乳腺癌高发风险的女性预防乳腺癌而采取的乳房切除手术。

### 在多元的环境中学习

#### 男性罕见的乳腺癌

对于女性，乳腺癌已经受到了相当大的关注(无论是新闻、医生还是研究基金)，你可能会很惊讶男性也会患乳腺癌。大约有 100 个女性在发现乳腺癌的同时，男性只有 1 个会出现同样的情况。据统计，2001 年，有 1 500 多位男性被诊断为乳腺癌，同年，女性病例有 19 万，因此，我们可以看到男性乳腺癌较少见。

典型的男性乳腺癌病人一般大于 60 岁，有家族史。BRCA2 肿瘤抑制基因突变是在此类患者中常见的。在一些病例中，男性乳腺癌患者有遗传性克-赖-奥综合征：男性乳房发育-精子生成缺乏综合征，这种综合征中，第二条 X 性(或男性)染色体表达。这条多余的染色体会导致男性体内的雌激素增高，会有青春期乳房发育及中老年时期患乳腺癌的风险增加。另外，还会有多种肝脏疾病，也是由高雌激素水平引起的。

在大多数方面，男性乳腺癌和女性的相似。浸润性导管癌、原位导管癌以及由乳头下导管引发的癌症(Paget 病)都有报道。由于与女性的情况相似，治疗也大体相同。手术(改良根治术)、化疗、外放疗及激素治疗都可以单独或联合使用。后期的治疗不仅包括阻断对雌激素敏感性肿瘤细胞的雌激素影响，也包括睾丸切除。与所有的癌症一样，早期诊断和治疗是至关重要的。

目前药物预防有最新的方法来降低乳腺癌的发生率。两种治疗药物，雷洛昔芬(用于预防骨质疏松使用)和他莫昔芬(雌激素受体阻断剂，在治疗癌症使用)已经证实可以有效降低高危女性癌症风险。然而，2000 年 4 月美国 FDA 提醒医生他莫昔芬有系列毒副作用，包括子宫癌和潜在的致死性血凝。

3. **早发现**

(1) **乳腺癌自查**：几十年里乳腺癌早期诊断的基本组成部分一直是乳房自我检查(BSE)。对 20 岁以上的女性的一般建议是，该过程可以在月经期间或月经期结束后进行，当雌激素水平在最低时和乳腺组织囊性活动最小时进行(或每个月月经前期的同一天进行)。正确的技巧在"教你一招"有详细的阐述。尽管乳腺自查技巧学习简单,但是,目前它的价值受到有关学者的强烈质疑。认为给女性教授乳腺自查技巧是时间和金钱的滥用,而把这些花在其他证明有效的筛检上则更有用。然而另外一些人认为,不应该劝阻已经学会该技巧的女性乳腺自查,但是同时应该经常提醒发现肿瘤的局限性。

不管怎样,每月乳房自查可以看作是由临床乳腺检查医生(CBE)实施定期乳腺检查和常规乳腺检查以外的辅助检查。

考虑到乳房自查对乳腺癌早发现作用的关注,早发现较好的方法是临床乳腺检查(CBE),由于检查过程缺乏标准步骤也受到了质疑。需要制定标准化操作规程。当前,美国癌症协会仍然认为临床乳腺检查有非常重要的意义。

**教你一招**

## 乳腺自检

我一直对乳腺自我检查没有信心。请问正确的步骤是什么呢?

下面是如何做乳腺自我检查:

**1. 在沐浴时**:在沐浴时做乳腺自我检查,手在湿润皮肤的作用下更易抬起。用你的指腹,移过双侧乳房的每一个部位。右手检查左侧乳房,左手检查右侧。检查是否有肿块、硬结或增厚。检查至少每月一次,最好在经期后一两天进行。

**2. 在镜子前**:第一步,两手正常垂直向下,看两边乳房有无异样;第二步,两手臂向上伸展,看双侧乳房表面是否有异常改变,如皮肤的隆起、凹陷及乳头的改变;最后一步是把双手叉腰,慢慢呼气以放松你的胸肌,看左右两侧胸部是否不完全对称(因为很少有女性是完全对称的)。

**3. 躺下来时**:检查右侧乳房时,在右肩下垫一个小枕头或其他的东西。将右手置于头顶,这将使乳腺组织更牢固的附着于胸肌上。用左手的指腹,轻柔的以顺时针方向检查。从右侧乳房最顶部12点的位置开始,移向1点,然后逐渐移向12点。当乳腺最外圈的组织无异常时,再逐步移向内圈做顺时针检查,最后是乳头。至少需要三圈。然后左边也一样,垫高你的左肩,抬起左手,仔细感觉你的乳腺组织。最后用拇指和示指检查双侧乳头,若有任何不适,无论是明显还是不清晰的,都应该立即向医生汇报。

乳腺癌在男性中也会发生,所以男性也应该每月做一次自我检查。常规的检查会告诉你什么样是正常状态,而且会"熟能生巧"。

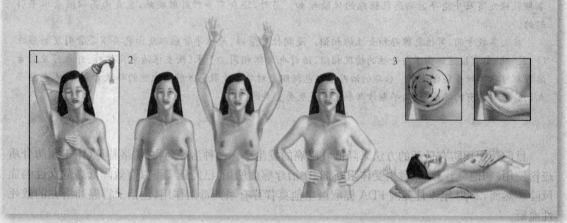

**(2)乳腺钼靶摄片检查**:当今,乳腺钼靶摄片检查是医生早期发现乳腺癌的最佳工具。因此,美国癌症协会建议女性从40岁开始要进行乳腺钼靶摄片检查。

不管女性是在40岁开始进行乳腺钼靶摄片检查,或更早一些(如从35岁开始),有初始症候或乳腺癌家族史的女性,都应该每年进行一次基本的检查。到了 65 岁及以上的老年女性,乳腺钼靶摄片检查建议则由个人决定,但应该每年和医生讨论。对老年女性,达到正常期望寿命的整体健康水平与期望和减轻乳腺钼靶摄片检查成本-效果之间应权衡考虑。

由于乳腺定期检查对早发现乳腺病变有很重要的作用,乳腺钼靶检查定性标准方案(MQSA)由 FDA 制定(1998 年 4 月),确保乳腺钼靶检查由有经验的技术员操作、使用正确的校准仪器,由经验丰富的放射科医生解释。表 11-1 提供了乳腺筛查指南和其他癌症筛查指南。

**表 11-1 最新的美国癌症协会筛查指南(2005,无症状人群的癌症早发现)**

| 部位 | 指 南 |
|---|---|
| 乳腺 | • 40 岁以上的女性要进行每年 1 次的乳腺钼靶摄片检查。停止筛查的年龄应考虑潜在危险因素、整体健康水平检查的益处和长寿。<br>• 临床乳腺检查应该是定期健康体检的一部分,在她们 20 岁和 30 岁左右应该每 3 年检查一次,40 岁及以上女性应该每年检查 1 次。<br>• 女性应该知道她们乳腺的正常感觉及及时向健康保健医生报告。乳腺自查对 20 岁以上的女性是最好的选择。<br>• 危险因素增加的女性(比如,家族史、基因倾向、曾患乳腺癌)应该和她们的医生讨论,更早些开始乳腺钼靶筛查的益处和局限性,以及辅助的检查(比如,超声和磁共振成像),或者是更频繁的体检。 |
| 结肠与直肠 | 50 岁开始,男性和女性都应该进行以下任何一种筛查:<br>• 每年进行 1 次大便隐血试验(FOBT)或粪便免疫化学试验(FIT)。<br>• 每 5 年进行 1 次乙状结肠镜检查(FSIG)。<br>• 年度 FOBT 或 FIT 和每 5 年 1 次乙状结肠镜检查*。<br>• 双对比钡剂造影检查。<br>• 每 10 年结肠镜检查。<br>*综合检查是或者每年大便潜血试验(FOBT)或粪便免疫化学试验(FIT)或每 5 年 1 次乙状结肠镜检查(FSIG)。直结肠癌中等或高危人群应该和医生讨论合适的检查进度。 |
| 前列腺 | 从 50 岁开始,应该给期望寿命至少 10 年的男性,每年进行 PSA(前列腺特异性抗原)检测、肛门指检。高危男性[非洲裔美国男性、有明显家族遗传(1 个或 2 个至亲亲属在早年诊断为前列腺癌)的男性]应该从 45 岁起进行检查。<br>对平均危险和高危的男性,应该告诉他们关于早发现的益处和局限性已知的和不确定的信息以及前列腺癌的治疗,以便他们作出检查的正确决定。 |
| 子宫 | 子宫颈癌:筛查应从女性有性交大约 3 年之后开始,不迟于 21 岁。筛查应该每年定期做子宫涂片检查,或每 2 年液基细胞学测试。30 岁以后,连续 3 次正常测试结果的女性可以每 2~3 年检查一次,或者,每 3 年一次子宫颈癌筛查 HPV DNA 检查和传统或液基细胞学检查。然而,医生会建议有一定危险因素的女性(比如 HIV 感染或免疫系统较弱),筛查更频繁一些。最近 10 年子宫颈抹片检查连续 3 次以上结果正常的 70 岁以上的女性可以选择停止宫颈癌筛查。子宫全切术(宫颈切除)后的筛查就不必了,除非是宫颈癌治疗的手术。<br>子宫内膜癌:美国癌症协会建议绝经期所有女性应该告知危险因素和子宫内膜癌的症状,强烈建议向医生报告任何非正常的出血或斑点。对患有或具有遗传性非息肉结肠癌风险的女性应从其 35 岁开始每年提供包括子宫内膜活检在内的子宫内膜癌筛查。 |
| 癌症相关检查 | 对定期健康体检的人们,和一些非恶性疾患一样,癌症相关的检查应该包括保健咨询,或者包括根据个体年龄和性别的甲状腺、口腔、皮肤、淋巴结、睾丸和卵巢的检查。 |

**4. 治疗** 不管采用什么方法发现有肿块,乳腺活检可以确定肿块是否癌变。若是局部癌性的肿块,治疗效果非常好,治愈率近 100%。最常用的治疗方法是乳房肿瘤切除术和放射综合治疗、单独乳房肿瘤切除术和乳房切除术。强烈建议术后化疗。

当乳腺癌药物治疗有效时,肿瘤科医生可能考虑两种药物:最新有效药和老药新用。第一种,他莫昔芬,早期作为乳腺癌预防用药,类激素药阻止雌激素刺激癌细胞生长。应用他莫昔芬对于有雌激素刺激的乳腺癌女性非常有效。

第二种,赫赛汀,抗体类药,癌症晚期联合化疗用药。该药物新近发现可以干扰 HER-2 癌基因产生的活性蛋白,这种蛋白质可以促进肿瘤细胞分裂。

正如所期望的,陆续还有其他肿瘤治疗和预防的药物出现。有两类酶抑制剂药物(Fermara and Arimidex)可降低或中止癌基因的作用。目前研究者正在探讨这些药物与他莫昔芬联合使用治疗乳腺癌的机制。

### (三) 宫颈癌

由于巴氏涂片检测的应用,宫颈癌的死亡率自 1950 年起已经下降。这个检测用于在宫颈取材中寻找癌前病变细胞和恶性细胞。如果发现恶性细胞,有可能还是原位癌,还没有发展到浸润的高度恶化阶段。不幸的是,如此简单价廉的检查仍然未能普遍使用,特别是对 60 岁以上女性,该年龄组是宫颈癌的高发人群。

**1. 危险因素** 由于性传播疾病和宫颈癌的关系明确,此种类型的癌症危险因素包括性生活的开始年龄早,性伴侣的数量多,不孕史(可能有慢性盆腔炎),和临床人类乳头状瘤病毒(HPV)感染。对有 HPV 感染的患者或性交史有高危 HPV 感染的患者,由于涂片技术使用方便并易于推广,子宫颈涂片检查已经证实可以有效发现可引发癌症的 4 种 HPV 感染者中的 DNA。目前巴氏涂片检查是唯一发现 HPV 感染的方法,同时也能检测衣原体和淋病。目前,正在开展疫苗预防一些类型 HPV 感染的临床试验。研究结果表明疫苗在预防毒力最强的 HPV 感染方面取得了很好的效果。疫苗对 HPV16 和 HPV18(毒性最大的 15 种人类肿瘤病囚 HPV 病毒)的预防有效率约 93%,是可以接受的,有效期至少 5 年。除此外,性交史、吸烟、社会经济因素、不经常的巴氏涂片检查也是宫颈癌死亡危险因素(完成本章后面的"个体评估"将有助于帮助女性评估患宫颈癌的危险)。

**2. 预防** 禁欲是降低宫颈癌发生最有效的方法。然而,禁欲不可能是大多数女性的选择,其他替代方法包括减少性伴侣,更小心选择性伴侣、使用安全套和杀精剂以降低相关的风险。当然,另外还可以定期医学检查,包括每年巴氏涂片检查(液基薄层子宫颈涂片检查)。当 HPV 疫苗能够广泛使用时,这将进一步提高预防的能力。

---

**关键术语**

**乳房切除术**:将乳腺组织切除。
**巴氏试验**:取宫颈组织细胞,进行镜下检查,以发现癌前病变。

---

**3. 早发现** 目前,不必过分强调女性为宫颈癌筛查定期做的宫颈涂片检查的重要性。然而,定期的宫颈癌筛查计划正在进行调整中。对于年轻性活跃女性,初次**巴氏试验**(最好与液基薄层子宫颈涂片检查结合)应该在开始性行为后的前 3 年内进行。对没有性行为的年轻女性,或子宫切除术后的女性,初次巴氏试验应该和保健医生咨询确定。当第一次检测后连续 3 次检查阴性,检测间隔可以和保健医生讨论确定。

要注意的是,巴氏试验不是最好的方法。在经验丰富的实验室解释巴氏试验结果时,约 7% 是假阴性,精确性为 93%。经验不足的实验室,假阴性高达 20%。另外,只有部分女性检查结果能够得到精确评估,部分异常结果者能获得足够的后续治疗,只有部分做到系列定期的巴氏试验。表 11-2 讨论了巴氏试验结果。

表 11-2 巴氏试验结果解释

巴氏试验结果及其解释:
- 正常:宫颈细胞健康。
- 评估不满意:涂片不能读。原因包括冲洗,出血,感染,或涂片上细胞数量不足。2~3个月内应该重新做一次。
- 良性:巴氏试验显示感染,刺激,或正常细胞修复。如有感染,需要治疗。
- 低度改变:可能感染了HPV,该病毒的一些类型增加宫颈癌的风险。你的保健医生建议随访。可能包括再次巴氏试验或阴道镜。
- 高度改变:宫颈细胞能进一步发展为癌细胞,但现在还不是。低于半数的女性后来将发展为癌。需要阴道镜检查。可能需要活检和治疗。

除了巴氏试验发现的改变,月经周期内非正常阴道出血和频繁的点状出血症状也提示潜在宫颈癌。

4. **治疗** 如果发现有癌前细胞病变,治疗包括几种替代疗法。医生用冷冻法、电凝、激光破坏异常细胞区域,或外科手术切除异常组织。宫颈浸润型癌用子宫切除术联合其他肿瘤疗法治疗。放射和化疗联合是宫颈癌最有效的治疗方法。

### (四) 宫体癌

1. **危险因素** 与宫颈癌已经识别出很强的病毒联系不同,宫体癌发生的主要危险因素是高雌激素水平。如:
- 月经初潮早
- 月经初潮晚
- 不孕
- 不育
- 雌激素替代疗法(非黄体酮调节)
- 使用他莫昔芬(用于治疗乳腺癌的药物)
- 多囊卵巢综合征史
- 遗传性非息肉性结肠癌

某种程度上,宫体癌在糖尿病、肥胖、高血压或胆囊疾病的女性中更常见。

2. **预防** 由上可见,控制高雌激素水平相关的危险因素是预防的重点。此外,需要进行定期妇科检查,包括骨盆检查是减少宫体癌危险因素的基本方法。怀孕和口服避孕药也是宫体癌的保护措施。

3. **早发现** 与宫颈癌可以通过定期巴氏试验识别相比,宫体癌更多的是基于症状(不规则或绝经后出血)怀疑,而后通过活检确诊。虽然浸润多,活检诊断宫体癌的方法与超声诊断相比更有效。

4. **治疗** 对于早期发现或没有转移的宫体癌,其治疗的方法是手术切除子宫。其他方法,比如放疗、化疗和激素疗法,可以加入治疗方案。

### (五) 卵巢癌

多数病例是40岁以上的女性,未生育过孩子或在年龄很小时就怀孕者发病率高。在60岁以上的妇女中发病率最高。卵巢癌死亡率在女性生殖系统癌症中最高。

女性中较小比例(10%),*BRCA1* 肿瘤抑制基因突变及 *BRCA2* 突变的遗传性显著增加了患乳腺癌和卵巢癌的风险。目前,据估计,20%卵巢癌病例源于基因变异。

除了20%卵巢癌病例源于基因变异外,什么是卵巢癌发生最主要的原因?很多研究提示,几十年来激素替代疗法用于对抗更年期综合征、维持骨密度以及提供激素保护免于心脏疾患,它可能是卵巢癌的主因。与上述提到的子宫癌一样,目前激素替代疗法仍在使用,但要尽可能地缩短时间。

**1. 预防** 预防或降低卵巢癌发生风险方法与乳腺癌的预防相似,包括使用口服避孕药,生育和母乳喂养(至少3个月),降低饮食脂肪摄入、放弃饮酒、有规律的体力活动。

对一小部分有很强卵巢癌遗传史的女性,应该认真考虑预防性卵巢切除术。该手术过程中,双侧卵巢切除。然后,进行激素替代疗法并认真地监测,以提供保护维持雌激素保持心血管功能和骨密度的优势。

**2. 早发现** 由于卵巢癌的症状不明显,所以被称为"沉默的"癌症。患卵巢癌的女性多数是通过唯一的症状如消化道紊乱、胀气及胃胀、短短几周内腹部痉挛痛后就诊。所以,如果有腹部痉挛痛,应立即去看医生。

对有很强卵巢癌遗传史(4个基本家庭成员有乳腺癌或卵巢癌,50岁以前发现的病例有2个以上)的女性,建议进行基因筛选和经阴道超声检查。

**3. 治疗** 目前,卵巢癌的治疗要求切除卵巢,随后进行化疗,从太平洋紫杉树皮和针叶提取的紫杉醇作为化疗药物,治疗后19个月存活率达到50%。最近,3种药物联合使用已经达到了化疗后22个月存活率70%。

### 关键术语

**预防性卵巢切除术**:在高危女性群体中,使用外科手术切除卵巢,预防卵巢癌。

## (六) 前列腺癌

事实上,前列腺癌已经很普遍。前列腺癌是美国男性癌症死因中第二位,超过肺癌。前列腺癌是男性最常见的肿瘤,也是老年男性癌症死因的第一位。

前列腺是在阴茎根部的一个胡桃形的结构,它包绕着膀胱颈及尿道。前列腺分泌大量精液,用来营养以提高精子活动性。

**1. 危险因素** 与其他肿瘤相比,前列腺癌的危险因素还未明确。最可预测的危险因素是年龄。然而,近80%的前列腺癌病例是在65岁以上男性,50岁以下的病例不常见。已经有人提出前列腺癌与高脂肪摄入的饮食习惯,包括过量红肉及乳制品消费等有关。随着与乳腺癌和卵巢癌有关的肿瘤抑制基因 BRCA1 及 BRCA2 的发现,该基因与前列腺癌的基因联系也已经建立。男性有一个基因突变将会增加患前列腺癌的风险。

**2. 预防** 虽然美国癌症协会没有专门提出前列腺癌的预防,但预防不是不现实的目标。很明确,饮食脂肪摄入调节是一个预防措施。增加饮食中维生素E和微量元素硒的摄入水平已经显示出对前列腺癌的预防作用。另外,临床试验已经证明用药物波斯卡(非那雄胺)有效治疗良性前列腺增生(BPH)可以有效预防低分化肿瘤。

**3. 早发现** 前列腺疾病症状包括排尿困难、尿频、尿后很短时间内持续潮湿感、血尿、腰背痛、大腿酸痛。如果出现了这些症状,尤其是大于50岁的男性中,应该及时就医。男性应该从40岁开始前列腺癌筛查。筛查包括每年由医生进行直肠检查和每2年一次血液前列腺特异性抗原(PSA)测试。目前,已经开发了另一种PSA检测。该检测能看到与前列腺癌浸润类型相关的敏感性"自由"抗原,可以降低假阳性率和活检过度使用。此外,PSA水平异常升高的患者可以使用经直肠超声检查。

**4. 治疗** 目前前列腺癌通过外科治疗,或通过对外辐射或(照射到腺)使用放射性粒子植入,联合短期激素替代疗法治疗。当然,每种治疗方法都有潜在的不良反应,包括10年以上阳痿(80%可能性);手术后尿失禁;使用放射性粒子植入前列腺由于内部辐射引起的肛门不适,长期激素治疗引起的骨密度下降。

如果前列腺癌生长较缓慢,其病灶也比较局限,在诊断后预期生存小于10年的患者可以不进行治疗，但要严密监控肿瘤进展情况。对浸润型肿瘤患者，病灶不局限，医生可以开展一系列治疗，包括手术、放疗、化疗和激素治疗。此外，近来有一种试验性疫苗已经在人体测试并取得了预期的效果。

> **关键术语**
>
> **前列腺特异性抗原（PSA）测试**：一种通过血液检查来识别前列腺特异性抗原。这种抗原是一种早期指标，免疫系统已经识别和启动防御对抗前列腺癌。

### （七）睾丸癌

睾丸癌是最少见的肿瘤之一，多发生在 15～34 岁的男性中。1996 年和 1997 年，当环法自行车赛 7 次冠军阿姆斯特朗和花样滑冰冠军斯科特汉密尔顿被诊断为睾丸癌时，人们增加了对睾丸癌的认识。两人开始的症状都是慢性疲劳和腹部不适。

**1. 危险因素** 睾丸癌的危险因素多种多样，有遗传因素，也有环境因素。睾丸癌在美国以白人更常见，在儿童时期睾丸未降者也高发。其他危险因素，包括母亲怀孕困难、腹股沟温度增高或腮腺炎等都有报道。近几十年来睾丸癌发病率已经升高，相应的精子水平也降低。尽管上述变化尚无独立的解释，环境因素农药杀虫剂也是造成上述两种改变的原因之一。一旦杀虫剂在人体组织聚集，表现出类雌激素的作用，引发睾丸发育不全症状，或者睾丸不能正常发育。

睾丸癌在白领中比蓝领人群更常见。睾丸癌与输精管切除术是否有联系尚不明确。

**2. 预防** 由于睾丸癌的危险因素太多，预防的重点主要是定期睾丸自我检查。由于一些症状（比如慢性疲劳和腹部不适，睾丸增大）与其他疾病进展有关，应该报告给医生。

在儿童时期一侧或双侧睾丸未降（空阴囊）者应当立即看医生，以便采取矫正措施。

**3. 早发现** 除了阿姆斯特朗和斯科特汉密尔顿报告的慢性疲劳和腹部不适以外，其他睾丸癌症状包括一侧睾丸有小的无痛性肿块，睾丸肿胀或变大，腹股沟或阴囊的下拖或下坠感。睾丸自我检查的重要性，同早期诊治一样，对于 15～34 岁的男性而言是非常重要的。"教你一招：睾丸自我检查"中描述了如何进行睾丸自我检查。

**4. 治疗** 根据肿瘤类型、阶段和局限程度，外科干预总体上包括睾丸、精索、区域淋巴摘除，化疗和放疗目前也在用。如今，治疗非常有效，所有睾丸癌病人中 5 年存活率 96%。如果在诊断时确定为局限性肿瘤，其 5 年存活率为 99.4%。然而，在以后的生活中，是否可能发展为其他形式的肿瘤，如白血病，是目前关注的重点。

> **教你一招**
>
> ### 睾丸自我检查
>
> 我没把握做睾丸自我检查，正确的步骤是什么？
>
> 通过每个月 3 分钟的睾丸自我检查，你可以早期发现睾丸的问题。下面是检查的具体步骤，最好的时间是在沐浴后，此时阴囊的皮肤比较松弛。
>
> 1. 用双手的拇指及其他手指轻柔滚动双侧睾丸。
> 2. 如果发现任何肿块或结节，应该及时就医。这些改变可能不是恶性的，但是只有医生能够给出正确诊断。
>
> 在进行全面体检后，医生可能会让你做 X 线检查来明确诊断。
>
> 男性的每月睾丸自我检查和女性的乳腺自我检查一样重要。

## （八）结直肠癌

结直肠癌是癌症死因的第二大死因，仅次于肺癌。在结直肠中，有两种类型的肿瘤，即实体瘤和淋巴瘤。然而，即使是最常见的结直肠癌，肿瘤（或原位）的类型也有细微的差别，可以影响潜在的扩散速度，以及治疗本身。幸运的是，若被诊断为局灶性，结直肠癌有相对较高的存活率（局限性肿瘤存活率90%，所有阶段的肿瘤存活率63.4%）。

**1. 危险因素** 在结直肠癌的发生过程中至少有两大重要的危险因素：基因遗传和饮食模式。基因遗传研究发现：在家族性结直肠及家族性息肉病（异常组织生长，但未演变为癌症）中发现特定的基因，并且认为这些基因是家族倾向的罪魁祸首之一。饮食方面：结直肠癌与高脂饮食（如红肉）、低蔬菜及水果（这些都含有丰富的抗氧化维生素及纤维）有关。目前饮食纤维在预防结直肠癌中的作用还有争议。

**2. 预防** 在较低的肠道壁小的突起称为息肉，对最终发展大肠癌至关重要。及时切除息肉可以降低结直肠癌的危险。而且，一些研究证据显示，结直肠癌的发生可以通过以下措施预防或减缓：规律体育锻炼，规律使用低剂量（80 mg）的阿司匹林（持续至少20年），增加饮食中钙的摄入，以及长期补充叶酸。另外，女性口服避孕药也有助于预防结直肠癌的发生。

同时，如前列腺特异性抗原（PSA）检查是前列腺癌的预防措施，乳房钼靶照相是乳腺癌预防措施，定期筛查结直肠癌也是预防措施之一。

**3. 早发现** 结直肠癌的症状包括：直肠出血、便血及排便习惯改变。同样，炎症性肠病、息肉形成及结肠癌家族史都会有这样的症状。在大于50岁的病人中，出现大于10天（或更长）的突然排便习惯改变应该及时就医。美国癌症协会推荐预防性体检从40岁开始，便血检测从50岁开始，包括每3~5年一次直肠检查，大便出血检测，每5年一次乙状结肠镜检查及50岁以后每10年一次结肠镜检查。

尽管结肠镜检查目前是结直肠癌筛查的金标准，但现在也出现了新的相同水平的技术。4种替代包括识别粪便样本中发现的癌指示性DNA突变的PreGen-Plus检查，识别与结直肠癌高危相关的因素的血液检查；虚拟结肠镜检查用微型摄像头，可以吞食后，跟踪它通过肠道，随后产生了整个结肠数字化图片。CT结肠成像，通过系列断层成像扫描结肠，然后无需结肠镜检。

**4. 治疗** 当一种及以上的筛查步骤提示低段小肠发生病变的可能性，应该对结肠全长度进行认真的可视性评估。通过结肠镜，应该更多关注活检和恶性肿瘤确认。经诊断后，手术切除局部的非侵入性恶性肿瘤。当明确是浸润型肿瘤时，通过放疗或化疗等支持性治疗是必要的。转移瘤需要化疗。

---

### 关键术语

**结肠镜**：通过使用弹性纤维镜对结肠全长的内部轮廓进行的检查。
**乙状结肠镜检**：使用短的弹性纤维镜对乙状结肠（大肠的最低段）的检查。

---

## （九）胰腺癌

胰腺癌是最致命的癌症之一，5年生存率只有4%。由于胰腺具有葡萄糖利用过程中的消化及吸收重要功能（见糖尿病讨论），它的病变将会对机体代谢产生严重的影响。

**1. 危险因素** 男性比女性高发，年龄、非洲裔美国人更高发。吸烟是很明确的危险因素之一，吸烟者发病风险超过不吸烟者的2倍。目前认为其他危险因素，包括慢性胰腺炎、糖尿病、胰腺炎、酒精致肝硬化、肥胖以及高脂饮食。其他已知的危险因素相对较少。

**2. 预防** 不吸烟不饮酒是最有效的预防胰腺癌的措施。而且,通过控制体重和体育锻炼降低2型糖尿病风险,也是很重要的预防措施。当然,年度体检是所有癌症预防的措施。

**3. 早发现** 早期诊断难度较大,因为症状直到晚期才会表现出来。或许,有慢性胰腺炎家族史的患者,医生可能考虑超声评估或电脑断层扫描。一旦出现症状,应立即活检。

**4. 治疗** 目前,胰腺癌没有有效的治疗。恶性部位的手术切除,加上放疗和化疗,是经常使用的方法。

### (十) 淋巴癌

淋巴癌包括霍奇金病和非霍奇金病。过去30年霍奇金病发病率降低了,但非霍奇金病发病率翻了两倍,但是目前相对保持稳定。

**1. 危险因素** 淋巴癌的危险因素很难定义。一些可能的原因是免疫系统保护功能降低,暴露于有毒环境化学物质比如杀虫剂和除草剂,或病毒感染。你在第十二章将看到,引起艾滋病的病毒是淋巴细胞病毒,最初被称为细胞病毒-III(人类T细胞白血病/淋巴瘤病毒3型)。相关的白血病/淋巴瘤病毒 III 型、I型,也被怀疑可能发展为淋巴癌。EB病毒也有可能导致淋巴癌。

**2. 预防** 除限制暴露有毒化学物质和性传播病毒外,很少有其他的预防建议。早发现和早诊断也是一种预防,因为癌症早期存活率更高。

**3. 早发现** 不像其他癌症,淋巴癌的早期症状多种多样,而且与其他疾病症状很类似,多数不严重。症状包括淋巴结肿大(经常是免疫系统应对感染的标志)、发热、瘙痒、体重减轻、贫血。

**4. 治疗** 虽然外科(不仅是活检)不能治疗淋巴癌,但是还有很多其他疗法。根据淋巴癌的阶段和类型,可以用局部肿大淋巴结放疗,常用在非霍奇金病治疗中。放疗化疗结合常见于治疗晚期非霍奇金淋巴癌。近来,其他常用的疗法包括积极化疗、单克隆抗体治疗、骨髓和干细胞移植。

治疗完成后,霍奇金淋巴癌的1年存活率近95%,非霍奇金淋巴癌的1年存活率近77%,5年存活率分别降至84%和55%。相应地,10年存活率更低。

### (十一) 皮肤癌

真是要大力感谢时下流行的深棕色皮肤了,太多的成人和青少年花大量的时间在太阳下享受日光浴,以至于他们的皮肤要受不了啦! 结果就是——皮肤癌,这种以前只在长期暴露在阳光下工作的人群中的疾病,现在发生的概率高了许多。

**1. 危险因素** 据报道,儿童时期严重的日晒和青少年和成年人早期长期慢性暴露于日光,导致皮肤癌的"流行"。目前皮肤癌的筛查作为工作重点,可能导致早期阶段的发病率报道增加。一些碳氢化合物的职业暴露也可能导致皮肤癌。

尽管美国皮肤病研究院报道了这一问题,美国人继续寻求接触自然的日晒或深棕色皮肤沙龙以达到化妆效果的深棕色,或由于工作缘故不可避免日晒。关于户内或户外的"目的性深棕色",近来研究表明,"深棕色化"有情绪"成瘾性"。研究人员开始把此因素看做是努力开展"劝阻公众避免紫外线暴露的行动"的不利因素。

**2. 预防** 皮肤癌的预防重点人群为喜欢日晒或是必须户外工作的人群。使用SPF-15或更强一些的防晒霜非常重要。另外,父母可以通过限制孩子从上午11点到下午2点的时间段里到户外玩耍、或要求戴帽子遮住面部、或不论皮肤颜色均使用SPF-15防晒霜,帮助孩子预防以后患皮肤癌。然而,Sloan-Kettering癌症中心开展的防晒效果评价研究显示,防晒霜对于可疑人群黑色素瘤发生相关的深度紫外A射线几乎没有防护作用,对于皮肤烧伤和褶皱相关的紫外B射线的防护作用很小,但皮肤病医生仍然建议使用。请注意:SPF保护水平并不是简单的倍数,比如,SPF-30的防护作用不会是SPF-15的两倍。

本章后面的个人评估可以帮助对您评价患皮肤癌的风险。

**3. 早发现** 尽管许多医生尚未足够强调这一点的重要性,但皮肤癌成功治疗的关键是早期诊断。在基底细胞癌或鳞癌的病例中,最初的症状体征为:灰白色、蜡样、珍珠样小结节或红色、鳞屑样。其他类型皮肤癌可能会是原有的皮肤结节渐进性改变。如果发现了以上症状,应及时联系医生,恶性肿瘤起初表现为:小的、色素痣样结节迅速增大、颜色改变、溃疡或易出血。为了协助诊断,美国肿瘤协会推荐以下几点(ABCDE)作为指南:

A.（asymmetry）形态不对称  
B.（border）基底不规则  
C.（color）颜色改变  
D.（diameter）直径大于 6 mm  
E.（elevation）边缘抬高

### 教你一招

## 色素瘤自查

通过定期体检,我的哥哥发现了色素瘤,那么我该怎么自我检查呢?

**如何发现色素瘤**

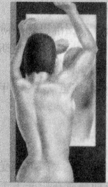 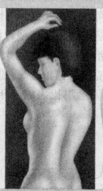 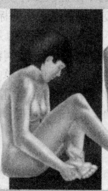 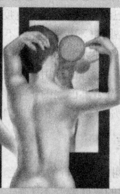 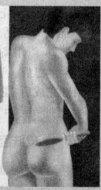

1. 镜子前面抬起胳膊,检查身体前面和后面,左面右面。
2. 屈肘仔细检查手掌、前臂、上臂下方。
3. 仔细检查腿和脚的背面,脚趾间,脚掌。
4. 手拿镜子检查颈部背面和头皮,头发撸起详细检查。
5. 最后,用镜子检查背部和臀部。

**看到什么**
色素痣或无光凸起中恶性肿瘤的潜在标记。

不对称 　　不规则

颜色改变 　　尺寸大小（直径大于6毫米）

本章末个人评估表可以帮助你评估患皮肤癌的风险。

最近,已经阐明关于有恶变倾向的结节(也称为不典型增生)与发展为恶性肿瘤的关系。通过计数这些"预测性结节",医生可以推断以后发展为皮肤癌的概率。

### 癌症的 7 大警示信号

下列是癌症的 7 大警示信号,取首字母正好是 CAUTION,这有助于你记住
1. 排便或排尿习惯改变(Change);
2. 长期的疼痛(Ascore);
3. 无法控制的出血(Unusual bleeding);
4. 乳腺或其他部位的增厚或肿块(Thickening);
5. 食欲下降或吞咽困难(Indigestion);
6. 痣或疣明显的改变(Obvious change);
7. 慢性咳嗽或嘶哑(Nagging)。

如果你出现了以上某种警示信号,**持续 5 天以上**,去看医生!

**4. 治疗** 若发现是非恶性皮肤肿瘤,则预期治愈率可达 100%。传统的皮肤癌治疗方式是外科切除、激光喷雾烧灼或冷冻或 X 线治疗。若为早期恶性肿瘤,早期治疗有效率很高(95%)。若发展为晚期,广泛性切除及化疗就成为必需,且完全治愈的机会较小。局限性皮肤癌 5 年存活率降到 60%,不幸的是,疾病长期康复很少见(16%)。

## 四、"与癌抗争"的现状

自从 1971 年美国总统尼克松宣布全国"与癌抗争"至今已经 30 多年,今天的结果喜忧参半。好的一面是,在癌症的诊断和治疗方面在技术上已经取得了巨大的进步。正如本章所提到的,新的筛查程序与治疗联网有一样的发展速度。另外,各种肿瘤的死亡率已经下降,包括霍奇金病死亡率下降 70%、乳腺癌死亡率下降 14%。子宫颈癌、胃癌、宫体癌、结肠癌、膀胱癌、甲状腺癌的死亡率也下降了。公众对癌症的预防和早发现总体知晓率上升是一个重要的方面。

不好的一面,癌症不仅是一种生物学疾病更是一种强烈地受到社会政治影响的疾病(超过 100 种)。核心问题是影响因素,比如大部分美国人生活方式(如吸烟、饮酒、体力活动不足、超重肥胖、不合理膳食)没有明显改变。同时阻碍进展的是缺乏医疗保险,阻碍了早期诊断和治疗服务的提供。实际上,几乎每一种成人的癌症在很大程度上都受到可改变的一种或更多的复杂因素的负面影响。

### (一)减少危险因素预防癌症

由于癌症已经成为了 80 岁以下成年人的第一大杀手,我们应采取措施降低危险因素,预防癌症。下面提及的这些危险因素会使你离癌症近了一步,应该早些控制或至少意识到这一点!

- **了解你的家族史**。无论是基因的优势还是劣势,你都是你父母及祖先的继承者。如果你的家族中癌症发生率较高,你就不能忽略了这一点。你应该在年轻的时候就经常性定期对你家族高发的这种癌症进行检查。由于 BRCA1/BRCA2 家族遗传模式很清晰,预防性乳房切除术和预防性卵巢切除术等相关的决定很重要。
- **谨慎选择你的职业**。最近发现职业的选择与癌症的发病率有一定的联系,所以在选择职业时,要谨慎考虑到职业相关的危险因素。工作场所是否会经常接触杀虫剂、有机溶剂、挥发

性碳氢化合物以及空气中的石棉纤维等。这些工作虽然薪水较高,但也会让你短命的!目前由国家肿瘤研究所资助开展的环境致癌物研究结果证实了有害的职业环境对健康的危害,包括室内空气污染(吸烟、烹饪油烟)、粉尘(棉花、谷粒、塑料、木制品)、有机溶剂(苯、四氯化碳、甲苯、二甲苯、氯丹)。

- **不使用烟草制品**。你可以在第九章中读到关于各种形式烟草使用(包括吸烟)增加癌症发病的证据。吸烟、伴随肥胖是有害健康的因素。
- **监控环境致癌物暴露**。目前认为致癌物包括职业类型、居室氡水平、臭氧层的破坏导致增加太阳辐射暴露、被动吸烟等,人类意识到环境中有很多潜在的致癌因素。当在你居住、工作和休息的环境可以选择时,你应该选择上述致癌物水平低的环境,采取预防措施。
- **合理饮食**。从上述提到的叶酸和结直肠癌的关系以及高脂饮食和前列腺癌的关系中可以看到,饮食模式既可以致病也可以预防癌症。

如果研究表明营养素有更明确的抗癌作用,化学预防在癌症预防中可能就更为广泛。当然,化学预防不仅局限于食物伴侣和饮食营养的良好补充,还包括一些药物,如服用阿司匹林、雌激素替代疗法、激素替代疗法。

---

### 来自家庭的资源

"抗击癌症"必须包括除医学和科学机构以外的机构参与。当然,也必须包括病人和家属以及他们居住的社区。

虽然我们传统地认为肿瘤的治疗和管理由医疗机构来实施,但是我们个人"抗击癌症"要从家庭做起。

**社会支持**

对癌症相关的疼痛和不舒适一个特别有用的管理方法是社会参与和家庭朋友及同事的支持。研究建议积极参与社区活动,与他人保持联系的癌症患者比那些孤独或不选择参与活动的人更少疼痛和不舒适。

**音乐疗法**

家庭参与的另一个方法是音乐疗法。通过职业性专业认证的音乐治疗家可帮助癌症患者降低不舒适水平,可以在家听音乐,但是要仔细选择使用的音乐唱片。

**压力管理**

另一个技术要求不高但能帮助改善癌症长期管理的方法是通过压力管理增强免疫系统功能。心理神经免疫学领域的专家认为压力降低可以增强免疫系统功能。

---

- **控制体重**。特别是对女性,由于肥胖与高雌激素水平相关,肥胖与子宫、卵巢及乳腺肿瘤的关系密切。保持匀称的身材可以使你身心更加健康。若发生了肿瘤,治疗成功的可能性也更大。另外,认真考虑你是否不想遵循目前流行的高蛋白高脂肪饮食,因为该类饮食具有可识别的潜在致癌物质。
- **进行有规律的体力活动**。第四章讨论了适当而规律的体力活动对健康的重要性,包括可降低患慢性疾病的危险。规律体力活动可增加机体运输氧的能力,并且可以减少癌症形成时营养物质不全氧化时增加的氧自由基。适当锻炼也可以累积转运自由基的各种酶的生成,从而清除氧自由基。
- **限制你暴露于阳光下的时间**。即使你很喜欢户外运动,记住这点也很重要。尤其是对于肤色比较白的人,慢性长期暴露于阳光可累积、增加患皮肤癌的概率。
- **饮酒要适量或不喝**。酗酒者各种癌症的发病率都较高,如口腔癌、喉癌及食道癌等。不过值得注意的是,适当的饮酒对于预防心血管事件有作用。

## （二）癌症和健康

当你仔细考虑前述的建议时，你就会清楚地发现有很多可以预防或至少可以最大限度地减少癌症发生的风险。健康的生活方式是个人抗击癌症的最好武器。然而，降低所有的危险因素是相对的。观察和经验显示，生活不可能完全按照最长期望寿命或不惜各种代价降低发病率的方式运行。很多人需要在情感、社会、精神满足的生活和单独为长寿和疾病风险最小化的生活之间建立平衡。除了考虑个人的生活方式外，还要教育他人，给癌症患者提供温馨的人性关怀和支持，以及得到持续的资金资助和开展创新的癌症研究方法。

---

**关键术语**

**防癌药物**：通过食物、营养补充品和治疗，加强免疫系统，减少致癌物质所造成的损害。

---

## 五、其他慢性病

除了两种成人最常见的慢性疾病——心血管疾病及癌症，成人还会患其他慢性疾病。这些疾病的共同点就是会明显影响患者的生活——无论是对于患者本人还是其家庭成员和朋友。

其中的一些疾病会在较早年发生，如狼疮、克隆恩病。另外，如2型糖尿病，要中年才高发，当然目前发病年龄更年轻化。有些慢性病在儿童时就开始了，如1型糖尿病。

### （一）系统性红斑狼疮

系统性红斑狼疮（SLE），或单纯狼疮，是自身免疫性疾病或结缔组织疾病中最为人熟悉的疾病，主要反映了机体自身免疫系统对自身正常组织的错误的攻击，然后成为自身抗原。

系统性红斑狼疮的名字就反映了其影响面之广（系统性或全系统）的纤维结缔组织和其他组织的破坏，在一些病人中反映为红斑，在面部成"面膜"状。狼疮常在青年女性中发生。这种病是渐进性的，会出现间歇性的炎症、强直、乏力、胸痛以及身体其他部位的不适感，包括肌肉、关节、皮肤等。同样的改变还会出现在神经系统、肾脏及心脏。诊断是根据症状、体征及实验室检查结果得出的。

为什么免疫系统会出现这样的情况现在还不清楚，可能与基因的易感性、早期病毒感染及环境暴露因素有关。狼疮的发作常伴随着暴露于阳光、疲劳或感染性疾病，所以上面提到的这些情况应尽量避免。治疗包括长期（低剂量）的泼尼松或皮质类固醇，以抑制肾上腺的皮质酮，一些新药如羟氯喹（Plaquenil）等也可以使用。

### （二）克隆恩病

在很多的慢性病包括胃肠道系统的疾病中，都会提到炎症性肠病（IBD）。IBD的一种类型即为克隆恩病，主要是肠壁的内表面及肌层的退变所致。几乎有50万美国人患这种病，许多还是大学生的年纪。这种病好发于小肠末端及大肠的起始段或结肠。当处于活动期时（它需要很久才能恢复），其症状有腹痛、发热、腹泻、消瘦及直肠出血（会导致贫血）。

尽管克隆恩病的原因仍不明，但基因的易感性及自身免疫反应可能是主要的因素。克隆恩病又分为不同的类型，每种都反映了不同的基因改变。

当你出现了上述的症状时，医生会很快怀疑是IBD的一些类型如克隆恩病，要做血液检测及钡餐等。胃肠道的CT扫描、胃肠镜及肠壁的活检等也能够帮助明确诊断。若出现了阳性结果，那么就预示着你患了克隆恩病。

如今，有一些药物可以用来治疗克隆恩病，有的还在研究中，最常用的是英夫利昔单抗（抗类风湿药），是对肿瘤坏死因子（TNF）的单克隆抗体，已被证实是有效的。虽然仍批准使用，单抗现在有两个新的警示：一个是增加血液和中枢神经系统致命的风险，一个是患淋巴瘤的风险增加。

尽管克隆恩病可得到良好的控制，但肠道仍会在炎症处出现肠壁增厚。克隆恩病的患者会有其他并发症，如胆结石、关节炎及慢性皮肤刺激。

### 关键术语

**自身免疫**：对人体自己组织的一种免疫反应。

### （三）多发性硬化症

在神经形成过程中，脑和脊髓中的神经周围都会包围着髓鞘。在多发性硬化病（MS）的发展过程中，制造髓鞘的细胞被破坏，髓鞘就出现了缺失。最终，机体最重要的功能将丧失。MS 的病因还不完全清楚，研究持续关注于病毒所致的自身免疫机制问题，其 T 细胞攻击了病毒感染的髓鞘制造细胞。目前高度怀疑的是 EB 病毒，因为诊断为 MS 者体内的 EB 神经抗体高于正常人水平。

通常，MS 会在青年首发，可能是 4 种形式的一种，即稳定期（延迟期）、再发性退化期（复发期）、持续性退化期（进展期）或是上述的综合期。首发症状主要是视觉改变、肢端刺痛或灼烧感或步态改变。神经系统功能的退行性改变在 MS 的不同阶段会有不同的形式，在 MS 晚期，运动被损害，精神症状会出现。应该注意，MS 在儿童包括 10 岁以上的青少年中可能是隐性感染。为了更及时诊断 MS，儿童若出现轻度间歇性震颤或报告视野变暗，应及时到小儿神经科就诊。

MS 的治疗包括减轻症状、缓解发作时间。现今有许多治疗方法，包括免疫靶向药物、类固醇药物、缓解肌肉抽搐的药物、注射神经阻滞剂以及物理治疗。

免疫系统相关性的治疗是 MS 研究的重点。至今为止，4 种免疫系统相关的治疗，即 Avonex、Betaserone、Coplaxone 和 Tydabri 是治疗 MS 的前沿产品。然而，Tydabri 由于一小部分致命反应自动撤出了市场，剩下的 3 种药物（有时称为治疗 MS 的 A、B、C）对 MS 的不同类型依旧高度有效，能够延缓疾病进展，推迟复发。

辅助治疗对 MS 的并发症状痉挛也很重要。同时，早期研究已经证明通过移植干细胞到鼠体内可以降低脑损伤，已经使用他町类（降低胆固醇药物）制作实验室 MS 的鼠模型。

除药物治疗外，心理治疗也是 MS 重要的治疗方法。在疾病较晚期时，病人常出现抑郁。心理支持对进展期的病情缓解是有帮助的。

### （四）糖尿病

在讨论糖尿病之前，我们先描述一下它的名称、严重性和日益广泛的医疗状况。糖尿病有两种基本类型：2 型（最常见的类型）和 1 型（少见的类型）。有些人可能知道 2 型糖尿病，通常是成年期开始的类型，看做是"成年期的糖尿病"；1 型糖尿病由于是儿童期常见，所以看做是"青少年期的糖尿病"。对糖尿病生理学完全理解的人可能称 2 型糖尿病为"非胰岛素依赖性糖尿病"，因为不需要外源性胰岛素；称 1 型糖尿病为"胰岛素依赖性糖尿病"，因为需要外源性胰岛素进行控制。

**1. 非胰岛素依赖性糖尿病（2 型）** 没有糖尿病的人，机体通过"燃烧"细胞内葡萄糖（血糖）来提供能量。葡萄糖在消化道吸收，然后通过血液系统运送至细胞。其转运至细胞内主要是依赖位于细胞膜的葡萄糖转运系统完成的。这个机制的激活需要胰岛素，在细胞膜表面可以找到胰岛素受体位点。除了上述作用，胰岛素还在葡萄糖转化为肝糖原，及脂肪细胞中脂肪酸的过程中发挥作用。胰岛素是在胰腺中的朗格汉斯细胞中生成,其释放需要血液中葡萄糖水平的升高来激发。

### 关键术语

**步态**:行走的方式。
**胰岛素**:一种胰腺激素,是机体葡萄糖代谢(血糖)所必需的激素。

### 探索你的心灵

#### 慢性疾病——是终点还是转折点?

许多患有慢性疾病的人都要经历一段适应过程。对于大学生而言,这种适应更是艰难,因为在同龄人中,很少有人会有这样的遭遇。不仅要学会自我照顾,还要学会照顾他人。慢性疾病影响了患者及其家人、朋友的生活。经济问题(包括支付医疗费用)、定期看医生以及保险金等都增加了个人负担。当年轻人的生活发生巨大的变化时,他们会感到被孤立,并且总是悲观独处。

人们对于被诊断为慢性疾病会有不同的表现。最常见的**首要反应是否定**,它会导致治疗延迟,同时学习、工作及人际关系都会因为压力而出现问题。**其次是愤怒**,否定通常会导致病人将愤怒转向他人。多数病人发火的对象都是像家人、朋友这类非常亲近的人,然后将这种愤怒扩展至整个世界,针对所有的与其接触的人。**最终是接受**,由于疾病治疗的需要,以及自身的无助感,会让病人逐渐走向接受。在这个阶段,病人会表现为看上去精力充沛等。渐渐地,病人会开始接受他人的建议,开始培养新的兴趣及特长,相信生命并没有结束——只是不同了而已。

接受慢性病的决定会带来内心的平静感,并迈向新的生活。当病人相信他们并没有承担超负荷的担子时,往往能挑战新的极限,发现自己或他人都想象不到的能力,随之,就能得到一些新的经验。病人逐渐认识到机体的局限性,知道什么是有益的,而且会感受到心理支持对疾病的重要作用。更重要的是,他会认识到心理改变对于健康是多么重要的一步。随着每天的新挑战,病人会明白,他的信念和价值不仅存在,而且更强大了。

在有非胰岛素依赖性糖尿病基因易感性的成人中,触发机制(如肥胖)启动了一个过程,在这个过程中,尽管机体制造了正常数量(或略高)的胰岛素,但细胞对胰岛素的敏感性下降。胰岛素的无效越来越明显,导致血糖的不断升高。最终导致高血糖,这是非胰岛素依赖性糖尿病的一个标志性症状。

对于血糖升高的反应,肾脏开始从血液中过滤葡萄糖,多余的血糖进入了尿液中。这个葡萄糖清除过程需要排泄大量的水,称为多尿,这是成人糖尿病的第二大症状。口渴,是第三大症状,是由于细胞外间隙中的液体进入循环系统以保持内环境的稳定而导致的。

在许多成人糖尿病患者中,饮食调节(主要在于控制总热量,而不只是糖)、体重下降和规律运动是控制理想血糖的唯一方法。体重下降会缓解病情,因为其会释放更多的胰岛素受体。运动能够增加活化受体位点的数量。对胰岛素的认识越深入,患者血糖就会控制得越好。

对于病情比较重的患者,饮食控制、增加运动,减重是不够的,必须使用降血糖药物。积极的糖尿病管理包括使用药物和胰岛素,以及成功地降低疾病相关的危险。然而,很多人甚至在注射胰岛素的情况下对血糖控制都有困难。

### 关键术语

**基因易感性**:一种遗传因素,若必要的环境因素存在,则患某种病的概率增加。

目前，肥胖与糖尿病前期甚至是 2 型糖尿病的形成有明确的关系，人群中肥胖的比例迅速增加，以至于糖尿病引起了公众、特别是体重管理者的密切关注。

除了基因易感性及肥胖，难以解除的压力也常常导致高血糖水平。尽管单独的压力因素不会导致糖尿病，但压力会导致一系列内分泌改变而致高血糖。

两种类型的糖尿病会引发身体许多部位的严重损坏。损害的速度及严重性取决于患者自身体质及对治疗的反应性。对于已经患糖尿病的患者面对病情的了解及对治疗的依从是今后生活的重要组成部分。

目前估计美国人有 1 800 万人已经确诊为糖尿病（90％是 2 型），另 4 100 万人是糖耐量受损。对后者，5 种代谢综合征特征中至少有 3 种：腹部肥胖、空腹血糖升高、甘油三酯升高、高密度脂蛋白（"好的胆固醇"）降低和高血压。这些因素以及因此带来的数百万未来的糖尿病和心血管疾病患者是过度的钙摄入和静坐生活方式造成的。

更为严重的是儿童中上述代谢综合征特征数量的增加，多数是超重或肥胖，同样超重的父母也在抱怨。这些儿童中多数已经有 2 种或 3 种代谢综合征的危险因素了。如果这些有糖尿病趋势的孩子成年后，2 型糖尿病患者的数量可能在半个世纪里将增加 5 000 万。

## 两种糖尿病的差异

胰岛素依赖性（1 型）
（这些症状会很快发展）
- 饥饿。
- 烦躁易怒。
- 口渴。
- 虚弱乏力。
- 多尿。
- 恶心呕吐。
- 体重下降。

非胰岛素依赖性（2 型）
（症状进展较缓慢）
- 1 型糖尿病的任意症状。
- 视觉改变或模糊。
- 皮肤瘙痒。
- 四肢刺痛或麻木感。

如果你注意到了这些症状，请去看医生。

**2. 胰岛素依赖性糖尿病（1 型）** 第二种糖尿病是胰岛素依赖性糖尿病，或 1 型糖尿病。起病多在 35 岁以前，常在儿童时就发病。与 2 型糖尿病相比，1 型糖尿病是由于无法分泌足够的胰岛素导致的，而不是有足够的胰岛素但机体不敏感所致。胰岛素分泌细胞被自身免疫系统破坏（可能与遗传易感性相关）造成突发的不可逆转的胰岛素制造障碍。

这两种糖尿病在许多方面是类似的，但 1 型需要注入外源性胰岛素。现今，这种胰岛素可以从动物或基因合成方式得到。可通过注射（每天 1～4 次）治疗，可使用胰岛素泵，以保持机体持续的胰岛素供应，经皮补充或鼻喷也行。现在正在研究中的胰岛素片，在不久的将来可能会有很好的效果。血糖仪，可以精确测量血糖，可以合理管理血糖和达到基本正常的期望寿命。在这两种糖尿病中，合理的饮食管理、体重控制、有计划的锻炼、减缓压力都是保持血糖在正常范围所必需的。没有严格的自我管理，会有严重的并发症，包括失明、肢端坏疽、肾病及心衰。糖尿病常见的并发症在表格中列出来了。不能良好开展自我管理的病人寿命也会缩短。

### 常见的糖尿病并发症

- 白内障
- 青光眼
- 失明
- 龋齿
- 死产、流产
- 新生儿死亡
- 先天缺陷
- 心血管疾病
- 肾病
- 坏疽
- 阳痿

#### （五）镰状细胞性状及镰状细胞疾病

在几百种人类疾病中，不太有只在特定种族中发生的。然而，镰状细胞性状/镰细胞疾病却是其中的一种遗传性疾病。在美国，镰状细胞的异常情况几乎只发生于非洲裔美国人。

在人类身体的各个组成部分中，像血红蛋白这样会发生如此多改变的非常少，其中两种改变即为镰状细胞遗传性疾病及镰状细胞疾病。非洲裔美国人是易感种族。有这种遗传特性的人不一定会发病但会遗传给后代。以往，患有此病的人常常寿命较短，伴随疼痛和损害。而如今，由于有效的筛检和新的诊治手段，期望寿命延长。另外，从兼容的捐助者特别是同胞兄妹骨髓中抽取的干细胞植入年轻患者体内是最常用的方法。将来技术发展将可能应用胚胎干细胞，也可能应用来自非相关捐助者的细胞。

在这种疾病中，红细胞被伸长，变成月牙形（镰形），而不能通过微血管。机体的反应是快速清除这些细胞，此时就处于贫血期，这个时期常被称为镰状细胞性贫血。此外，还会引发其他的问题，包括肺功能损害、充血性心衰、胆囊炎、骨改变以及眼睛和皮肤的异常。

如果存在镰状细胞性状及镰状细胞病的预防措施，那就是基因咨询和检测，为受孕或体外受精做准备。目前，这些预防措施都很昂贵，其使用受限。尽管如此，我们相信进一步的研究会使高危人群能够负担得起。

#### （六）阿尔兹海默症

尽管在老年人中这种病的发病率只占不到2%，但阿尔兹海默症（AD）会导致失能、心理痛苦以及苦恼。它是我们提到最多的痴呆性疾病，影响了400万～500万成人。目前，相比以往更甚，是重要的年龄相关性疾病。

阿尔兹海默症的首发症状通常比较轻，会与轻度抑郁混淆。初始，病人常常无法正确回答"今天是几号？"这样的简单问题。之后的几个月，会逐渐丧失记忆、糊涂、痴呆（或者说是失去了正常思考的程序）。在晚期，患者会有荒唐举动、有人会出现儿童样痴呆，最终会因为脑部受损而完全失能。在阿尔兹海默症的晚期患者，社区及家庭支持非常重要。

#### 关键术语

**体外**：活体以外。
**阿尔兹海默症**：渐进性记忆丧失、精神错乱、不讲道理，最终导致智力下降至丧失、脑退变及死亡。

阿尔兹海默症不易诊断，因为其症状与痴呆的某些类型很相似。只有在患者去世之后，进行尸检，脑部的特征性病理变化才能明确诊断。临床诊断主要是排除诊断。一些新的检查手段，如头颅

MRI 等,基本可以在死亡之前明确阿尔兹海默症的诊断。

目前还没有针对这种病的有效药物。现在有 4 种药物(他克林、多奈哌齐、rivastigamine,加兰他敏)对阿尔兹海默症早期患者有暂时的益智作用,其机制主要是抑制乙酰胆碱的阻断(这是此病的基本)。第 5 种治疗,menantine,通过阻断一种能破坏神经元的物质——谷氨酸发挥作用,用于治疗严重 AD。这些药物中,多奈哌齐被广泛使用,加兰他敏影响了 3 种其他的神经转运受体,比如尼古丁受体,这些受体可能导致 AD 的发生。

目前,试图运用行为模式预防老年性认知下降和 AD 发生的各种研究正在进行。这些研究中,评估脂肪酸(特别是 Ω-3 脂肪酸)预防认知下降的作用,锻炼(特别是步行)可以改善老年人认知功能的作用,有规律少量饮酒也可预防阿尔兹海默样症状。

**管理你的健康**

- 随时关注媒体对慢性疾病报道以便作出明智的选择。
- 支持致力于预防慢性病的机构。
- 监测对工作、家庭、休闲环境,确定是否处于致癌的危险环境。
- 进行各种癌症早发现技术定期自查。
- 进行推荐的根据性别和年龄的肿瘤筛查。
- 如果你有慢性病,积极参与自我管理。

## 个人评估

**您是否有患皮肤癌、乳腺癌或宫颈癌的危险?**

有些人可能比常人更易患一些特定的肿瘤。这些高危者可以通过特定的危险因素识别出来。

这个简单的自测法是美国癌症协会开发的,用来帮助您评估自己对三类癌症的患病风险。这些都是主要的危险因素,不过这并不代表它们是唯一相关的危险因素。

复查您对每个危险因素的应答。把答案后括号内的分数加起来,获得每类癌症的总得分。然后阅读"说明"部分的信息,找出你的得分解析。如果您处于高危状态,我们建议您把这些信息和您的医师进行交流。

### 皮肤癌

1. 经常在太阳下工作或玩
    a. 是(10)
    b. 不(1)
2. 在矿井中工作,周围有煤焦油,或有放射活性物质
    a. 是(10)
    b. 不(1)
3. 肤色——皮肤白皙或者肤色浅
    a. 是(10)
    b. 不(1)

您的总分_____

解析:
1. 过度的紫外线照射导致皮肤癌。请用防晒霜进行防护。
2. 这些物质可以导致皮肤癌。
3. 浅肤色比其他肤色更需要防护。

说明:

有许多种皮肤癌风险,难以一一列述。比如,一个深肤色的人可以更久地在阳光下工作,且比一个浅肤色的人更不容易得皮肤癌。此外,一个穿长袖衬衫和宽边帽的人可以在阳光下工作,而他的皮肤癌风险比一个穿浴袍在阳光下只待一会儿的人要小。随着年龄增长,风险显著增加。

这里的关键在于,如果你对任何一个问题回答了"是",你应意识到自己的皮肤癌风险高于平均水平。

### 乳腺癌

1. 年龄组
    a. 20~34(10)
    b. 35~49(40)
    c. 50 及以上(90)
2. 种族/国籍
    a. 亚裔美国人(5)
    b. 非裔美国人(20)

    c. 白人(25)
    d. 墨西哥裔美国人(10)
3. 乳腺癌家族史
    a. 母亲,姐妹或者(外)祖母(30)
    b. 没有(10)
4. 自身病史
    a. 没有过乳房疾病(10)
    b. 过去有非癌性肿块或囊肿(25)
    c. 过去有过乳腺癌(100)
5. 生育史
    a. 第一次怀孕在25岁前(10)
    b. 第一次怀孕在25岁后(15)
    c. 从未怀孕过(20)

您的总分_____

说明:

低于100分:低危组妇女,每月应做一次乳房自检,并让医生进行乳房体检,作为癌症相关检查的一个部分。

100~199:中危组妇女,每月应做一次乳房自检,并让医生进行乳房体检,作为癌症相关检查的一个部分。您的医生还可能建议您定期做乳房X片,这也要包括进去。

达到或高于200分:高危组妇女,每月应做一次乳房自检,并如上所述,做乳房体检和定期做乳房X线片。

**宫颈癌**[*]

1. 年龄组
    a. 25岁以下(10)
    b. 25~39(20)
    c. 40~54(30)
    d. 55及以上(30)
2. 种族/国籍
    a. 亚裔美国人(10)
    b. 波多黎各人(20)
    c. 非裔美国人(20)
    d. 白人(10)
    e. 墨西哥裔美国人(20)
3. 怀孕次数
    a. 0(10)
    b. 1~3(20)
    c. 4次及以上(30)
4. 病毒感染
    a. 疱疹以及其他病毒感染,或阴道溃疡形成(10)
    b. 无(1)
5. 初次性交的年龄

    a. 15 岁以前(40)
    b. 15～19 岁(30)
    c. 20～24 岁(20)
    d. 25 岁或以后(10)
6. 月经间期或性交后有出血
    a. 是(40)
    b. 无(1)
您的总分_____

解析：
   1. 发生率最高的是在 40 岁及以上组。数字代表了不同年龄组的癌症相对危险度。45 岁妇女得宫颈癌的危险是 20 岁女性的 3 倍。
   2. 波多黎各人，非裔美国人和墨西哥裔美国人得宫颈癌的病例较高。
   3. 生孩子较多的妇女发生宫颈癌的几率更高。
   4. 宫颈和阴道病毒感染与宫颈癌有关。
   5. 越早发生性行为和拥有越多性伴侣的妇女，宫颈癌风险越高。
   6. 不规则出血可能是子宫癌的征兆。

说明/请进一步考虑……
   40～69 分：
   这是低危组。让您的医生给你做一个宫颈巴氏涂片检查。做过第一次检查后，您的医生会建议此后每隔多久做一次检查。
   70～99 分：
   中危组。您得做更频繁的宫颈涂片检查。
   100 分或更高：
   高危组。您应该遵照医嘱进行宫颈涂片检查(和盆骨检查)。

*注：做过子宫切除术的妇女无需回答这些问题。

# 第十二章 预防感染性疾病

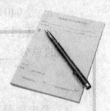

## 学习要求

学完本章，你可以做到：
- 描述一种感冒病毒在感染性疾病的每一个环节之间的发展变化。
- 解释为什么那些 HIV 携带者或者艾滋病患者一般无法超越疾病的临床阶段。
- 制定并实施一个保护（或增强）你的免疫系统的计划。
- 评价自己的免疫系统状况，并且安排一些其他的免疫接种，如流感疫苗。
- 了解并且描述勤洗手的重要性，尤其在流感易发季节。
- 区分那些靠性传播的肝炎类型，并与其他类型作比较。
- 采取合理的预防措施保护自己免受 HIV 感染或艾滋病和其他性传播疾病传染。

## 关注媒体

### 从恐惧到希望——媒体眼中的艾滋病

有关艾滋病（AIDS）的早期新闻报道，以及如《泰晤士报》和《新闻周刊》所报道的那样："艾滋病流行"、"恐怖的传染病"、"瘟疫心理"、"性恐惧"、"日益增长的威胁"、"蔓延的灾难"、"新出现棘手的病"、"艾滋病蔓延引起世界恐慌"、"与时间的残酷赛跑"以及"迷失的一代"。这些题目都反映了人们对未知的致死性疾病的恐惧。

当1991年 Kimberley Bergalis 事件被报道后，原本常规的牙齿检查突然充满了风险。Bergalis 是第一位被其牙医 David Acer 所感染并死于艾滋病的美国人。Acer 的其他四个病人也相继染上艾滋病——他们的感染都是归因于 Acer。公众的反应几近歇斯底里。《时代周刊》报道了一篇题为"你是否担忧从牙医那里感染上艾滋病"，人们开始询问他们的牙医（以及其他医生）使用的相关无菌预防措施甚至是否测试过 HIV。

至1996年，当鸡尾酒疗法应用于艾滋病的治疗逐渐体现其显著疗效，Magic Johnson 在同一周内上了《泰晤士报》和《新闻周刊》的封面。在约翰逊宣布自己血检呈 HIV 阳性并退出篮球队四年多后，他又重返赛场。他幸存下来的秘诀是什么呢？新型的药物治疗，健康的饮食结构，有规律的体育锻炼，亲朋的强力支持以及积极的生活态度。直到20世纪90年代末，许多新闻报道都反映了同样一个更充满希望的声音："延长艾滋病生存期"，"有一线希望"，"有些人对此免疫了吗？"以及"什么，我还能活下去"。医生们也对这种疾病的治疗比以前更积极。正如一位艾滋病专家所说："我工作的时候感觉到能为我的病人做点什么。"

对于 HIV 病毒携带者及艾滋病患者来说，未来也会有所不同。对于那些无力支付新药费用或不能耐受新药的人来说，感染了 HIV 病毒仍意味着等死。另一部分人则觉得他们获得了第二次生存的机会。他们可以考虑恢复原来的社会关系——当他们得知自己血检呈 HIV 阳性后许多社会关系都中断了。无论生命还有多久，他们可以为剩余的时间里计划做自己想做的事情了。

大部分 HIV 病毒携带者及艾滋病患者是在买时间——寄希望于在艾滋病的治疗方面出现重大的医学突破。他们尝试各种新型的药物疗法，希望下一种疗法能对自己有效。他们通过电视、报纸和网络来关注更有效的治疗方法。蛋白酶抑制剂是否就是治疗艾滋病的最有效药物呢？还是下一种新药呢？他们尝试了新药是不是就能活下来呢？是不是有一种疫苗即将出现呢？

今天，媒体将我们的注意力转移到了艾滋病大流行的其他方面了。在更多的发达国家，年轻的同性恋和

> 双性恋者在预防 HIV 感染上的失败导致过去 20 多年的发展出现逆转。在使用公共卫生专家们耳熟能详的那些方法时,年轻人往往很容易忽视先前人们在疾病和死亡方面作出的进步,如果按照那些方法做了,则可以使这方面的进步得以继续发展。
> ……

在 20 世纪,传染病是致死的首要原因。这些死亡是由于感染了能引发水痘、结核、流感、百日咳、伤寒、白喉、破伤风等疾病的微生物所致。然而,到了 20 世纪中期,随着公共卫生状况的明显改善,抗生素治疗的普遍应用以及预防接种的开展,死于传染病的人数大大减少。现在更多的人死于慢性病。

如今,我们对于传染性疾病有了新的关注。目前世界上有一个专门针对缺乏有效的艾滋病预防措施的 7 000 万艾滋病患者的长期项目,直到 2004 年底,已有 3 940 万艾滋病患者或 HIV 感染者纳入到这个预防项目中。我们目睹着结核病卷土重来。我们认识到盆腔感染对不育症有很大的影响。事实上,一些专家指出,由于 HIV 感染或艾滋病和其他传染性疾病的出现及再出现,现在的成年人比他们之前的一代人的生活期望更低。

一些新型传染性疾病已经出现,并且对迅速蔓延的常见传染性疾病的新担忧也不断上升。

# 一、传染病的传播途径

传染病一般通过人与人之间传播,尽管不全是直接传播的。这些疾病尤其危险,因为它们能传播到大量人群,从而造成疾病大流行,即在一个特定的地理区域如一个国家的某个地区内流行或跨地区传染的全国大流行,和造成数百万人感染的全世界范围内的大流行。

## (一) 病原体

对于一种疾病的传播来说,一个人必须先接触疾病产生因子或病原体,如病毒、细菌或真菌。当病原体进入机体,它们有时能抵抗机体防御系统,并进行繁殖,产生疾病。这通常称为感染。由于它们体积小,病原体常常是指微生物。表 12 - 1 中描述了常见的感染性病原微生物及其所致的疾病。

表 12 - 1 病原体及常见感染性疾病

| 病原体 | 描 述 | 代表性疾病 |
| --- | --- | --- |
| 病毒 | 最小的常见病原体;由蛋白质外壳包裹遗传物质(DNA)形成的非生命颗粒 | 麻疹,腮腺炎,水痘,风疹,流感,疣,普通感冒,口腔及生殖器疱疹,带状疱疹,艾滋病,尖锐湿疣 |
| 朊病毒 | 一种缺乏 DNA 的蛋白质颗粒,被认为可以感染动物包括人类 | 克雅病:皮层-基底节-脊髓变性症候群,瘙痒病,疯牛病 |
| 细菌 | 拥有坚固、完好的细胞壁的单细胞微生物,有 3 种独特的形态:球形(球菌)、杆状(杆菌)、螺旋状(螺菌) | 破伤风,链球菌性喉炎,猩红热,淋病,梅毒,衣原体疾病,中毒性休克综合征,军团病,细菌性肺炎,脑膜炎,白喉,食物中毒 |
| 真菌 | 类似于植物的微生物、霉菌和酵母 | 脚癣,皮癣,组织胞浆菌病,球孢子菌病,念珠菌病 |
| 原虫 | 最简单的动物形态,一般为单细胞生物体 | 疟疾,阿米巴痢疾,滴虫病,阴道炎 |
| 立克次体 | 类似于病毒的生物体,需要依靠宿主细胞生长及复制 | 斑疹伤寒,落基山斑疹热,立克次体病 |
| 寄生虫 | 多细胞生物体,以绦虫、水蛭、蛔虫为代表 | 恶丝虫病(犬心丝虫感染),象皮病,盘尾丝虫病 |

## （二）感染链

病原体通过感染链（图12-1）的许多环节进行传播，为疾病的蔓延提供了依据。然而，并非所有病原体都将通过感染链进行传播，因为感染链上的许多环节都可能被破坏。因此病原体的存在只是疾病产生的潜在条件。

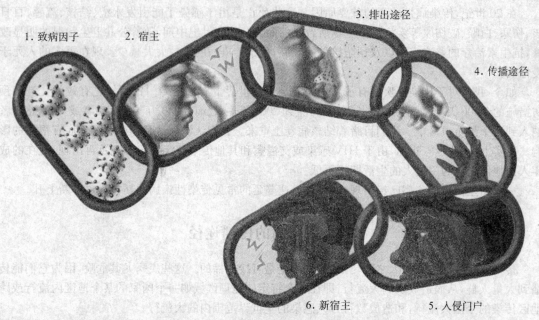

图12-1 感染链的6个环节。上述例子显示了引起普通感冒的鼻病毒从一个人传给另一个人的过程。1.致病因子（病原体）是鼻病毒；2.宿主是感染的患者；3.排出途径是呼吸系统（咳嗽）；4.传播途径是手的间接接触；5.入侵门户是未感染者的结膜；6.病毒体侵入新的宿主。

**1. 致病因子** 感染链的第一环节就是致病因子。虽然一些病原体毒力很强，并且能导致严重的感染性疾病如导致艾滋病的HIV病毒，但很多病原体造成的感染并不十分严重，如普通感冒。而一些病原体特别是病毒通过变异，毒力比以前更强了。

---

### 关键术语

**大流行病**：一种流行病跨越了国界，呈现区域性或国际的流行状态（艾滋病或HIV感染就是一种大流行病）。
**病原体**：一种疾病的致病因子。
**致病因子**：特定疾病的病原体。
**毒力**：导致疾病的严重程度。

---

**2. 寄生宿主** 病原体必须在有利环境的支持和保护中存活。这种环境形成了感染链中的第二个环节，称之为寄生宿主。在许多常见的感染性疾病中，病原体存活的宿主是受感染的人群。在传播给他人之前病原体在这里进行繁殖。这些受感染人群就是特定病原体的宿主。在一些传染性疾病中，一个人的宿主状态可能在首次感染后治愈或者明显痊愈以后再次恢复。这是因为一些病原体，尤其是病毒，可以隐藏起来，之后出现再次感染。疱疹病毒经常隐匿。

有些感染性疾病病原体的寄生宿主是动物体。狂犬病就是最常见的以动物为宿主的疾病。受感染的动物不一定会发病,也不会出现与受感染的人一样的症状。

病原体存活的第三种寄生宿主是无生命环境,如土壤(破伤风杆菌的孢子能在土壤内存活达50年之久,通过伤口进入人体内)。另一种非生命环境的例子就是温暖潮湿封闭的房间地板,因为导致皮癣及股癣的真菌能在这种环境中存活。

**3. 排出途径** 由于病原体要引起疾病或不适,它们必须离开寄生宿主。感染链的第三个环节就是排出途径,或是病原体排出的地方。

对于人体作为宿主的感染性疾病,常见的排出途径是消化系统、泌尿系统、呼吸系统、生殖系统及血液。

**4. 传播途径** 感染链的第四个环节就是传播途径,或者说是病原体从寄生宿主侵入易感宿主的方式。两种主要的方式是直接传播和间接传播。

直接传播的3种类型见于人与人之间的传播,包括体表接触(如接吻、抚摸及性交)、飞沫传播(吸入空气中污染的飞沫)以及粪口传播(手接触粪便后被带入口中)。

间接传播指感染源通过非人体物质将病原体传给未感染人群。传播中介包括无生命物质,如水、菜单、土壤、毛巾、衣物及餐具。

感染的致病因子也能通过媒介物传播。媒介物是指与生物有关的,如昆虫、鸟类以及其他能在人与人之间传播疾病的动物。

空气间接传播还包括吸入长时间悬浮在空气中的感染颗粒。空气间接传播不像飞沫传播,飞沫传播需要感染者与未感染者身体距离很近,而空气传播中未感染人群可能因呆在感染患者几小时前曾呆过的房间内,吸入受污染的空气而引起感染。像风疹等病毒感染就可能以这种方式进行传播。

**5. 入侵门户** 感染链的第五个环节是入侵门户。和排出途径一样,病原体进入未感染机体有3个主要途径:消化系统、呼吸系统、生殖系统。此外,皮肤也是另一个入侵门户。在大部分感染中,入侵门户是与排出途径处于同一系统的。然而,HIV病毒可在不同系统之间交叉感染。病原体可通过口交、肛交方式在温暖潮润的生殖系统组织和消化系统组织之间传播。

**6. 新的宿主** 理论上讲,所有人都有可能患上感染性疾病,成为易感宿主。然而,实际上如全身健康状况、获得性免疫力、卫生保健服务以及健康相关行为等因素都能影响一个人对感染性疾病的易感程度。

## (三) 感染分期

当病原体侵入新的宿主后,将发生一系列可预测的后果。疾病病程可分为截然不同的5期。每当你患上感冒,都可能识别出感染各期。

**1. 潜伏期** 从病原体侵入机体,至成倍繁殖足以引起临床症状及体征的时期,称为潜伏期。此期的持续时间从数小时至数月不等,主要取决于微生物的毒力、数量、宿主(你)免疫应答的水平,以及你可能存在的其他健康问题。这期也称之为沉默期。病原体在这期传播到新的宿主是可能的,但可能性不大,在此期,宿主可能被感染但并不具有传染性。不过,HIV病毒感染是例外。

**2. 前驱期** 紧接着潜伏期后面的一小段时间,称之为前驱期。在前驱期中你可能出现许多一般症状及体征包括流泪、流涕、低热以及全身乏力。这些症状都是非特异性的,可能还不足以使你停下来休息一下。在此期病原体继续繁殖。现在你(宿主)就能把病原体传给一个新的宿主。事实上,由于宿主的活动并不受限,而且你可能仍感觉良好,有人认为前驱期与临床期或急性期一样具有传染性。所以,在此期应该进行自我强制隔离以避免传染给他人。就此期而言,HIV病毒感染后表现也不一样。

**3. 临床期** 此期也称作高峰期或急性期,常常是你最不舒服的时期。此时疾病已达到其发展高峰。特定疾病的所有临床(可观察到的)症状及体征都有可能出现,或实验室检查结果呈阳性。

在高峰期疾病的传染性最强;我们机体内所有防御机制都在抵御病原体的进一步损害。

4. **消退期** 在此期,宿主的症状开始消失。感染即将结束,或者部分病例进入亚临床期。假如你过度疲劳,疾病可能复发。对于艾滋病患者来说,这几乎常常是临死前的最后阶段。

5. **恢复期** 此期的特征是明显从病原体感染中恢复。此期疾病可能会传染,但可能性不大。除非你的体质增强,否则你很容易再患上其他疾病(可能是不同的疾病)。幸运的是,恢复期过后,由于机体免疫力加强,再次感染这种病原体的可能性大大降低。这种免疫能力并不总是永久性的。例如,许多性传播疾病可能反复感染。

我们将在本章的后面讨论 HIV 感染或艾滋病。现在我们要注意的是,这种至关重要的大流行性传染病跟目前传染病发展的五期模式是不完全对应的。对于 HIV 感染的个体来说,在前驱期后有一段早期无症状的潜伏期,临床表现为全身的免疫系统失调。然而,一旦免疫系统的特定防御细胞的防护能力下降至身体无法抵抗机会性感染疾病的临界点时,就变成了艾滋病,并且临床上的五期模式将不再适用。

## 二、机体防御系统:机械屏障及细胞免疫系统

就像军事基地须依靠许多防御工事来保卫,机体也是一样的。这些防御系统可分为机械的和细胞的。机械屏障是第一道屏障。它们将机体内部与外部环境通过物理方式隔开,如皮肤、覆盖于呼吸道及胃肠道表面的黏膜、耵聍、过滤吸入气体的细小绒毛及纤毛甚至眼泪。这些屏障主要用来阻挡可能包含病原体的异物。然而,吸烟可使保护呼吸道的纤毛遭到破坏,从而导致慢性支气管炎,或者当角膜接触镜破坏泪膜,会导致发炎和眼部感染。

机体保护性防御系统的第二个组成部分是细胞系统,或者更通俗地讲,就是免疫系统。与机械屏障相比,这以细胞为基础的防御系统更具有特异性。它的首要目的是清除微生物、外源性蛋白以及异体细胞。良好的生活方式有助于增强免疫系统,良好的生活方式包括优质的营养供给、有效的压力调节以及规律的体育锻炼。能激活细胞免疫系统的微生物、外源性蛋白或异常细胞总称之为抗原。

---

**关键术语**

**免疫系统**:由细胞组成的系统,能保护机体免受入侵的病原体及异物的伤害。

**细胞介导免疫**:也叫 T 细胞介导免疫;主要由免疫系统的 T 细胞提供的,单独作用或者与高特异性 B 细胞结合作用。

**体液免疫**:也叫 B 细胞介导免疫;主要负责产生免疫系统的重要成分"抗原"。

---

### 免疫系统的分类

通过对免疫系统或细胞屏障的进一步研究,发现了两大独立但却高度合作的细胞群。第一组细胞起源于胎儿的胸腺。它产生 T 细胞所介导的免疫或称之为简单细胞免疫。第二组细胞由 B 细胞(在法氏囊中分化)组成,是体液免疫的组成单位。细胞免疫和体液免疫中的主要细胞均可在血液、机体的淋巴组织以及组织液中找到。

尽管我们生来就拥有细胞免疫和体液免疫的组成细胞以产生免疫应答,但这些免疫系统中的细胞必须在遇到特定抗原后才能成功抵御抗原。一旦发生这种情况,当再次遇到相同的抗原,免疫系统能快速而又有效地启动免疫应答。这种对抗产生了获得性免疫。获得性免疫可通过不同方式产生。

1. **自然获得性免疫** 感染因子进入体内后产生自然获得性免疫。当患上了感染性疾病,在与感染作斗争过程中就对这种疾病产生了免疫力,即不会再生这种病了。例如,一个小孩得了水痘之后就不可能再得第二次了。在免疫接种产生之前,这是机体产生免疫力的唯一方式。

2. **人工获得性免疫** 通过免疫接种减毒活疫苗,使机体产生了人工获得性免疫。和自然获得性免疫一样,机体与病原体进行斗争并记住了如何再打同样的仗。幼儿、老年人以及高风险职业人群应该向医生咨询免疫接种的情况。

3. **被动获得性免疫** 这是第三种免疫形式,将抗体输进人体内就产生了被动获得性免疫力。这些针对许多特异性感染的抗体是在体外产生的。当抗体输入人体内,在天然获得性免疫力产生之前能对机体起到直接的保护作用。当急诊室医务人员给予破伤风疫苗"增强辅剂量"时,将会提供这种短期而及时的保护形式。要注意的是,被动获得性免疫并不是将真正的病原体注入人体,注入体内的只是能抵抗多种致病因子的抗体。

无论是通过自然获得性免疫还是人工获得性免疫得到感染性致病因子,结果都是产生了机体自身免疫系统的"屏障"。这个过程通常被称为主动获得性免疫。相对应的被动获得性免疫则是机体"借用"其他的免疫成分,并没有真正利用机体自身的免疫系统。这种情况被称为被动免疫。

除了以上描述的免疫形式,未出生的婴儿也可以获得一种短期免疫,它是母体免疫系统的成分通过胎盘来提供的,出生后则是通过母乳来提供。然而,这种母体免疫会逐渐减弱,并随着婴儿自身免疫系统的日益成熟而被替代。

总之,这些免疫形式能为机体抵抗传染性疾病起到重要的保护作用。

---

**关键术语**

**获得性免疫**:首次接触抗原后产生的免疫系统的"装备"。
**自然获得性免疫**:机体对自然出现的病原体免疫做出应答后所获得的免疫类型。
**人工获得性免疫**:机体对通过免疫接种方式引入体内的病原体做出应答后所获得的免疫。
**被动获得性免疫**:当人体接触到特定病原体时提供抗体使机体获得暂时的免疫力。

---

## 三、免疫应答

要完全理解免疫系统的功能,必须对人体生物学有基本的了解。而这已超出了本书的范围。图 12-2 简单描述了免疫应答的过程。

---

**关键术语**

**抗体**:由人体免疫系统产生能抵抗抗原及其毒素的化合物。

---

## 四、免疫接种

尽管许多儿童传染病的发病率处于或接近有史以来的最低水平,但是许多传染性疾病如麻疹、脊髓灰质炎、白喉以及风疹等仍存在死灰复燃的风险。在美国,儿童感染性疾病的增加是因为学前儿童接受免疫接种率仅 79%(范围在 67.5%~93%,取决于居住条件)。这与父母未能按照要求完成儿童免疫接种有关。

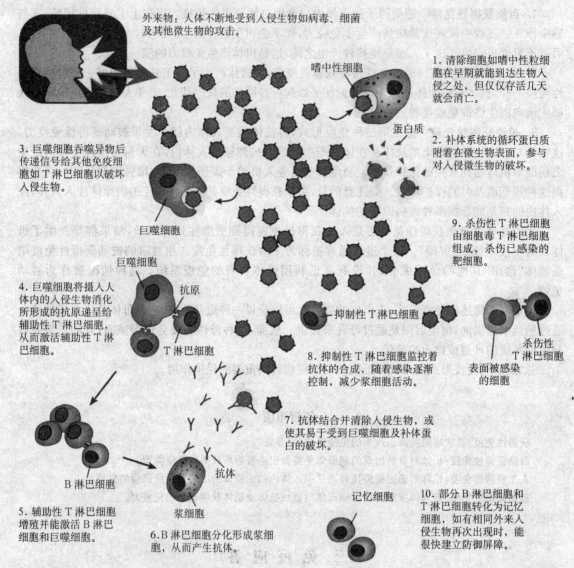

图12-2 生物战。机体需要许多防御机制来减少感染危害以及防止再次感染。抗原是所有免疫应答的最终目标。

预防接种对许多潜在的严重传染性疾病有明显的效果,因此,应该要求完成预防接种。免疫接种预防的疾病如下:

- 白喉:为一种潜在致死性疾病,引起喉部黏膜炎症、淋巴结肿大以及心脏和肾衰竭。
- 百日咳:一种呼吸道和肺部细菌感染的疾病,引起响亮的呼吸道杂音及剧烈咳嗽。
- 乙型肝炎:通过性接触、血液交叉感染或体液传播的病毒感染,引起严重的肝损害。
- B型流感嗜血杆菌疫苗:可引起心脑器官损害的细菌感染,导致脑膜炎,也能造成永久性听力丧失。
- 破伤风:存在于土壤中的一种细菌所引起的致命性感染,可损害中枢神经系统。
- 风疹:上呼吸道的病毒感染。孕妇在怀孕初期感染此病毒,可能影响胎儿发育。
- 麻疹(红疹):具有高度接触传染性的病毒感染,出现皮疹、高热以及其他上呼吸道感染症状。
- 脊髓灰质炎:引起下肢肌肉群麻痹的病毒感染。
- 腮腺炎:唾液腺的病毒感染。

- 水痘：由带状疱疹病毒通过飞沫传播，出现咽痛、皮疹、水疱。
- 肺炎球菌感染：能引起肺炎，心脏、肾、中耳感染的细菌感染。

家长应带新生儿去社区卫生服务中心（或卫生院）、儿科医院或到疾病预防控制中心进行免疫接种。由于儿童及父母已经知道现在大多数免疫接种都采用注射的形式，有些家长因对小孩接受"注射"有些顾虑而不去为孩子免疫接种。为了提高免疫接种的依从性，研究人员试图开发一种结合了许多种疫苗的免疫接种。另外，研究者正在使用新型免疫接种方式，包括皮肤斑贴，鼻喷入法以及浓缩疫苗食物比如土豆等来进行免疫接种。

近几年，儿童免疫接种还包括预防其他严重的躯体及精神的健康问题，比如1型糖尿病、哮喘、孤独症、婴儿猝死综合征。但是，最近的调查研究发现，所推荐的免疫和以上提到的疾病之间的关系没有很大的因果关系。人们更关心的是免疫接种的不良反应以及并发症等更进一步的信息。公共领域的疫苗不良反应报告系统是由食品药品监督局和疾病预防控制中心共同管理的。像其他报告系统一样，疫苗不良反应报告系统也有一定的局限性。但是，通过这个系统可比较容易地获取一系列的科研信息。

尽管免疫接种对婴儿和儿童是非常重要的，但成年人也有免疫接种的需求。因此，疾病预防控制中心的国家免疫计划最近就发布了第一批针对成年人的免疫接种规划。有8种免疫接种推荐成年人应该尽早接受或不断更新（表12-2）。成年人尤其需要白喉和破伤风疫苗的保护。

**表12-2 推荐不同疫苗及年龄组的成人免疫接种计划表**

| 疫苗 | 年龄组（岁） | | |
|---|---|---|---|
| | 19～49 | 50～64 | ≥65 |
| 破伤风，白喉（Td） | 每10年补种一剂次 | | |
| 流感 | | 每年一剂次 | 每年一次 |
| 肺炎球菌（多糖型） | | 一剂次 | 一剂次 |
| 乙肝 | 三剂次（0，1～2，4～6个月） | | |
| 甲肝 | 两剂次（0，4～6个月） | | |
| 麻疹，风疹，流行性腮腺炎（MMR） | 一剂次或两剂次 | | |
| 水痘 | 两剂次（0，4～8周） | | |
| 脑膜炎球菌（多糖型） | 一剂次 | | |

■ 适用于本组全部人群　■ 适用于缺少接种或患病档案的人群　■ 适用于高危人群（即具有医学或暴露指征的人群）

该计划表为19岁以上人群提供了目前获准疫苗常规管理的推荐年龄组。当联合疫苗中任一种疫苗的适应证出现且无其他疫苗禁忌证存在时均可使用获准的联合疫苗。供应商应查询制造商的药品说明书以获得详细建议。医生应将所有临床显著的接种后反应上报给疫苗不良反应报告系统。

**在多元的环境中学习**

### 感染性疾病：老年人面临的挑战

由于很多原因，老年人不可能像他们年轻时一样，患上感染性疾病很快就痊愈。

问题的关键在于随着时间推移机体免疫系统功能逐渐下降。由于某些尚未充分了解的原因，免疫系统不但丧失了识别进入体内病原体的能力,而且也不能对病原体作出有效的免疫应答。在这点上尤为重要的是体内活跃的免疫细胞普遍减少,并且残存的免疫细胞却不能进行有效应答。至于免疫保护水平降低是衰老(所有人类生命会及时在某一点结束)过程中程序化的一部分,还是这一过程是可以预防的(可能通过调节生活方式),这两个问题一直存在争议。可能没有哪些老年人会因免疫功能低下而比那些艾滋病患者受到感染的风险更大。

除了免疫系统功能的正常衰退,一般老年人会受到许多慢性病的折磨。多种慢性病的存在(称为同患多病)使得人体负荷很大,而压力过重也会削弱免疫系统功能。这些疾病的联合效应导致机体多器官功能损害——最重要的,如心血管系统、呼吸系统、肾脏系统。慢性或急性疾病一直威胁这些系统,机体变得格外脆弱,容易受到存在于我们日常生活中的病原体的感染。

与此伴随的是许多老年人还未能意识到在他们这个年龄段发生感染的严重性。他们可能甚至错误地认为自己的身体仍和以前一样"棒",能够避免感染。此外,由于缺乏社会支持,卫生保健服务的可及性差以及不能负担高额的医疗费用,使得老年人不能随时得到有效的、必要的医疗护理。

当这些因素合在一起,老年人就会出现严重甚至是致死性的感染。因此,所有对老年人的健康负责的人都要知道老年人所患疾病易感性很强,并且认识到适当有效的照料是预防感染的关键。

## 五、一些主要的感染性疾病的病因及其管理

本节主要关注的是一些常见传染病及一些尽管罕见却较严重的疾病。可以作为判断你自己疾病易感性的参考信息。

### (一) 普通感冒

普通感冒属于急性上呼吸道感染,是人类最常见的感染性疾病。这种接触传染性强的病毒感染,也称之为急性鼻炎,可由将近200种大家所熟知的鼻病毒中任何一种病毒所引起。当人们呆在拥挤的室内环境如教室里,患上感冒是很常见的。

感冒的症状和体征完全是可以预料到的。在感冒早期,伴随出现流鼻涕、流泪、周身隐痛或阵痛、全身不适、精神萎靡、低热等症状。最终鼻腔黏膜肿胀,炎症可能蔓延至咽喉部。随之可能出现鼻塞、咽痛及咳嗽(表12-3),味觉和嗅觉障碍,食欲减退。

一旦感冒的症状出现,应及时治疗。大部分感冒症状几天后就消失了。同时,应该避免和其他人接触,多喝水,合理饮食,并多休息。

目前还没有有效的方法来预防感冒。用一些非处方感冒药对感冒有一定作用。这些药不能治愈感冒,只可能减轻感冒所引起的不适症状。鼻黏膜血管收缩剂、化痰药、止咳糖浆以及阿司匹林或对乙酰氨基酚都能使感冒症状得到暂时的缓解。使用时一定要遵循药品说明服用。

假如感冒症状持续不退,如长时间寒战、高热(>38℃)、胸闷或胸痛、气短、咯铁锈色黏液痰、持续咽痛或声音嘶哑,就应该去看医生。

目前认为感冒最容易通过手接触传播的,因此建议勤洗手。

**关键术语**

**急性鼻炎**:普通感冒引起的突发性鼻部感染。

> **如何正确地洗手**
>
> 洗手的方法和洗手的频率同等重要。由于洗手在预防感冒和流行性感冒中起到重要作用,疾病控制中心制定了洗手指南。
> 1. 手在接触眼睛、鼻子和嘴的时候可以传播传染性因子。
> 2. 在如下情况下应该洗手:
> - 准备食物之前、期间和之后
> - 饭前便后
> - 处理完动物或动物粪便之后
> - 手很脏的时候
> - 家里有人生病的时候更需要频繁洗手
> - 一段时间频繁握手后应立即洗手
> 3. 正确洗手应遵循以下几个步骤:
> - 首先将手弄湿并涂上洗手液或肥皂(洗完将肥皂放在架子上使其干燥)
> - 然后用力搓洗双手表面
> - 持续10~15秒
> - 清洗并用毛巾擦干

## (二)流行性感冒

简称流感,它也是一种由病毒感染所致的急性接触传染性疾病。一些流感暴发已导致大范围的人员死亡,如1889~1890年、1918~1919年、1957年及2003/2004年的流感全美大流行。引起这种感染性疾病的病毒株比引起普通感冒的病毒株更有可能出现严重的并发症。这种流感病毒株通过呼吸道进入体内。经过短暂的潜伏期和前驱期,宿主不仅仅出现上呼吸道症状和体征,而且出现全身症状和体征。这些症状包括发热、寒战、咳嗽、咽痛、头痛、胃肠道不适以及肌肉酸痛(见表12-3)。

表 12-3 感冒与流感的比较

| 症状 | 感冒 | 流感 |
|---|---|---|
| 发热 | 很少 | 典型,高热(37~39℃),持续3~4天 |
| 头痛 | 很少 | 明显 |
| 全身酸痛 | 轻微 | 常见;常常较严重 |
| 乏力、虚弱 | 很轻微 | 可持续达2~3周 |
| 精疲力竭 | 无 | 早期,明显 |
| 鼻塞 | 常见 | 有时有 |
| 喷嚏 | 常见 | 有时有 |
| 咽痛 | 常见 | 有时有 |
| 胸部不适、咳嗽 | 轻到中度;干咳 | 常见;可能变严重 |
| 并发症 | 鼻窦炎,耳痛 | 肺炎,支气管炎;可能威胁到生命 |
| 预防措施 | 避免与感染人群接触 | 每年进行免疫接种;金刚烷胺或金刚乙胺(抗病毒药物) |
| 治疗 | 暂时缓解 | 症状出现后24~48小时内使用金刚烷胺或金刚乙胺 |

请注意:当我们不清楚感冒或流感过程中可能出现的并发症时,应该咨询医生。在感冒过程中出现以下任何一种情况应该提醒医生注意:①当感冒超过5~7天仍未痊愈的时候;②当温度上升(超过38℃);③当咳出浅褐色痰或者非处方药不起作用时。类似的并发症可与流感联合发生,这时要咨询医生。在感染流感时,儿童、老年人、孕妇以及所有合并慢性病的病人比如糖尿病、心血管疾病和恶性肿瘤,应该认真观察,如有并发症应该立即报告医生。

大多数年轻人可以抵抗每年冬、春季的轻微流感。然而,孕妇和老年人——尤其是有其他并发症的老年人,比如心脏病、肾病、肺气肿、慢性支气管炎——难以抵抗这些病毒的攻击。那些经常接触一般公众的人们比如教师,也应该重视每年的流感疫苗接种。

目前接种流感疫苗越来越普遍。过去几年,这种在流感高发季节专门准备的流感疫苗主要是满足50岁以上的老年人和特殊人群的需要。在2003/2004年流感流行期间,年轻人也加入了接种人群,导致国家提供的疫苗不足。

对流感高发季节的关注使人们的注意力开始转移到可能导致流感大暴发的一些像变异的禽流感病毒等更加熟悉的病毒上。现在这种致命的流感病毒主要通过禽类(鸡和鸭)传染给那些接触了被病毒感染的禽类粪便的人类(或其他动物比如猫、猪和狗)。

### (三) 肺结核

肺结核是一种由细菌引起慢性咳嗽、体重下降甚至死亡的肺部感染疾病。全球每年有870万人感染结核病,200万人死于结核病。

因为肺结核是通过咳嗽传播的,在拥挤的地方由于患者不断与其他人接触,结核病愈演愈烈。监狱、医院、廉租房、大学生宿舍就是这些日常接触较为密切的地方。在这种环境中单单一名患者就能把结核传给很多其他人。

当健康人群接触结核杆菌后,他们的免疫系统一般能抑制细菌防止症状产生,并减少感染他人的可能性。然而,当机体免疫系统遭到破坏,如老年人、营养不良者以及那些感染HIV病毒者,疾病容易发生并且最终传染给其他人的危险性很大。

一种基于免疫血清筛检结核病的新技术——酶联免疫斑点法已经被研发出来。类似的筛检方法也被应用于筛查HIV感染,这种测试可以识别出对主要结核病细菌——结核分枝杆菌的抗原成分敏感的T细胞。这种测试在识别被感染个体时比古老或者更传统的皮肤测试更加准确。

### (四) 肺炎

肺炎是一个通用的术语,用来描述多种呼吸道感染疾病,如细菌、病毒、真菌、立克次体、支原体以及寄生虫所致的肺炎。其中,细菌性肺炎是最常见的肺炎。它常常与那些能削弱机体免疫力的疾病联系在一起。事实上,肺炎在体弱多病的老年人中是比较常见的,从而成为导致死亡的主要原因。一种由寄生虫感染所致的间质性浆细胞肺炎目前备受关注。因为在HIV病毒感染被确诊为艾滋病的过程中,间质性浆细胞肺炎作为一种主要的感染条件与之相关。

在有慢性阻塞性肺疾病、心血管疾病、糖尿病或酒精中毒等病史的老年人中,一种在冬天季节的肺炎称之为社区获得性肺炎常常成为这些人的严重健康问题。突发的寒战、胸痛以及咳嗽咳痰是其典型症状。此外,一种无症状的肺炎称之为走动性肺炎,也常见于成人,并可能在毫无征兆的情况下加重。

随着老年人口的增长,对肺炎链球菌性肺炎的免疫接种已经确立并开始实施了。目前建议50岁以上的人群进行免疫接种。对老年人尤其是少数老年人接种肺炎疫苗已经有了较好的成本效益。

由于肺炎的耐药菌株已经被发现,因此,一些专家正呼吁为老年人提供更全面的接种计划。

### (五) 单核细胞增多症

如果大学生在读书期间患上单核细胞增多症,一般至少需要卧床休息一个学期或一个季度,且全身虚弱无力一般也需要休息一两个月才能恢复。

单核细胞增多症是一种机体内产生过量单核细胞(白细胞的一种)的病毒感染。过了漫长而又不确定的潜伏期和前驱期,单核细胞增多症的急性症状将会出现,如虚弱、头痛、低热、淋巴结肿大

(尤其是颈部淋巴结)以及咽痛。据报道,精神疲乏和抑郁有时是单核细胞增多症的并发症。通常在急性症状消失后,虚弱乏力仍可能持续数月。

单核细胞增多症是依靠其典型的临床症状来诊断的。单核细胞增多症患者的血涂片也可以用来确定白细胞的异常程度。此外,抗体测试可以检查该疾病典型的免疫系统的活动。

因为单核细胞增多症是由病毒(EB病毒)感染所致,建议不要使用抗生素治疗。治疗主要包括卧床休息、使用非处方退烧药(阿司匹林或对乙酰氨基酚)和缓解咽痛的药(止咳糖浆)。对于危重患者,可使用皮质类固醇激素。适当的饮水及均衡的膳食对于处于恢复期的患者来说也相当重要。幸运的是,机体往往能对这种病毒产生自然获得性免疫,因此再次感染单核细胞增多症的可能性就很小了。

多年来,单核细胞增多症一直被称作"接吻性疾病",然而,单核细胞增多症的传染性并不强,且被认为是通过接吻等直接传播的方式进行扩散,至今还没有研制出疫苗来预防单核细胞增多症。最好的预防措施包括:①均衡的饮食;②规律的锻炼;③充足的睡眠;④合理使用卫生服务;⑤居住环境相对健康;⑥避免直接接触已感染者。

### (六) 慢性疲劳综合征

也许医生所见到的最令人困惑的"感染性"疾病就是慢性疲劳综合征(CFS)。这种症状类似于单核细胞增多症的疾病,在1985年才为我们所认识,最常见于三四十岁的妇女。慢性疲劳综合征患者中,多数是忙碌的职业人群,其症状类似于流感,如精疲力竭、乏力、头痛、肌肉酸痛、发热、精神不集中、敏感、不能耐受体育锻炼以及抑郁。对第一位慢性疲劳综合征患者进行的相关检查显示其体内有EB病毒抗体,因此可确定是一种病毒感染性疾病(并且刚开始称作慢性EB病毒感染综合征)。

自从这种疾病出现以来,因其病因不明而一直备受关注。目前,这种疾病的病因是特定的病毒感染,还是包含病毒感染和非病毒感染性的因素,或是其他的失调,人们所持的观点大相径庭。

据报道,近年还出现另一种与慢性疲劳综合征相类似的慢性病——纤维肌痛。如慢性疲劳综合征一样,纤维肌痛患者出现疲劳、睡眠障碍、局部疼痛、敏感、晨僵以及头痛;发作时常伴随着精神紧张、感染性疾病、创伤如高处坠落伤、甲状腺功能紊乱或与结缔组织疾病相关的疾病。因此一些临床医生认为这两种疾病的关系可能非常密切,这是基于所涉及的免疫系统所得出的结论。

无论它的病因是一种或者是几种,慢性疲劳综合征使得患者极度不适。这种疾病的病人需要长期接受有经验医生的治疗。

---

**关键术语**

**单核细胞增多症**:以虚弱、乏力、淋巴结肿大、咽痛及低热为发病特征的病毒性感染疾病。
**慢性疲劳综合征**:能够引起严重的乏力、疲劳、头痛和抑郁,多发于三四十岁的女性。

---

**探索你的心灵**

#### 与感染性疾病并存:生命没有结束,只是有所不同

患上慢性感染性疾病可能使你筋疲力尽、精神衰弱。首先,你要应付疾病引起的疼痛、乏力以及药物的不良反应。同时,你也要试着去适应周围的一切——生活习惯,社会家庭关系以及工作。由于生活发生了戏剧性的变化,你可能感到绝望、沮丧和孤独。当你学着应对长期性疾病如慢性疲劳综合征、肝炎或HIV时,调整生活各个方面的最好方法是什么?是否还能再次充分享受生活呢?

工作场所可能是你的最大挑战。因为生病后体力不支，你可能不能按时完成任务和不能处理日常工作事务。所有规定的病假和节假日可能全用于预约医生、住院了，并且有时候会因为筋疲力尽而不能去工作。你的同事和领导可能因此歧视你，让你觉得自己受到了不公平待遇。处理这些挑战的最好方式是保持乐观友好的生活态度，合理安排时间，促进与上级的交流，即使在感觉不适的情况下也要尽量做好工作。

你们亲密的夫妻关系也可能紧张起来。因此，最好的方法就是与爱人开诚布公地进行沟通。尽量消除你爱人对你的疾病所存在的疑虑。假如你所患的疾病具有传染性，采取一切必要的预防措施避免传染给你的爱人。再次打消你爱人的疑虑，告诉他(她)你们采取了这些预防措施后，他(她)就不会再被感染了。一定要让你爱人参与你的日常事务。让他(她)了解医生的所有安排，你忍受的痛苦经历以及遇到的所有进步和挫折。你们应该互相倾诉以减少焦虑。尽量去适应，以便你们仍可以保持浪漫的关系。寻求新的方式来享受两个人一起度过的所有快乐时光。

假如你有孩子，他们也可能被你传染。当你不舒服时，小孩子可能不明白你为什么不能带他们去玩，或者你因为预约好医生而不能去看他们的校园剧。最好让孩子知道他们的害怕和担忧是对的，以及你愿意与他们一起分担。告诉他们你的预后情况，注意如果治愈没有希望的话也不要做任何虚假的承诺。多花点时间陪孩子——辅导功课，讲故事或做些家务。经常鼓励孩子提问题。

无论是家庭还是工作单位，你的生活都可能随着疾病而改变。因此，你应该适应新的生活，重要的是：
- 做自己最好的朋友。注意营养，尽量多运动，多休息，遵照医嘱。
- 明白自己行为受到限制。不要因为不能做生病前经常做的事情而感到内疚，而是应该在你身体状况允许的条件下制定一些目标以及承担责任。
- 找一些新的娱乐方式。开始新的休闲业余爱好会令人愉快。你也可以做些调整以便你能继续你一直喜欢的活动。你也许不能每天跑3公里，但饭后散步可能是个不错的选择。
- 多与他人交流。多和别人分享各自的感受，并允许身边人和你一起分享感受。这样大家可以一起平复内心的恐惧，给彼此带来希望，并培养相互的归宿感。
- 保持积极的生活态度。记住，生命并未结束——仅仅是不同而已。当你感觉良好的时候，展望一下未来，并充分利用好这些美好的日子。创造新的方式来满足你的需求和愿望。积极地面对未来和治疗。现在新的治疗方法在不断发展。然而，仍须对你的现状有客观的认识。加入一个社会支持团体，可能是你为你所做的最好的事情之一。

在与疾病斗争过程中你会吃惊地发现从自己身上学到了很多东西。你可能会发现自己身上具备一种连自己都没有意识到的强大精神力量。有时候日子可能比较难熬，但不管怎样你挺过去了。你可以从新的角度看待生活——放慢生活节奏、享受工作的快乐，做好工作，多交朋友，聆听自己的心声，自我反省，陪陪孩子，再看看大自然，感恩现在和未来。

### (七) 细菌性脑膜炎

大约从1995年开始，一种之前并不经常看见但却有潜在致命性的感染性疾病——细菌性脑膜炎出现在大学校园中，预示着当前大学生比非大学生人群存在更高的感染机会。更有意思的是，在大学生中，住宿生感染该病的可能性似乎最大。这就表明封闭的住宿环境，共同分享一支烟和一瓶饮料，接吻(交换已感染的唾液)，与世界其他地区的学生密切接触，将利于细菌的传播。由于许多学院和大学都规定学生在学校住宿，所以他们成为脑膜炎发病率最高的人群。除此之外，这个群体还可能在一个大教室上课和在大餐厅吃饭。

流行性脊髓脑膜炎是覆盖于脑组织表面的脑膜所引起的细菌感染。在疾病早期，该病很容易与流感相混淆。症状常常包括高烧、剧烈头痛、颈项强直、恶心呕吐、筋疲力尽以及出现进行性增加的皮疹。约10%感染者常常在24小时内死亡。因此当患者出现上述症状时，应立即去医院进行诊断治疗。假如诊断及时，治疗效果极佳。

## (八) 中毒性休克综合征

中毒性休克综合征(TSS)是在1980年登上了头版头条被人们所知道的,美国疾病预防控制中心报道TSS是由与使用阴道内置卫生棉条有关的一种特殊细菌(金黄色葡萄球菌)所引起的(TSS除了卫生棉使用不当引起之外,还可以由鼻填塞术、损伤感染和皮下脓肿所引起)。

有关TSS的典型症状和体征请见星号框。具有超强吸附性的卫生棉条比普通卫生棉条引起阴道炎的概率大3倍。如卫生棉条在阴道里面放置时间过长(超过5小时),会加重阴道炎症。一旦这种炎症出现,葡萄球菌(阴道常见菌)相对比较容易进入血液。这些细菌在循环系统内繁殖,并产生毒素引起中毒性休克综合征。患有TSS的妇女死亡,通常是由心血管系统功能衰竭所引起的。目前,约10%患TSS的妇女死于该原因。

与其他感染性疾病相比,这种疾病的发病率很低。在20世纪整个80年代和大部分90年代,妇女感染的发病率为1/10万。但是,近几年感染率已经上升到5/10万。这种增长跟妇女月经初潮年龄提前、放松警惕有关。同时初经前期的妇女应该学习卫生棉条的正确使用方法。专家建议:①不应该把卫生棉条作为保持卫生的唯一方法;②卫生棉条在阴道里放置的时间不应太长。妇女应该每几小时更换一次卫生棉条,并间断使用卫生巾。睡觉的时候不应使用卫生棉条。有医生建议,如果妇女想永远不患TSS,则不要使用卫生棉条。

### 关键术语

**中毒性休克综合征**:由阴道内的特定细菌进入正常血液循环并且迅速繁殖而引起的潜在致命性疾病。

### 中毒性休克综合征的症状及体征

- 发热(≥38℃)
- 头痛
- 呕吐
- 咽痛
- 腹泻
- 肌肉酸痛
- 日晒疹
- 低血压
- 眼睛充血
- 定向障碍
- 少尿
- 手掌及足底脱皮

## (九) 肝炎

肝炎是由许多病毒所引起的肝脏的炎症。现在知道的类型有甲型、乙型、丙型、丁型和戊型肝炎。酗酒和滥用其他药物也可以间接导致肝炎的发生。肝炎的全身症状包括发热、恶心、食欲不振、腹痛、疲劳以及黄疸(皮肤和眼睛发黄)。

甲型肝炎常常因摄入粪便污染的水源或食物所致,如粪便污染的水中生长毛蚶类食物,污染的水浇灌的蔬菜,以及污染的饮用水。

乙肝通过多种方式传播,包括性接触、静脉注射药物、纹身以及医疗和牙科器械使用。现在认为,慢性乙型肝炎与肝硬化和肝癌有关。根据其传播方式,大学生应该是潜在乙肝携带者的高发人群。在识别病毒危险因素后,临床和牙科治疗过程也是病毒传播的潜在方式,包括病人传给医生,医生传给病人。慢性乙肝可以诱发肝硬化和肝癌。现在乙肝疫苗接种的效果很好,因此从1999年开始,乙肝在儿童和青少年中的发病率已经下降了1/5。但是,19岁以上人群的发病率却在上升。

尽管对儿童已经接种疫苗,但是对未免疫接种的老年人和大学生还应该更加重视。

丙肝的感染方式与乙肝类似(性接触、污染的血液以及共用注射器)。由于目前还没有疫苗,感染人数超过四百万,并且预计死亡率会一直攀升。当前一种利用利巴韦林和多种干扰素合成的二联药物疗法被用来治疗丙肝。很多被感染的人群在几十年里一直有炎症存在,并且许多人会在肝病恢复后再次感染丙肝。

最近发现的丁肝很难治疗。几乎只有乙肝患者中才会患丁肝,因为丁肝病毒要依靠乙肝病毒获取更多的抗原。类似于乙型肝炎病毒和 HIV 病毒,无保护措施的性接触如口交和肛交感染丁型肝炎病毒的可能性很大。

戊型肝炎是由水源污染所致,除了那些从戊肝感染地区来的人,其他地方戊肝并不常见。

### (十) 严重急性呼吸综合征(SARS)

在 2003 年 2 月,全世界开始对一种先前并不知道的呼吸系统疾病产生恐慌,最初人们以为是肺炎的一种形式。这种发病特征为高烧($>38℃$)、寒战、头痛和几天后干咳的疾病,实际上是一种新型病毒性疾病——严重急性呼吸综合征(SARS)。这种疾病首次报告是在河内,之后是新加坡、中国内地和其他亚洲各国家,之后迅速扩散至欧洲和北美国家。

科学家分离了这种呼吸系统疾病的病毒,并确定该病毒是引发上呼吸道感染疾病(感冒)的冠状病毒家族的一员。

这种疾病为人-人传播方式,病毒可以通过呼吸道飞沫传播,并进一步发现身体虚弱的人、老年人和年轻人以及那些直接接触了有明显症状患者(家人或者医院工作人员)的人是高风险人群。

#### 关键术语
**动物性传染病**:由动物传染给人类的疾病。

### (十一) 禽(鸟)流感

禽流感首次在公众面前出现是在 2003 年,当时老挝、柬埔寨、越南以及 12 个以上亚洲国家的卫生部门报告了数百万鸡的死亡,并且到 2004 年末感染了新型流感病毒 H5N1 的 45 个人已经死亡,这种变异的高致病性禽流感病毒与中国香港 1997 年禽流感流行有关。

由于这种高毒性 H5N1 病毒已经从一系列的动物宿主(鸡、鸭、火鸡和其他鸟类,可能还有猫)中获得了遗传物质,并且能通过混入更少的毒性进行人-人之间的禽流感(H7)传播,这种"超级形式"发生的可能性很高。至今,杀死禽类或者为禽类免疫接种是减少人-禽传播的主要途径,但是人-人传播很难切断。当全世界都在等待流感高发季节到来时,疫苗试验仍在进行中,一些国家包括美国和加拿大,已经开始大量储备抗病毒药物了。

### (十二) 艾滋病(AIDS)

AIDS 正迅速成为近期史上最具毁灭性的感染性疾病,并且事实上一定会成为史上最具毁灭性的感染性疾病之一,除非将来可以治愈。

**1. 艾滋病的病因** 艾滋病是由能破坏免疫系统辅助 T 淋巴细胞的 HIV 病毒引起的。由于 HIV 病毒破坏了辅助 T 淋巴细胞,人体就无法抵抗原本很容易控制的感染。因为这些感染是出现在机体免疫力低下的时候,所以就统称为机会性感染。HIV 病毒感染者(HIV+)很容易受到细菌、原虫、真菌以及许多病毒的感染。由于机体免疫功能低下,即使没有感染,也会产生许多种恶性肿瘤。

在 HIV 病毒/艾滋病最初流行的几年里,几种特定的可诊断疾病成了临床上将 HIV 感染者诊断为艾滋病的标志,其中有间质性浆细胞肺炎和卡波肉瘤(是一种罕见的致死性皮肤癌)。随着与免疫系统进行性破坏相关的其他疾病逐渐被人们所认识,艾滋病并发症已增加到近 30 种,如脑弓形虫病、致盲的巨细胞病毒性视网膜炎、脑淋巴瘤、反复出现的沙门菌性败血症、艾滋病消瘦症候群如妇女宫颈癌扩散、反复感染肺炎以及反复结核感染。然而,现在专家们逐渐倾向于将符合下列条件诊断为 HIV 阳性的 AIDS 患者或 HIV 病毒感染者:体内辅助 T 淋巴细胞数低于 $2.5 \times 10^8$/升,不管是否出现特定的并发症。

**2. HIV 病毒的传播途径** HIV 病毒不易通过日常接触来传播。通过与 HIV 病毒感染者在工作、学校或家中的日常接触而发生感染的概率微乎其微。众所周知,HIV 仅通过下列方式进行传播:直接性接触包括体液交换(血液、精液和阴道分泌液),共用皮下注射针头,输注感染的血液或血制品,以及母婴传播(感染的母亲传给胎儿或新生儿)。因为 HIV 病毒必须进入未感染个体的体内循环血液中才能传播,比如通过注射器,直肠内膜穿孔,或者生殖系统。当前研究显示,HIV 病毒不通过汗液、唾液(除非血液被感染)、眼泪或尿液进行传播,即使在这些体液中能测得很低浓度的 HIV 病毒。这种病毒一般不能通过胃肠系统进入机体,因为会被消化酶破坏。但是也可能存在例外,因为非洲的一项研究指出母乳喂养也可以传播 HIV 病毒。第二种例外是 HIV 感染者与未感染者进行无保护措施的口交时,当未感染者存在牙龈炎和牙龈出血,HIV 病毒经口传播应该也是可能的。

女性通过异性性交方式感染 HIV 病毒的风险远比男性要高得多,因为精液中淋巴细胞的浓度高于女性阴道分泌物中淋巴细胞浓度。25 岁以下的女性主要通过性接触感染 HIV 病毒。

**3. HIV 病毒感染的症状及体征** 大部分 HIV 病毒感染者起初感觉很好,并且没有任何症状(也就是说,他们是无症状的)。HIV 病毒感染的潜伏期一般为 6 个月至 10 年甚至更长,平均约 6 年。尽管从感染到免疫系统功能损害并出现第一项临床体征之间的时间很长,但在感染 HIV 病毒后几周至 3 个月内就可能出现 HIV 抗体。当然,很少有人能在潜伏期内检出 HIV 病毒感染。因此,感染者可能仍处于无症状状态[现在指那些 HIV(+)的无症状者]却成了 HIV 病毒携带者,过了好几年他们才可能注意到疾病的体征,进而进行体格检查。按照 HIV 感染的长潜伏期和较小部分公众才去检测的情况,大范围进行 HIV 筛查的成本效益已经被接受并重新受到关注。

没有免疫系统损害的症状,有性行为的人们应该重新定义单一性伴侣的意思。遗憾的是,现在人们的性行为只是偶然性的,导致观察者为今天的年轻人贴上了"危险的一代"这样的标签。

大多数 HIV 感染者都没有早期筛查和预防性药物治疗,以至于直接出现了后期阶段的症状和体征。这些症状包括疲劳、发热、食欲不振、体重下降、腹泻、盗汗以及淋巴结肿大(常见于颈部、腋窝和腹股沟)。这时,他们已经出现了 HIV 阳性的症状(表 12-4)。

表 12-4 HIV 感染谱

| | HIV+无症状者 | HIV+有症状者 | HIV+出现 AIDS |
|---|---|---|---|
| 外部体征 | 无症状<br>看起来很好 | 发热<br>盗汗<br>淋巴结肿大<br>体重下降<br>腹泻<br>偶有感染<br>乏力 | 卡波西肉瘤<br>间质性浆细胞肺炎和(或)其他可预见的疾病<br>神经系统疾病<br>一种或一种以上其他可诊断性疾病,辅助 T 淋巴细胞计数低于 $2.0 \times 10^8$/L |

(续表)

| | HIV＋无症状者 | HIV＋有症状者 | HIV＋出现 AIDS |
|---|---|---|---|
| 潜伏期 | 从感染病毒到 10 年 | 数月至 10 年或更长时间 | 数月至 10—12 年或更长时间 |
| 机体感染程度 | 产生抗体<br>免疫系统功能完整<br>抗体阳性 | 产生抗体<br>免疫系统功能低下<br>抗体阳性 | 免疫系统功能缺陷<br>抗体阳性 |
| 是否已感染 | 是 | 是 | 是 |

假如时间足够长的话，可能只要 15 年时间，大多数未使用预防性药物疗法的被感染人群已经超越了 HIV 的症状到达急性感染期。这时，HIV 阳性的艾滋病患者的标签就被打上了，依据是既符合临床定义同时辅助 T 淋巴细胞数低于 $2.5 \times 10^8$/升。正常人的辅助 T 淋巴细胞数为 $(8.0 \sim 10.0) \times 10^8$/升。

一小部分感染者能抑制病毒感染并且存活 20 年以上不会发展为艾滋病。但是，专家们尚未完全明白这种能力（可能归因于特定免疫细胞形成了抑制复合物）。

**4. HIV 病毒感染的诊断** HIV 感染的诊断需要通过临床检查、对伴随感染的实验室测试和初步筛查。如果初筛的结果是阴性，那么高风险人群需要在 3～6 个月后进行再次筛检。对于那些在临床机构公开筛查的人来说，家庭筛查也是可行的。无论如何，一旦初筛完成，会有很小的概率出现假阳性，更灵敏的检测包括初筛试验——酶链免疫吸附试验（ELISA）和免疫印迹试验。最近发明的测试方法虽然昂贵且不完全可靠，但是可行的。这些测试识别了耐药的变异病毒株，可帮助考虑是否使用特殊的药物来抑制这种浓缩的病毒株。这些信息可以帮助医生制定治疗方案。

**5. HIV 感染者和艾滋病的治疗** 对于 HIV 病毒感染及艾滋病无特效药。但是，诊断前治疗或者至少在 T 细胞达到 $2.5 \times 10^8$/L 以前治疗是至关重要的。当前的治疗方案采用两种不同组药物相结合：反转录酶抑制剂（分为两组，核苷类抗生素和非核苷类抗生素反转录酶抑制剂）和蛋白酶抑制剂。

反转录酶抑制剂阻断了反转录酶的行为，病毒借助反转录酶在被感染宿主的辅助 T 细胞下进行自我复制。目前有两种可行的反转录酶抑制剂复合物被用来形成治疗 HIV 感染的药物"鸡尾酒疗法"的一部分。

蛋白酶抑制剂和反转录酶抑制剂联合用来治疗 HIV 感染。这些药物限制了病毒复制的能力。在大多数治疗规则中，蛋白酶抑制剂结合两种反转录酶抑制剂可以完成药物的鸡尾酒疗法。

除了反转录酶抑制剂和蛋白酶抑制剂之外，最近介绍的 3 种药物可以更强地抵抗 HIV/AIDS。目前，通过新老两种药物研发出更新的甚至更有效的"鸡尾酒疗法"。这种疗法被称为高效抗反转录病毒治疗方法或者称为 HAART。HAART 已被证明在延长许多 HIV/AIDS 患者的生命方面非常有效，它是通过大大减少体内 HIV 病毒数量来发挥作用的。病人是否使用 HAART 来治疗主要取决于一些主要影响因素，比如病毒路径数据和先前存在的疾病。

科研人员一直在研制疫苗预防 HIV 感染。

**6. 预防 HIV 感染** HIV 感染可以预防吗？答案是肯定的。虽然大学校园内 HIV 感染率较低（近 0.2%），但学生仍有感染的危险。有多种措施可以降低 HIV 感染和传播的风险。这些措施包括了解你的行为以及 HIV 的传播途径。禁欲、安全性行为、性节制以及与潜在性伴侣思想沟通，尤其适用于大学年龄段的人群。限制性行为是预防 HIV 的最好方式。为了最大限度地预防 HIV 感染，人们应该限制性行为。"教你一招——降低感染 HIV 的风险"上列举了几点建议，安全性行为、性节制以及互相交换诚实准确的性生活史。

随着发现耐药病例的增加，预防显得更加重要。这种情况发生在纽约的一位HIV感染病人身上，医生制定的3种用药方案对他都不起作用，并在几个月后就发展成了艾滋病。这是一位40多岁的男性、性交混乱、并且经常服用兴奋剂，但在受感染前他的免疫系统明显是正常的。

### 教你一招

#### 降低感染HIV的风险

我应该做些什么来预防HIV和性传播疾病？

记住对方不可能泄露他们真实的性生活史或吸毒史，这点很重要。你可以通过采取下列安全性行为措施来降低感染HIV的风险。

- 了解对方的性生活史以及是否感染艾滋病。
- 通过禁欲或保持长期一夫一妻关系限制你的性伴侣。
- 坚持正确使用安全套。
- 避免接触体液、粪便和精液。
- 不用削弱判断力的药物（如吸毒）。
- 不共用皮下注射针。
- 禁止与注射毒品的吸毒者发生性行为。
- 避免与HIV感染者、出现艾滋病症状和体征者以及高危人群的性伴侣发生性行为。
- 定期检查是否感染性传播疾病(STD)。
- 不进行无保护的肛交。

采取这些行为容易吗？你血检HIV呈阳性的风险有多大呢？

目前研究表明：避免与高危人群发生性行为是最为有效并切实可行的安全措施。

## 六、性传播疾病

性传播疾病(STD)曾被称为维纳斯病（维纳斯，罗马神话中的爱神）。现在维纳斯病这个术语已经被更广的术语性传播疾病所替代。专家们强调应重视STD的有效预防和治疗，而不是性道德问题。下面关于STD的几点应该记住：①到25岁，约有1/3的成年人都接触过性传播疾病——多数为衣原体病、单纯疱疹和人乳头状瘤病毒；②在某一时刻一个人可以感染不止一种STD；③STD的症状可随时间而变化，不同的人也可有不同症状；④机体对STD产生少量免疫力；⑤STD可使患者产生其他健康问题，包括不育、子代发育缺陷、癌症以及残疾。此外，假如性伴侣也感染上了STD，感染HIV的风险就更高了。

这一节着重讲述大学生中发生率高的STD（衣原体病、淋病、人乳头瘤状病毒感染、单纯疱疹、梅毒以及虱）。完成本章后面的个人评估将有助于你确定你自己感染STD的风险。

### 关键术语

**性传播疾病(STD)**：主要通过密切性接触传播的感染性疾病。

## (一)衣原体病(非特异性尿道炎)

衣原体病目前被认为是最常见的性传播疾病。据估计,衣原体感染率比淋病高 5 倍,比梅毒高了近 10 倍。由于在性活跃的年轻人中发病率较高,这些人即使没有症状也应该一年筛检两次。因为衣原体病经常伴随淋病感染,如果发现淋病通常使用双重疗法比较合适。20~24 岁的性活跃人群也应该注重常规筛检,尤其是那些有多个性伙伴史和没有采取避孕措施的人尤其需要重视。

沙眼衣原体是引起衣原体感染的细菌因子。衣原体病是非特异性尿道炎(NSU)最常见的病因。NSU 指的是尿道及其周围组织感染,但感染不是由引起淋病的细菌所致。只有当可疑的淋病培养呈阴性时,临床医生才诊断其为 NSU,常称之为衣原体病。尽管新的诊断试验如测试包不如血培养准确,但也能快速作出诊断。约 80% 患衣原体病的男性描述出现类似淋病的症状和体征,包括尿痛和滴白。正如淋病及许多其他 STD 一样,大部分妇女报告无明显症状或体征。有些妇女可能表现出少量尿道分泌物、尿痛以及外阴肿胀。治疗淋病用口服青霉素类药物,治疗衣原体病及其他非特异性尿道炎则使用四环素或多西环素。衣原体病的推荐治疗方法是每日两次口服阿奇霉素(1 g)或多西环素(100 mg),服用 7 天。已感染者应该停止性接触并严格按照医嘱进行治疗。

与所有性传播疾病一样,性伴侣应该同时接受治疗以避免出现"乒乓效应":如仅一方接受,夫妻俩则会出现多次反复感染。此外,和其他 STD 一样,得了衣原体病后不会产生免疫力。

未治疗的衣原体病可能出现和未治疗的淋病一样的阴性健康结果。病原体可能侵犯并破坏男性深部生殖系统结构(前列腺、精囊和尿道球腺),可能导致不育。病原体能进一步扩散,并且产生关节病变(关节炎)以及心脏并发症(心瓣膜、血管及心肌病变)。

病原体经尿道或宫颈进入女性体内。如治疗不当,可能侵犯骨盆深部结构,产生盆腔炎(PID)。子宫内壁(子宫内膜)、输卵管以及周围结构可能受到侵犯出现这种疼痛综合征。还可能出现许多更重要的并发症,如不孕、宫外孕和腹膜炎。感染妇女可通过阴道分娩将衣原体传播到新生儿的眼睛和肺部。对于所有男性和女性来说,衣原体病和其他非特异性尿道炎的早期检测至关重要。

---

**关键术语**

**衣原体病**:最常见的性传播疾病,非淋球菌所致。
**尿道**:尿液从膀胱排出的通道。
**盆腔炎(PID)**:急慢性腹膜感染或盆腹腔内膜感染;与许多症状及不育原因相关。

---

## (二)人乳头状瘤病毒

另一种性传播疾病人乳头状瘤病毒(HPV),HPV 感染一般无明显症状,因此对这种疾病的严重程度并不清楚。对一组性活跃的女大学生的研究发现近 20% 的女性感染了 HPV。目前认为女性 HPV 感染的风险因素包括:①20 岁以前发生性行为;②35 岁前与 3 个或更多男性发生性关系;③与 3 个或更多性伴侣的男性发生性关系。对男性 HPV 感染认识尚不清楚,不过其感染范围可能更广。

HPV 感染备受关注是因为它的 50 多种病毒株中的某些可以导致宫颈的癌前病变,这说明了宫颈涂片检查发现宫颈癌的重要性。此外,生殖器疣(菜花状突起的粉白色病灶)的产生与病毒 6

型或11型有关,而病毒16、18、31、33与35型可发生在其他部位。尖锐湿疣常见于阴茎、阴囊、阴唇、宫颈以及肛周,是最常见的病毒感染所致的性传播疾病。虽然大部分尖锐湿疣簇较小,但也可能变得很大并阻塞肛门或阻塞孕妇的产道。

包括尖锐湿疣在内的HPV治疗有烧灼、冷冻、$CO_2$激光或使用药物。然而,无论是哪种治疗方法,这些病毒疣很有可能复发。应该鼓励使用安全套来预防HPV的传播。

---

**关键术语**

**腹膜炎**:腹膜炎症或盆腹腔内膜感染。

**人乳头瘤病毒(HPV)**:能导致宫颈癌前病变的性传播病毒;尖锐湿疣的病因。

---

## (三) 淋病

淋病是另一种极其普遍的性传播疾病,由淋球菌感染所致。男性感染这种细菌后,尿道口有乳白色分泌物流出,并伴有尿痛。约80%感染淋病的男性主诉有不同程度的这种症状。女性感染患者主诉有此症状的比例却几乎相反:仅约20%女性患者症状明显,主诉不同程度的尿频、尿痛,并有黄绿色黏稠分泌物从阴道或尿道流出。与感染的性伴侣进行口交可引起咽喉部的淋球菌感染(咽部淋病)。淋病也可能传播到男性和女性的肛门部。

一个有意思的发现显示,青少年淋病的发生与饮用啤酒有密切关系,揭示了饮酒使发生高风险性行为的机会增多,包括过早性行为,多个性伴侣。

医生可通过细菌培养来确诊淋病。由于衣原体病和淋病的伴随发生,多西环素或阿奇霉素与氧氟沙星结合的二联用药被用于易感人群,尤其是青春期女性。另外,对于无并发症的病例使用一种抗菌药治疗就可以了。目前有些地区已经出现耐药菌株。在这些地区可能已经接触了淋病的被感染者应该将这个情况告诉给医生。

检测淋球菌作为产前检查的一部分,以使感染的母亲能够在分娩前将疾病治愈。假如产道被感染,新生儿的结膜就很容易感染上淋球菌。

## (四) 单纯疱疹

公共卫生人员认为经性传播的生殖器疱疹感染超过衣原体感染是目前最严重的性传播疾病。引起疱疹的有近50种病毒,其中部分产生人类已知的疾病(水痘、带状疱疹、单核细胞增多症以及其他)。一种病毒亚型称为单纯疱疹1型病毒(HSV-1),引起口唇疱疹(口腔或嘴唇疱疹)。口唇疱疹引起唇周和口腔内出现普通的热性水疱或感冒疮。单纯疱疹2型病毒(HSV-2)为另一种病毒株,引起生殖器部位出现成簇状水疱。虽然这两种类型产生相同的临床表现,外行人通常认为2型疱疹是性传播疾病。然而,5%~30%的病例是由HSV-1引起的,并且现在口交也可引起HSV-1所致的生殖器疱疹。

疱疹可单个出现或以小簇状水疱样溃疡形式出现。那些溃疡具有烧灼感、痒、并(部分)引起剧痛。感染人群也可能主诉淋巴结肿大、肌肉酸痛和发热。出现水疱时,部分病人感觉虚弱无力和嗜睡。病毒流出一般约需一周,接着水疱结痂,长出新的皮肤。甚至待病人症状消失后,病毒仍可以传播。

由于许多原因,疱疹是一种令人关注的病毒感染。它能在人体内潜伏很长时间。然而,由于原因尚不清楚,但可能与压力、饮食或体质有关,病毒颗粒可能被激活,沿着神经末梢到达皮肤,并产生一种主动感染。因此,疱疹被认为可以重复感染。幸运的是,大部分的复发性感染没有初次感染那么严重,也不会持续这么长时间。有治疗方法能有效杀死疱疹病毒。初次患上疱疹,建议使用3

种药物中的一种:阿昔洛韦,泛昔洛韦,或伐昔洛韦进行治疗。这些药物通过口服,一天多次,持续7～10天。因为疱疹可能在首次治愈后再次发生,两种选择都可以。一种是用来治疗每种复发性感染(持续复发治疗),另一种则是持续使用这些药物以试图抑制其复发(每日抑制疗法)。选用的治疗方法似乎对 HSV‑1 和 HIV‑2 都是有效的。另外,也有一些医生建议使用其他药物来缓解症状。生殖器疱疹几乎总是通过临床检查诊断出来的。

目前预防疱疹感染最有效的措施就是避免与处于感染活动期的患者进行直接接触。不要亲吻有疱疹的人,也不要让他们亲吻你(或你的孩子);不要与他们共用酒杯或餐具;检查一下你的性伙伴的生殖器。不要与有成簇状疱疹或皮疹的人发生亲密性行为(安全套作用不大,而且对于女性外阴部或男性下腹部的病变,不能起到保护作用)。小心不要因为摸了水疱后,再摸摸自己身体的其他部位而引起其他部位的感染。假如你患有生殖器疱疹,"教你一招——与你的性伙伴谈论疱疹"为你提供了与你的性伙伴进行交谈的有用建议。

要注意的是目前伐昔洛韦是可用的,并且比前两种药效果都好。作为一种预防性药物(或每天服用),伐昔洛韦可以减少病毒传播的机会,但是并不能完全阻断疱疹的复发。

### 教你一招

#### 与你的性伙伴谈论疱疹

虽然疱疹很少可引起严重后果,但病变具有传染性并且容易复发。与你的性伙伴坦率地谈论性传播疾病是很重要的。下面有些建议可让事情变轻松。

- 自我学习
  了解疱疹危险性很小。了解何时这种疾病传染性最强(发疹期和水疱期),以及疱疹甚至在非发疹期和非水疱也可能传播——一般认为是安全期。
- 选择合适时间进行交谈
  在与你的性伙伴互相了解后,谈论疱疹。
- 倾听你的性伙伴的心声
  准备回答他或她所有可能存在的问题。
- 大家一起正确看待这些事情
  保持乐观的态度;
  记住你并非孤军作战;
  清楚使用安全套,在传染性最强的时期禁止性交能有效预防疾病传播;
  虽然尚无有效治愈病毒感染的药物,但有关抗病毒药物正在研究中;
  一起参加当地的社会支持团体。

### (五) 梅毒

类似于淋病,梅毒也是由细菌(苍白密螺旋体)感染引起的,并且几乎只通过性交进行传播。据疾病预防控制中心的报告,梅毒的发病率明显低于淋病。

但是,我们已经看到梅毒报告例数的上升趋势。目前存在这样一个事实,近十年梅毒病例呈现高的比率与 HIV 感染有关,因为在一些大城市中有众多的同性恋。此外,研究者还进一步强调婴儿梅毒数量的增加是由于母亲使用药物或经常从事不洁性行为。

## 梅 毒

梅毒是一种很严重的疾病,如果得不到治疗就会死亡。目前与感染梅毒患者进行性交时被感染的概率约是30%,性接触后梅毒具有很长的确诊过程。

**感染**

它通过性交从已感染的个体传染给新的宿主。潮湿而温暖的组织比如生殖器官内壁、尿道和消化道为致病因子提供了适宜的环境。

**潜伏期**

梅毒在疾病初期阶段之前的10～90天潜伏期内是没有症状的。

**初期**

梅毒的初期阶段持续1～5周。这时形成一个隆起的小的无痛性肿块,称为硬下疳。90%的女性和50%的男性都不容易发现这个感染的脓肿,因此这些人一般不会去寻求治疗。然而,即使不治疗,硬下疳也会在4～8周内愈合。

**第二期**

梅毒的第二期具有极大的传染性,一般发生在感染后的6～12周。感染因子是系统性的,因此症状可能包括全身皮疹、咽痛、骨关节痛或局限性脱发。血清学检查会呈阳性,并可能进行有效治疗。假如疾病不治疗,这期将于2～6周内结束。在这期怀孕妇女会很容易将梅毒传给胎儿。先天性梅毒常出现死胎或出生的婴儿有许多致命的并发症。对怀孕妇女进行早治疗可以预防先天性梅毒。

**隐性潜伏期**

第二期结束后,出现了一段更长时间的潜伏期。在这期,感染因子隐匿在机体细胞内,感染者几乎不表现任何体征。

**晚期**

梅毒晚期一般在初次感染后15～25年出现。在疾病的终末期,机体可出现软树胶肿,不是以溃疡的形式就是以愈合的形式。除了皮肤损伤,还会出现广泛的心脑血管和眼部损伤。在这期,治疗只有部分有效,一般情况下紧接着就是死亡。

**治疗**

根据病情,采用不同剂量的苄星青霉素G进行治疗。

### (六) 阴虱

虱感染人类有3种形式:头虱、体虱和阴虱,它们都是以吸食宿主血液为生。除了相对不常见的体虱,那些细小的虫子不携带任何疾病。但是,他们仍然令人苦恼。

阴虱,也称为蟹虱,附着在阴部毛发的根部,在那里生存并将所产的卵(幼虫)黏附在上面。这些卵1周后进入幼虫期,2周后发育为成熟的阴虱成虫。

当生殖器部位出现剧烈的瘙痒,常常是患上了阴虱病。处方药和非处方的乳膏、洗液和洗发水对杀灭阴虱和阴虱卵效果非常好,但是有些报告显示阴虱会对非处方药产生耐药性。

阴虱不是通过性接触传播的,但可通过接触污染的床单和衣物传播。假如你患上阴虱病,必须进行治疗,并且要对你的衣物、床单和家具进行清理。

### (七) 阴道炎

两种常见病原体导致了引起女性不适的阴道炎。第一种是酵母菌或白色假丝酵母菌(念珠菌)。这种微生物通常位于阴道里但不易发现,当一些异常的应激物(怀孕、使用避孕药或抗生素、糖尿病)作用于女性时,它似乎就迅速繁殖。这种感染,现称之为外阴阴道炎(VVC),表现为阴道内有白色或乳白色干酪样分泌物,也常有阴道瘙痒和外阴肿胀。目前使用一种处方药和非处方药就可治疗。对于那些 VVC 复发的女性来说，在一定程度上预防念珠菌似乎是可能的。每周服用一种叫氟康唑的抗真菌处方药，服用 6、9、12 个月可使 40％以上的 VVC 复发女性 12 个月内免受感染。

非处方药使家庭治疗很方便有效。你初次使用这些药物前，应该咨询医生(很少有男性感染此病，虽然有些男性可能主诉有尿痛或尿道口或包皮下有明显的罕有的分泌物)。

原生动物阴道滴虫也会引起阴道炎。这种寄生虫可能通过性交或接触污染物(常是潮湿的)传播。这些污染物可以是含有许多阴道分泌物的毛巾或厕所坐垫。女性的这种感染，称作滴虫病，阴道内流出发臭的黄绿色泡沫分泌物，伴有瘙痒、肿胀和尿痛。局部治疗法是有用的，但效果不是很好，有更为高效的口服药。男性很少感染滴虫病也可能隐藏有这种微生物而不知道。他们也应该进行治疗以减少性伴侣的再次感染。

阴道内温暖、黑暗、潮湿，是许多微生物理想的繁殖环境。不幸的是，一些商品似乎增加了阴道感染的发生率。其中，紧身连袜裤(无棉料)容易使阴道内温度升高，商业阴道洗涤液可能改变阴道的酸度。这些产品都可能诱发感染。也建议女性每次排便后要从前往后擦以减少病原体从肛门直接传播到阴道的概率。避免上公共洗手间也是个好方法，尽管许多情况下很难做到。假如你注意到阴道有异常分泌物排出，应该咨询你的医生。

### (八) 膀胱炎和尿道炎

膀胱炎是膀胱部位的感染，而尿道炎则是尿道的感染，这两种感染偶尔可由性传播疾病中的病原微生物引起。这些感染也可能是由引起阴道炎的微生物和胃肠道中的微生物所致。如要确定引起特殊膀胱炎或尿道炎的特定病原体的类型，须进行细菌培养。它们的症状为尿痛、尿频、耻骨上区钝痛以及一过性血尿。

一旦确定感染的微生物，内科医生能轻易地使用抗生素治愈膀胱炎和尿道炎。如果感染被快速治疗将很少出现并发症。假如膀胱炎和尿道炎不治疗，感染因子可能经泌尿道向上蔓延到输尿管和肾脏。这种上尿路感染很严重，并且需要详尽的评价和积极地治疗。因此，假如你出现了明显的症状，就应立即接受治疗。

有效预防膀胱炎和尿道炎也取决于感染源。一般情况下，你可以通过排空小便(充分排空膀胱)和多喝水冲洗尿道以减少感染概率。

不论从医学角度还是成本预期角度来讲，尿路感染的预防不容忽视。同时要知道，膀胱炎和尿道炎如果得不到治疗，将会严重影响肾脏功能。

**管理你的健康**

- 由于微生物产生抗生素耐药性，当停止服药甚至当症状消失后它们仍可以继续感染。
- 检查你目前的免疫状况，确保你对可预防性传染病有抵抗力。
- 如果你是一个病人，有必要带着你的孩子去接受推荐的免疫接种。
- 由于存在接触 HIV/AIDS 或性传播疾病的可能性，你所有的性行为都应该有预防保护措施。
- 使用个人评价表来确定你接触性传播疾病的危险度。
- 如果你曾有高风险性行为，请去做 HIV 检测。

## 个人评估

**你感染性传播疾病的风险有多大?**

许多因素相互作用决定你感染性传播疾病(STD)的危险性。这张调查表可为你提供自我风险评估。

圈出每一排里最适合你的选项的数字。填到每一排最后的横线(分数)上。填好后,将分数栏里的分数加起来,得出总分。你的总分就可以转换成你感染 STD 的危险性。

| | | | | | | | 分数 |
|---|---|---|---|---|---|---|---|
| 年龄 | 1 | 3 | 4 | 5 | 3 | 2 | |
| | 0—9 | 10—14 | 15—19 | 20—29 | 30—34 | 35 + | |
| 性行为 | 0 | 1 | 2 | 4 | 6 | 8 | |
| | 没有过性行为 | 一个性伴侣 | 不止一个性伴侣但从未同时拥有多个 | 2—5 个性伴侣 | 5—10 个性伴侣 | 10 或 10 个以上性伴侣 | |
| 性态度 | 0 | 1 | 8 | 1 | 7 | 8 | |
| | 不认同婚前性行为 | 认同与未来配偶进行婚前性行为 | 认同任何婚前性行为 | 不会进行婚外性行为 | 认同婚外性行为 | 信仰完全性解放 | |
| 对避孕的态度 | 1 | 1 | 6 | 5 | 4 | 8 | |
| | 会使用安全套避孕 | 会使用安全套预防 STD | 从不会使用安全套 | 会使用避孕丸 | 会使用其他避孕措施 | 不会采取任何措施 | |
| 对 STD 的态度 | 3 | 3 | 4 | 6 | 6 | 8 | |
| | 我不是性活跃者因此我不担心 | 会与我的性伙伴谈论 STD | 会检查是否有感染 | 害怕查出感染 | 甚至不会谈论感染 | STD 没问题,很容易治愈 | |
| | | | | | | 您的总分 | |

**评分**

5~8　你的危险性明显低于一般水平。
9~13　你的危险性低于一般水平。
14~17　你的危险性处于或接近一般水平。
18~21　你的危险性处于中高度水平。
22 +　你的危险性处于高度水平。

**进一步的思考……**

完成个人评估表后,你是否对你的危险水平大吃一惊?导致这种危险性的主要原因是什么呢?你和你的同学朋友对性传播疾病有多少关注呢?

# 第五部分

## 性与生殖

第十三章　什么是性
第十四章　生育管理

# 第十三章　什么是性

> **学习要求**
>
> 学完本章,你将能够:
> - 解释遗传基础和不同性别的性腺基础。
> - 描述不同性别的生理基础,包括性别认同、性偏好、性培养、成年人初始性别认可。
> - 雌雄同体的定义并讨论他们在社会上的作用。
> - 阐述男性和女性的生殖系统构造。
> - 追踪月经周期并说明控制月经周期的激素。
> - 识别性反应模式的四个阶段。
> - 讨论男性的不反应期和它怎样影响性行为。
> - 定义三类性取向。
> - 识别和讨论本章中提到的一些生活方式及其相关的问题。

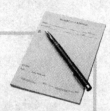

在21世纪初期,我们已经理解生理和社会心理因素可以综合解释我们性行为的表达。作为社会中的人,我们的行为被认为是生理及条件反射共同作用的结果。基于这样的认识,我们用"男性"和"女性"来表述性行为中的生理方面,而用"男人"和"女人"来表述性行为中社会心理学方面。在这一章里,我们将探讨人类的性,其生理与社会心理基础的动态互动作用使人们具有男性化或女性化的特征。

## 一、人类性的生理基础

婴儿出生后的几秒内,一般就会听到医生、护士或者是父母大声地说"是个男孩"或"是个女孩"。对于父母及这个社会,从这一刻起这个孩子的生理性别就被显示和确认了。又一个男性/女性来到了这个世界上。

### (一) 遗传基础

从受孕那一刻起,一个携带X或Y染色体的精子与携带X染色体的卵细胞结合,决定了受精卵的生理性别。如果受精卵的性染色体是XX,则是女性;而如果是XY,则是男性。遗传决定了个体最基本的生理性别。

### (二) 性腺基础

生理性别中的性腺基础指的是胚胎发育中性腺的发育。如果是男性,则性腺在胚胎第7周发育出睾丸;如果是女性,则在胚胎第12周发育出卵巢。

### (三) 性器官发育

男女生殖器官的发育主要取决于是否存在由睾丸分泌的雄性激素和苗勒管抑制因子(MIS)。如果这些激素存在,则胚胎将向男性生殖器官发育(阴茎、阴囊、输精管、精囊、前列腺以及尿道球腺)。

由于没有暴露于雄性激素,女性胚胎将向女性生殖器官发育(子宫、输卵管、阴唇以及阴蒂)。

### (四)儿童期的性生理

无论男孩或女孩,儿童期生殖器官的发育和功能均处于潜伏状态。这种状态一直持续到青春期前。青春期一旦到来,生殖器官的大小及功能将会在短时间内发育到成人水平。

---

**关键术语**

**性别**:通过生理及心理表现出来的性特征。
**男性化**:男性所具有的特征表现。
**女性化**:女性所具有的特征表现。
**生物学性**:男人和女人的性行为。
**性腺**:男性或女性所特有的具有生殖内分泌功能的腺体,其中睾丸能够产生精子,卵巢能够产生卵子。
**青春期**:生殖能力的逐渐成熟期。
**月经初潮**:女性第一次月经周期的时间。
**不排卵**:指月经周期不排卵。
**遗精**:发生在睡梦中的射精,"梦遗"。

---

### (五)青春期

对于年轻的女孩和男孩来说,进入青春期是一个逐渐成熟的过程。女孩第一次月经周期通常在13岁左右到来,我们称之为初潮,有些人可能会推迟或提前。最初的几个月经周期大多是无排卵的。在初潮之前,首先会表现为第二性征的出现,例如乳房的发育、阴毛及腋毛的出现。

男孩也会经历一个大致类似的成熟过程,包括生长的加速,逐渐的性成熟。但是这个过程比女孩晚两年左右出现,表现为生殖器的增大、阴毛与腋毛的出现以及音调的降低。男性的第一次射精通常出现在14岁,之后会经历一个遗精和手淫的阶段。大部分男孩直到15岁左右才能够产生真正成熟的精子。

生殖能力在成年期逐渐走向衰竭。在女性,绝经的出现是生殖系统衰竭的明确的信号。大约到五十多岁,几乎所有的女性都进入了绝经期。但不同的是,男性在这个时候仍然具有较高的产生精子的能力,并且可以再持续一二十年。

在性成熟及生殖成熟的过程中,除了身体经历的一系列变化外,与之同时发生的心理变化同样很重要。

## 二、人类性的心理基础

如果我们用一个梯子来表示性的发育(图13-1),则梯子一边的扶手可以代表性的生理基础,而那些阶梯代表一系列的发育过程:遗传、性腺以及性器官。

与仅可以通过生殖过程完成群体繁衍的其他生物不同,人类的性还存在另一个"扶手"——性心理。所以,我们每一个个体都远较生理所决定的那部分复杂得多。我们所具有的超出性生理以外的那部分也始终是神学家和哲学家们关注的问题。这个把男性变为男人,把女性变为女人的过程从我们一出生就开始,并将持续影响我们的一生。

### (一)性别认同

虽然焦急等待的父母们有时会希望要一个男孩或女孩,但大家都知道这是在受孕的那一刻就

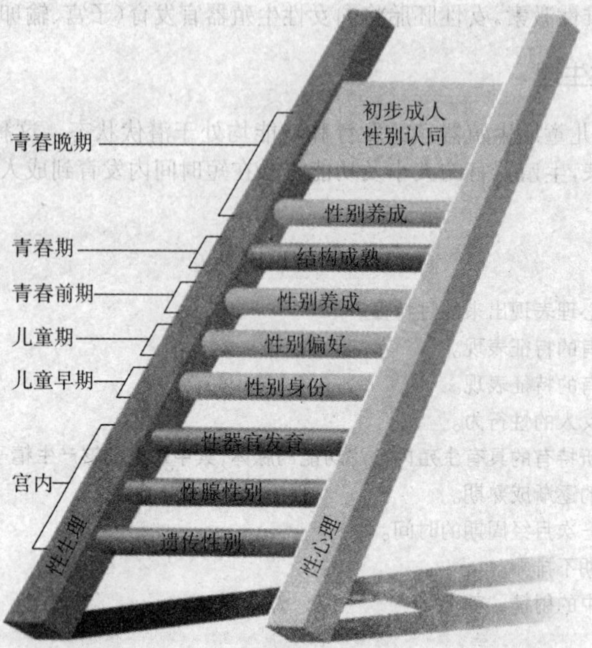

图 13-1 性发育的生理和心理过程。

决定了的。孩子一出生,通过它的外生殖器我们就可以确定它是男孩还是女孩,但真正成为一个男人或女人其中要受到很多来自父母和社会的影响。到 18 个月大的时候,孩子一般都能够知道并正确说出自己的性别。这时他们已经认同了自己的性身份。性心理发育的第一个阶梯完成了。

### (二) 性别偏好

在学龄前阶段,孩子们将完成性心理发育的第二个阶段——性别偏好。性别偏好涉及一个人从情感和知识方面对出生性别的接受度。在学龄前阶段,几乎每个男孩偏好成为一个男孩,几乎每个女孩偏好成为一个女孩时,就达到了这个阶梯的性生理横杆。

在学龄前阶段,许多父母开始抑制孩子出现的与性别偏好不符的行为。这在男孩中尤其明显,父母会禁止他们进行一些看起来过于女性化的活动。[注意:性别偏好的定义不可以与性别偏好相混淆。性别偏好涉及性伙伴的性和(或)情感上的吸引。性别偏好在本章之后的"性取向"一节中将会讨论]。

### (三) 性别养成

达到初步性别认同的过程需要相当长的一段时间。在这个过程中,性别特有的一些知识、态度以及行为特点被观察、分析和实践。对于男性或女性特有的想法、感受以及行为的领悟以及内化过程被称为性别养成,即阶梯中"初步成人性别认同"这个横杆下面的第一和第三级(图 13-1)。

除此之外,在成人性别身份的养成过程中对异性形象的轮廓构建对于儿童尤其是青少年非常重要。在成人世界里,由于男女之间会产生亲密关系、共同生儿育女,有时会存在雇佣关系,要求他们彼此能够互相了解。对于未成年人,性别养成过程为他们提供了一个很好的了解不同性别特征的机会。

### (四) 成年人初始性别认可

当年轻人走过了所有性发育的阶梯,他们将面临人生中构建成年人初始性别认可的阶段。你会发现"成年人初始性别认可"这个词在本书里像是一个用于描述某个发展任务的名词。事实上,构建成年人初始性别认可的工作确实与发展自己男性或女性形象的过程有密切关系。

### (五)易性癖

学者们经常会被性别的改变所吸引,这种改变通常在前面所述的性心理发育的一两个阶段中表现出来。易性癖是触及人类最根本属性的性别改变,因为这是一个人对他/她的生理性别的完全排斥。男性易性癖者相信自己是女性,并因此期望自己成为他认为的那个女性。而女性易性癖者则相信自己是男性,期望变成自己认为的那个男性。心理学家、性治疗学家以及异性癖者并不认为异性倾向是同性性取向。

对于易性癖者来说,性别偏好和性别养成是非常复杂和令人困惑的阶段。他们需要解决思想中对自己的定位与现实中身体的表现之间的冲突,但最终他们并不太成功。

通常青少年和青年易性癖者经常会穿异性的衣服、处于同性恋关系(看起来像同性恋),尝试激素替代治疗,有时甚至想方设法寻求变性手术。

---

**关键术语**

**性别养成**:对自己的性别所特有的行为方式的漫长学习过程。
**性别认可**:对自己所具有的心理性别能够满意地诠释。
**变性手术**:通过手术方式去除原有的外生殖器并植以异性外生殖器。
**雌雄同体**:同时具有男性和女性的一些气质、品质。

---

## 三、雌雄同体:互享其利

在近25年来,我们的社会逐渐开始接受一个人同时具有男性和女性的气质。因为传统社会所认可的那种男女必须各具其性别特点的潜规则,使得这种观念的改变变得如此漫长。

以前,从孩子出生那一刻起,我们就依据他的生理性别不断增强他们的性别角色概念。男孩子不许哭、不许玩洋娃娃,也不应该去厨房帮忙。而女孩则不会被鼓励去参加体育运动,她们被要求学习缝纫、烹饪以及照顾孩子。男人应该是强壮的、善于表达的、处于主宰地位、积极进取以及事业第一的;而女性应该是软弱、羞怯、谦顺、消极以及以家庭为主的。

由于这种传统的偏见,引起职业选择上很多令人关注的现象。一些对体力要求较高和对智力要求较高的专业院校如法律、医学、商业以及大多数军队都排斥女性。同样,男性也不会被鼓励去从事通常由女性主宰的工作,如护士、文书或初等教育工作。

由于很多原因,这种传统已经改变了。中性人,或者说是男女混合体,在今天的社会比以往任何时候都更加明显。我们已经可以接受男人照看孩子(包括换尿布)和做家务,也能够接受女人出入曾经被男人主宰的工作场合或者参加男人们的体育运动。男人不会因为看了感人的电影流泪而成为笑柄,女人也不会因为发表自己的观点而被嘲笑。或许打破了这些性别的条条框框,使我们不再为做百分之百的男人或女人而感到压力,这样反而对社会有利。

研究表明,这种中性人处世更懂得变通,具有更强的自尊,能以更积极的态度看待性,也具有更多的社会技巧和成功进取心。这一发现鼓励人们不用担心自己打破性别职能的俗套。

## 四、生殖系统

性生理方面,我们最熟悉的是组成生殖系统的器官。每一个器官在生殖过程中都起到独一无二的作用。正是由于这些器官的共同作用,使得男性能够使女性受精,女性能够怀孕、分娩并且通过哺乳养育后代。其中很多器官还与非生殖性行为有关。

### (一) 男性生殖系统

男性生殖系统包括外生殖器(阴茎和阴囊)以及内生殖器(睾丸、各种管道和导管、精囊腺、前列腺、尿道球腺)。睾丸是两个卵圆形结构，位于称为附睾的囊状结构中。在胎儿发育的大部分时间里，睾丸位于腹腔内。直到胎儿的最后两个月才下降到阴囊里。

睾丸在阴囊内是因为这里的温度低于身体的中心体温从而更适宜精子的发育。阴囊壁含有收缩性组织，使得在寒冷及性兴奋时睾丸能够被拉向躯体，而在温暖的环境里被放松。阴囊的这种调节功能使得睾丸始终处于恒定的有利于生殖的温度。

睾丸有一个错综复杂的网状结构称为生精小管。精子的产生就发生在这 300 多条生精小管中。男孩的精子细胞最早在 11 岁的时候开始发育，并受到垂体分泌的间质细胞刺激激素(interstitial cell-stimulating hormone，ICSH)的影响。正如它的名称一样，ICSH 能够刺激睾丸里特殊的细胞(间质细胞)分泌男性特异性激素睾酮。睾酮是直接引起青春期男性第二性征发育的激素。大约到 15 岁，体内的睾酮已经到了能够促使睾丸产生精子的水平。

在 15 岁之前，体内产生的大多数精子是没有受精能力的。要产生完全成熟的精子还需要垂体分泌的另一种激素卵泡刺激激素(follicle-stimulating hormone，FSH)的触发。FSH 能够影响生精小管使之产生具有受精能力的精子。

精子的产生是持续的。每天有数百万个精子产生。精子产生后并不停留在生精小管内，而是通过一个管状系统最终进入附睾。附睾是位于睾丸背面的一个管状螺旋结构。这个集合结构能够储存精子 2～3 周。在这期间精子最终获得活动能力，但在附属器官(精囊、前列腺、尿道球腺)分泌物混合之前它们依然是没有活性的。

每一个附睾都与一根长约 45 厘米的输精管相连。输精管里精子在纤毛的作用下向前移动。这段时间里他们并不会失去受孕能力。

两根输精管逐渐走向腹腔，并分别遇到三个附属器中的第一个——精囊。精囊能够分泌富含果糖的清亮碱性液体为精子提供能量，并使精子悬浮于流动介质中。精囊与输精管融合形成射精管。射精管 2.5 厘米长，开口于精子最后的通道——尿道。

这些管道的连接处被第二个附属器官——前列腺所环绕。前列腺分泌的乳白色液体含有各种物质，包括蛋白质、胆固醇、柠檬酸、钙、起缓冲作用的盐以及各种酶。前列腺液进一步为精子提供营养并升高 pH 值使混合液进一步碱化。这种碱性环境使精子在穿过尿道离开阴茎并进入酸性很强的阴道的整个射精过程具有足够长的寿命。

第三个附属器官是尿道球腺，它通过分泌清亮的黏液起到润滑尿道作用。这些成对的腺体在性周期的性持续阶段排空所有射精前液体。这些碱性液体中和了尿道的酸性。有种假说称精子能够悬浮在这种液体中并在完全射精前进入女性生殖管道。这或许能解释"阴茎拔出"式避孕方法(体外射精)失败的原因。

精子与精囊以及前列腺分泌物混合后形成一种黏稠的物质称为精液。有趣的是，这些微小的精子实际上只占射精时排出精液量的不到 5%。与通常认为的不同，一对精囊的分泌量大约占精液的 60%，而前列腺大约占 30%。因此，某些人担心输精管切除术会影响射精能力是完全没有根据的。

在泄精(精液在尿道上部集中的过程)的过程中，膀胱基底部的括约肌收缩使精液不会被压到膀胱里，尿液也不会漏到尿道里。因此，虽然精液和尿液从同一个管道排出人体，但它们很少会混合。

射精是指精液从尿道开口射出的过程。控制射精的不自主肌肉有节律地收缩从而产生一系列的性快感，称为性高潮。

尿道位于阴茎的下部,从其中一个能够勃起的圆柱状管腔(两个阴茎海绵体,一个尿道海绵体)中穿过。每个这种圆柱状管腔都有一个静脉腔隙使阴茎能够有效勃起。当男性性冲动时,这些静脉腔隙开始充血。射精后,或性刺激消失后,这些管腔又将血液释放出去从而使阴茎恢复到松弛的状态。

整个阴茎都覆盖着一层很薄的皮肤,它是阴囊表面皮肤的延伸。这层松弛的皮肤对性刺激有特殊的敏感性。通常它会覆盖阴茎头,但接受过包皮环切术的男性除外。龟头是男性身体中性敏感最高的部位,神经末梢在龟头缘和系带(龟头基地部的条索状组织)部位尤其集中。

## (二)女性生殖系统

女性生殖系统的外生殖器包括阴阜、大阴唇、小阴唇、阴蒂、前庭。它们共同构成了女性会阴区。阴阜是覆盖在耻骨联合表面富含脂肪的组织。它表面覆盖着阴毛,是对性刺激非常敏感的区域。大阴唇由长条形的皮肤皱褶组成,包绕阴道外口。小阴唇由较小的长条形皮肤皱褶组成,位于大阴唇内侧。这些表面无毛的皮肤皱褶在前端会合,形成包皮覆盖在阴蒂表面,是女性最敏感的部位。

阴茎和阴蒂具有很强的相似性。它们分别是男性和女性身体中最敏感的部位,由头部和体部组成,但女性的阴蒂位于表面皮肤深处。它们都含有起到充血作用的勃起组织,表面有皮肤皱褶(女性的阴蒂包皮和男性的阴茎包皮),这些皱褶里经常会存积有包皮垢。

前庭是被小阴唇封闭的区域,即尿道和阴道的开口处。除此之外,阴道开口两侧的前庭大腺也位于前庭内,它的主要作用是在性兴奋时分泌少量的润滑剂。

处女膜是位于阴道开口处的一层膜状组织。它曾经被认为是贞洁的标志。处女膜并不完全覆盖阴道开口,其中央有一处开口用于排出经血和阴道分泌物。很多时候,女孩会在参加一些体育运动或在经期塞入棉条时使处女膜受到牵拉而撕裂。有些女性的处女膜没有完全撕裂,当她们第一次性交的时候才会完全撕裂。而那些处女膜相对完整的女性,第一次性交通常会伴随着疼痛。

### 关键术语

**间质细胞刺激激素(ICSH)**:产生睾酮所必需的一种促性腺激素。
**卵泡刺激素(FSH)**:卵泡和精子初步发育所必需的一种促性腺激素。
**精液**:射精时排出的含有精子和营养成分的分泌物。
**输精管切除术**:一种常见的绝育手术,通过手术切断输精管从而起到阻止睾丸产生的精子向下输送的目的。
**萎蔫的**:非勃起状态,即勃起组织没有充血的状态。

女性内生殖系统包括阴道、子宫、输卵管以及卵巢。阴道是性交时容纳阴茎的结构。平常阴道壁是塌陷的,当受到性刺激时,阴道壁会伸展延长以适应勃起的阴茎。只有阴道壁的外 1/3 对性刺激特别敏感。这个部位被认为在性高潮时会膨胀形成性高潮平台。这个平台紧缩阴道口,实际上是抓住了阴茎(或其他伸入其中的东西),而不会受它所抓住的东西的大小影响。所以从解剖学看,认为有较大阴茎的男性能给予女性更多性快感的说法是不被支持的。

子宫的大小及形状和一只小梨差不多。这个主要由平滑肌组成的器官具有很强的延展性和收缩性。这一点我们可以通过妊娠时子宫的增大、经期和分娩时子宫的收缩以及性高潮期子宫的活动可以看出。子宫最基本的功能是为受精卵的种植提供适宜的环境。种植部位为子宫的最内层即子宫内膜。发育成熟的女性,每个月内膜进行周期性脱落并产生新的内膜层。

子宫下 1/3 部分为宫颈。宫颈外口部分突入阴道。精子通过宫颈外口进入子宫。接近排卵期时,宫颈黏液腺会分泌大量稀薄、透明的黏液。这种黏液使精子更容易进入子宫。而在月经周期的其他时间(不可能受孕的时期)或孕期(保护胚胎不受细菌等物质的危害)颈口的黏液会变得非常黏稠。

子宫上 2/3 部分为子宫体,也是受精卵种植的部位。子宫体两侧分别与一根约 10 厘米长的输卵管相连。输卵管的另一端开口与一个卵巢相对。这样就为卵子从卵巢向子宫移动形成通道。通常卵子的受精位于输卵管的外 1/3 部分。

女性的卵巢相当于男性的睾丸。他们都具有产生生殖细胞的功能。通常一个卵巢一个月只产生和释放一个卵子。卵巢的大小和形状像一只无壳的杏仁。在卵子的产生过程中产生各种卵泡。同时,卵巢还通过特殊结构产生女性激素。这些激素对第二性征的产生十分重要,但它最基本的功能是促进子宫内膜的生长使之适于受精卵的种植。平均来说,一个健康的女性会经历大约 35 年每年 13 次的内膜周期变化。绝经后,卵巢萎缩并停止分泌激素。

**1. 月经周期** 一般来说,女性子宫内膜每个月都会增生,为可能发生的受孕做准备。如果没有受孕(发生在女性育龄的大部分月份里),内膜将脱落并重新长出一层新的内膜。这种内膜的脱落,内膜与经血的排出即形成了月经(图 13-2)。月经周期由卵巢和垂体释放的激素控制。

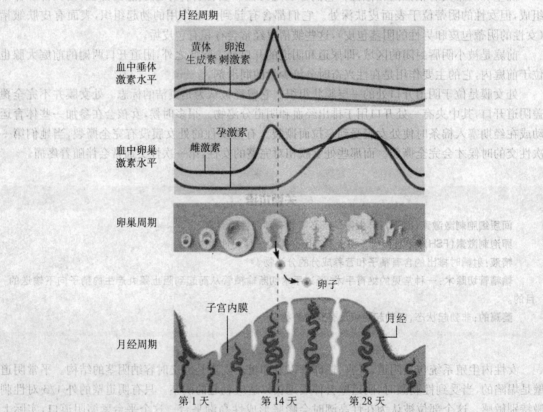

图 13-2 月经周期中受垂体激素控制的卵泡发育和释放以及受卵巢激素控制的子宫内膜为受孕而发生的变化

---

**关键术语**

**包皮垢**:在阴蒂或未经包皮环切的阴茎包皮下堆积的脱落细胞屑。

**性高潮平台**:阴道外 1/3 部分,在性高潮期能够收缩"抓住"阴茎。

女孩的第一个月经周期,即初潮,通常在 12 或 13 岁到来。在过去的几十年里,月经初潮的时间已经渐渐提前。初潮的时间受到很多健康因素影响,如遗传、整体健康水平提高、营养状况改善和高热量食物的摄入等。目前在青少年女性中由这些相关因素导致的体重增加似乎可以激发月经初潮提早。

初潮后的一年甚至更长的时间里,月经周期通常是无排卵的。之后,基本上每个月经周期都能够产生一个有活性的卵子。这种周期一直可以持续到 45~55 岁。

本书中提到的月经周期以 28 天计算。但是,实际上很少有女性的月经周期正好是 28 天的。大多数都在 28 天左右波动几天到一周,有些女性的月经周期甚至与此相差甚远。

对于有些女性来说,经历不规则的月经周期(时间长短不同)是很常见的事情,甚至是任意周期中间出血(少量的红色液体)。这种情况最常见于那些刚出现月经周期的年轻女性,将要或已经处于绝经期的女性,和刚开始服用激素类避孕药的女性。主要生活方式的改变、特定的疾病和药物,以及难以缓解的压力也可以引起月经周期不调。任何一个妇女如果正常的月经周期发生严重紊乱都应该及时就医或向卫生保健医师咨询。

对月经周期的认识是理解妊娠、避孕、绝经以及其他女性健康问题的关键。虽然月经周期的全过程看起来很复杂,但我们可以把它划分为几个部分分别研究以便于理解。

月经周期可以被划分为三部分或三期:经期(持续约一周)、增殖期(同样持续约一周)以及分泌期(持续约两周)。月经周期的第一天从出血或者说月经的第一天开始。

月经是妊娠没有发生以及子宫内膜脱落的信号。在这 5~7 天里,将有 1/4 到 1/2 杯的血液和组织被排除(实际上其中只有 28 克是真正的血液)。一般月经的第一天量最多。由于经期子宫须通过收缩促进内膜的脱落与排除,某些女性在这期间会感到下腹绞痛。更多的人会在月经之前的几天里感到更强烈的疼痛和不适(见"关于经前期综合征的讨论")。

现代人用内置棉条或外置的护垫来吸收经血。用棉条的女性必须小心以预防可能发生的中毒性休克综合征(TSS)(见第十二章)。月经是健康的表现,所以女性在经期也应该正常活动。

增殖期大约在月经结束时开始,持续一周左右。这一时期首先受到垂体释放的 FSH 作用。FSH 进入血流并作用于卵巢,启动大约 20 个初级卵泡的发育。女性出生时,每个卵巢中大约有数千个初级卵泡。这些卵泡像是装着未成熟卵子的壳。随着 FSH 的作用,这些卵泡逐渐成熟并释放雌激素。雌激素最基本的作用是使子宫内膜增殖变厚并高度血管化。随着雌激素水平的增加,垂体分泌的 FSH 逐渐减少。这时垂体即将产生黄体生成素(LH)以触发排卵。

在接近排卵时,有一个初级卵泡完全发育成熟(成为优势卵泡)。其他的初级卵泡则萎缩退化并被机体吸收。优势卵泡移向卵巢表面,当大量 LH 在月经第 14 天释放时,优势卵泡破裂并释放出成熟的卵子。这个过程就称为排卵。无论月经周期的长短,排卵总是发生在下次月经前的第 14 天。

卵子释放后很快就会被输卵管伞端的指状突起所俘获。在输卵管外 1/3 部分,卵子能够保持 24~36 小时的受精活性。如果没有受精,卵子将萎缩并被机体吸收。

排卵后,优势卵泡排出后的残迹形成黄体,同时月经周期进入分泌期。黄体停留在卵巢内分泌雌激素以及孕激素。孕激素,从它字面意思就可以看出具有促进和维持受孕的作用,它将进一步调控内膜的生长。如果受孕成功,黄体将负责调控体内孕激素和雌激素的水平。如果受孕失败,则高水平的孕激素会反馈抑制垂体停止 LH 的分泌,黄体也因此在月经的第 24 天退化。当体内雌孕激素在月经第 28 天明显下降时,子宫内膜将脱落并从子宫和阴道排出。自此分泌期结束,一个月经周期完成了。

> **子宫内膜异位症**
>
> 子宫内膜异位症是一种疾病,即正常存在于子宫内的内膜组织生长在子宫以外的盆腔里。由于异位的内膜仍然对循环中的激素有反应,所以成为月经后半周期疼痛和不适的来源。子宫内膜异位症常见于年轻女性,并常常和不孕有关。
>
> 除了经前期的不适以外,子宫内膜异位症的表现还包括腰痛、性交痛以及各种下消化道症状如腹泻和便秘。在月经周期的后几周里除了通常的疼痛和不适,这些症状也是非常明显的。
>
> 子宫内膜异位症的治疗很大程度上取决于其严重程度。抑制排卵的药物包括避孕药在轻度病例可能有效。更重的病例则可能需要手术清除病灶或子宫切除。在有些女性,子宫内膜异位症在妊娠期间能够被抑制,并且妊娠结束后也没有复发。

**2. 经前期综合征** 经前期综合征主要表现为经前的一系列心理症状如抑郁、嗜睡、易怒、进攻性,以及躯体症状如头痛、背痛、哮喘、痤疮。这些症状在每个月经周期的固定时间出现,之后有一段无症状时间。经前期综合征比较常见的症状有紧张、乳房胀痛、晕厥、疲劳、腹痛以及体重增加。

经前期综合征可能由激素引起。或许是患者对正常水平孕激素不敏感,或者她的卵泡不能够产生足够的孕激素。这些理由看起来有些道理,因为在孕期体内有高水平的孕激素的时候,这种经前期综合征的症状不会出现,而且通过栓剂给予大剂量天然孕激素也可以使经前期综合征不发生。在服用口服避孕药的妇女,通过避孕药提供的正常水平的合成孕激素同样可以使经前期综合征消失。但是,目前通常用于治疗经前期综合征的孕激素栓的有效性受到了质疑。

在孕激素有效性得到充分的研究后,医疗界开始使用比较保守的对症处理,如止痛药(包括前列腺素抑制剂)、利尿剂、饮食控制(包括咖啡因和盐的摄入)、维生素 $B_6$、体育运动以及减压锻炼以外的其他疗法治疗经前期综合征。

> **关键术语**
>
> **黄体生成素**:一种具有促进卵泡发育成熟和排卵的促性腺激素,促排卵激素。
> **排卵**:成熟卵子从卵巢释放的过程。
> **黄体**:卵子排出后卵巢内剩下的囊状滤泡。

**3. 乳房纤维囊性变** 某些女性,尤其是那些从未生育过的女性,由于月经周期中雌孕激素对乳房组织的刺激,使得导管细胞具有高于正常的分泌活性。这些由导管细胞分泌的液体进入乳房下半部分的纤维结缔组织并形成囊样机构压迫周围组织。很多女性由于这种过剩的分泌而形成乳房纤维囊性变,表现为经前期乳房肿胀、变硬以及触痛。

研究人员已经开始呼吁健康饮食在预防乳房纤维囊性变中的重要性,尤其是低脂肪、少盐、少食牛羊肉和食用丰富的谷物、鱼和禽类。减少或戒掉咖啡、茶、软饮料和巧克力的摄入也可以帮助减少这些良性乳腺病变。在某种程度上,维生素 E 和复合维生素 B 也是有帮助。

对乳房纤维囊性变比较广泛的女性可以考虑用药物治疗以减少孕激素的分泌。另外,偶尔的囊腔引流也可以使病情有所缓解。

**4. 绝经** 大多数 50 岁左右的女性都将进入一个生殖系统功能逐渐衰退的过程,即绝经。绝经是一个生理过程而不是病理过程。但是,有些中年女性却由于排卵和月经停止所产生的不良反应而感到不适,使绝经成为她们的一个健康问题。

随着卵巢功能和激素分泌的衰退,对激素敏感的组织如下丘脑、卵巢、子宫等都需要一个适应过程。绝经症状有潮热、盗汗、失眠、阴道干燥、抑郁、乳房改变等。

与过去相比,现代的中年女性并不把绝经看成是一个如此糟糕的事情。生育能力的结束,同时孩子们都离开了家,使得中年成为许多女性重新自我发现的时期。

对于深受绝经症状困扰的女性,医生会建议进行激素替代疗法(HRT)。它不但能够缓解大部分症状,而且能够起到一些如减缓骨质疏松的作用,然而最近发现有些 HRT 形式可以增加乳腺癌和心血管疾病的危险。

## 五、人类性反应模式

在历史上虽然有很多关于人类性唤起能力的书面的或直观的说明,但在 Masters 和 Johnson 的研究工作之前,与性唤起相关的问题一直没有得到临床证明。Masters 和 Johnson 提出了与之相关的 5 个问题,并为与人类性周期科学评价相关的一系列研究指明方向。

### (一) 人类性反应是否存在可预测的模式

对于研究者们提出的第一个问题的答案是非常肯定的。人们发现性反应周期存在可预测的模式;它包括最初的性兴奋阶段、性持续阶段、性高潮阶段以及性消退阶段。每一个阶段无论男性或女性都会出现相应的生殖器官与非生殖器官的结构和功能的改变。

### (二) 性反应模式是否具有刺激特异性

在 Masters 和 Johnson 的研究中,明确否定了关于刺激特异性的问题。他们的研究证明很多感觉都可以为引起性反应模式提供必要的刺激。无论男性或女性,对大部分人来说触摸行为是最先唤起的,并且有放大性反应,但视觉、嗅觉、声音以及模拟刺激也可以引起同样的性反应模式。

### (三) 性反应模式之间存在什么样的差异

**1. 男性与女性之间的差异** 比较男性与女性的性反应模式,我们观察到以下几点不同:
- 除了青春晚期,大多数男性都不具有多个性高潮。性消退期的不应期使大多数男性在短期内即使受到有效刺激也不会再次出现性高潮。
- 女性具有出现多个性高潮能力。Masters 和 Johnson 发现将近 10%~30% 的女性常常出现多个性高潮。
- 虽然女性具有多个性高潮的潜能,但大约 10% 的成年女性是无性高潮的,即她们从未经历过性高潮。对于无性高潮的女性,手淫比性交更能够引起性高潮。
- 在性交时,男性要比女性达到性高潮快得多。但通过手淫引起性高潮时,男女的速度是一样的。

与男女性反应模式的不同之处相比,更重要的是我们发现男女之间的共性要远大于差别。这不仅表现在他们的反应周期都包括四个基本阶段,还有勃起、生殖器的充血、性潮红、心搏出量和血压的增加,呼吸频率以及髋部节律性的撞击。

**2. 同性别的个体差异** Masters 和 Johnson 列出了一系列重要参数试图通过研究一组同样性别的个体来解答他们之间性反应模式的异同。结果:即使年龄、种族、受教育程度以及健康状况恒定时,性反应周期的各期持续时间和程度也是各异的。

**3. 个体自身的差异** 对于一个固定的个体,即使是在短期内,他的性反应周期也不是一成不变的。很多内在和外在的因素会影响反应周期。年龄增长、基础健康状况的改变、压力状况、所处环境的改变、使用酒精或其他药物以及性伴侣的行为改变都会引起一个人性反应周期的改变。

> **关键术语**
>
> **潮热**：在围绝经及绝经后妇女中出现的由于血管舒张引起的短暂的发热感觉。
> **激素替代疗法(HRT)**：医学上使用的雌孕激素补充因绝经引起激素水平下降的治疗方法。
> **兴奋期**：性反应周期最初的性唤醒期。
> **持续期**：性反应周期的第二期，是性高潮之前的性唤醒持续状态。
> **高潮期**：性反应周期的第三期，在这一期紧张的神经肌肉得到释放。
> **消退期**：性反应周期的第四期，身体在这一期恢复到未兴奋状态。
> **不应期**：男性性消退期的一部分，此期男性对性刺激无反应。
> **多个性高潮潜能**：一次性唤起产生多个性高潮的潜能。
> **性交**：阴茎—阴道的交合。
> **勃起**：勃起组织的充血，为阴茎、阴蒂、乳头、小阴唇和阴囊特有。
> **性潮红**：随着性唤起的加剧出现的皮肤泛红反应。

> **性功能障碍的药物治疗**
>
> 过去 10 年内，有 3 种治疗男性性功能障碍的药物被开发并投入市场。最早的药万艾可是 1998 年上市。第二种药艾力达于 2003 年获得食品药品监督局的审批，并且还有一种新药西力士也在 2004 年进入市场。
>
> 这三种药物作用于一种生化酶，这种生化酶可以帮助放松阴茎肌肉并增加进入勃起腔的血流量。每种药物必须通过性刺激来起作用。药物之间就是作用的时间和勃起的时间不同。男士们在使用这些药物前应同医生们探讨一下可能的不良反应和健康危害。
>
> 在不久的将来，将会针对女性研发增强性欲和性行为的药物。

### （四）性反应模式下的基本生理机制

Masters 和 Johnson 提出的这第四个关于基本机制的问题目前已经有了很好的认识。其中一个因素——血管充血，或者血液或体液在特定组织的潴留对于发动性反应周期的生理改变有着决定性意义。勃起组织的存在是我们在男性的阴茎、乳房、阴囊以及女性的阴蒂、乳房、小阴唇观察到的改变的基础。

目前认为，对性反应周期的进行同样重要的另一个因素是肌强直，及身体各个结构的神经肌肉紧张。在持续期的最后阶段，持续紧张的肌肉突然放松从而产生肌肉节律性收缩形成性高潮期令人愉快的肌肉阵挛和射精。

### （五）特殊器官及其系统在性反应周期中期的作用

Masters 和 Johnson 提出的第五个是关于特殊器官及其系统在性反应周期各期中所起作用的问题。对阴茎的直接刺激和对阴蒂直接或间接的刺激是引起性高潮的最根本途径。性交只是引起性高潮的一种方式。

## 六、性行为模式

虽然对于性研究者来说，性行为只是上述性反应周期的一种表现。但大多数人们更关注与性行为的直观评价。为了了解你自己对于性是保守还是开放的，请完成本章后面的自评量表。

## （一）独居

独居可以看成是对亲密性行为的自我克制。人们可以找到很多理由拒绝亲密的性关系。对于某些人，独居是他们宗教信仰的一部分。有些人可能是担心性传播疾病，但是，大多数人只是认为独居适合他们。他们同样可以和其他人建立深厚而亲密的关系，只是性关系除外。独居可能是暂时的也可能是终身的，我们并没有发现独居会带来身体或心理上的异常。

---

**关键术语**

**手淫**：对生殖器官进行自我刺激。
**性幻想**：对性活动的幻想、白日梦。
**性梦**：能够引起性反应的梦。

---

## （二）手淫

从历史记载我们可以看出，手淫是人类最初获得性快感的方式。通过手淫，人们可以发现自己的性反应周期。但是，一些传统的社会学家和宗教团体却将这一行为判了死刑，他们认为只有性交才是唯一正常的性行为。实际上在充分润滑的前提下，手淫是对身体完全无害的。今天很多性治疗学家和研究者认为手淫是自我获得性快感的正常途径。

## （三）性幻想和性梦

大脑是人体中最富于性欲的器官。事实上，很多性学专家将性幻想和性梦也看做是性行为的一种形式。尤其是那些言语能力高度发达的人，通过制造幻想的场景使其他形式的性行为更丰富。如果性幻想之后紧接着出现另一种形式的性行为，则这种继发性行为将因为性幻想的作用而变得非常强烈。男人和女人在做爱的前奏和做爱时都会出现性幻想。手淫和性幻想是不可分割的行为。

性梦在男性和女性睡觉时都会发生。随之而来的射精即遗精，对男性并不陌生。在女性，性梦不但会使阴道湿润还会引起性高潮。

## （四）彼此爱抚

实际上，在相互爱抚时人的整个身体都是可以唤起情欲（性敏感）的区域。轻柔的触摸、些许压力、轻轻地向后梳她的头发以及喃喃细语，所有这些都可以唤起人们的性欲。

## （五）性器官的接触

刺激对方的性器官有两个重要的作用。一是做爱前奏中抚触的重要部分。握持、摩擦、爱抚等性器官的接触都能够使性唤起提升到足以继续向下进展的水平。二是使手淫成熟以引起性高潮。许多人通过这种方式使双方都达到性高潮，很多孕晚期的夫妇也采取这种方法。对于不希望怀孕的夫妇，如果以这种方式互相亲热就比较合适。

作为亲密行为的另一种方式，如果双方能够很好地表达自己的需要、期望以及疑惑，对性器官的刺激效果将得到增强。互动和交流会使其成为充满快感的亲密行为。

## （六）口交

口交涉及身体中两个最敏感的部位：生殖器和口腔。由于口交时存在体液的交换，因此疾病传播的风险确实存在。即使是口唇或生殖器微小的裂伤也会带来病原体的传播。只有肯定不携带任何性传播疾病(包括 HIV)的夫妇才能进行无保护性口交。如果不确定,最好不要进行口交或者小心的使用避孕套或用一块乳胶片盖住女性的阴部。现在越来越多的药店或药房可以买到这种乳胶片("牙科坝")。牙医那儿或许能得到牙科坝,或者你可以把避孕套剪成合适的形状,或者可以用厨房的保鲜膜。

### (七) 性交

性交指的是将阴茎插入阴道的行为。它是与生育联系最紧密的性行为。某种意义上,它是唯一自然的、合适的做爱方式。

我们相信为有性生活者提供有效的健康知识和尊重拒绝性行为者的选择都是很重要的。

性传播疾病(包括 HIV)的问题对于关注性生活的人们也变得尤为重要。这些问题都需要双方共同认真的讨论。

---

**关键术语**

**做爱前奏**:性交前的触摸、爱抚,使双方进入状态。
**口淫**:用口唇刺激阴茎。
**舔阴**:用口唇刺激阴部或阴蒂。
**生育**:生殖。

---

### (八) 肛交

有些夫妻会将阴茎插入对方的肛门来进行肛交。肛交可以被异性恋者和男同性恋者之间使用。由于肛门区域的组织容易被撕破,如果插入的一方是 HIV 感染者,那么传染的危险性就很大。喜欢肛交的夫妻不要像射入口中或射入阴道中那样射入肛门,因为有传染致病因子的可能性。

在进行所有的性行为时,夫妻应该相互交流各自对性行为方式的感受。如果一方感觉不舒服想要停止某种性行为方式,另一方必须支持。性行为不能变成性强迫或性虐待。

## 七、年龄与性行为

学者们经常会关注年龄对性行为的影响。这一点可以理解,因为我们生活在一个崇尚年轻和表现的社会,考虑到随之而来的性欲下降,许多年轻人总是担心变老。有趣的是,年轻人能够接受年龄带来的其他身体改变(例如基础代谢率的下降、肺活量下降、甚至是皱纹),但性功能除外。

大多数这方面的研究证明,老年人完全具有性能力。随着年龄的增长,一些生理和心理的改变确实存在,但这些并不一定会影响享受性生活的能力。大多数性问题专家发现许多老年人仍然对性生活感兴趣。而且,那些终身有正常性生活的人认为他们最满意的性生活是在晚年。

随着年龄的增长,人们的性反应周期发生改变的可能性也增加了。在绝经后女性,阴道润滑的速度减慢了,润滑液的量也减少了。但是,阴蒂的性敏感性和乳头的勃起能力丝毫不减当年。女性所特有的多个性高潮能力仍然不变,只是高潮期的阴道挛缩减少了。

在老年男性,生理上的改变确实存在。这可能是由于从 20 岁到 60 岁逐渐减少的睾酮分泌引起的。60 岁之后,睾酮的水平相对保持稳定。因此,尽管许多老年男性产生精子的能力下降了,但直到 80 岁还仍然保持着生育能力。老年男性明显地需要更长时间才能勃起(但在射精前可以保持更长的勃起状态),性高潮时肌肉收缩减少,射精时也不像以前那么有力。精液的量尤其较前减少、稀薄,他们的消退期延长。尽管有这些改变,有些老年男性的性生活可以保持年轻人的频率。

## 八、性取向

性取向是指人们性兴趣的指向。人们可以对异性、同性或两性都感兴趣。

这三个性取向名词的区分并不像他们的定义那么明确。大多数人可能处于异性性取向与同性性取向的中间状态。1948年,Kinsey就向大家阐述了这种中介状态。

### (一)异性恋

异性恋(或异性性取向)是指异性间的相互吸引。这是全世界最普遍的性取向。由于涉及人类的繁衍,异性恋具有最基本的生理基础。除此以外,异性恋在全世界任何国家实际上都受到文化和宗教的支持。大多数社会期望男性能够吸引女性同时女性能够吸引男性。全世界所有与婚姻、住房安排、医疗津贴、子女抚养、经济问题、性行为以及财产继承有关的法律都是建立在异性性关系的基础上的。

### (二)同性恋

同性恋(或同性性取向)指同性间的相互吸引。同性恋"gay"这个词既可以用于男性也可以用于女性。因此,我们会用男同性恋或女同性恋这样的词。同性恋者这个词也可以同时用于男性或女性的同性性取向者。而女同性恋"lesbian"一词则专指女性之间的吸引。

### (三)双性恋

那些能被同性和异性都吸引的人是双性恋。双性恋一般是这三组中的一种:①情感和身体上都被同性或异性吸引;②是同性恋但是感觉自己有异性性行为的需求;③身体上被同性吸引,但是情感上却被异性吸引。有些人过很长一段时间的双性恋生活方式,其他人则更快地转入一种专门的性取向。

### (四)性取向的起源

学生们经常想知道:"什么促使一个人变成同性恋?"目前对这个问题还没有简单答案。某些研究指出脑内特定结构的大小可能是同性恋的生理或解剖基础。其他研究指出可能与遗传、环境、激素和其他原理有关。

但总体来说,没有一个理论能够完全解释这个复杂的发展过程。科学的观点是人们无法选择自己的性取向。因此,是异性恋还是同性恋是已经注定了的事情。实际上,大多数男女同性恋报告并没有特殊的事情激发他们成为同性恋。很多同性恋者称早在青春前期他们就知道自己的性取向与大多数人不同。

## 九、爱

爱或许是目前被广泛认同最难以捉摸的事情。它要求对另一方某种程度上的感情依恋。爱的各种形式包括友爱、性爱、忠诚、父爱、母爱,以及无私的爱等。有两种形式的爱与约会和配偶选择关系最密切:热恋和友爱。

热恋也可以说是浪漫的爱或迷恋,是一种被另一个人深深吸引的状态。它表现为敏感、喜悦、焦虑、性欲以及心醉神迷。通常热恋出现在交往的最初阶段,但通常持续不久。热恋的出现是因为和一个不熟悉的人非常亲近而感到兴奋。

如果交往继续进行,热恋将逐渐被相濡以沫取代。这种爱不像热恋那么充满激情,它是建立在彼此深入了解上的友情和依恋。这种感情更为持久,能够维持相当长的时间,并逐渐成熟。它的核心是对对方的体谅、支持和宽容。完成本章后面的个人自评量表,你可以检测你们是否真的适合。

## 十、识别不健康的关系

显然,不是所有约会的情侣都会继续下去。很多情侣会发现他们走到了尽头并最终决定结束这段感情。这是人们学会与人交往最传统也是最自然的方式,结束之后重新开始。

然而,有时人们并没有注意到他们的关系出现不稳定的信号,直到伤害远大于快乐。这些信号包括侮辱性行为:情感和躯体上的虐待。另一个是对对方与他人的交往产生过度的妒忌。有时,这种妒忌会引起很多控制性行为。一方尝试去控制另一方的所有日常活动。须说明的是,这种控制行为同样会限制你的创造力和自由。

其他信号包括不忠诚、不负责任、缺乏耐心以及任何的药物滥用。当然即使在外人看来很明显时,我们依然不愿看到这些出现在自己曾经心仪的人身上。如果你怀疑这样的问题正在破坏你们的关系,你可以告诉你的好友,或者向学校的专业顾问征求意见。但是,你必须意识到或许结束这段感情是最好的。

## 十一、亲昵行为

大多数人听到亲昵行为这个词首先联想到的是肢体的亲近。他们想到互相触摸、亲吻甚至做爱。然而,性专家和家庭治疗学家倾向于更广泛的含义,包括任何亲密的、相互的、言语或非言语的行为。从这个层面上说,亲昵行为应该包括从与对方分享内心的感受和体验到分享躯体的快感。

在朋友和爱人之间都存在亲昵行为。你既可以和好友也可以和爱人分享亲密的感觉。它使我们感到不孤立,使我们对自我价值产生充分的肯定。

---

**关键术语**

**热恋**:被另一个人深深地吸引,通常历时较短。
**亲昵行为**:情侣之间任何亲密的、相互的、语言或非语言的行为。

---

## 十二、生活方式和关系

我们的社会上存在多种正式或非正式的生活方式和关系。这是最常见的几种。

### (一) 单身

成年人除结婚外可以选择单身。对很多人来说,单身生活使你在需要的时候与人亲近,同时又可以保持独立的、自我掌控的生活。然而,还有一些人单身有可能是因为离婚、分居、配偶早死或者没有遇到合适的对象。

单身者的生活方式有很多种。有些人自己住而没有室友。其他一些方式包括同居、阶段性同居、平时单独住周末或假期同居,或者柏拉图式的同居。而对于大多数年轻人,他们和父母住在一起。

和居住状况一样,单身者的性生活方式也各不相同。有些人没有性生活、有些与一个同性或异性发生性关系,而有些同时有多个性伴侣。

### (二) 同居

同居,或者说未婚者同住状态,是另一种婚姻以外的形式。虽然同居似乎就意味着同住的男女室友之间存在性关系,但事实上同居有很多形式,有些人只是在周末、暑假是同居。另外,在没有性关系的室友之间波拉图式的同居确实存在。亲密的朋友或退休老人也会住在一起。

### (三) 男同性恋和女同性恋的伙伴关系

相信成年伴侣只限于异性恋人之间是逃避现实。在世界上的许多地区,男同性恋和女同性恋们正通过各种方式模仿异性恋人组成伴侣。看到同性的男人或女人公开生活在一起已经不足为奇。同性恋们一起买房财产共享。

一篇追踪文章报道了同性恋伴侣间也存在许多异性恋者出现的问题和特点。与异性恋者一样,他们也会为两人关系问题和生活方式争吵,他们的工作决定了怎样最好地平衡经济收入、休闲时间、朋友和扩大的家庭。如果他们居住在同一个单元或房间,他们必须决定怎么样分配家务。

如果家庭中有小孩,他们必须照顾和抚养。这些孩子可能是领养的,之前的异性关系中生的或者一对女同性恋通过人工授精获得。研究显示,同性恋家庭中的孩子可以顽强地成长,并且跟异性恋家庭中的孩子具有同样的调节适应能力、精神健康、社会技能和同龄人的可接受度。

### (四) 同性婚姻

男女同性恋与异性恋不同之处在于不能获得合法的婚姻。最近几年,这种不公平性已成为同性婚姻激烈争论的焦点。

### (五) 单亲生活

年轻女性未婚先孕而成为单亲妈妈,这种现象在美国已出现了很长时间。另一种新的与之明显不同的单亲方式同样存在于这个国家,即有计划的单亲生活。这多发生在受过良好教育的中年女性。

与意外怀孕的少女不同,这些成熟女性通常为之作过精心的安排。她们会仔细研究关键问题包括如何怀孕(是否需要一个男性同伴的参与或使用人工授精),孩子是否需要一个父亲,单亲生活对她的社会影响,以及对她的职业发展的影响。如果能够解决这些问题,法律上并没有条文阻止她成为单亲妈妈。

### (六) 婚姻

就像约会和择偶没有固定的模式,婚姻也是有各式各样的。处于婚姻中的两个人彼此既作为独立个体又是法律上的伴侣,将一生一世联系在一起。有些人能够很好地处理婚姻中的矛盾(见"教你一招——化解冲突")。然而,大多数的夫妇,他们对婚姻的要求太苛刻、太多限制、太多索取。最终他们只能通过离婚或婚外情发泄自己的不满。尽管对于很多人来说,婚姻是幸福、收获、赞美与挫败、不幸、幻灭的交织体。但是,每一个已婚的人对婚姻都会有自己的看法。("教你一招——你能改善你的婚姻吗"将为改善你的婚姻提供一些建议。)

现在的婚姻很明显存在某种趋势。最明显的就是我们第一次结婚的年龄。今天,男人们结婚的年龄比以往任何时候都晚。他们平均结婚年龄是 27 岁,大多受过很好的教育,并且在事业上更稳定。女性结婚的年龄也在推迟。她们倾向于接受更多的教育,更多的投入于自己的事业。目前最新统计,女性的结婚年龄平均为 25 岁。

大多数人还是会选择结婚的。目前,大约有 76% 的 18 岁以上的成年人已婚、守寡或离过婚。也就是说,只有十五分之一的成年人不结婚。

> **教你一招**
>
> **化解冲突**
>
> 我和女友总会因为意见不同而说出一些伤人的话最后不欢而散。我们该怎么更好地解决我们的冲突呢?
>
> 下面是解决冲突较好的方式:
> - 相互尊重。
> - 找出并解决真正的问题所在。
> - 寻找共识。
> - 共同参与决策。
> - 保持合作和独立。
> - 关注现在和将来而不是过去。
> - 尽量不要互相指责。
> - 说出自己的想法和感受。
> - 交谈时以"我"开头。
> - 尽量不使用以"你"或"为什么"开头的句子。
> - 限定讨论时间。
> - 尽到自己的责任。
> - 共同规划时间。

### (七) 离婚

婚姻,和其他形式的人际关系一样会结束。今天,尽管我们抱着天长地久的愿望开始,至死不分离,但婚姻以离婚告终的和继续维持的基本持平。

为什么将近一半的婚姻会这样结束?不幸的是婚姻专家也给不出一个明确的答案。甚至,他们提出离婚是一方或双方对婚姻期望不能够得到满足的反映,包括以下几个方面:

- 认为婚姻会包容你的缺点,并且对方会分担你的失败;
- 认为婚姻会改掉对方存在的缺点;
- 认为你们约会和求婚时的浪漫可以在婚姻中维持;
- 认为婚姻是你施展个人权利的舞台,一旦结婚,你就再也不用向对方妥协;
- 认为他/她会满足你的所有要求。

如果你想通过婚姻达到你的期望,那你得到的只会是失望。某种程度上说,婚姻是一种更需要合作和妥协的关系。婚姻是很复杂的。由于很多人对婚姻抱以太高的期望,最终婚姻的结束将使他们在感情上很难接受(见"教你一招——化解冲突")。

离婚后孩子的幸福经常受到关注。很多因素与离婚对孩子的影响程度有关,其中包括孩子的性别和年龄、抚养权的分配、经济支持、一方或双方的再婚。对于许多孩子来说,他们必须适应在这个新家庭里的角色。

### 教你一招

**你能改善你的婚姻吗？**

我和妻子都有繁重的工作和课业计划。但是，两个人都没注意到我们之间的关系。我们怎样才能改善我们的婚姻呢？

没有哪个婚姻是完美的。所有的婚姻都会面对所出现偶尔的紧张和骚乱。即使表面上看起来很好的婚姻也可以通过沟通使它变得更好。婚姻专家建议采取下列方式来巩固婚姻关系：
- 婚姻中的问题应该共同坦然面对。
- 对彼此的需求和期望应该保持平衡，应该共同制定决策，彼此尽可能支持对方。如果一方的目标不能得到积极的支持，但至少应该得到精神上的支持和鼓励。
- 婚姻应该建立相应的物质基础。对于存在分歧的地方，双方应该共同讨论，决定资源分享的方式。
- 接受婚姻咨询或参加婚姻问题小组可能会有助于婚姻关系的改善。

对婚姻的永恒感有助于在时间的长河里维持我们的婚姻。如果两个人都相信他们的婚姻会渡过难关，他们就更有可能为之做出必要的改变。采取上述的措施可以帮助我们建立一种婚姻的永恒感。

### 管理你的健康

- 完成个人评估表来更好地了解自己的性态度。
- 使用个人评估表来评价你和你的伴侣相处是否和谐。
- 如果你周围有性取向不同于自己的人令你感到不舒服，把这个人看成一个个人更好。
- 如果你正处于不健康的关系中，可以先参加专业培训或者支持小组。
- 如果你正处于性关系中，明确地跟你的伴侣交流你的性需求。鼓励他或她也这样以达到性生活和谐。
- 考虑是否你的人生观是要结婚、单身还是同居，评价你当前的情况。

## 个人评估表(一)

**性态度：关于感受**

通过选择 1～5 来回答以下情况中最能反映你的感受的描述。圈出你选的数字。在问卷的最后，将你选择的数字加起来，可以给你的回答作出解释。

1 = 强烈同意　　　　　2 = 比较同意
3 = 不确定　　　　　　4 = 不太同意
5 = 强烈反对

- 男人与女人有很大的差异，差异之大大于相同之处。　　1　2　3　4　5
- 同性恋和双性恋是不道德和非本能的。　　　　　　　　1　2　3　4　5
- 我们的社会太有性导向。　　　　　　　　　　　　　　1　2　3　4　5
- 色情鼓励性滥交。　　　　　　　　　　　　　　　　　1　2　3　4　5
- 儿童对性的了解太多了。　　　　　　　　　　　　　　1　2　3　4　5
- 性教育的目的只是为了家庭。　　　　　　　　　　　　1　2　3　4　5
- 我国开始约会的年龄过早。　　　　　　　　　　　　　1　2　3　4　5
- 婚前性行为会导致心理压力和名誉受损。　　　　　　　1　2　3　4　5
- 性生活的可及性过多地成为人们结婚的原因。　　　　　1　2　3　4　5
- 生育是婚姻中性生活最重要的原因。　　　　　　　　　1　2　3　4　5
- 现代家庭太小。　　　　　　　　　　　　　　　　　　1　2　3　4　5
- 计划生育诊所不应该接受政府基金。　　　　　　　　　1　2　3　4　5
- 避孕是女性的责任。　　　　　　　　　　　　　　　　1　2　3　4　5
- 流产是谋杀无辜的孩子。　　　　　　　　　　　　　　1　2　3　4　5
- 社会中女性角色的改变削弱了婚姻。　　　　　　　　　1　2　3　4　5
- 离婚是无法接受的解决婚姻矛盾的方式。　　　　　　　1　2　3　4　5
- 婚外情会毁掉婚姻。　　　　　　　　　　　　　　　　1　2　3　4　5
- 成年人不可与儿童发生性关系。　　　　　　　　　　　1　2　3　4　5
- 几乎是每一起强奸案都与女性的挑逗行为有关。　　　　1　2　3　4　5
- 生殖不是一种权利而是一种特权。　　　　　　　　　　1　2　3　4　5

你的总分＿＿＿＿＿＿＿＿＿＿＿＿＿＿

解析：

20～34 分：非常保守的性态度。
35～54 分：比较保守的性态度。
55～65 分：非常矛盾的性态度。
66～85 分：比较开放的性态度。
86～100 分：非常开放的性态度。

**进一步考虑……**

你对自己的答案吃惊么？你可以拿自己的答案和室友或好友比较。你认为你的父母如果做这份问卷会得多少分？

## 个人评估表(二)

**你们相处得是否和谐?**

这个测试能够测出你和你的同伴的性格是否适合？你可以利用下面的标准评判下列情况的频率。圈出你的答案相对应的数字。在问卷最后算出总分并找到相应的解释。

1 = 从不　　　　　　　2 = 有时
3 = 经常　　　　　　　4 = 总是

- 我们能够有效的沟通内心最深处的想法。　1　2　3　4
- 我们彼此信任。　　　　　　　　　　　　1　2　3　4
- 我们对优先权能够达成一致。　　　　　　1　2　3　4
- 我们对彼此有切合实际的期望。　　　　　1　2　3　4
- 在我们的相处中,个人的成长很重要。　　 1　2　3　4
- 如果伴侣没有改变,我们会继续做夫妻。　 1　2　3　4
- 我们会将个人问题首先和对方讨论。　　　1　2　3　4
- 我们都尽量妥协。　　　　　　　　　　　1　2　3　4
- 我们经常争取公平。　　　　　　　　　　1　2　3　4
- 我们尽量避免强硬和固执。　　　　　　　1　2　3　4
- 我们通过适当的角度使任何需要都变得完美。1　2　3　4
- 我们能够维持社交需要与个人空间之间的平衡。1　2　3　4
- 我们都有自己的朋友。　　　　　　　　　1　2　3　4
- 我们中不会有一个人长期处于让步地位。　1　2　3　4
- 我们能够忍受另一方的情绪而不受影响。　1　2　3　4
- 我们能够处理失望和梦想的破灭。　　　　1　2　3　4
- 我们都能够容忍失败。　　　　　　　　　1　2　3　4
- 我们都能够恰当地表达愤怒。　　　　　　1　2　3　4
- 必要时我们都很有主见。　　　　　　　　1　2　3　4
- 我们对个人生存环境达成共识。　　　　　1　2　3　4

你的总分 _____

解析:

20~35 分　你们非常不和谐。专业的帮助或许能够促进你们的沟通。
36~55 分　你们或许需要更注意相互忍让。
56~70 分　你们非常适合,但仍然要注意一些可以改进的地方。
71~80 分　你们是完美的一对。

**进一步考虑……**

让你的同伴也做一下这份问卷。因为你有可能只是单方面认为你们是"完美的"。即使你得了很高分,也要注意你们之间仍然可改进的地方。

# 第十四章 生育管理

**学习要求**

在完成本章后,您将可以:
- 了解节育和避孕之间的区别。
- 区分避孕方法的理论效果和使用效果,并知道两者为何不同。
- 了解早期节育模式的优点和缺点。
- 知道避孕激素传递给女性的几种方式。
- 知道在哪些情况下应该使用紧急避孕。
- 识别和解释男性和女性绝育的步骤。
- 区分人类克隆和治疗性克隆操作上的差异。
- 识别生理上的缺陷并求助于授精。
- 描述分娩的三个阶段。
- 识别和解释使用协助生育技术的4个可行的步骤。

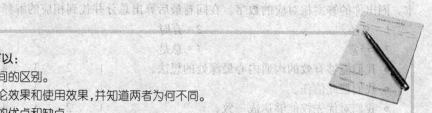

你如何选择自己的**生育**将会对你的未来产生很重要的影响。如果你了解与生育控制有关的信息及问题,会有助于你在这个复杂的领域里做出合理、负责任的决定。

## 一、节育和避孕

做出任何控制生育的决定都必须先从理解**节育**和**避孕**这两个概念的细微差别开始。尽管许多人经常把两个术语互用,但它们反映的是生育控制中的不同方面。节育是一个范围较广的概念,是指为避免胎儿出生所采取的所有措施。节育包括所有可行的避孕方法,以及绝育和流产。

避孕则是一个更为具体的术语,它指的是任何用来防止受精卵形成的措施。避孕方法可根据所采取不同的机制而有所不同,而且它们可以在使用方法及成功率方面有相当大的区别。例如,使用避孕套、口服避孕药物、杀精药和隔膜。

除了以上提到的许多种方法之外,某些非接触的性行为可以看成避孕的一种形式。例如,夫妻间的手淫可以减少怀孕的可能性。这种方式以及其他的表达情感的非性交方法(如亲吻、抚摸和安抚)可称之为**非性交性行为**。非性交性行为不但可以保护意外怀孕,还可以显著减少性病的传播,包括艾滋病毒的感染。

**关键术语**

**生育**:生殖的能力。
**节育**:所有能用于避免胎儿出生的方法和措施。
**避孕**:任何防止受精卵形成的方法和措施。

### 探索你的心灵

**其实现实中与性有关的知识比你想象中要多……**

你准备好谈论性了吗？如果你还不确定，花时间好好想一想。如果在你还没有准备好之前就开始有性行为，你可能会感觉内疚。你可能因为意识到这一步对于你来说是不正确的而感到不自在。或者你早期的信仰教育使你感觉到仿佛你在干一件坏事一样。你或许还没有准备好应付随性关系而来的情感因素。最重要的一点是，你很可能因遇到意外的怀孕或者得了性病而变得手忙脚乱，不知所措。

如果你确实觉得自己准备好了，你还有一个选择的机会。你对开始性行为已经没有什么问题了。它可以使你感到满足，增强你的自信。但是，你仍然可以选择晚一点才开始性行为，这也是一种增强你的自信心的方法。你会感觉到自己有权去做出自己的决定，而不是唯命是从。你也会对你自己敢于说不而倍感自豪。在某种程度上，做出这个决定反映出一个人的全新的精神和信仰上的责任感。

如果你结婚了，性行为是一种维系夫妻间关系的好方法。那是仅有你们两位共同享有的东西。是时候给予对方特别的注意了——暂时抛开孩子、工作以及其他责任。这相当于说"你对于我来说很重要，你是我十分珍惜的人"。

顺利孕育一个生命也可以使你们更加亲近。从你们知道将要成为父母的那一刻起，你们又通过一种新的方式维系在一起。你们关注的中心转到了对孩子的期待。你们会一起从超声中看着胎儿的成长，一起去参加家长学习班，一起去看医生，记录下一起走过的每个脚印，以及分享你们的各种情感。当你们的孩子出生时，你们将前所未有的紧密联系在一起。

无论你打算开始性行为还是决定等待，又或者是重新审视你现在已有的性生活。你都不能忽略一切可能性和后果。时间对于你来说合适吗？你更多是在为你自己还是别人去做这些事情？你觉得等待可以给你带来什么？你希望你将来的另一半也曾经做出等待的决定吗？你期待从一个性关系中得到什么？——快乐，亲密，爱？你准备付出多少？你想要情感上的承诺吗？你看到性和爱是不可分开的吗？你明白性是如何扩展你的心灵空间吗？花点时间去考虑这些问题吧，无论你的决定如何，这都会使你对自己的决定充满信心。

## 二、避孕的理论效果和使用效果

考虑使用避孕方法的人必须了解每种避孕方式中两种不同的效果。理论效果是指一种避孕方法在正确使用时能够预防怀孕的能力。使用效果则是一般人群在使用该种避孕方法时的实际效果。使用效果考虑到了实际中降低效果的各种因素。使用效果考虑到了那些因未"正确"使用而使效果降低的因素。即便是最有理论效果的避孕技术，如果没有遵循正确的使用说明，使用者患病、健忘、医生或者药剂师的失误，以及潜意识希望体验冒险甚至怀孕的感觉等都是可以降低实际使用效果的其中一些因素。

有效率通常表示为生育年龄女性使用者使用某种避孕方法一年后没有怀孕的百分率。对于某些避孕方式来说，理论效果可以和使用效果有十分大的区别，但前者总是大于后者的。表14-1列举了许多不同避孕方法有效率以及优缺点。

**表14-1 在1年里100例女性使用不同避孕方法的有效率**

| 方 法 | 估计有效率 | | 优 点 | 缺 点 |
|---|---|---|---|---|
| | 理论值 | 实际值 | | |
| 不避孕（随机） | 15% | 15% | 便宜 | 完全无效 |
| 阴茎拔出法 | 96% | 73% | 不需设备或事前准备；无不良反应；男方分担计划生育的责任 | 影响性交；很难有效执行；女方必须相信男方在高潮到达时会拔出阴茎 |

(续表)

| 方法 | 估计有效率 | | 优点 | 缺点 |
|---|---|---|---|---|
| | 理论值 | 实际值 | | |
| 周期性戒欲法<br>　日历<br>　标准天数法<br>　基础体温测定<br>　宫颈分泌物测定法<br>　体温征兆法 | 91%—99% | 75% | 不需设备；无不良反应；男方分担计划生育的责任；女性更了解其身体状态 | 当月经周期不规律时难以使用，而年轻女性常见；可能需要月经周期较长才可使用；可能需要详细及持久的医学咨询 |
| 宫颈帽（未产妇） | 91% | 85% | 无健康威胁；有助于预防部分性病及宫颈癌 | 可及性有限 |
| 杀精剂（凝胶、泡沫、栓剂、薄膜） | 94% | 71% | 无健康威胁；有助于预防部分性病；可与避孕套一同使用以明显提高有效率 | 必须在性交前5～30分钟插入阴道；有效性只维持30～60分钟；部分人会关注其化学成分壬苯醇醚-9是否对健康有影响 |
| 含杀精剂的阴道薄膜 | 94% | 84% | 无健康威胁；有助于预防部分性病及宫颈癌 | 必须在每次性交前以凝胶或泡沫协助插入阴道并在性交后保持原位至少6小时；必须有健康人员专门度身定做；部分女性可觉得奇怪并不好意思使用；部分人会关注其化学成分壬苯醇醚-9 |
| 避孕海绵<br>　（未产妇）<br>　（经产妇） | <br>91%<br>80% | <br>84%<br>77% | 易于使用；卫生；可以保护24小时及多次性交，无需处方 | 无法反复使用；对经产妇避孕效果下降；部分人关注其化学成分壬苯醇醚-9 |
| 男用避孕套<br>含杀精剂的男用避孕套 | 98%<br>99% | 85%<br>95% | 易于使用；便宜并且容易得到；无健康威胁；可有效预防部分性病；男方分担计划生育的责任 | 必须正好在性交前戴上；部分男性及女性反应会降低满足感 |
| 女用避孕套 | 95% | 79% | 相对容易使用；无需处方；聚氨基甲酸乙酯比橡胶更牢固；有助于性病预防；可提供硅树脂润滑；当男性不愿意使用避孕套时可使用 | 避孕及性病预防效果不如使用男用避孕套；双方可能不习惯延伸至阴道外的避孕用品；比男用避孕套昂贵 |
| 宫内节育器<br>　ParaGard(Copper T)<br>　Mirena（含孕酮） | <br>99%+<br>99%+ | <br>99%+<br>99%+ | 容易使用；高效避孕；不影响性交；不需重复操作；根据具体型号，可有效长达十年 | 可增加盆腔炎患病率以及多于一位性伴的女性的不孕率；通常不建议用于未产妇；必须由保健人员置入；部分女性可导致严重出血及疼痛 |
| 避孕环（雌激素-黄体酮） | 99%+ | 92% | 在学会如何放入后容易使用；可以放置3周的时间 | 如同其他的激素方法，无法防止感染性传播疾病；需要医生的处方；小部分使用者可能引发心血管问题 |
| 避孕片（雌激素-黄体酮） | 99%+ | 92% | 容易使用；必须连续3周每周更换 | 同上 |
| 复合避孕药<br>迷你避孕药 | 99%+<br>99%+ | 92%<br>92% | 容易使用；高效避孕；不影响性交；调节月经周期；减少经期大量出血及疼痛；有助于预防卵巢及子宫内膜癌 | 必须每天服用；需要体检及处方；轻微不良反应，如恶心及点滴出血；少数人引发心血管问题 |

(续表)

| 方法 | 估计有效率 | | 优点 | 缺点 |
| --- | --- | --- | --- | --- |
| | 理论值 | 实际值 | | |
| Depo-provera(3个月) Lunelle(1个月) | 99%+ | 97% | 容易使用;在较长时间内有效;持续使用阻止月经来潮 | 需要医生监督下使用;注射给药;部分女性在使用早期数月有不规则月经点滴和体重增加 |
| 输卵管结扎术 | 99%+ | 99%+ | 永久避孕;去除怀孕之忧 | 手术相关风险;通常认为不可逆 |
| 输精管切除术 | 99%+ | 99%+ | 永久避孕;去除怀孕之忧 | 通常认为不可逆 |

## 三、选择你的避孕方式

在这一节里面,我们讨论在你考虑选择一种避孕方法时对于你来说很重要的一些因素。记住没有一种方法是十全十美的。最重要的是你和你的伴侣根据你们特别的需要及愿望而选择一种你们都接受而且行而有效的方法。完成本章后面的个人评估将会有助于你顺利作出决定。

对于那些希望可以使用一个复杂的方法来控制生育的人们来说,选择一种易于接受的避孕方法通常要考虑到以下几点。

- 安全:你选择的避孕方式不应该危害到你及你的伴侣的健康。
- 有效:你选择的方式必须在避孕方面有很高的成功率。
- 可靠:你选择的方式必须能经得起多次使用的考验。
- 可逆:对于最后打算要孩子的夫妻来说应该选择一种可逆的方法。
- 经济:该方式必须是在你们的力所能及的范围之内。
- 易用:如果一种方式的使用方法十分复杂,你将很难去有效利用它。
- 无扰:一种理想的避孕方法应当不影响夫妻间的亲密性行为。

## 四、目前使用的节育措施

### (一) 禁欲

作为节育的一种方式,禁欲最近在大学校园里被关注。这种方法有着接近百分之百的效果,并已经单独报道于一些怀孕类医学刊物。这种避孕方式没有性交过程,通常只是男性在女性阴道附近进行射精,如果避免这种情况,将可以使这种方法的避孕效果达到百分之百。

禁欲作为一种节育方式还有一些其他好处,它可以几乎百分之百的避免性传播疾病,并且是免费的。

尽管如此,对有关鼓励禁欲的教育项目的有效性依然存在争议。在一项发表于 2005 年的包含了 12 000 名青少年的研究中,耶鲁和哥伦比亚大学的研究者发现,那些"保护贞操直到结婚"的与那些"非保护"但也没有性交过程的青少年相比,有着更多的口交和肛交(口交和肛交都是性传播疾病的危险因素)。此外,研究者还发现那些保证用禁欲避孕的青少年较那些未保证的青少年更不易在第一次性交过程中使用避孕套,也更不易去检查性传播疾病。

**关键术语**

**非性交性行为**:不包括性交的其他任何与性相关的行为。

## (二) 阴茎拔出法

阴茎拔出法,或者叫做性交终止法。顾名思义,这是一种把勃起的阴茎在射精前一刻从女性阴道拔出的避孕方法。理论上这种方法可防止精子进入女性生殖系统的深部结构。但是,它的使用有效率反映出这种方式在实际使用中有多么的失败(表14-1)。

有充分的证据证明射精前从男性阴茎流出的液体中也可以含有具有活性的精子,而这种液体通常是用于中和以及润滑精液的。这些精子可以在阴茎拔出前在宫颈口附近沉积下来。这个现象可以部分解释为何阴茎拔出这种方式用于避孕时效果很差。而且,阴茎拔出并不能保护性病的传播。

## (三) 周期性戒欲法

这项节育措施包括五种方法:①日历法;②标准天数法;③基础体温法;④宫颈分泌物测记法;⑤体温征兆法。这5种方法都是基于推测女性排卵时间这个原理。图14-1是一个生育周期的日历表,可以用于估算容易怀孕的时间。多数研究表明卵子仅在排卵后24~36小时内具有受精能力(一些精子一旦进入女性生殖道后可以存活达到一周)。

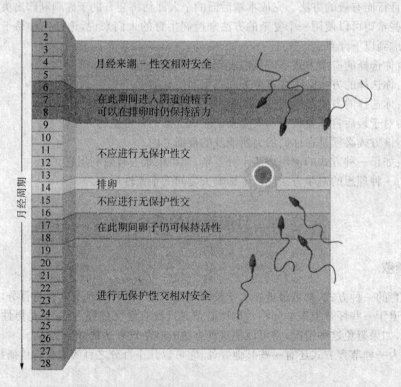

图14-1 周期性戒欲法(生育觉察或自然计划生育)可组合使用日历法、基础体温测定法和宫颈分泌物测记法以确定受孕周期。要记住,正如大多数情况所提示,很多女性的月经周期并不是一直正好是28天。这幅图只是对女性月经周期的一个估计。

当女性可以准确推测出她排卵的时间,她必须在此期间直到排出卵子开始分解这段时间保持无性生活。生育察觉、周期节律、自然节育等名词通常可以和周期性戒欲互用。但要记住此法不能对性病及艾滋病的传染提供保护。

日历法要求仔细监测该女性的最近的6~12个月经周期,并记录每个月经周期的天数。一个周期定义为从一次月经的第一天到下一次月经的第一天之间的天数。

为了求出一个女性应该避免性生活的日期,我们用最短的月经周期减去18,该女性在下一次月经周期里面应该从这一天开始避免性生活;然后我们用最长的月经周期减去11,这是她在下一次月经周期里面应该避免性生活的最后一天。

> **关键术语**
>
> **阴茎拔出法(性交终止法)**:一种在射精前把阴茎从女性阴道拔出的避孕方法。
> **周期性戒欲法**:一种依赖于在女性月经周期的排卵期中夫妻双方避免性交的节育方法。也称作生育察觉或者自然节育。

最新的周期性戒欲法称为标准天数法。这种方法仅使用于月经周期在26到32天的女性,不适用于那些周期不太规律,小于26天或大于32天的女性。还应当建议那些在过去的一年中曾经有过一次月经周期小于26天或大于32天的女性也不要使用标准天数法,她们应当咨询保健医生并与其讨论其他可替代的方法。

为了使用这种方法,女性应该记录她们的月经周期,以月经出血的第一天为该周期的第一天,则女性可以在周期的第1~7天内有性交,在周期的第8至19天,女性应当避免阴茎/阴道的性交或使用一些其他设置障碍的避孕方法。周期的第8~19天为受孕日。从第20天至周期的最后,可以进行无保护的性交。需要牢记的是标准天数法并不能预防性传播疾病。

使用基础体温法的女性需要连续3~4个月早上起床之前测量自己的体温,一般使用有精确刻度的体温计。这个方法所基于的原理是体温变化与排卵过程存在一种显著的关系。在排卵期,体温会上升至少0.2℃,并且持续上升直至月经来潮。建议女性在这段体温发生变化的时期内避免性交。在排卵前,体温预计会先有所下降,但随后马上升高0.3~0.5℃,并持续于整个周期。此法说明女性要在体温变化的时期内避免性交。

> **关键术语**
>
> **日历法**:周期性戒欲法的一种,用女性最短和最长的月经周期来推算出避免性交日期的方法。

此法的缺点在于要长时间并且精确的测量体温,还有要注意的是每个人的基础体温是不一样的。有些女性不符合正常的体温曲线,因为她们体内的生化指标与别人有差异。而且,体温可因多种疾病及精神压力的存在而波动。体温计在药店有售。

宫颈黏液记录法(又称排卵法)也是周期性戒欲法的其中一种,常与同种类的其他方法合用。此法要求使用者每日对宫颈黏性分泌物进行评估。她们必须对月经周期中宫颈黏液的外观(从清到浊)和黏稠度(从稀到稠)变化有所了解。一般来说,当黏液变清而且黏稠度类似于生蛋清时性交会变得不安全。此种估计排卵期的技巧必须咨询医生或者计划生育专家。

体温体征法是基础体温法及宫颈黏液记录法两者的综合使用。使用此法的女性一般已经在用日历记录自身的身体变化。因此,有些计划生育专家认为此法是所有的周期性戒欲方法的综合。

### (四) 阴道杀精剂

杀精剂是具有杀灭精子作用的物质。当单独使用时,杀精剂对于那些性行为不是太频繁的女性来说,是一种相对普遍有效的形式。一般来讲,目前的杀精剂是安全的(但需注意以下的预防措施),其可以不需要医生的处方就能在大部分药房甚至超市买到,而且价钱也较便宜。

杀精剂有多种形式,包括泡沫、乳膏、凝胶、栓剂及薄膜,它们均可以溶于水及释放出杀精成分。杀精剂通常与其他避孕方法(如子宫帽避孕套、宫颈帽和避孕套)合用。

杀精剂并不是只针对精子,它们同样杀灭其他细胞。至今,壬苯醇醚-9是最为普遍使用的杀精物质,并被认为可以保护女性患盆腔炎。健康专家相信壬苯醇醚-9是通过攻击和杀死引起性传播疾病的病原体来达到该保护作用的。

尽管如此,最新的研究显示壬苯醇醚-9在杀死其他病原体上并没有效果。壬苯醇醚-9还可能增加患病(包括HIV)的可能性,因为其可以刺激和损害小部分使用者的皮肤。刺激和损伤部位为病原体进入血流提供了通道。

因此,性伴侣不能期望通过阴道杀精剂来防止性传播疾病。与避孕套合用,比单独使用能提供更好的预防疾病和避孕效果。最新的研究还显示避孕套涂上一层壬苯醇醚-9并不能在避孕套破裂的情况下,作为后备避孕方法杀死部分精子。因此,一些健康中心和计划生育部门已经停止发放润滑剂中含有壬苯醇醚-9的避孕套。如果你与/或你的伴侣曾经对杀精剂感兴趣,你们应当咨询医生或者健康中心。

### (五)避孕套

目前,避孕套的设计已经接近一门艺术,如有纯色或者彩色,光滑或者皱折,直挺或者成型,普通或者顶端突出,有无润滑剂等。这可能稍微有点夸张。但无论如何,避孕套仍然不失为一种安全、有效、可逆的避孕工具。

---

**关键术语**

**杀精剂**:能够杀死精子的化学药物。
**盆腔炎**:通过女性生殖器官感染而产生的盆腔炎症的总称。

---

如果夫妻双方有着避免怀孕的强烈愿望而坚持使用避孕套的话,其效果可达到与药物避孕相仿,尤其与杀精剂合用的时候。但是,对于避孕愿望不强烈或者不规则使用避孕套的夫妻来说,避孕套能够达到的避孕效果会大大下降。

避孕套有预防性病传播的作用。无论对于男方还是女方来说,衣原体感染、淋病、艾滋病毒感染和其他的性病在使用避孕套的情况下得病的可能性会下降(见"教你一招——充分发挥避孕套的作用")。如果避孕套有壬苯醇醚-9的杀精剂成分,它可以更有效地对抗性病的传播。然而,如果避孕套破裂,少量涂抹在避孕套上的杀精剂是不足以持续避孕的。如今建议使用不含润滑剂或含润滑剂不含杀精剂的避孕套。值得一提的是,任何使用的润滑剂都必须是水溶性的。

目前,还有男用及女用的聚氨基甲酸酯避孕套。它们都是一次性使用的。这些避孕套是那些对橡胶过敏的人的好选择。而且,它们比橡胶避孕套更薄而且坚韧,并且可以和油性的润滑剂合用。目前,专家相信这些避孕套能达到与橡胶避孕套相似的预防性病传播的效果。聚氨基甲酸酯避孕套的避孕效果稍低于男性橡胶避孕套的效果。

女性避孕套是一种带有两个聚亚氨酯环的柔软的、松散的聚亚氨酯护套。女性避孕套的放置方法同避孕帽一样也是放在阴道内壁,保留在阴道外面的较大的环和避孕套可以起到保护阴唇和阴茎根部的作用。由于男性避孕套和女性避孕套会沾在一起产生滑动或移位,所以两者不能同时使用。

### (六)子宫帽避孕套

子宫帽避孕套是一个带有弹簧状金属边的柔软橡皮膜制成的套在子宫颈上的帽,以避免性交过程中精子进入阴道内。性交前将它放在阴道底部,金属圈放在宫颈口,可以防止宫颈的打开。如果放在正确的位子上,不但性交时不会脱落,而且男女双方也不会感觉到它的存在。

子宫帽避孕套一般和杀精膏或杀精凝胶配合使用,放置前子宫帽避孕套里面和边上要涂上足够的杀精剂。杀精剂和子宫帽避孕套配合使用可起到中等的避孕效果,但是如果男性同时使用避孕套则避孕效果更佳。

子宫帽必须在性交前放入,它可以提供 6 小时的有效保护。

子宫帽避孕套必须在医生指导下使用,而且要配合杀精剂使用。其费用比其他避孕措施要高。

子宫帽避孕套和其他阴道内节育器(如宫颈帽),并不能预防性传播疾病和 HIV 感染。如果你担心感染,要么不要进行性活动或使用避孕套并配合使用杀精剂。如果使用时间超过 6 小时,则医生建议需涂抹额外的杀精剂在阴道内。在长时间性交时应当选择使用杀精剂。在性交后,子宫帽避孕套应当留置至少 6 个小时。由于有引起中毒性休克综合征的危险,所以子宫帽避孕套不应留置在阴道内超过 24 小时。

---

**关键术语**

**避孕套**:套于勃起的阴茎外防止精液溢出的橡胶防护层。
**子宫帽避孕套**:一种扣在子宫颈上的软橡胶杯。

---

子宫帽避孕套必须由医生专门做。同样,严格地遵循使用指导是非常重要的。

但是,子宫帽避孕套和其他阴道内节育器(如宫颈帽)一样并不能预防性传播疾病和 HIV 感染。

## (七) 宫颈帽

宫颈帽是一种小型、嵌环状的避孕工具,大小刚好适合套于整个宫颈之上。宫颈帽是靠吸力而不是解剖结构的推力固定在位的。和用子宫帽避孕套一样,宫颈帽也可与杀精剂配合使用。因此,它要求和隔膜相同的放入及护理技巧。宫颈帽的使用效果和隔膜相仿,而且和隔膜一样,在未生育过的妇女中其效果会更好。宫颈帽在美国需要医生处方才能买到。

宫颈帽只有四个尺寸,因此可能不适合一些女性。医生应当为女性选择合适的宫颈帽并指导如何使用。在将宫颈帽放入宫颈之前应将宫颈帽内抹上占容积 1/3 的杀精剂。宫颈帽可以提供 48 小时的有效保护,无论在这段时间内有多少次性交发生。对于多次的性交也可以选择额外的杀精剂。在性交 6 小时后应将宫颈帽留置在宫颈上。此外选择使用时最好咨询保健医生。

---

**教你一招**

### 充分发挥避孕套的作用

使用避孕套似乎很容易,那么关于避孕套的使用是否还有其他应该知道的事情呢?
当你有意使用避孕套避孕时,下面这些关于正确使用避孕套的建议,将会对你十分有用:

1. 手头应备有充足的避孕套,以便做爱时使用。而且要放在凉爽、干燥的地方,最好不要放在衣服兜、皮夹子或汽车仪表板上的小柜子里面;避免高温,同时要经常检查保质期。
2. 不要用充气或拉伸的方法检查避孕套的安全性,另外不要用手指甲去碰它。
3. 为了起到最佳的保护作用,请在亲密接触前把避孕套带好。这对于预防性传播疾病是非常重要的,也可降低前列腺液进入阴道的可能性。
4. 在勃起的阴茎佩戴安全套。对于那种前面没有储精囊的避孕套,在佩戴时应在前端留出一定的空间储存射出的精液。另外,应将留出的空间内的气体全部排出。

5. 润滑避孕套(如果生产厂家未润滑)。因为像凡士林、矿物油、动物油、植物油这样的脂溶性润滑剂会破坏橡胶制品,润滑时一定要使用水溶性润滑剂。

6. 射精后,确保避孕套未从阴茎脱落。紧紧抓住避孕套的口部把阴茎抽出。不要等到阴茎松弛(变软)后还在阴道内。

7. 在扔掉前,检查避孕套是否破损。如果有破损,立即往阴道内注入杀精剂或使用紧急避孕。

### (八)宫内节育器

宫内节育器(IUD)是世界上最受欢迎的可逆的避孕工具,它也是安全、高效的节育工具。宫内节育器可以防止卵子受精或防止受精卵在子宫内着床。

目前有两种类型的宫内节育器:一种是含孕激素的T形环,通过增厚宫颈黏液,抑制精子生存,并改变子宫内膜的微环境使受精卵不易成功着床。另一种是含铜的T形环,通过释放铜离子来杀伤精子从而防止受精,但可能增加月经量。有效期达5年至10年不等。只有有经验的医生可以开出处方并植入IUD。和其他很多避孕措施一样,IUD不能预防性病,包括艾滋病。

如表14-1所提到的那样,宫内节育器是非常有效的节育措施,其效果仅次于禁欲法、绝育以及口服(或植入、注射)避孕药物方法。多年来,人们关注宫内节育器的两个潜在的不良反应:子宫穿孔(一些宫内节育器会埋入子宫壁)和盆腔炎(PID,是腹腔的大范围感染)。尽管如此,最近的研究显示这种不良反应非常罕见,特别是节育器由技术娴熟的医生放入时,只有2%到10%的使用者会在放入后的第一年内宫内节育器脱出(子宫的肌肉收缩导致宫内节育器从子宫内脱出)。

### (九)口服避孕药

**口服避孕药**于20世纪60年代开始使用,直到今天仍作为一种高效、可逆的避孕措施。世界上,有超过1亿的女性在使用口服避孕药。

使用避孕药前需要医生的全面检查并开出处方。口服避孕药的方法可以有很多种,因此随访检查对于保证服药者服用合适剂量的药物及产生尽可能少的不良反应是十分必要的。我们通常要进行一些咨询后才可以判断一个处方是否适合某女性。

所有的口服避孕药均含有合成激素(实验室合成),组合片的21片每一片都用了合成雌激素以及合成孕激素。三相片是合成雌激素的量维持恒定,而合成孕激素的量则每7天而不同。必须强调的一点是口服避孕药不能对性病的传播和艾滋病毒的感染提供保护。而且,服用抗生素会影响口服避孕药的避孕效果。

口服避孕药在几个方面产生作用。药片中的雌激素会抑制卵巢发育和排卵,孕激素通过降低黄体生成素的释放水平减少排卵,后者还可以使子宫壁发育不全及通过使宫颈黏液变稠而使精子难以进入子宫。

---

**关键术语**

**宫内节育器(IUD)**:一种小型的、塑料的或金属的,包含或不包含药物并置于子宫以防止继续妊娠的用具。

**口服避孕药物**:口服的,含有合成雌性激素以防止排卵和植入的药片。

---

口服避孕药产生的生理变化可以带来一些有益的作用。因为合成的激素需要口服21天然后紧接着7天服用**安慰剂**或者不服用药片,服药者的月经周期会变得规律,即使是那些月经周期原来

不规则的妇女也会马上变规则。由于子宫内膜不会发育到正常的程度，子宫不会受到同样的力量而收缩，所以月经量也会随之下降。研究表明口服避孕药可用于对抗贫血、盆腔炎、非癌性乳房肿瘤、复发性卵巢囊肿、子宫内膜癌以及卵巢癌。

口服避孕药的不良反应分两种：①不适；②有潜在危险。不适症状大部分妇女在2～3个月内就会消退。不少服药者报告有如下症状：

- 乳房触痛；
- 恶心；
- 轻度头痛；
- 轻微、不规则的斑点；
- 体重增加；
- 性欲波动；
- 轻度抑郁；
- 阴道感染增多。

## 关键术语

**安慰药片**：没有活性成分的药片。

口服避孕药的潜在危险最常见的表现在心血管系统。血栓形成、中风、高血压和心脏病发作似乎都和合成避孕药的雌激素成分有关。实际上，和非口服避孕药使用者相比，健康而年轻的口服避孕药使用者死于心血管并发症的风险的确稍高一点。口服避孕药使用者使她们患乳腺癌和宫颈癌的风险也轻微升高。尽管如此，宫颈癌也与人乳头状瘤病毒（HPV）和多伴侣未保护的性行为有关。此外，超过50项科学研究已经确定口服避孕药与乳腺癌无关，即使是在有乳腺癌家族史的女性中也无法证明有关联。

多数健康工作者同意这样一个观点，即怀孕和分娩带来的风险比使用口服避孕药带来的高得多。当然，任何一位打算使用口服避孕药的女性必须先和她的医生全面讨论有关利弊。

使用口服避孕药有些禁忌证。如果你有过血栓形成、偏头痛、肝病、心脏病、高血压、肥胖、糖尿病、乳房癌、肝炎或肝硬化病史，或者如果你还未建立起规律的月经周期，口服避孕药很可能不是你理想的避孕方式。在女性开始服用避孕药物之前，给医生提供一份完整而精确的健康史是非常重要的。

医疗机构对另外两个口服避孕药的禁忌证了解得非常深入。吸烟及衰老，与口服避孕药潜在严重不良反应的风险的增高密切相关。在年纪大于35岁的女性当中，口服避孕药带来的心血管相关的死亡风险大大提高。大于35岁同时又吸烟的女性的死亡风险就更高了。

不过，对于大多数女性来说，正确开出的口服避孕药是安全而有效的。对健康史仔细研究，当有可疑问题出现时进行细致的随访和检查，是划出安全用药底线的必需要素。使用方便，相对价廉，药效显著，这三点使口服避孕药成为很多妇女避孕的理想选择。

### （十）迷你避孕药丸

有些女性选择不使用合成口服避孕药。为了避免口服避孕药可引起的一些潜在的严重不良反应，有些医生开具**迷你避孕药丸**。这种口服避孕药丸不含雌激素——只含有低剂量的黄体酮。这种药丸似乎是通过使子宫环境不适于受精卵的运输和着床而发挥作用的。其有效率略低于合成避孕药，而撤退性出血和异位妊娠的情况比合成避孕药更常见。

### （十一）注射避孕针

Depo-Provera是一种高度有效（有效率超过99%）的可注射黄体酮避孕药，可产生一个长达3

个月的有效避孕期。这种激素针主要通过阻止排卵和使宫颈黏液变稠以防止精子进入卵细胞来产生作用。

其最常见的不良反应是不规则阴道出血以及随后的闭经(月经消失)。等女性机体适应了这种药物,撤退性出血会消失,那时最常见的不良反应则是闭经。很多女性将此视为可接受的结果。停用 Depo-Provera 的妇女可能有一年时间无法怀孕。

### (十二) 避孕环

市售最新的避孕工具之一,是阴道避孕环(Nuva 环)。Nuva 环已可以由处方获得,它是一个聚合物制成的环(直径 5.4 厘米,0.3 厘米厚),含合成的雌激素和孕激素。使用者将该设备深深放入阴道 3 周时间。在第三周末,将它取出,一周后使用者会来月经。Nuva 环可在为期 4 周的完整框架内,提供有效的避孕(完美应用,有效率可以超过 99%)。

这种环产生功能的机制与口服避孕药相仿:它减少了排卵机会并使宫颈黏液增稠。女性使用该环时不能同时用宫颈帽或子宫帽避孕套作为备用方法。避孕环不能防止性传播疾病,包括艾滋病。

---

**关键术语**

**禁忌证**:让特定个人对某种药物的使用变得不合适或者危险的因素。
**迷你避孕药**:低剂量运用口服避孕药。
**异位妊娠**:受精卵着床于子宫以外的位置,最常见的是在输卵管内。
**避孕环**:聚合物制成、含雌激素和孕激素的薄避孕设备;在为期 3 周的时间内深置于阴道内。

---

### (十三) 避孕贴片

2002 年,奥索·埃弗拉避孕贴片问世。这种贴片面积约为 5 平方厘米,并通过周期性持续释放雌激素和孕激素来达到避孕的目的,它可以贴在女性的臀部、腹部、胸部上侧(前胸或后胸,不包括乳房)或者是上臂外侧。哪怕是你在洗澡,游泳或是做运动的时候,这种贴片都会紧贴着皮肤。在女性一个月经周期中,前 3 周时间使用该贴片,接下来的第 4 周就将贴片撕去。避孕贴片的避孕机制同口服避孕药相似。如同所有的激素避孕方式,避孕贴片不能防止性传播疾病,包括艾滋病。

### (十四) 紧急避孕

紧急避孕是发生无保护阴道性交后为预防怀孕而设计的,例如当性交过程中避孕套破裂,或者夫妻性生活时没有使用任何避孕措施,或者与第三方发生性行为。这种方法也被称作性交后避孕或"宿醉避孕"。(紧急避孕不同于药物流产或者是米非司酮)。紧急避孕可以通过以下两种方式:紧急激素避孕和植入宫内节育器。这两种方法都只能通过执业医生开具处方(或实施手术)才能实行。

紧急激素避孕包括使用两剂特定的口服避孕药。第一剂药必须在无保护性交后尽早使用(不能迟于 120 个小时或是 5 天)。第二剂药是服用第一剂药后 12 小时服用。这种避孕方式降低了 89% 的无保护性性交后怀孕。

---

**关键术语**

**避孕贴片**:避孕皮肤贴片内包含了持续的雌激素和孕激素;该贴片使用 3 周后更换一次。
**紧急避孕**:一种在无保护性交后 5 天的避孕措施,同时被称为性交后避孕或"宿醉避孕"。

目前报道的紧急激素避孕药的最常见不良反应为恶心和呕吐。25%的服用只含黄体酮避孕药的患者出现恶心，10%的服用者出现呕吐。联合激素避孕药的服用者出现恶心和呕吐的频率更高。一些女性还可出现疲劳感、乳房松弛、腹部疼痛、头痛和头晕，这些不良反应可在服用避孕药后一或两天时间内出现。

作为紧急避孕的方法之一，植入宫内节育器没前者那么常用但是高度有效。但是，要想用宫内节育器紧急避孕，必须在无保护性交后5天之内将其植入。

## （十五）绝育

上述所有避孕机制或方法有一点本质上相同：它们都是可逆的。虽然微创外科手术技术为医学带来突破，绝育手术总体上应被看做一种不可逆的过程。当你决定去做绝育手术时，你在放弃对自己生育能力的控制力，因为术后你将不再能生育下一代。因此，考虑做绝育手术的夫妇通常必须先和医生或计划生育人员进行广泛的讨论，以明确他们真的希望绝育成为他们的最终结局。同时，绝育也不能防止性传播疾病，包括HIV感染。

男性的绝育手术叫输精管切除术。手术在诊所由医师在局部麻醉下完成。这个历时20～30分钟的手术包括切除每一输精小管的其中一段。在阴囊上作一小切口后，找到输精小管所在，切除其中一小段，残端作结扎或烧灼。

输精管切除术后的很短一段时间内，残留的输精小管中仍可找到精子。因此，在医师对样本进行显微镜检查之前，仍推荐使用避孕药。镜检多数在术后6周进行。输精管切除术后，男性仍可产生雄性激素，成功勃起，到达性高潮以及射精（请注意这时精子只占精液的一小部分）。甚至有报道说有些男性术后性欲增强，因为他们使女性怀孕的可能性已经不复存在了。

术后睾丸内的生精过程发生什么变化呢？精子仍在生成，但它们之后就被一种名叫吞噬细胞的特殊白细胞破坏掉。

女性最常用的绝育手术是输卵管结扎术。在这个手术过程中，输卵管被从中切断并分别结扎。有些医师烧灼输卵管残端以确保其彻底封闭。通常都是通过腹壁到达输卵管。通过微创腹腔镜手术，经脐下作穿透腹壁的小切口。由此产生的手术瘢痕很小，于是出现了"邦迪手术"这个名词。

女性绝育术需时20～30分钟，患者接受局部或全身麻醉。腹腔镜的使用已经使女性绝育术比过去简单多了。腹腔镜是一根配备有镜子和光源的小管。通过单一切口将其插入腹腔，找到输卵管所在，然后进行切割、结扎和烧灼。通过腹壁使用腹腔镜进行手术，这个手术就叫做腹腔镜手术。

绝育后的女性仍产生雌性激素，排卵，以及来月经。但是，所排出的卵子不能沿着输卵管下行到子宫。卵子释放后几天内，它就会开始分解并被身体吸收。免去怀孕的后顾之忧，有报道很多女性在绝育以后性欲增高，性行为增多。

另外，有两种手术可实现女性绝育，卵巢切除术（手术切除双侧卵巢）和子宫切除术（手术切除子宫）。但是，这两种手术是用作切除病变器官（癌变的，囊变的，或出血的），而不作为绝育技术的首选术式。

**关键术语**

绝育：通过手术中断卵子或精子的正常运输的永久性的节育技术。

## （十六）流产

无论在什么情况下怀孕，女性总有权选择终止妊娠。现在不想怀孕的女性不再需要寻求危险的、不合法的流产途径。在现有技术和法律基础下，女性不一定需要生孩子。决定权在她们手里。

流产任何时候都不应作为第一线的节育措施的选择。更正确地说,流产是一个最终的别无他选时采取的做法。它应该只当有义务的节育失败时才使用。把一个胚胎流掉是一个具高度争议性、个人化的决定——作出这个决定之前每个女人都要经过慎重的考虑。

**1. 早期妊娠流产** 孕早期为怀孕的第一个 13 周(91 天),在女性末次月经后的 49 天内,她有两种选择方式来终止妊娠:负压吸引法和药物流产。如果超过 63 天,那么只可采取负压吸引法。

(1) 负压吸引法:有两种通常使用的负压吸引法。这两种方法都需要扩充宫颈,同时采取何种方法取决于受孕时间的长短。

从女性得知自己怀孕到末次月经后的 10 周内,在该怀孕早期可采取人工负压吸引法。医生在子宫颈进行局部麻醉,并用扩张器撑大子宫颈,之后放置小导管直至子宫,用手持式装置进行抽吸。通过沿着子宫壁转动和移动该装置,清空子宫内容物。同时,复诊是一项重要的随访工作。

当怀孕超过 1 个月或是超过孕早期时,医生则会考虑扩宫颈刮除术(D&C)(经常也被称作为负压吸引法)作为流产方式。临床医生会采用负压装置,而不是人工抽吸装置,除了宫颈局部麻醉会使用更多的镇静剂。子宫颈会逐渐扩张到足够大以至于导管能被置入,导管连接着负压器,这样子宫内容物被轻柔地抽吸出来。如果医生认为还有子宫内膜组织残留在子宫内,则使用刮匙刮脱子宫壁。随后的复诊是一项重要的随访程序。

(2) 药物流产:米非司酮和甲氨蝶呤可作为女性在孕三个月内在医学监视下可使用的用以诱发药物流产的药物。以前名叫 RU-486 的米非司酮阻断了黄体酮活性以及引发子宫皱缩和受精卵脱落。

根据美国 FDA 指南,想药流的女性必须在末次月经后 49 天内服用米非司酮。在首诊时服 3 片米非司酮,48 小时后复诊时再服第二剂药,米索前列醇。后者通常 5 个小时后即可诱发月经来潮。有必要进行第二次复诊,以确保该妇女在药流后恢复良好。验血和 B 超将检查流产成功与否。

---

**关键术语**

**扩张**:逐渐扩张一个通路或出入口,譬如说扩张宫颈。
**人工负压吸引法**:孕早期的流产方法。
**流产**:人工诱导的提前终止妊娠。
**钳刮术**:一种扩张宫颈管继而刮子宫壁的手术。
**刮匙**:一个形似汤勺,尾部带一杯状切面的金属器械。
**药物流产**:通过使用药物达到流产目的。
**扩张宫颈清宫术**:一种孕中期流产方式,相对孕早期负压吸引法需要更大的扩张器、抽吸器和刮匙。

---

**2. 中期妊娠流产** 当一位女性怀孕超过孕 13 周,终止妊娠变得更困难。这一阶段的流产操作更复杂,费时更长。

**扩张宫颈清宫术**:怀孕 13 至 16 周,采用的流产方法为扩张宫颈清宫术(D&E 术)。甚至一些医生在孕期超过 20 周后仍采用这种方法。该过程比 D&C 术更为复杂,需要使用更大的扩宫颈棒、更大的器械(包括镊子),抽吸器和刮匙。一些女性在手术过程中可能需要全麻。术后的复诊是随访的一个重要程序。

**3. 孕晚期流产** 如果需要在孕期最后几周内终止妊娠,把胎儿取出(子宫切开术)或把整个子宫切除(全子宫切除术)都是可采取的外科术式。这两种术式都更复杂,而且意味着住院时间更长,较大的腹部手术,以及较长的恢复期。

**4. 流产后综合征** 有些流产后的妇女可能在术后几年要面对出现心理问题的结果。所谓流产后综合征，是指"流产带来的暗示性的长期的负面心理影响"。这些心理问题在流产术后即出现，或在术后几年才出现，都是可能的。流产后综合征的症状和体征跟那些更家喻户晓的创伤后精神障碍的不尽相同。

有流产后综合征的女性可有以下一部分或全部表现：个人关系问题，滥用物质问题，梦魇，性交困难，沟通问题，自尊受损，甚至有自杀行为。这些症状可轻重不一，可维持较长时间。

> **关键术语**
>
> **流产后综合征**：女性流产后所造成的长期负性心理影响。

## 五、生　育

当处于激情状态中，人们通常不会去理性思考无保护性生活可能造成的后果。因此，在浪漫时刻之前做好准备，因为在那个时刻你并不想过多考虑一些意料之外的结果。如果你选择进行有保护的性生活，那么你就要选择一种对你长期有效的避孕措施。如果你选择不进行性生活，那么这将达到百分之百的避孕效果。

**妊娠**

妊娠是一个发生在女性体内的一系列复杂而相互关联的变化过程。这一节讨论妊娠过程的开始到结局，即从受精到分娩。

### （一）受精过程的生理屏障和有利因素

很多性生活活跃的年轻人认为只有在他们想要孩子的时候才会怀孕（或者使对方怀孕），尽管他们只是偶然使用避孕措施。由于这个错误的认识存在，很多年轻人并没有按需要服用避孕药。作为一个年轻的成年人，记住一点很重要，就是基于一个物种繁衍不息的立场，我们的身体是倾向于怀孕的。据估计，如果不避孕的话，大约85%的生育功能正常的育龄妇女在开始性生活后一年将会怀孕。

谈到怀孕，每一次的性交都可看作一次对自身生理状况的赌博游戏。有一些生理屏障可减低受精的可能性，以下是其中一部分。

**1. 受精的生理屏障**

（1）阴道的酸性环境对精子是破坏性的。阴道的低pH值可杀死不能迅速通过阴道的那些精子。

（2）宫颈黏液在一个月经周期里大多数时候是黏稠的。除了排卵的那几天，精子要游进子宫很困难。

（3）精子必须落在宫颈口附近。相比精子射出后的其余分布区域，宫颈口是很小的。

（4）有一半精子游进了错误的一侧输卵管。很常见的情况是，每次排卵只有一个卵子被释放。两侧卵巢基本上是每月轮替排卵。精子无法知道他们应该选择进入哪一侧输卵管，所以很可能进入宫腔的精子里面有一半进错了。

（5）相对其微小的体积而言，精子要游过的距离很长。在显微镜下发现，精子进入女性体内以后得走上18～20厘米的距离。

（6）相对而言，精子的运动是"逆流而上"的。女性生殖器官的解剖特征给精子制造了一个"上山"的运动路线。

(7) 输卵管壁的轮廓状皱襞阻挡了大量精子。这些皱襞使精子难于运动到卵子所在处。很多精子就在这一步被拦住了。

这里同样有一系列受精的有利因素，以下列出了一部分。

**2. 受精的有利因素**

(1) 在射精过程中有惊人数量的精子被射出。一次射精大约有一茶匙的精液。这个量的精液包含 2 亿到 5 亿的精细胞。即使有大量精子在阴道即被杀死，仍有百千万精子能够运动到更深入的结构。

(2) 精子被喷洒在宫颈口附近。阴茎插入阴道内射精使精子分布在宫颈口附近。

(3) 男性的副性腺有助于使精液呈非酸性。生精囊、前列腺和 Cowper 腺给精子分泌创建出一个碱性的环境。这个环境帮助精子受到更好的保护以进入到更深及碱性更强的子宫和输卵管。

(4) 子宫收缩以及精子运动。子宫的节律性肌肉收缩有利于引导精子向着输卵管的方向运动。

(5) 精子运动得相当快。尽管精子很小，它们却可以运动得相当快——大约刚好每小时 2.5 厘米。由男性副性腺分泌的糖溶液提供能量，以及其尾部的抽鞭样运动，精子可以迎着卵子下降的方向，在少于 8 小时内游抵输卵管的远端 1/3。

(6) 一旦进入输卵管，精子可存活数天。有些精子甚至可以在输卵管舒适、非酸性的环境里保持活力达一周。但是，大多数精子，将存活 48~72 小时。因此，它们可以"在子宫里等待"卵子从卵巢释放的时刻(图 14-2)。

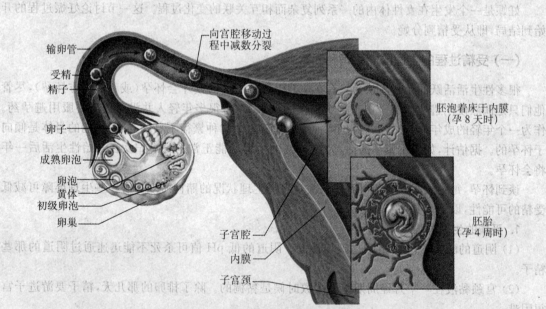

图 14-2 卵子从卵泡释放出来后，沿着输卵管开始它一周的旅程。受精过程一般发生在输卵管的远端 1/3。一旦受精，卵子向宫腔内进发，直到它在内膜着床。这样，一次妊娠便建立起来了。

(7) 在排卵期宫颈黏液稀薄如水状。这种黏液层允许精子在卵子最适合受精的时候快速通过宫颈口。

**(二) 妊娠的征兆**

除了在专业实验室作妊娠试验以外，女性有时可以认识到一些早孕的症状和体征。妊娠的征兆被分成 3 类。

1. 可疑妊娠的征兆
- 前一月无保护性交后停经。
- 早晨起床后恶心（早孕反应）。
- 乳房增大疼痛。
- 乳晕颜色加深。

2. 可能怀孕的征兆
- 小便次数增多（日益增大的子宫压迫膀胱）。
- 腹部变大。
- 宫颈在孕 6 周时变软（由医师进行盆腔检查发现）。
- 妊娠试验阳性。

3. 一定怀孕的征兆
- 发现胎心。
- 感觉到胎动（胎动初觉）。
- 通过 B 超或视觉屏幕观察到胚胎。

### （三）人类克隆技术：伦理困境

如今通过克隆技术来繁衍生育的话题已经引起了社会上的讨论。随着 1997 年突破性的苏格兰克隆羊多利的问世，人类克隆技术也可能问津科学界。克隆一个人的过程，要经历以下步骤：

- 医生通过手术从女性捐赠者体内获得一个卵子。
- 这个卵子的核将被去除。
- 从克隆对象（一个男性或是女性）体内取出一个细胞。
- 通过电击，克隆对象细胞与去核的卵细胞结合成受精卵。之后这个受精卵不断分化成一个克隆胚胎。
- 克隆胚胎移植入代孕妇女的体内。
- 9 个月之后，与克隆对象的遗传基因相匹配的后代就出世了。

尽管这个过程看似简单，然而目前还没有在人类身上进行克隆。事实上克隆羊多利的问世共有 277 个科学家参与其中。人类的克隆技术还没有完全成熟，但有些科学家坚信在不久的将来这种技术最终会完全成熟，当然前提是政府大力支持人类克隆研究。

然而，目前公共政策不支持人类克隆技术。一些州已经颁布了相关禁止人类克隆的法律。美国食品药品监督局（FDA）已经告知研究者若要进行相关人类克隆技术的研究必须要通过 FDA 的批准，而这些研究通常是被 FDA 宣告所不能进行的。美国生育医学科学院和国家科学院也已经表明了他们的立场。一些社会大众的民意调查结果也表明全美的民众相当反对通过使用克隆技术来生育。

> **关键术语**
>
> **人类克隆技术**：人类的复制技术。
> **去核卵细胞**：一个被去除核的卵子。

然而一些潜在的特定克隆技术，目前在美国受到了大众的欢迎和支持。这种技术应用于复制人体的系统、组织和特定的移植器官，而婴儿的复制生育在这里是不允许的。在器官和组织的克隆过程中，这些克隆通常被称作**治疗性克隆**，克隆的胚胎不是被移植入代孕妇女的子宫内，而是自己发育分化成一定数量的人体**干细胞**。这些干细胞具有分化发育成人体各类功能细胞的潜能。

理论上讲,科学家能够发展相关技术,促使这些克隆干细胞能发育成于克隆对象基因相匹配的组织和器官。由于这些克隆器官与患者的基因相吻合,所以患者在移植后并不会出现排斥反应。实质上,这种技术使得人类本身成为自己的修理系统。一些人预言道,在不久的将来,科学家能培育成一系列的移植器官,如心脏、肝脏、皮肤,以至于神经系统,从而可以减轻遭受着帕金森病和阿尔茨海默病患者的痛苦。

阻挠还来自于那些认为是否克隆技术体现了"科学呈发疯的状态"。一些人认为任何一种形式的克隆技术都不符合伦理,因为它违背了自然。改变女性卵子,重构细胞,变动胚胎简直都是严重的错误。当然不管你持哪种观点,你都能预计到克隆技术还是会有不断的进展,特别是治疗性克隆技术。

### (四) 可以损伤胚胎的物质

孕妇接触到的物质中有大量可以影响胚胎发育。其中有很多(风疹病毒,疱疹病毒,吸烟,饮酒,还有其他有关药物)将在其他章节讨论。给孕妇的最佳建议就是,孕期全过程中要和她的妇产科医生保持紧密联系,并且在使用任何可能损伤胚胎的非处方药(包括阿司匹林、咖啡因和抗酸剂)之前要三思。

另外一点很重要的是,所有孕妇应尽量避免暴露于放射线环境。这种暴露,最常见的是过度的X线检查或来自核素检查的辐射微尘,会不可逆地损伤胚胎的基因结构。此外,孕妇应避免使用治疗青春痘的药物,因为这种治疗囊性痤疮处方药会对胚胎造成严重影响。

> **关键术语**
> **治疗性克隆技术**:一种通过使用人类复制技术来塑造人体的组织和器官。
> **干细胞**:一类具有能分化成多种人体功能细胞的未成熟细胞。

### (五) 分娩:生产过程

分娩,或生产,无论对男性还是女性来说都是一个巅峰生活体验。很多情况下,分娩是一个令人兴奋地向未知冒险的经历。对父母来说,这个迷人而充满趣味的经历可成为一个个人成长、成熟,对变化而复杂的世界洞察更深的平台。

在孕晚期的最后几周,多数胎儿会通过一个名叫"入盆"的过程移向母体骨盆更深处。在这一运动过程中,胎儿的身体会旋转而其头部会开始更深地进入到母体的骨盆处。很多孕妇会报告说孩子"落下去了"。

另一个表明临产相对靠近的迹象是出现逐渐频繁的假性(Braxton Hicks)宫缩。这种子宫收缩是低强度而通常有不规则的间隙,在妊娠过程始终都可存在。在妊娠(孕期)的最后几周,这种轻微的宫缩可出现得更频繁,使孕妇觉得她好像马上要分娩了(假分娩)。

当宫缩越来越剧烈而且有规律间隙时,分娩就开始了。一个胎儿的娩出可分为3个阶段:①宫颈消失及宫口扩张期;②胎儿娩出期;③胎盘娩出期(图14-3)。女性生第一个小孩时,分娩过程平均持续 12～16 个小时。随后的小孩的分娩平均持续时间就较短,平均 4～10 个小时。分娩是非常不好预测的:在多数医院里,分娩持续时间在 1～24 小时之间。

**1. 第一产程:宫颈消失及宫口扩张期** 在第一产程里,子宫收缩以尝试使平时较厚的宫颈壁变薄同时扩开宫颈口。这些宫缩是由身体释放的前列腺素和催产素分泌到血液里所引起的。第一产程通常是 3 个产程里面最长的。宫颈口必须变薄扩张到 10 厘米,第一产程才可算完成。通常这

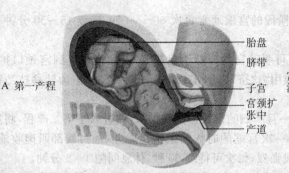

A 第一产程
- 胎盘
- 脐带
- 子宫
- 宫颈扩张中
- 产道

宫缩使宫颈变薄消失，颈口扩开。

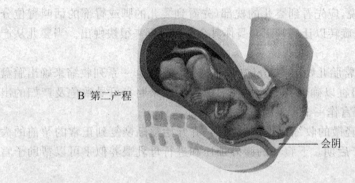

B 第二产程
- 会阴

宫缩尚由母体的自主腹肌收缩辅助加强。

宫颈口扩张，胎儿通过产道娩出

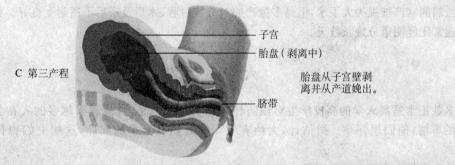

C 第三产程
- 子宫
- 胎盘（剥离中）
- 脐带

胎盘从子宫壁剥离并从产道娩出。

图 14-3 生产，或分娩，是一个包含三个阶段的过程。在宫颈扩张期，即第一产程 A：宫颈管逐渐随着宫体的收缩而扩张开。在第二产程 B：胎儿娩出期，包含把胎儿经过产道娩出的完整过程。胎盘娩出期，即第三产程 C：子宫清空，由此结束整个分娩过程。

一产程以宫颈黏液栓的脱落开始。接下来阴道外口的见红（黏液栓和少量血液）可提示宫颈扩张已经开始。另一个分娩开始的迹象是羊膜囊的破裂。"破水"指的就是这一现象，在孕妇身上可以多种形式出现。

随着第一产程的进行，宫缩的疼痛越来越剧烈。随着宫颈口变薄消失并从 0 扩张到 3 厘米，很多女性报道此时有愉悦、兴奋和自信感。在第一产程的第一阶段，宫缩相对较短（持续 15～60 秒不等），随着产程的进行，宫缩间期从 20～5 分钟不等。但是，当宫缩扩张宫颈达 4～7 厘米时，宫缩间期将会缩短，宫缩会变得更有力。

在第一产程的第二阶段，每次宫缩通常持续约 1 分钟，而宫缩间期在 5～9 小时之内从 5 分钟减少到 1 分钟。

第一产程的第三阶段叫衔接。在衔接过程中，子宫收缩以充分扩展宫颈口到 10 厘米，以满足胎儿安全通过子宫进入产道（阴道）的需要。这一阶段通常是总产程最痛苦的阶段。幸运的是，这也是多数分娩最短的过程。衔接阶段的宫缩通常每次60~90秒,持续15~30分钟。此时宫缩休息间隙很短,在30~60秒之间。

由护士或医生进行阴道指检可明确宫颈口是否已扩到10厘米。直到宫颈口扩到10厘米之前,产妇应注意不要在宫缩的时候用力"挤"出胎儿。特殊的呼吸和注意力转移技巧帮助了很多产妇度过第一产程。

**2. 第二产程:胎儿娩出期** 一旦产妇的宫颈口完全扩张,就进入了第二产程,将胎儿经产道娩出体外。这时候产妇被鼓励在每一次宫缩的时候帮助推出胎儿(通过腹部肌肉收缩)。在第二产程,宫缩不如第一产程的衔接阶段强烈,每次可持续60秒,休息间隙1~3分钟。

初产妇的第二产程可持续达2小时。经产妇通常会短得多。当婴儿头部第一次出现在阴道口,就表明该产程已发生。一般来说,应先看到婴儿的枕部(先看到婴儿的脚或臀部的话叫臀位分娩)。一旦胎头娩出,婴儿身体向上旋转以让肩娩出。身体其余部分接下来很快娩出。当婴儿从产道完全娩出标志着第二产程结束。

**3. 第三产程:胎盘娩出期** 通常胎儿娩出30分钟内,子宫会再次发起一系列收缩来娩出胎盘(或称胞衣)。胎盘将由主治医师检查以确保其完全娩出。撕裂的残余胎盘可导致危及产妇的出血。通常医生在胎盘娩出后会对子宫作一个手工检查。

胎盘娩出后,子宫会继续进行轻微的收缩以控制其出血,并开始逐渐恢复到正常的孕前的大小。这个分娩后的最终阶段称为**产后期**。下腹部的腹外加压和进行母乳喂养似乎可以帮助子宫收缩。

**4. 剖宫产** 剖宫产(剖腹分娩,剖腹产)是一个开腹将胎儿从子宫取出的手术。这种分娩方法历时最多一小时,可在局部或全身麻醉下进行。当产妇或胎儿的安危受威胁时有必要采取剖宫产。

虽然剖宫产被视为大手术,但是多数产妇对分娩过程、术后及产后不适耐受良好。剖宫产的住院期通常比经阴道分娩长数天。

# 六、不 孕

多数正常适龄入学的高校学生对预防怀孕感兴趣。但是,其他越来越多的人在尝试做刚好相反的事情:他们想怀孕。据估计,大约有1/6的夫妇有不孕的问题,这些夫妇想怀孕却又做不到。

他们为什么有不孕的经历呢?其中原因大约男方女方各担一半。大约有10%的不孕原因不明。男性最常见的不孕因素是精子生成和运输的量不够。有几种办法可以提升精子数目。最简单办法包括定期在阴囊外冷敷,和以宽松拳击短裤换掉紧身的内裤。当有生殖器官结构性问题而影响精子数量时,手术可派上用场。关于增加性交频率是否能提高受精率的观点分为两派。多数专家(生育内分泌专家)建议希望怀孕的夫妇在排卵前一周里面至少进行数次性交。

男性可以(通过手淫)收集并保存其精子样本以在一个名为伴侣人工授精的技术中使用。在排卵前后,所预先收集的精子样本放在女性的宫颈口周围。在另一个相关的名叫供精人工授精的技术里,将使用捐精者的精子。捐精者的精液将接受病原体筛查,包括艾滋病病毒。

女性不孕的最主要原因是生殖管道的阻塞和不能排卵。阻塞有时是因为炎症导致的组织受损(瘢痕)。衣原体感染和淋病经常导致不孕问题。其他有可能的阻塞性异常还包括上一次手术留下的瘢痕组织、纤维瘤、息肉和子宫内膜异位症。多种微创手术可修复其中一部分。

其中一个最新开发出来的技术包括**经宫颈输卵管气囊整形术**。在这个技术中,一系列尖端带气囊的导管经子宫插入阻塞的输卵管。充气后,这些气囊导管帮助撑开瘢痕狭窄了的通道。

当一位女性有排卵问题时,想查明具体原因可能很困难。排卵缺乏可能与随着年龄增长产生激素水平的波动有关。严重超重或消瘦也与不孕密切相关。另一方面,在体重正常、亦非接近绝经期的女性而言,排卵困难看来是由控制月经周期的激素分泌缺乏同步性引起的。促排卵药物可帮助改变月经周期以诱发排卵。口服的枸橼酸克罗米酚(氯米酚),还有提取自绝经妇女(Pergonal)尿液的黄体生成素和卵泡刺激素混合针剂,都是最常见又可行的促排卵药。两者都能在排卵时生成多个卵子。

---

**关键术语**

**产后期**:产后的一段时期,子宫恢复到妊娠前的大小。
**剖宫产**:通过腹壁手术取出胎儿。
**经宫颈输卵管气囊整形术**:使用充气球囊导管打开阻塞的输卵管,适用于一些孕妇的不育的手术。

---

### (一) 辅助生殖技术

对于药物、手术和人工授精治疗后均未能怀孕的夫妇,使用四种辅助生殖技术之一会有所帮助的。体外受精与胚胎移植(IVF-ET)是一个选择。这一技术有时也被称为"试管婴儿"技术。每次尝试花费约1万美元,IVF-ET技术包括用手术方法将女方的可受孕的卵子取出体外,并在玻璃培养皿上将它们与精子结合。几天以后,将受精卵植入母体子宫内。IVF-EF占到了所有辅助生殖技术的98%。

另一种试管技术名叫合子输卵管内移植(GIFT)。该技术和IVF-ET技术相似,包括把体外接合好了的卵子和精子直接放进输卵管内。

在一个名为输卵管内配子移植术(ZIFT)中,也可以把受精卵(配子)从实验室培养皿中移植到输卵管内。这一技术的一个优点是医生可以确保卵子在被移植到输卵管之前已经完成受精。GIFT和ZIFT总共占到辅助生殖技术小于2%的比例。

第四种(最新的)技术是精子卵浆内注射技术(ICSI)。这是一个单个精子细胞被注射到女性重新取回的受精卵的实验技术。随后受精卵被植入女性的子宫。ICSI涉及的花费和技术专长使得不育夫妇很少使用这项技术。

代孕妈妈是另一种被探索的选择,尽管关于这一技术的法律和道德争议尚未完全解决。代孕妈妈以几种形式存在。最典型的是,一对不孕的夫妇会和一位女性(代孕妈妈)签合同,这位代孕妈妈将会与该预期成为爸爸的男性的精子受孕。在一部分情况下,该代孕妈妈会接受到该不孕夫妇的胚胎。一部分女性为其近亲作代孕妈妈。代孕妈妈会怀孕足月并产出新生儿交还给与其签约的夫妇。许多父母总想着孩子的真正"所有权"问题,所以对许多夫妇来说,代孕妈妈也许并不可行,也不合法。

### (二) 关于不育的结语

对于一对夫妻来说,不孕是一种心理上的折磨。在诊室中漫长的等待、名目繁多的检查、预约、制作精液样本、接受手术和药物治疗等等,给他们造成沉重的负担。其他所有正常的夫妇们毫不费力就怀孕成功更增加了他们的压力。

如何才能减少不孕的发生概率呢?首先很重要的一点是避免生殖系统各器官的感染。性交时使用带有杀精子剂的阻隔类避孕工具(例如男用和女用避孕套)可以使不孕的风险降低一半;宫内节育器也是值得考虑的方法;多性伴的危险性提醒我们应当对自己的性行为负责;男女都应当注意避免接触危险的化学药品,谨慎使用精神活性药品。保持身体健康、经常接受常规体检(包括女性的妇科检查)也是值得提倡的。最后请注意,不孕是与年龄有关的,所以不要无限期的推迟怀孕计划。

**管理你的健康**

- 使用本章后面的个人评估来帮助你决定哪种节育方法最适合你。
- 在你做出决定之前同你的医生讨论不同节育方法健康方面的问题。
- 如果你现在所使用的节育方法使得你和你的对象不满意,可以试试别的选择。
- 选择正确的节育方法降低不育风险,保护你自己不出现生殖器官感染,保持良好的整体健康状况。
- 如果你打算要小孩,设定一个时间框架,要考虑到随着年龄增长你的生育能力在降低。

## 个人评估

**哪种节育方法最适合你?**

估计哪种节育方法最适合你,回答下列问题然后检查下面的解释:

|  | 是 | 否 |
|---|---|---|
| 1. 现在就需要避孕? | | |
| 2. 想要使用一种只需要自己独立使用,不需要伴侣参与的方式? | | |
| 3. 只是偶尔需要采取避孕措施? | | |
| 4. 想要避免有害的不良反应吗? | | |
| 5. 不想见医生? | | |
| 6. 想要避孕的同时避免性传播疾病? | | |
| 7. 需要考虑价格? | | |
| 8. 需要绝对万无一失? | | |
| 9. 希望现在避孕,但将来可以生育? | | |
| 10. 因身体情况或生活习惯而不能使用某些避孕方法? | | |

1. 避孕套或杀精子剂可以方便快捷地买到,不需任何处方。
2. 绝育术、口服避孕药、激素埋植剂或注射剂、宫颈帽、计算安全期等方法不需要伴侣参与。
3. 男/女用避孕套和杀精子剂适用于偶尔性交的人。计算安全期的方法也适用,但要精确计算,并且必须刻意而为。
4. 尽管宫内节育器对大部分使用者都是安全的,但是你应当同你的医生详细讨论其使用情况。口服避孕药或激素有时会引起轻微不适或产生不良反应。
5. 避孕套或杀精子剂不需任何处方。
6. 避孕套有助于避免性传播疾病。在一些使用者中,避孕用品中的杀精子剂可能提高性传播疾病的传播。但没有方法(除非节欲)可以完全保证安全。
7. 做一个聪明的消费者,检查价格,咨询医生和药剂师。绝育术是昂贵的,但是一劳永逸。
8. 绝育术基本可以算保险。口服避孕药,节育器和激素埋植剂,节育环和节育补丁或膜片避孕套杀精子剂联合体安全系数也较高,不要使用计算安全期、体外射精、冲洗器等方式。无插入的性活动也许值得考虑。
9. 如果采用了绝育术,虽然可以手术再通,但会非常复杂,远不如使用其他避孕法,只要停止使用就行了。
10. 吸烟者和有凝血性疾病史的病人不应使用口服避孕或激素避孕法。有些人对特定的杀精子剂过敏,可以尝试其他的品牌。有些女性无法正常使用女用避孕套或宫颈帽,女性和其医疗保健提供者应当考虑其他合适的避孕方式。

**请进一步考虑……**

可能有不止一种方法适合你,请考虑如何选择可以同时避免性传播疾病。学习上面的方法并参考表14-1来决定最合适的一种。

## 第六部分

消费与安全

第十五章　做一名知情的健康消费者
第十六章　保护你的安全
第十七章　环境与健康

# 第十五章 做一名知情的健康消费者

## 学习要求

通过本章的学习,你能够:

- 识别消费者能够得到的各种健康信息的可靠来源,并和你的卫生保健提供者共同讨论找到你需要的健康信息。
- 阐述初级卫生保健医生在诊断、治疗、检查、咨询和预防中的作用。
- 比较全科医生和骨科医生所接受的医学培训的不同。
- 比较非传统治疗、整体治疗与补充治疗之间的微妙但重要的差异。
- 识别你所在社区的医院,是私立、公立还是慈善医院。
- 描述不同种类的健康保险计划,理解什么是保险免除条款、共同保险、固定的保证保险给付和排除项目。
- 与你的朋友和家人探讨他们对自己的健康保险的满意程度。
- 评估各种膳食补品。

## 关注媒体

### 互联网——你的健康信息超市

现在,越来越多的人通过互联网寻找健康相关信息。最多是寻找某些特定的健康问题的信息,其次是疾病治疗方案和针对这些问题的长期管理等。然而,大多数人还不太习惯使用网络寻求健康相关信息。相对于男性而言,女性使用网络寻找健康信息时更多为他人的健康(配偶、小孩和朋友等)。如果你目前还没有使用网络,你也很可能将成为健康相关信息、产品、服务的网络消费者。

作为健康的消费者最大的挑战是确认在网上所找到信息的可信度。你怎样知道这些信息(包括产品,服务)值得信赖,它们真正关注你的健康,而不是赚取利润?事实上,最新研究发现大多数健康网站提供的信息正确但不完整。下面是来自官方的指导,或许对你有所帮助:

- 这网站属于谁?它是由高等教育研究所、专业社团、政府或非盈利性机构,或者有名的药剂公司主办的吗?如果不是的话,什么人对这些信息负责?记住,实际上任何人都能建立网站发布信息。
- 这些信息是否被证实的?展示的是政府报告、专业期刊文章、还是知名出版社?参考文献出处清楚否,是最新的吗?网页定时更新吗?提供的信息与参考文献观点一致吗?
- 信息的内容对专业界、研究所观点和治疗方法是赞同还是反对?那些信息是支持本身的还是使其他观点看起来更不可信?
- 所谓的"显著的突破"是否是某种问题的最终答案?这种答案是否在劝说你丢弃处方,不听医生的指导,或者考虑自杀以逃避疾病带来的疼痛和困难?

如果你对网上找到的关于健康服务信息的真实性表示怀疑,那么你可向知名的专业健康服务专家或组织发送信件来评估。如果你和你的医生发现了可疑信息或健康服务的骗局,可向政府机构举报。现在,大多数医务工作者都乐意与已经掌握了一些健康信息的患者进行交流,很多医生愿意与患者讨论这些信息,并分享他们对这些健康信息的看法。

一旦你学会区别什么是可信有效的信息与什么是可疑、欺骗的信息,你就能做出更好的决断和选择。同样,你和卫生服务提供者可以使用这些信息来管理你的健康,以及改进你健康的生活方式。

卫生服务提供者通过专业的标准来评估你，营养学家从你食用的食物上了解你，减肥教练从你的体型和活动强度上了解你。在卫生服务专家眼中，你所信赖的卫生服务信息、所选择的卫生服务及其产品决定了你的健康状况。只有你对健康信息、服务和产品经过慎重研究和考虑后，你的健康水平才可能得到改善。但是，当你的决定缺乏洞察力，你的健康就会像钱包一样被弄丢。

## 一、健 康 信 息

### （一）知情的消费者

在9 300万使用健康相关搜索的美国人中，63%的人搜索针对特定健康问题的信息，47%针对疾病的治疗和管理，44%针对营养和饮食，36%针对健身和肥胖，34%针对处方和非处方药，28%针对非传统治疗方式。此外，25%搜索医疗保险的信息，17%调查环境卫生相关事件，10%咨询性健康的相关知识。在16个研究的相关领域中，只有8%搜索药物和酒精使用的信息，6%关注戒烟信息，这是所有领域中最少涉及的。

从这些感兴趣的咨询范围的广度和各个领域之间的相互作用来看，人们为了获得自己需要的信息会搜索多个资源。本章将会向你介绍几个提供健康相关信息的资源（完成本章后面的个人评估，看你是否拥有作为一个健康相关信息、产品、服务消费者所必需的技能）。

### （二）信息的来源

你所得到的信息是多元化的，像读到的出版物，还有你看到或听到的专家的言论。现在，没有一家机构能够单独控制你获取信息的数量和质量。看一看下述内容里的信息的众多来源，你会意识到它们大部分的来源是类似的，一些信息比其他信息可能更加真实准确。

**1. 家庭和朋友** 依据健康保健消费圈的观点，朋友或是家庭成员提供的信息的准确性值得质疑。他们那些基于常识提供的意见，往往是错误的。另外，他们以为这些对你有用的信息常常有更加负面的影响。

**2. 商业广告** 许多人每天花费许多时间看电视，听电台，读报看杂志。因为许多广告以健康为导向，这是十分可观的信息来源。广告的首要目的是卖出商品或服务。想想最近流行的"知情者"节目，其中展示了如何巧妙地设计项目（嵌入式广告）来告诉人们产品或服务以赚得利润。尽管承认这些信息的天然性，但是它们的有效性还是受到质疑。

相对于商业广告，大众媒体常常为人们提供公益广告，如控烟广告，这些广告为降低吸烟率起到了强大的促进作用。

**3. 说明书和指导** 联邦法律要求商品要有说明书，包括各种食物和所有药品，要有针对本产品的特别信息。例如，当药剂师提供处方药，对药品的详细描述必须和药品放在一起。

许多卫生服务提供者和代理商，为消费者的健康问题提供详细的指导。一般这种信息是准确、及时和满足消费者所需的。

**4. 民间药方** 由于民间药方是代代相传的，所以它对于有些人而言是主要的健康信息来源。这些来自家庭成员、邻居和同事的健康信息的准确性是很难判断的。总的原则是，应该依据民间药方的科学性来谨慎地应用它。一个没有标签的民间药方虽然不是合法授权的，但是民间智慧偶尔也是有科学依据的。此外，提供这些药方的人的情感支持也是一剂良方。事实上，对一些民族来说，这些本土化的保健习惯是他们整个健康保健的核心。因此，许多美国人对他们经常使用的民间药方评价很高，也很信任。

**5. 证明文书** 人们很愿意分享对他们有益的信息。这些信息也可能成为另一些人决定的依据。但是,那些被庸医夸大的治疗效果和广告上的所谓"满意"的使用者是不应该作为有效证据被认可的。

**6. 大众媒体** 电视中的健康节目,报纸上的健康专栏,电视秀中的健康服务特刊记者,还有不断增加的健康/塑形健身杂志,出现在大众媒体中。

从媒体具有健康信息的特殊资源的公共优势来说,一场改革正在潜移默化地进行着。当今,电视、报纸和杂志,成为人们获取健康相关信息的三大途径。如今,大多数人都拥有网络和手机。相对于网络,那些传统的获取信息方式正在渐渐退出历史舞台。这种趋势将持续到一种新的信息技术成为人们的生活主流。

大众媒体中的健康相关信息一般都是正确的,但是它们经常非常简单或肤浅,以致作用有限。

**7. 开业医生** 卫生服务消费者也从个体开业医生和他们的组织那里,获取大量信息。事实上,如今对患者的教育是医生职责的一个部分。通过教育,提高患者对医嘱的**依从性**,这对开业医生和消费者都很重要。

**8. 在线服务** 我们已经讨论了随着计算机技术的发展,使得网络成为人们获取健康相关信息的首要资源。我们认为你是或必将成为那些使用者之一,这种假设或许你不相信。事实上,2003年的一篇报告指出:以前那些关于使用网络来获取健康相关信息的报道是被夸大的。在另一项研究中显示:那些由于无法负担网络费用获得能够免费上网的消费者中,不到25%能获得健康信息。那些承受着5种慢性疾病之一的人们使用网络寻求健康信息的比例也非常低,尽管他们认为这是非常有用的。

如何使得从网络上收集的健康信息得以应用,尤其当你和卫生保健医生有更多机会交流的时候?可以考虑以下建议:

- 告知你的卫生保健医生,你想从网络上获取你所关心的问题。告知你所使用的网站的地址;或许他对这个网站已经很熟悉了,或者他希望通过预先准备来更好地与你来讨论。
- 不要轰炸式地询问你的保健医生,哪怕是遇到了你所关心的健康问题。
- 记录下你发现的健康信息并且和医生逐条讨论。
- 做好与你的保健医生讨论你的信息的准备;不要使用网络信息来猜测他或她的地位。记住健康事件是非常复杂的,即使是最可靠的网站也没有适合百病的信息。您的健康问题必须通过医生详细检查,逐步地做出评估。
- 要意识到健康相关信息包括了来自多个学科的知识,同时使用了术语;媒体上的信息很可能只是粗糙地简化以使人们更好地接受。

**9. 健康有关的出版物** 现在可以肯定的是有数量相当可观的家庭消费,用于订购医学参考消息出版物;有关健康信息的个人计算机程序和录像磁带,也是一些健康消费者重要的信息来源渠道。

## 关键术语

**依从性**:愿意遵从其他人如医生的指导的行为。

**10. 图书馆** 公共和大学图书馆仍然是多种健康信息的重要来源。在图书馆可以找到参考书籍,也可以获得多媒体和印刷物。

**11. 消费者权利维护协会** 许多非盈利的消费者权利维护协会巡查健康保健市场,特别是服务和产品。这些组织收集发布信息,目的是帮助消费者认清有问题的服务和产品,捍卫消费者接受可信合法的健康服务及产品信息的权利。

12. **健康志愿者组织** 志愿者、传统健康保健方式和健康水平的提升密不可分。几乎没有国家能像美国一样有那么多的全国性的志愿者组织,这些志愿者机构和各地机构共同致力于健康方面的研究、服务和公众教育。肿瘤协会、红十字和心脏协会,都是自发的非盈利的健康组织。事实上,消费者也希望能在健康机构中找到解决健康问题的办法。大学生应该意识到:参与像红十字会、心脏协会类似的卫生机构的志愿者活动,不仅对个人来说是一种令人满意的过程,对潜在的雇主来说也是一种受欢迎的经历。

---

### 病人与卫生保健提供者间的交流

在现代复杂的卫生保健体系中,病人与卫生保健提供者交流重要信息有着关键性的作用,同样病人也应尽可能完全理解卫生保健提供者给予的信息。以下是来自卫生保健机构和美国政府卫生保健研究质量处联合委员会的十条有价值的建议:

- 参与每一个关于你的卫生保健的决定。
- 如果你还没有准备好为你自己的健康进行咨询的话,那么你可以叫你的家人或者朋友代替你来咨询。
- 随身带着你服用的每一种处方药、非处方药、维生素、补品以及草药,来告诉你的医生和药剂师。
- 确定你能得到每项检查的结果,并理解结果的含义。
- 如果你不知道你的检查结果,那么不要想当然地认为一切正常,你要打电话询问你的医生。
- 任何时候都尽可能地选择一家病人就医程序都一致的医院。并向医生和院方了解实际情况。
- 询问医院的工作人员在他们接触你之前是否已经清洗了他们的双手。
- 如果你要进行手术,那要确认你、你的内科医生和外科医生一致同意全部手术过程。
- 确认你身体手术的部位,并在该部位上签上"是"或者"这边",在相对部位上签"不是"。
- 在支付费用时,你需要向你的医生询问你的治疗方案,包括药物的更换、活动的注意事项,以及你要求的增加的治疗。

在治疗过程中,医生与病人间的紧密沟通是解决病人健康问题的关键,可以避免不必要的拖延、疼痛、不适,甚至死亡。

---

13. **政府机构** 政府组织通过发布会和向媒体透露的方式,能有效地向公众提供信息。诸如食品药品监督管理局、环保局这些机构,都帮助公众提供一些健康信息。特别通过说明书、广告和邮件发布信息,政府组织也能保证向公众发布信息的质量。国家健康研究所的各个机构,定期地通过临床医生向公众发布研究结果和临床建议。

各地政府也向公众提供健康信息,并且是主要的信息来源,特别是有关公共卫生和环境保护的信息。

14. **具备资质的健康教育者** 健康教育者的工作是向不同人群提供服务。社区健康教育者和上述提到的所有机构合作;针对患者的教育人员致力于初级保健;学校健康教育者则从事各个方面的教育工作。越来越多的健康教育者,在社区、医院、协会和学校中从事工作。

## 二、卫生服务提供者

正如我们所讨论过的,卫生信息的来源对于一个健康消费者作出决定有着重要意义。你在健身、卫生服务和医疗付费计划做出的选择,既取决于你的健康状况,也体现了你对卫生服务提供者的信任。在"教你一招——选择医生"里,你可以找到一些提示来帮助你选择医生。

## (一) 为什么我们要咨询卫生保健提供者

当我们的健康出现问题的时候,我们通常会向医疗卫生工作者寻求帮助。当我们患重感冒、手臂骨折、发现不明肿块时,都会去咨询专业的卫生保健人员。然而,诊断和治疗仅仅是我们向卫生保健咨询的两个重要原因。

体检时我们也会遇见卫生保健提供者,然而体检只是粗略收集像性别、年龄、种族和既往病史等方面的信息,并和标准对照。在小学时期,医生、护士听力测试者、牙医对所有小孩的生长发育进行体检可能是你最早的体检经历。对于成人而言,体检是收集一些个人的身高、体重、血压等基础信息,对内科医生来说这是他们日常工作的一部分。当你在商业中心购物时也会遇到以社区为基础的体检,会测量你的血压和胆固醇。虽然体检比诊断要粗糙得多,但是体检能找出那些需要进一步接受诊断和治疗的潜在病人。

会诊是明智的消费者寻找卫生保健提供者的第四个原因。咨询两个或更多的专家来讨论你现在的身体状况和健康问题。当初级卫生保健提供者,例如家庭医生、妇科医生、儿科医生、内科医生、牙医等需要有关专家意见的时候,那么会诊就显得尤其重要。运用会诊可以使病人消除对自身状况及对医生能力的疑虑和恐惧。

预防疾病是我们咨询卫生保健的第五个原因。在疾病发生之前就阻断它的发展越来越受到重视,通过卫生保健措施来预防疾病开始普及了。人们想从内科医生、护士、牙医、运动生理学家、病人健康教育者那里,得到关于怎样预防不必要的健康风险和提高健康水平的信息。

当疾病预防成为你个人卫生保健中的一项常规内容时,你每年除了将获得像身高、体重、血压的基本信息外,还可以获得更深一步的检查数据,如血液生化检测、血脂状况、心电图。女性可以进行阴道分泌物检查、乳腺检查、乳房X线检查、盆腔检查,男性可以进行前列腺特殊抗体检查和睾丸检查。

---

**关键术语**

**初级卫生保健提供者**:常规性地随访病人,尤其能提供预防性的卫生保健服务的卫生专业人士。

---

**教你一招**

### 选 择 医 生

这个夏天我们将要搬去一个新的小镇,那么我和我的父母应该怎样选择一个新的医生呢?

- 与人们谈论他们的卫生保健提供者,通常他们能够确定他们所推荐的卫生保健提供者,或者是他们不欣赏的。
- 在卫生保健领域与人们交谈,他们通常在不违背专业训练标准的前提下给参与者一些建议。
- 打电话给当地的医院让其推荐医生,院方会给出一些接受新病人的专家名字。
- 可以网站搜索了解医生的信息,用表格末尾处给出的网址链接。

在选择医生时,首次看医生的计划应得到下列问题的答案:

- 得到医生医学背景的描述,例如教育、职位和专长。
- 医生是如何跟进医学领域的新进展?
- 医生的工作时间。在医生的工作时间外,我能否得到帮助?
- 全面的体检有哪些?
- 医生有多个观点吗?

- 医生在哪家医院任职？
- 这个医生和哪些专家有联系？
- 医生收费如何？

在拜访结束后问你自己下列问题：
- 我对医生的年龄、性别、种族和国籍满意吗？
- 我对医生的举止满意吗？我和医生之间可以相互理解、信任和有效地交流吗？我的问题都得到答案了吗？
- 医生对于我成为他的病人有兴趣吗？
- 医生所受的培训和专长是否与我现在的需求和关注密切相关？
- 医生在我满意的医院有职权吗？
- 我能接受医生的收费标准吗？
- 医生对我的来访有详细记录吗？在每次来访中，医生都提到如何预防和健康促进的问题了吗？
- 医生是否愿意积极使用新的措施和药物？
- 当医生不在时，会有其他人员接电话吗？我在合理时间内的电话咨询会被医生欢迎和解答吗？

如果你对上述所有问题的答案都是"是"时，那么你找到了满意的医生。如果你对你选择的医生服务不满意时，你怎么解决呢？

## （二）医生和他们的资质

在每个城市和许多小型社区里，当地的电话本记载了许多不同类型的注册临床医生。这些卫生保健服务提供者拥有全科医学博士（MD）或骨科医学博士（DO）的学位。

过去，**对抗疗法**和**整骨疗法**是属于完全不同的卫生服务部门，它们分别被用于精神治疗和锻炼。如今，MD 或 DO 接受相同的教育，从事相同的实习。两者都有**初级保健医生**的功能，或者被认为是领域广泛的专家。一个不同之处是，整骨疗法在治疗健康问题时更熟练地运用技术手段。另外，DO 认为自己比 MD 更能从整体着眼。

全科医生和骨科医生的培训是个相当漫长的过程。一旦被专业学校录取，学生一般要花费 4 年或更多时间在紧张的培训上，包括临床前的学习和临床实践。当培训结束，他们可获得 MD 或 DO 学位。接下来，他们要参加行医执照考试。拿到执照的新医生要在一家医院工作一段时间，在这段时间里，他们积累各个临床领域的经验，并开始进行某专长的科目研究。该科目要花费 3～4 年时间完成，这期间包括大量的考试，完成后获得证书。

## （三）补充疗法

除了全科医学和骨科医生，在各种的卫生保健市场还有其他形式的卫生保健工作者。数种卫生服务在这些市场里提供补充和替代的方法，如按摩疗法、针灸疗法、反射疗法、顺势疗法、自然疗法、中草药疗法和印度疗法。虽然传统医学在疗效和科学性上有待考证，但许多人使用并坚信比现代医学更有效果。今天许多医生更了解补充疗法，当他们与病人交谈时也感到更舒适。以下介绍一些补充疗法。

### 关键术语

**对抗疗法**：通过药物等疗法产生与疾病或者损伤相反的作用，以对抗原有的疾病。

**整骨疗法**：应用对抗疗法的原理，侧重于恢复机体的原有的形态和位置的治疗方法。

**按摩疗法**：对机体进行推拿来减轻痛苦，治疗疾病。

1. **按摩疗法** **按摩疗法**通过按压脊椎来去除病痛。最近研究显示,按摩疗法对解除后背疼痛比常规疗法更有效。一些按摩师只是运用脊柱推拿方式,而另一些会运用医学治疗,包括膳食疗法,无侵害技术比如肉体疗法、运动疗法等包括推拿。

尽管按摩疗法的发展历史时间同医学的发展历史差不多,但法律还是限制了按摩疗法的使用范围,来遵从原始的"一病一治原则"。

2. **针灸疗法** **针灸疗法**是拥有三千年历史的中国医学部分。这种疗法的原理是平衡病人体内阴阳,增强病人的气或生命力。它同样要综合运用药草、食物、按摩、运动。

针灸师用细如发丝的针,刺在人体特定部位来调节人体的气血平衡,这些部位链接着不同的器官和功能。科学机构提示,针灸疗法提高了中枢外围神经间的电流传播,改变体内的生物递质,同样在神经系统不同的部位改变特殊神经递质。

在所有的中医疗法中,针灸疗法是被西方世界最广泛接受的一种。研究者已经提供了有说服力的证据说明针灸具有麻醉和解毒疗效,对解除后背疼痛、偏头痛、化疗后的反胃和呕吐和牙痛有效。另外,还发现针灸能够戒除毒瘾、治疗头痛、痛经、纤维性肌炎、骨关节炎、网球肘等。由于要插针给双盲试验带来困难,所以针灸疗法的研究有待改进,它的使用还有待于补充。

3. **反射疗法** **反射疗法**的机制和针灸类似,通过按压足底来重点治疗一些身体不适症状。

4. **顺势疗法** **顺势疗法**在欧洲普遍被接受,在法国它是首要的补充疗法。顺势疗法运用极小剂量的药草、矿物质、甚至毒物来刺激人体的治愈功能。这种疗法的原理称为"相似法则",即如果大剂量的某种物质可以引起疾病,那么小剂量则能激发身体对同样疾病的自愈能力。一些小型研究显示,顺势疗法至少对花粉热、腹泻、流感的治疗有些作用,但是科学界的成员认为这些研究是有缺陷的或是初期的,并提示有安慰剂效应出现。

---

**关键术语**

**针灸**:通过刺入细针来改变电能场以治愈疾病。
**反射疗法**:通过按摩足部的特定部位来治愈身体其他部位的疾病。
**顺势疗法**:利用少量中草药和矿物质来促进治愈。

---

5. **自然疗法** 希波克拉底所提出的"自然医学"就是**自然疗法**的核心。自然疗法的支持者相信,当思想和身体保持平时,接受合适护理、健康饮食、适度休息和轻微的压力,身体本身的力量足以对抗疾病。自然主义者相信,去除病恙只是纠正导致生病的潜在失衡的第一步。纠正这种失衡有时只是简单的补充营养,有时复杂一些,如通过减少工作时间、增强免疫力和避免消化不良食物。

6. **中草药疗法** **中草药**也许是世界上最古老和最广泛使用的治疗方式。草药师调制药剂治疗各种疾病,如抑郁、焦虑和高血压。

7. **印度疗法** **印度疗法**甚至比中国医学更古老。印度疗法注重预防和人的整体性。这个疗法根据病人的实际情况,利用食物或者药草、瑜伽、气功、冥想、按摩、忏悔、灌肠和芳香疗法来进行治疗。已有研究证实印度疗法对治疗类风湿疾病、头痛和慢性鼻炎有效。

如果你想向了解其中一种补充疗法,可以在"教你一招:选择最适合你的补充疗法"中寻找一些建议。

---

**关键术语**

**自然疗法**:避免使用药物和外科手术,利用自身的调理来促进机体达到平衡的系统治疗方式。
**中草药疗法**:一种利用草药治疗疾病的古老方法。
**印度疗法**:一种传统的印度医学,基于中草药来治疗疾病。

### 教你一招

#### 选择最适合你的补充疗法

我对补充疗法有兴趣,但我不知道如何进行。我应该怎么做?

也许你和很多人一样,认为自己的医生从不鼓励病人问问题、不征询病人意见、不作医学记录。也许你需要改善健康的建议,而不仅是快速诊断和处方。

基于不同的理由,数以百万计的美国人寻求补充疗法,如自然疗法、中医或印度疗法。不幸的是,这些病人遇到许多问题:这些医师没有受过这方面的培训,他们也许没有执照、没有保险,他们很难找到,即使找到他们也没有权力开处方,除非他们本来就是正规医生。这意味着你要付出多些努力来找到适合你的医疗提供者。

请考虑下面的建议是否对你有用:

- 不要忘记家庭医生。家庭医学在美国十分流行,他们中的许多医生能全面考虑问题。
- 找一个相信补充疗法的医生。你的医生对这些疗法的态度对你同样十分重要。
- 知道治疗时间。补充疗法鼓励人们自我治疗,这要花费时间。找一个相信你能自我治疗的医生,那么你就不会因耗时太久而失望。
- 需求自然治疗。自然治疗要求改变内在环境,这样病原体就不易在体内立足。常规药物是杀灭病原体。自然疗法寻找症状的原因,而常规药物消除症状。
- 了解你的疾病。具体描述你的情况并提供常规和补充疗法的书籍。你和医生讨论治疗的方式,会决定能否制定出有效的计划。
- 自我治疗。不管采用常规治疗还是补充疗法,不要过度依赖医生。很多时候,你是自己最好的医生,当出现持续的严重症状时你应该找医生。
- 获悉治疗是否有保险。对于补充疗法的范围,州与州都有所不同。
- 和专业协会联系。多数补充疗法领域有相应的协会,他们能给你提供服务者名单。从名单上所列的服务者开始。
- 找到广告小册子。医生的资料可以告诉你许多他/她的观点和经历。
- 拜访医生。在见面前,先和医生通电话。然后,在医生办公室记下笔记,甚至录音,以便你能完全理解。你所找的医生应该是好的倾听者、好的交谈者和思维开放的人。

### (四)经过严格培训的卫生服务提供者

你的健康护理许多是由医务工作者提供的。其中,有些可能是由那些受过高水平培训的专家来提供服务,比如牙医、心理医生、足疗师和验光师。

牙医(DDS)可处理牙齿和口腔的疾病和修补。牙医要先进行本科生医学教育,然后在牙医学校完成4年的研究生学习和临床实习,接下来参加执照考试。像一般医生一样,牙医的专业化是通过完成硕士课程取得的,如牙科手术、齿列和假牙修复术。牙医允许在他的专业范围内下医嘱(如纠正颞下颌关节功能障碍的器具)、开处方药(主要是止痛药和抗生素)。

正如第2章介绍的,心理医生提供与对行为模式或感官的理解相关的服务。不合格的医生不能使用"心理医生"这个词。消费者也应该核实心理医生的证书。合法的心理医生在临床实践、咨询、产业或教育心理学方面,接受过高等培训(经常达到硕士或博士程度)。此外,在许多地方这些医生将通过证书考试,达到为公众服务的要求。心理医生可能在个人、团体、家庭或婚姻咨询这些领域开设项目,有些医生则解答性方面的问题。与精神病医师不同,心理医生不能下医嘱或开药,他们只能和临床医生协商自己病人的用药。

足疗师是受过高等培训的临床医师,他们从事使用药物护理足部(和脚踝)的卫生服务。虽然不是医学博士或骨科医生,足疗师治疗足部的多种疾病,如鸡眼、甲沟炎、疣、骨刺、脚趾砸伤、骨折、糖尿病相关疾病、运动损伤和结构异常。足科医生开展手术,下处方以及为结构异常病人矫形。

足疗师和全科医生、骨科医生接受一样的教育过程,包括4年的本科职业前学习,4年的足科学校学习,1~2年的在职学习。他们的专业有手术、整形外科和足科运动医学。医院一般要求这种医生有特殊领域的认证文书。

验光师是处理屈光不正视力问题的眼科专家。他们检查眼睛、配眼镜或以激光手术来矫正视力障碍。如今,允许验光师在专业领域内开处方药。他们也接受过特殊训练,参加矫正患者视觉肌肉失衡的项目。

---
**关键术语**

**牙齿校正**:一种注重校正牙齿,使其排列整齐的牙科专业。
**外科种植植入技术**:一种注重应用人工材料来重塑牙齿或代替已经脱落的牙齿的牙科专业。

---

### (五)护士

护士在从事卫生服务行业的人群中,占有很大的比例。护士的责任感通常与他们所接受的学习有关。注册护士的学习有两个等级:技术护士和职业护士。

由于职业护士在卫生保健领域的重要性,现在护士严重缺少的问题让人担忧。

补充护士数量与提高护士技能水平的教育问题是同等严峻的。我们可以想象在很多地区对护士的需求会刺激提高薪水,增加不同医疗机构间招收护士的竞争,同时护士和患者间的比率也会被提高到一个危险的水平。

---
**关键术语**

**屈光不正**:光波以异常的方式在眼结构间传播。

---

### (六)其他卫生保健相关专业

主要的卫生服务工作者得到大量相关专家支持,他们通常提供高水平的技术服务,包括呼吸治疗师、放射线技术师、核医学技术师、病理学技术师、全科医学技术师、手术室技术师、急诊医学技术师、物理治疗师、职业治疗师、心脏修复治疗师、牙科技术师、医生助理和牙科健康服务专家。根据领域的不同,这些职业的培训需要1~5年不等。

## 三、自 我 保 健

**自我保健**行动的出现表明:许多人开始对自己的健康负责。他们学习如何预防或处理疾病、损伤和症状。他们学习评价自己的健康状况,他们采取由医生或健康服务专家帮助的方式来治疗、监控、恢复自身健康。

这种自我保健的行动有许多益处,包括降低成本、对特殊情况更为有效、让医生和卫生保健专家抽出时间花费在其他病人上以及增加病人对于健康活动的兴趣。

自我保健对职业护理是合适的补充,体现在3个方面:

第一,自我保健对一些症状熟悉、尚能忍受和不太严重的急性症合适。比如普通感冒和流感、家庭损伤、喉咙发炎,还有非过敏性虫咬,对自我护理而言非常容易。然而,有些症状不是通过自我护理所能解决的,这时候需要立即去看医生。这些症状包括胸部的挤压感、突发的强烈头痛、视力模糊、谈话行走困难、眩晕模糊感、血尿血便、莫名的乏力沮丧、咳嗽伴黄绿色痰。但是,在这些症状能够被医生预料并得到医生指导的情况下,自我保健在这些方面是有效的。

第二,治疗。例如,许多人在家里通过自我注射,还有持续体育锻炼来医治过敏、偏头痛;哮喘、糖尿病和高血压也是自我护理能处理的疾病。

第三,健康促进。减肥计划、体能训练、减压计划和戒烟,与自我保健非常一致。

第四,自我诊断。温度计在家庭的使用,测试妊娠,HIV 诊断也开始使用,同样在家里也能进行遗传测试。这些遗传测试是可行的,通过拭子刮取内膜细胞,通过检测细胞 DNA,人们可以得到相关疾病的遗传概况。应用这些测试最主要的目的是能够减少对卫生保健医生的需求,以及受试者可以用测试的结果来咨询遗传的问题。

随着人口的老龄化,越来越多的家人为长辈提供家庭照料,它能够明显减少对机构照料的需求。家庭照料同样可由家庭照料专家实施。事实上,这种形式的照料被证明有很高的成本效益,一些保险机构如医疗保险和医疗补助涵盖了老年人家庭照料的费用。

对老年人进行以家庭为基础的自我保健是明智的选择,这包括对长辈的关爱,以及专业自我保健的昂贵费用。数百万实行自我保健的家庭已证实它是有很高效益的。但是,这同样是一件很费心思的事,因为还需处理好自我保健的需求者和提供者之间的平衡问题。特别是当一对夫妻或一个家庭对家人进行没有专家指导的自我保健时,有些错误的做法就会损害家人健康。

## 关键术语

**自我保健行动**:人们对预防疾病和健康管理责任意识提高的趋势。

探索你的心灵

### 好的健康状况——现在和未来价值多少?

美国妇女的平均期望寿命是 80 岁,男性是 76 岁。仅仅几代人就发生了巨大的变化。这要感谢医学科学和技术的巨大进步,使许多人能享受健康、快乐和精神上满意的生活直到晚年。

但是,长寿需要代价。它意味每天制定健康的选择(包括平衡饮食、锻炼、适当休息和表达情感和精神的机会)变得异常重要。如果你想多活十年,你将用多出的时间做什么呢?也许许多是你目前在做的事情,但总还有一些是不同的。你有能力来应对健康观念的挑战吗?

在年轻健康时就关注自己的健康,可能是你现在做的最明智的事情之一。理性的选择健康的生活方式如限制酒精摄入、避免吸烟、不滥用药物和限制性伴侣数量都是在为你今后的健康打下基础。

如果你已经有严重的健康问题,最好去解决它。你会因为接受治疗和提高生活质量而感到舒适。你应该把健康危机视为需要处理的挑战,而不是把自己看作无助的受害者。

对你自身的健康负责——成为理性的卫生服务消费者,通过选择健康的生活方式,培养积极的生活态度——带来心灵上的平静。你做的一切都是为了自身的健康。这样,才能提高今天的生活质量,并为积极的和有回报的明天做准备。

## 四、卫生保健机构

我们都知道医院是什么样的,然而所有的医院不是都一样的。美国医院经常被分为三类:私立的、公立的和慈善的。私立医院以盈利为目的,不靠税收支持,他们只接受能够承担全部费用的病人。私立医院通常比靠税收支持的公立医院规模要小,当然有例外。这些医院通常由一些商业投资者,大医院的连锁,或者一些医生运行,它们通常是一些专科医院。

公立医院主要由税收支持。他们通常受州政府或者联邦政府管理。大的城镇医院通常是公立医院。这些医院通常服务本地人口。

慈善是由非盈利的机构运营的,他们通常是由一些宗教组织、友好团体和慈善机构支持的。相对于私立医院和诊所,他们给病人提供更多的服务。公益医院看病的费用由病人、医疗保险、医疗补助和社会补助来共同承担。

其他的卫生保健机构有诊所、护士站、慈善中心等。慈善中心是由慈善机构支持的,他们经常给那些慢性病人、残疾人、意外伤害、烧伤的病人提供服务。

护理院也能提供卫生保健,他们为临终的病人提供处方药。有些护理院是设置在医院内的,他们可以提供医院保健、家庭保健,因此他们给予临终病人选择告别环境和要求亲人朋友陪同的权利。在美国有许多护理院,包括那些设置在医院内的,他们通常是由公司、慈善机构、宗教团体资助的。

不管你选择哪种类型的卫生保健机构,你和机构都有权利来构建你们之间的关系。表 15-1 详细说明了病人的权利和卫生机构的权利。

**表 15-1 病人的权利**

不管你选择怎样的卫生保健机构,你都拥有病人的权利。这些权利是用来保护你的身体和财产不受侵害的。院方同样也期望得到病人的合作。

作为病人,你能向院方提出如下的要求:
- 受到尊重
- 在不违背法律、机构规章、保险公司制度的情况下,有权保护自己的隐私
- 只要是合理恰当的要求,你就能得到相关的保健服务
- 有权知道医生和提供卫生保健者的身份
- 及时了解你的情况,包括治疗和预后情况
- 有权知道在你的治疗过程中可能进行的试验或研究,你有权拒绝这样的治疗
- 有权更好地做出你治疗的决定
- 有权了解费用情况,不管多少
- 有权控告院方,并要求得到回应
- 有权要求伦理赔偿

作为院方,期望病人能做到如下事情:
- 履行所有的约定
- 提供治疗需要的背景资料
- 尊重院方
- 提出对你产生影响的事件
- 遵从医生的治疗方案
- 请你和你的来访者考虑你周围的病人,并尊重他们
- 履行你财务上的义务,结合你的保险信息,合理赊账

作为病人,你随时可以:
- 拒绝治疗
- 寻求第三方意见
- 离开医院

### 教你一招

## 选择健康保险

我在为自己寻找健康保险。现在,我被眼前的信息弄得眼花缭乱。我该怎样做出明智的选择呢?

在买保险前,问自己以下问题。越多的问题你回答"是",那么所选的保险越适合你。

一般性问题
- 我真的需要一份个人健康保险吗?

- 我购买了集体健康保险了吗?
- 我考虑的保险公司在保险部门中声誉如何?
- 我比较过至少两家不同公司的保险了吗?
- 这家公司有 50% 或更高的回馈率吗?
- 我支付得起保险费用吗?
- 我理解可能提高保险费用的因素吗?

特别问题
- 我是否清楚哪些健康状况在保险范围之内,哪些不是?
- 我是否清楚要固定赔付保险还是全额保险?
- 我清楚地理解保险的扣除金额吗?
- 我清楚地理解健康保险何时起生效吗?
- 我清楚地理解保险中有关除外项目和已存在状态和疾病的所有信息吗?
- 我清楚地理解保险中对于残疾提供的帮助吗?
- 我清楚地理解保险中取消和更新的所有信息吗?

## 五、健康相关产品

处方药和非处方药(OTC)是组成健康服务相关产品很重要的部分。

### (一) 处方药

*注意:严禁无医嘱情况下开处方药。*

食品药品监督管理局(FDA)的禁令在大约 3/4 的药品说明书中出现。处方药必须由注册医生开给病人。因为药中的成分受法律严格控制,需要特别技能来管理,接触这些药品是受限制的。

**1. 新药的研发**

作为处方药的消费者,你也许对药物怎样获得 FDA 的允许投放市场感到好奇。这其中严格的程序,可能是每年只有不到 100 种新药添加到批准药物名单的原因。

在连续性的基础上,国家的医药公司在探寻各种化学成分的分子结构,目的是发现所需的生物活性的种类和水平的重要的新化合物。一旦发现这些新化合物,广泛的计算机模拟和动物实验研究便开始进行,以确认人体临床试验能否被授权。每年研究的 12.5 万种或更多的化合物中,只有几千种能接受昂贵的临床前评估。这其中更少的会递交到 FDA 进入必需的评估过程以获得批准开展进一步的人体试验。一旦药物被批准进入临床试验,医药公司会申请专利保护,防止药品在今后的 17 年中被其他公司生产。

耗费 5 亿美元的代价让新药上市,反映了这个过程的缓慢和仔细。如果 7 年内的发展进行顺利,医药公司会在 10 年的法律保护零售期内盈利,这段时间后其他公司才能生产和供应类似的药品。今天 FDA 对产品的快速审批程序大大缩短了研发时间,特别是那些需求量狂增的药物例如用来治疗艾滋病的药物。

一个近期的例子是在 2004 年底和 2005 年初的时候,三种十分受欢迎用来治疗骨关节炎的不含类固醇的抗炎药,被发现其对心脏疾病的发展发挥着作用。在这三种药中,Vioxx 是在 2004 年 12 月从长期服用该药的患者中发现导致心脏问题的。之后,Celebrex 和 Bextra 也被发现出现同样的问题,因为这三种药同属于环氧化酶-2 类抑制剂。随着日渐关注的公共卫生和医疗体系问题,FDA 开始建立了一个咨询小组来检查所有与健康有关的产品。经过三天的讨论,由 32 名专家组成的咨询小组达成了共识,该三种药物是足够安全的,可继续使用。但是,当得知这32名成员中有10位是受益于制药商的时候,人们对这一决定就提出了新的质疑。

### 2. 通用药物与商品药物

当新药上市时,它有三个名称:**化学名、通用名和商品名**。处于17年的专利保护期内,具有相同配方的其他药物不准销售。专利期一过,其他公司可以沿用原有的通用药物名,制造销售具有相同化学成分和疗效的药物。因为广泛的研究和发展在这时不需要了,生产这种通用药物比初始研发的商品药便宜很多。

## （二）非处方药(OTC)

当人们被问及最近一次吃过什么药,许多人会说今天早上服用了阿司匹林(感冒药或泻药)。在作决定时,这些人作了自我治疗,让医生有时间处理病重的患者。如果没有便利、便宜、有效的非处方药,以上都不能实现。

与2 500种供应的处方药相比,有多达300 000种不同的非处方药(OTC)供应,通常分为26个不同的种类。像处方药一样,OTC由FDA监管。但是,对于OTC而言,市场是决定成功的关键性决定因素。

对OTC药品的监管,是基于1972年的对1938年的食品、药物和化妆品的法案的修正。其结果是,OTC药品根据其有效成分的安全性和有效性被分为3类(I、II和III)。今天,只有第I类的OTC药品是安全、有效、有可靠说明书的,可以销售。FDA的药品分类程序允许一些OTC药品药效更强,以及一些处方药通过再造减效后变成非处方药。

药品说明书必须清晰阐述有效成分的类型和含量、酒精含量、不良反应、用法、对不合适使用的警告、与其他药物一同使用的风险(多药物使用)等,这种药品的广告中必须避免不符事实的劝导。

---

**关键术语**

**化学名**:用于描述物的化学结构。
**通用名**:药物的普通名或者公用名。
**商业名**:药物的特殊的专利名,由制造商决定。

---

## 六、卫生服务中的伪医学和消费骗局

依靠提供不准确的信息、不可靠的卫生服务或无效果的健康产品获利的人,叫做医学骗子或江湖医生。消费骗局在19世纪80年代出现传统医学时开始泛滥。不幸的是,消费骗局现在仍然很盛行。在大城市的报纸可以看到有问题的治疗疾病和减肥产品的广告。在疾病和健康领域,医学骗子寻找各种渠道,花费最少的努力获得最多的收益。

---

**关键术语**

**医学骗子**:依靠提供不准确的信息、不可靠的卫生服务、或无效果的健康产品获利的人。
**消费骗局**:打着治病和促进健康的幌子来兜售不可靠和无效的设备、产品和信息。
**医疗骗局**:通过传播和提供不准确的信息、不可靠的卫生服务或无效果的健康产品来达到欺骗别人的目的。

当人患病时，会畏惧死亡。强烈的求生和减除病痛的欲望使他们特别听信于恢复健康和延长寿命的承诺。即使他们十分相信他们的医生，他们也想接触试验阶段的治疗方法或产品，觉得它们似乎优于现有的治疗方法或药物。当受到提供实际帮助的承诺诱惑时，人们有时候会把传统的医学治疗放在一边。当然，骗子认识到这个契机并编造各种理由说服你采用他的建议。而易受欺骗、盲目相信、缺乏耐心、迷信、忽视或对专业人员的敌意，最终会使骗子频频得手。尽管各级政府相关机构尽了努力，其他政府部门不会因为人们如此容易落入陷阱做出错误决定，而给以这些人保护。

不管人们是因为什么动机陷入骗局，后果经常都是一样。首先，消费者遭受经济损失。这些商品或服务一般都是过度收费，消费者没有办法得到相应回报。其次，消费者经常感到失望、自责和对自己的粗心感到愤怒。消费骗局经常导致不必要的悲剧。

### 教你一招

#### 认清伪医学

我不想被医学骗子欺骗，我应该注意什么？
当你遇到下面的情况时迅速离开！

- 做出快速、巨大、简单、无痛或不用药的治疗的承诺；
- 用秘闻、病史或感谢信来证明观点；
- 展示证书或用可能让人晕头转向的科学或医学头衔，如博士等；
- 声称产品或服务对多种或所有的疾病都有效；
- 声称这种治疗方式是需要保密的，或是在本国还没有出现的；
- 宣称医生不值得信赖，因为他们的诊断和治疗弊多于利；
- 将大部分疾病的原因归于不合理的饮食，宣称这些疾病可以通过补充营养来医治；
- 声称利用头发分析就可以诊断疾病或缺陷；
- 宣传"天然"产品优于药厂或医生开的药品；
- 支持"自由选择"观点，让你尝试未证实是安全有效的产品。

### 管理你的健康

- 掌握最新的健康话题和最新的健康护理进展的信息。
- 在你实际应用之前分析你接受的健康信息的可信性。
- 通过一系列标准来选择健康服务提供者。
- 浏览各种形式的健康服务，考虑将它们作为传统医疗服务的补充。
- 在选择医疗服务计划时，在几个关键因素上比较多种计划，不仅仅考虑费用。
- 尽快收集完整的个人/家庭的疾病史，要保证年长者信息的收集。
- 依照所有的指示和说明，使用最适合的处方和OTC药物治疗。

## 个人评估

**你是一个有经验的健康消费者吗?**

圈出最能描述你行为的选项。然后计算总分来解释你的健康消费技能。

1 表示：从来不　　　3 表示：大多数情况
2 表示：偶尔　　　　4 表示：总是

| | | | | |
|---|---|---|---|---|
| 1. 我阅读说明书并且保存。 | 1 | 2 | 3 | 4 |
| 2. 我阅读食品标签上面关于营养含量的信息。 | 1 | 2 | 3 | 4 |
| 3. 条件允许的话，我购物时货比三家，比较价格。 | 1 | 2 | 3 | 4 |
| 4. 我以谨慎的态度阅读健康相关广告。 | 1 | 2 | 3 | 4 |
| 5. 我对于秘方或新的健康设备持怀疑态度。 | 1 | 2 | 3 | 4 |
| 6. 我按照一定的程序进行健康的自我监测。 | 1 | 2 | 3 | 4 |
| 7. 我同多个卫生服务提供者保持了医-患关系。 | 1 | 2 | 3 | 4 |
| 8. 我在接受卫生服务之前咨询服务价格。 | 1 | 2 | 3 | 4 |
| 9. 我有足够的健康保险。 | 1 | 2 | 3 | 4 |
| 10. 我在看医生之前先翻阅权威的健康自我维护的书籍。 | 1 | 2 | 3 | 4 |
| 11. 当我对信息不确定的时候，我会向卫生服务提供者咨询。 | 1 | 2 | 3 | 4 |
| 12. 当我对诊断或治疗有疑问时会咨询他人的意见。 | 1 | 2 | 3 | 4 |
| 13. 我遵循处方药的使用医嘱，包括在整个处方时间段里持续遵循。 | 1 | 2 | 3 | 4 |
| 14. 我在方便的时候会买常用药物。 | 1 | 2 | 3 | 4 |
| 15. 我遵循非处方药的使用方法。 | 1 | 2 | 3 | 4 |
| 16. 我有一个比较全面的保存药品的药盒。 | 1 | 2 | 3 | 4 |

**解释：**

16～24 分　非常没有经验的健康消费者。
25～40 分　具有一定经验的健康消费者。
41～56 分　具有足够经验的健康消费者。
57～64 分　非常有经验的健康消费者。

# 第十六章　保护你的安全

## 学习要求

通过本章的学习,你能够:

- 定义蓄意伤害和无意伤害。
- 讨论不同类型的家庭暴力,包括亲密伴侣暴力、儿童暴力和老年人暴力。
- 列举在家里、汽车里和校园里的3种降低成为暴力犯罪受害者风险的方法。
- 解释枪支增加暴力犯罪数量的特殊方式。
- 列举5种仇恨犯罪的目标人群。
- 如果你是男性,列举5件你能做的避免犯约会强奸的事情;如果你是女性,列举5件你能做的避免成为约会强奸受害者的事情。
- 列举10件你可以做的避免在机动车事故中严重受伤的事情。
- 比较驾驶摩托和汽车时发生致命伤害的风险,并解释两者的不同。
- 列举10件你可以做的避免在家里发生伤害的事情。
- 解释什么是身份窃取,并列举你可以保护自己免受其害的几项措施。

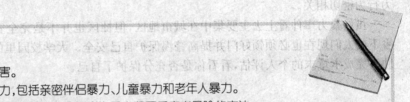

## 关注媒体

### 恐怖主义:世贸大厦的灾难

2001年9月11日星期二,当恐怖分子袭击纽约世贸大厦时,美国人民——包括世界其他地区的人们——震惊地看到一架飞机撞入双子塔中的一座。几分钟之后,另一架飞机撞入第二座大厦。两小时之后,双子塔轰塌。人们在电视上看到曼哈顿的工作人员们奔跑逃生,他们看到一个人从楼上跳下摔死,看到消防员和救生人员返回不牢固的大楼去搜救生还人员。

整整三天,主要电视媒体、网络中断了常规节目,深度报道了这场灾难。没有商业广告,没有连续剧,没有肥皂剧。9月11日很多在下曼哈顿上班或是居住在那儿的人们,都目睹了这一幕。而其他大多数美国人,他们在电视上看到这有如戏剧的真实事件的过程。其影响是巨大的,如果不是亲眼目睹,恐怕很难想象。就有些还没有听到新闻的人们还以为他们看到的是一场灾难电影。

接下来的几天、几个星期、几个月,恐怖袭击的可怕本质开始显现出它的伤害力。对于那些丧失亲人或朋友的人来说,随着不确定不相信之后而来的是拒绝和伤悲。对于绝大多数美国人来说,他们不认识世贸灾难中死伤的人,但依然会感到巨大的悲痛和不安。

人们失眠,沮丧。有些人对乘坐飞机感到焦虑。孩子们有一段尤为艰难的时期——这期间他们奇怪为什么这件事会发生以及他们是否会成为恐怖袭击的受害者。有些孩子在进入大楼之前要先触摸一下以确定他们是"安全"的。

很多人担心未来——未来的恐怖袭击、生物恐怖,以及担心这事件会成为一场"针对一个难以捉摸的敌人的、长期的、非传统的战争"的开始。最大的困扰是产生一种感觉——美国不再是令人们感觉到安全的国家。这不是第一次美国人看到他们自己被描绘成令人仇恨的敌人。在我们惨遭不幸时,电视里却播放着阿富汗和巴基斯坦庆祝这一事件的场景。我们想知道,这些人们为什么这么恨我们?

2001年9月11日早上,当灾难发生时,你在哪里?你怎样听到这个新闻的——通过电视、广播,还是从朋友那里?今天,你以一种不同的方式看待你的个人安全问题了吗?

25年以前,我们从来没有听说过学龄儿童的可疑失踪或开车射击导致一个旁观者死亡的事情,然而,暴力犯罪如今在美国却发生的如此频繁,以至于在电视新闻报道或者报纸上经常看到一些恶性的谋杀或其他没有意义的暴力行为,包括恐怖袭击。

虽然最近10年,总体犯罪率在下降,但国内暴力事件依然指向妇女和儿童,很多人担心自己成为杀人、抢劫、劫车的一个随机目标。执法部门认为团伙犯罪、与毒品有关事件和美国社会持续暴力行为密切相关。

虽然暴力事件看上去主要集中在城市地区,但社区也并不是完全安全的。甚至居住在小镇或乡下的人们现在也必须锁好门并提高警惕保护自己安全。大学校园里的暴力一直是所有学生的威胁。完成本章末的个人评估,看看你是否充分保护了自己。

# 一、蓄意伤害

蓄意伤害是指有目的地造成的伤害。除了自杀(自我实施的),蓄意伤害反映了一个人对另一个人实施的暴力行为,包括杀人、抢劫、强奸、自杀、袭击、虐待儿童、虐待配偶以及虐待老人。每年,美国蓄意伤害造成5万人死亡,另有200万人受伤。

## (一)凶杀

凶杀,或谋杀,是指一人故意杀害另一人。在凶杀率上,美国在工业社会中居第一位。2002年的凶杀率为5.6/10万人。幸运的是,这一数字自从1991年开始呈现出逐年递减的趋势,1991年的凶杀率是9.8/10万人。

犯罪司法专家正致力于查明美国凶杀率降低的原因。现在还没有确切的答案,但答案集中在更好的社区治安,1994年联邦犯罪法案通过,最近的立法如:布来迪法案(Brady Law),以及很多严厉的州立法律(比如"三犯例外"的条款——多次暴力犯罪者终身监禁不得假释)。近来的监禁率没有改变,据估计每20人中将有1人(5.1%)在州或联邦监狱中服过刑。男性服刑的机会(9%)高于女性(1.1%)。

非法的毒品活动与凶杀密切相关的现象仍未改变。大城市的很多调查研究显示25%~50%的凶杀案与毒品有关。这些凶杀中大多数与毒品运输有关,包括有争议的毒品贸易。从全国范围来看,这个比例要低很多,2003年只有4.6%的凶杀是与毒品有关的。此外,凶杀发生时,不论凶杀攻击者还是受害者,他们各自都有毒品,这一比例相当高。

凶杀中,手枪依然是主要选择的作案武器。

## (二)家庭暴力

家庭暴力指在家庭中或类似家庭的环境中,与受害者有某种关系的犯罪者实施的暴力犯罪行为。本章将讨论3种形式的家庭虐待:虐待亲密伴侣、虐待儿童、虐待老人。

**1. 虐待亲密伴侣** 虐待亲密伴侣是指由现任或前任配偶或男女朋友实施的暴力行为。亲密伴侣虐待包括谋杀、强奸、性攻击、抢劫、恶性攻击、和普通攻击。构成虐待的暴力行为可以从一个耳光到谋杀。

### 驾车时的手机安全问题

手机可以被轻巧地放进口袋或钱包,所以在任何一个想象得到的地方,都可以使用,包括餐馆、剧院、地铁、公园、高尔夫球场、当然还有车上。在车上使用手机是最受争议的。很多研究和报告显示驾驶员使用手机使得交通事故发生数量增加4~9倍。研究显示,手机的使用降低司机的注意力,延长司机的反应时间。车上安装的免提电话也许更加安全,但究竟有多大程度的安全一直存在争议。交通安全专家指出有很多其他因素影响开车,所以在全部或大多数交通事故中谴责驾驶时使用手机要保证其公平性。这些复杂的因素包括恶劣的天气状况、汽车的整体结构、司机的年龄和健康状况、广播、CD音乐、或者吸烟,以及司机和乘客的交谈。路上其他司机的影响也要考虑在内。

如果你一定要在车上使用手机,要考虑到以下几项规则:离开主干道,驶入一个安全停车区打电话,特别是当这个电话很重要或者会使你心烦时。如果开车时必须听电话,选择一个免提电话。在开车时不要拨号码。保持通话简短。不要在交通拥堵时拨号或通话,要注意道路交通状况(或者,让乘客帮你拨通电话)。

一个与家庭暴力有关的严重问题是,大量的这种犯罪没有被上报到司法机构。美国司法部估计大约一半的家庭暴力受害者没有向警方报告。太多受害者将这种暴力情况看做是私人的或隐私的事情,而不是实际上的犯罪。尽管受到痛苦的伤害,但很多受害人将这种对他/她们的伤害看做小事一桩。

责备家庭暴力的受害者不报告施予他们的罪行,这也许并不公平。为什么女人还维持着这种虐待的关系?很多被伤害的女人也许担心如果她们报告后会被杀害;她们也许担心孩子的安全问题;接受虐待者经济资助的妇女也许担心离开之后会没有经济来源。

不管怎样,亲密伴侣虐待的受害者可以获得帮助。大多数社区都提供了家庭支持和家庭暴力热线。在警方和法院审理案件期间,受到虐待的妇女及其孩子可以在避难所寻求安全帮助。如果你正在遭受虐待或知道某人正遭受家庭暴力的伤害,请不要犹豫,使用当地热线或避难所的服务。请查看书后健康参考指南提供的一些资源。

**2. 虐待儿童** 正如虐待亲密伴侣一样,儿童虐待也是一种隐秘的犯罪。据估计,每年有大约100万儿童是儿童虐待和儿童监管不良的受害者。有些儿童是反复被虐待的受害者,并且由于很多受害者不报告这些罪行,导致儿童虐待的实际发生率很难确定。

儿童虐待包括对儿童肉体虐待和对儿童监管不力。虐待儿童的方式多种多样。肉体虐待反映在躯体伤害上,比如跌伤、烧伤、擦伤、割伤、骨折等。性虐待包括那些使施虐者性欲满足的各种行为,比如爱抚、触摸、各种强奸、乱伦中的动作。心理虐待也是儿童虐待的一种。当然,儿童会受到家庭成员或其他危害他们心理健康发展的人的恐吓。可是,这种虐待形式特别难以被认定或测量。

对儿童监管不力是指无法给儿童提供足够的衣服、食物、庇护和医疗。对儿童监管不良的发生率约是肉体虐待的3倍,儿童性虐待的7倍。此外,相对于其他类型的虐待,儿童监管不良和儿童虐待死亡往往有着更多关联。教育监管不力,比如无法让儿童正常上学,是儿童监管不良中最常见的类型。任何一种形式的儿童虐待都会对儿童产生毁坏性的严重后果——不论是短期的还是长期的。

儿童虐待的研究显示出一些值得注意的趋势。受过虐待的儿童比起没有受过虐待的儿童,长大后自身更容易成为儿童虐待者。受到虐待的儿童更容易学习成绩较差,健康问题更多,总体成就水平较低。最近的调查指出,受虐待的儿童比没有受虐待的儿童,长大后更容易出现犯罪和暴力行为。最后,监管不良的儿童因暴力被拘留率和肉体受虐待的儿童几乎一样高。

讨论减少儿童虐待这一复杂的问题超出了本书的范围。然而,针对儿童的暴力可以通过早期发现措施与暴力预防项目来减轻。教师、朋友、亲戚、社会工作者、法律顾问、心理学家、警察以及法庭系统在怀疑有儿童虐待情况时都应该坚决地干预。干预得越晚,虐待的情况可能就越严重。一旦虐待事件发生一次,它就很可能会发生第二次。

**3. 虐待老人** 整个美国有3 500万老年人,其中100—200万是监管不力和虐待的受害者。特别是75岁以上的老年女性,她们是脆弱的。施虐者常常是受害者的成年子女,85%是家庭成员。

很多老年人被打、被踢、被用刀刺伤、不被提供食物和医疗服务,并且他们的社会保障金和汽车被盗走。这些问题反映了很多因素,特别是来自中年人照顾他们自己失能父母的压力,因为他们还需要同时面对抚养孩子和工作的压力。在很多案例中,这些中年子女本身就在虐待自己,或者可能有药物依赖问题。处理这类问题的办法,比如送老人到专门的托老机构,对施虐者或受虐待的人来说代价都很高因此很难被采纳。

即使大多数社区的老年人通过福利部门可以获得保护性服务,但老人虐待还是常常不被发现或不被报告。在很多案例中,因老人认为这些事件意味着他们不是好父母,因此害怕报告他们子女的不良行为。然而,不管是什么因素,老年人受虐待必须上报给合适的能提供保护服务的机构,以便有效干预。

---

**关键术语**

**蓄意伤害**:某人有目的地实施某一行为对他人造成的伤害。
**凶杀**:一人故意杀害另一人。
**虐待亲密伴侣**:由现任或前任配偶或男女朋友实施的暴力行为。
**虐待儿童**:对儿童进行的伤害,通常指肉体虐待、性虐待或对儿童监管不力。

---

**教你一招**

### 12个避免痛打孩子的办法

下一次当你每天的压力积累到你想要痛打孩子的时候——停住!
尝试以下这些简单的办法:
你感到好些……你的孩子也一样。

1. 深深吸口气,接着再来一次。然后记住你是个成人……
2. 闭上眼睛,想象你正在听你的孩子将要说到的话。
3. 紧闭双唇,数到10,或最好到20。
4. 把你的孩子放到罚坐椅上。(规则是:每一岁就惩罚一分钟)
5. 把你自己放到罚坐椅上。想想你为什么生气:是你的孩子惹你生气,还是你只是把孩子当成一个出气筒?
6. 打电话给朋友。
7. 如果有人可以照看孩子,你可以出去散散步。
8. 洗个热水澡或往脸上拍点冷水。
9. 抱住一个枕头。
10. 打开音乐,或自己跟着唱。
11. 拿支笔,写下尽可能多的你想得到的有帮助的词。保存这张单子。
12. 给养育中心写信获取教养信息。

可以让孩子单独呆一会,但别拿孩子撒气。

---

## (三)大学暴力

最近一份报告总结了大学生暴力伤害。也许最重要的发现是大学校园是一个相对安全的地方。大学生(18~24岁)比同年龄组中非学生者遭受的暴力少。

在1995~2002年这段时间内,普通攻击(不使用武器的攻击)占暴力伤害的63%,而强奸/性攻击占6%。男性成为暴力受害者的可能性是女性的两倍。近93%的犯罪发生在校园外,72%发生在夜里,41%的受害者察觉到侵犯者在实施侵犯时服用了酒或毒品。

### (四) 团伙与少年暴力

在最近的30年里,少年以及团伙行动的暴力犯罪活动日益升级。在这以前,团伙用拳头,拆轮胎棒,有时也用便宜的手枪。现在,团伙成员毫不犹豫地使用AK-47之类的半自动军事攻击武器,这武器有在几秒内杀死一大群人的能力。

枪支是人口在25 000以上的城市中最持久的问题,这些城市中66%的人持有枪支。这里有很多与社会不合群、经济上很拮据的年轻人。他们认定社会上没有他们的地位,团伙成员们可以从权利结构界限清楚的同伙那里获得支持。在团伙社会化的过程中,规矩和发起仪式很重要。团伙常常在一个城市中控制着专门的领地。团伙也常常与犯罪活动有关,通常是非法毒品交易和抢劫。

枪支和青少年犯罪在郊区也有发生,61%大型郊区(人口在100 000以上)报告了枪支活动,小城市和边缘辖区分别只有13%和7%。

少年犯罪也在从城市向郊区扩展。公共卫生官员和法律执行人员声称少年犯罪正以飞快的速度增长。

对于社区来说,控制团伙和少年犯罪的代价很高。每有一件与团伙有关的谋杀,就有100件非致命的与团伙有关的蓄意伤害,所以对健康而言,控制团伙暴力是一个代价很高的行动。而且,团伙和少年暴力在法律实施、审判、教养上的经济和人力花费巨大。降低团伙和少年暴力对国家来说是一项艰巨的工程。

### (五) 枪支暴力

在本章中已经提及了枪支暴力的灾难性后果。枪支在美国社会以及世界的其他地方的使用超过了以往任何时候。枪支暴力是十几岁孩子和年轻人死亡的头号杀手,尤其是美国男性黑人;而且个人或团伙成员对半自动攻击武器的使用仍在继续。枪伤的致死率是30%,远远高于总伤害致死率(不到1%)。学院和大学也无法不受枪支犯罪的影响,最近一项研究报告,4.3%的大学生在学校拥有可使用的枪支,在这些人中,近半数声称持枪是为了防身。幼童和小孩由于荷弹枪支的意外死亡是我们社会中枪支暴力的另一特点。而且,枪支也常常被用在武力劫车上。

### (六) 偏见和仇恨罪行

每一个社会都有一个令人伤感的一面:强势群体如何对待弱势群体。这一方面在偏见和仇恨犯罪中体现得最明显,该种犯罪指仅仅是因为民族的、种族的、信仰的或其他对待弱势人群的态度,就对个人或群体实施的犯罪行为。目标人群常常遭受言语和身体的攻击,他们的房子被油漆喷涂,很多人被迫从一处移居另一处。

---

**关键术语**

**武力劫车**:当车主在驾驶时试图抢走车的犯罪行为,武力劫车常常是随机的、难预料的、而且歹徒经常使用枪支。

**偏见和仇恨罪行**:仅仅因为某种特殊之处,比如民族、种族、信仰、背景或政治观念不同而对个人或群体实施的犯罪行为。

### 教你一招

**避开武力劫车**

最近在社区发生了几起武力劫车事件。在不携带枪支的情况下,该怎样避免这种情况?

最近十年间,一种新形式的暴力在美国的街道上出现。这种犯罪通常被称为武力劫车。与试图偷无人照看的车的偷车贼不同,武力劫车是指在车主驾车时进行的偷车行为。

大多数武力劫车发生在十字路口,通常是红灯停车的时候。武力劫车贼会接近司机,强迫使他/她弃车,一个武装的劫车贼可能是极端危险的。法律执行人员提示以下几点建议:

- 如果可以的话,只在照明和路况好的道路上开车。
- 驾车时车门要一直锁着。
- 观察后面的交通状况。如果你觉得出现了可疑的情况,争取找到一个警察或者到一个人多的地方寻求帮助。
- 如果有人接近你的车,而你又无法安全地开走的话,只将车窗摇下一点点,保持汽车发动。如果情况变糟,运用你的机智并快速离开现场,驾车离开或者徒步离开。记住:你的生命比车珍贵得多。
- 如果另一辆车撞到了你车后面的保险杠(一种劫车贼常用的迫使你离开车的办法),如果你觉得离开车不方便,告诉另一个司机你会开车去警察局完成事故报告。

根据联邦调查局(FBI)的数据,每年美国有 8 000 起因偏见引起仇恨犯罪发生。2003 年,所有仇恨犯罪中,半数以上(52.3%)是由种族偏见引起,其次是宗教偏见(16.4%)、性向偏见(16.4%)、种族出身偏见(14.2%)和残疾偏见(0.5%)。

在偏见和仇恨犯罪中的犯罪者是典型的社会边缘分子,他们相信具有民族、种族或信仰差异的人对社区、州或社会有害。在美国有一些例子,包括理光头的人,三 K 党人,以及其他白种人优越论者。渐渐地,州和联邦法律将偏见和仇恨犯罪定为性质恶劣的严重攻击。

### (七)交通暴躁情绪

近十年间,在美国街道和高速路上一种称作"交通暴躁情绪"的现象逐渐增多。当一个司机对其他人的驾驶行为,如挡住别人的路、车开太慢、闯黄灯和红灯、音乐声太吵和一长列汽车并列行驶、在两条道汇成一道时插车等很气愤时就会发生暴力事件。然后,就疯狂按喇叭,骂脏话,做下流手势,以此来发泄愤怒。

有些交通暴躁情绪会导致致命性的后果。交通暴躁者迫使其他车卷入事故的事件并不少见。因为有些司机带枪,他们可能会伤害或杀死其他司机。这些悲剧通常不是有预谋的,当司机受到某事的激惹失去控制的时候,这种事情就会经常发生。

一个人怎样发泄交通暴躁情绪没有固定的模式。虽然交通暴躁者通常是年轻人,有攻击倾向的男性,但当任何一个驾车的人在时间紧迫、家庭问题或工作烦恼等压力下都可以出现交通暴躁情绪。一个简单的判断你是否倾向于发生交通暴躁情绪的方法,是在驾驶时录下你的声音。如果你听到自己吼叫和抱怨,那么你就有一定程度的攻击倾向了。在你烦躁时,在驾驶的路上,你需要找到一些使自己平静下来的办法。

为了避免成为交通暴躁情绪的实施者和牺牲者,可以遵循下面的建议。

- 避免做手势。
- 少用喇叭。
- 为到达目的地留下充足的时间。
- 想想你自己在驾驶时被录像。
- 避免堵在通行道上。

- 避免不打信号就换道。
- 只占一个停车位。
- 不要把车停在残疾人专用车位上,除非你自己是残疾人。
- 避免追尾。
- 不要让你的车门碰到停在你旁边的车上。
- 如果你开得很慢,靠边让别的车通过。
- 没有必要,不要开远光灯。
- 不要在驾驶的时候打电话。
- 避免与有暴力倾向的司机眼神接触。
- 控制音乐的音量。

开车的时候始终保持警惕。假定出现了棘手的问题而失去了控制,要让自己冷静、有礼貌。控制自己的自尊心、保护自己的健康要比冒着危害自己和路上其他人的风险好得多。

### (八) 潜行追踪

近年来潜行追踪引起了大量的关注。潜行追踪是指攻击者有计划地追踪其预谋的受害者。大多数潜行追踪者是男性。很多潜行追踪者都是占有欲和嫉妒心很强的人,他们跟踪和他们以前有过关系的人。其他一些潜行追踪者追踪那些他们想象中和他们有关系的人。

潜行追踪者常常深入调查他们目标的住所,对他们的日常行踪很了解。虽然不是所有的潜行追踪者计划殴打或杀害他们追踪的目标,但他们的存在和潜在的暴力可能会给受害者和他们的家庭带来极为恐怖的感觉。有些潜行追踪者由于他们的攻击行为坐牢,但他们等待出狱后继续报复他们的目标。

事实上,美国各州都已经制定了关于潜行追踪者的相关法律,并给攻击者设立了严厉的惩罚。在很多地方,犯罪审判系统都事先告知潜行追踪者可能的受害人,比如当某一监狱的被收容者将被释放的时候。在其他地方,人们联合起来一起保护和支持潜行追踪中的可能受害人。潜行追踪发生在大学一点也不奇怪,每年约13%的大学女性受到潜行追踪。

**关键术语**

**潜行追踪**:攻击者有计划地追踪其预谋的受害者的犯罪行为。

如果你觉得你或你认识的人被跟踪了,联系警察报告你的情况并接受他们的建议。如果一个以前和你有过关系的人突然出现在你的生活中,或者有人看上去特别嫉妒你或者骚扰你,请保持警惕。如果有人通过电话、纸条、信件、电子邮件或者莫名的礼物纠缠或者胁迫你,立刻报警。如果有人在你说过你不想再看到他们后依然坚持和你在一起,立刻报警。在危机解除前,对可能发生的威胁保持警惕并和朋友保持密切联系。

## 二、性 侵 害

理想状况下,性亲密是两个人之间相互的、令人愉悦的交流方式。然而,经常会发现这种关系就变成一种攻击性的、敌对的行为。这些性攻击者总是有受害者——那些生理或心理都受到创伤的人。性侵害在任何环境下、能够以各种形式发生。这一节我们简要地了解强奸和性攻击、儿童性虐待、性骚扰和性交易中的性犯罪。

## （一）强奸和性攻击

随着我们社会中暴力行为的增长，强奸和性攻击发生率也相应地上升。这类罪行的受害者也不再仅限于一个类别。强奸和性攻击的受害者可以是年轻人也可以是老人，可以是女性也可以是男性。他们可以是精神发育迟缓的人，可以是囚犯，可以是医院的病人，也可以是大学学生。我们都是潜在的受害者，而自我保护极为重要。

有时候，个人攻击行为始于身体攻击，继而转变为强奸。强奸一般被认为受害者被强迫发生性交的性侵犯犯罪。现在认为强奸的特征是通过性活动实施的暴力行为。（阅读"教你一招"栏的强奸预防指南和强奸受害者帮助。）

**1. 熟人和约会强奸**　近些年来，更多地关注发生在有关系的人之间的性侵害。熟人强奸指的是两个互相认识的人之间发生的强迫性性交行为。约会强奸是熟人强奸的一种，指的是约会的两人间发生的强迫性交行为。针对大学校园发生性侵害的研究提示大概20%的女生报告经历过约会强奸，但是司法统计部门最近发布的一篇报告中把这个数字定为每年3%。这个数据包括了完全强奸和意图强奸。更高比例的女性报告她们被迫强吻或触摸。在这些强奸事件中，饮酒常常是一个很显著的因素。有些男性报告他们被他们的女性约会对象在心理上强迫以致性交。

探索你的心灵

### 正确对待恐惧

你年老的邻居一整天都把她自己锁在屋子里，害怕给任何人开门。你认为，这是看本地电视新闻看得太多了。其实，不仅仅是老年人生活在恐惧中。父母、妇女、同性恋者、少数民族，他们都会害怕。

有些小时候步行去学校的父母不想让他们的孩子也这样做。如果有儿童骚扰或绑架怎么办？在聚会上，一个年轻女性总是关注着她的饮料——害怕有人往里面放了药。她害怕会被强奸。一个去老街区看望祖母的同性恋者感到很不自在。是他的想象，还是真的有人在用一种威胁的方式看着他？如果一位美国男性黑人走在路上听到种族讥笑的话，他是不理睬呢，还是停下来说些什么？

所有这些情况都应该小心。如果你是一位父母，你需要注意孩子的安全问题。你的孩子可以步行去学校——要有你，或者另一个父母，或者大孩子的陪伴。如果是一位女性，你可以在聚会上注意一下你的饮料，但不要让它占据了你所有的注意力。如果你是一个在不熟悉的地方就感到不安的同性恋者，将注意力集中在你要去的地方。快步而自信地走，不要被威吓到。如果你是个被奚落的少数民族，保持尊严和冷静。

练习正确对待恐惧。首先，要保持理性。意识到暴力行为仅仅是社会中极端的一面。有一个很好的理由解释你没有遇到很多（或任何）谋杀犯、抢劫者或者强奸犯。因为他们只是这个社会上很小的一部分。你通常碰到的人，基本上都是善良的，代表了社会上的大部分人。其次，要警惕。注意你身边发生的事，从中立的角度看待问题。如果你这样做，你会发现吵架将会发展到打架的程度或更糟。第三，利用常识。不要让自己面临危险，但也不要影响生活。你不可能让自己的生活建立在避免潜在的暴力事件上。第四，相信你的感觉。如果有人走得离你太近了让你觉得不正常，穿过街道走进一家商店。最后，做一些"如果——怎么样"的练习。譬如，红灯停车时你在车里，一个人拿着枪来到窗边，你该怎么做？提前考虑好你可能采取的措施，用不着总是想着，这是一种应对生活中真实威胁的准备方式。

生活在恐惧中是一种逐渐形成的感觉——就像恐惧逐渐控制了一个人的生活。这不一定发生在你身上，你可以以一种健康有效的办法控制恐惧——在丰富的经验与谨慎和敏感的平衡下建立你的生活。

## 教你一招

### 强奸预防指南

我不想生活在恐惧中,但我特别地担心可能被强奸。我应该做哪些简单有效的事情来避免这种可能?

- 永远不要忘记你可能成为被攻击的对象。
- 使用校园认可的安全和救助设备,特别是在晚上。
- 仔细思考你上下班、上下学的行动模式。经常改变你的路线。
- 精神昂扬地步行。尽量不要在晚上单独行走。
- 衣着不要限制你的行动,或者使你更易被攻击。
- 随时注意你身边的环境,时常左右查看。知道自己在哪里而不迷路。
- 如果你和司机不是很熟,就不要随意搭乘车子。
- 如果你觉得自己被跟踪了,寻找一个安全的退路。可以是一家商店,一个消防队或者警局,也可以是一片人群。
- 第一次约会,从未谋面的约会,或者在聚会或酒吧上认识的非要单独和你一起的人,这时要特外地小心。
- 让值得信任的朋友知道你在哪里以及你什么时候打算回来。
- 保持车子在良好状态。提前想好如果你的车半路抛锚该怎么办。
- 限制或者拒绝酒精,使被强奸的可能最小化。
- 如果你被袭击了,相信你的本能。每一个情况都是不同的,为保护自己的生命而努力。

心理学家们相信,约会强奸除了带来生理上的伤害,还会带来更多情感上的伤害。这种伤害来自信任感的破坏。约会强奸的受害者感到受到污辱,因为犯罪者不是陌生人,而是最初有某种程度信任的人。一旦这种信任被打破,对约会强奸的受害者来说,和其他人建立新的关系变得更加困难。

几乎所有的约会强奸受害者都会经历"创伤后压力综合征"。他们可能有焦虑、失眠、饮食失调和噩梦等表现。对自己行为的负罪感、自尊的丧失以及他人的评论可能让他们无法承受,他们个人也许需要专业的心理咨询。因为约会强奸造成的后果严重,所有的学生都应该警惕它的存在。

2. 约会强奸药物　也许你还记得第 7 章中提到的,迷奸药(Pohypnol)、伽玛-羟基丁酸(GHB)(液体迷幻剂,G),和可达眠(Ketamine)(K 粉,特殊 K 粉和 Cat)可以和酒精共同服用,作为约会强奸的麻醉剂。为了自己的安全,学生们必须保持警惕,以免被欺骗喝下这些增加性袭击和暴力可能性的东西。

### (二) 儿童性虐待

性侵犯中最可怕的一种就是儿童性虐待。儿童特别容易遭受性虐待,因为他们依赖父母、亲戚和监护者(比如保姆、教师和邻居)。儿童常常无法轻易地理解正常肉体接触和不正常肉体接触之间的区别。虐待的程度从简单的肉体操纵(包括爱抚)到口交和性交。

由于儿童在和成人的关系中扮演一种从属的地位,性虐待活动常常不被上报。性虐待留下的情感伤痕,使得儿童在日后的生活中难以建立正常的关系。出于这个原因,特别关注针对儿童提供可能表明性虐待的信息,显得尤其重要。

> **教你一招**

## 帮助强奸受害者

如果面对一个需要帮助的强奸受害者,应当了解什么信息?

- 立刻报警。警察可以带你去医院并收集信息以帮助他们抓到强奸犯。幸运的是,很多警察局现在有特殊培训过的警察(他们中很多是女性),他们可以在各个调查步骤中和受害者紧密合作。
- 如果你不想立刻和警察联系,打电话给本地的强奸危机中心。这些中心一般都有24小时热线,也有经过培训的心理咨询师可以帮助受害者作出选择,联系警察,送其到医院并提供进一步咨询服务。
- 不要改变任何可能与强奸有关的犯罪证据。不要换衣服,不要阴部冲洗,不要洗澡,不要整理犯罪现场。要等到所有的证据都被收集。
- 报告所有的淤伤、割伤和抓伤,即使它们看上去不明显。尽可能完整精确地报告有关袭击者的所有信息。
- 你很可能要做一个骨盆检查,也许还应该要求做性病检查和怀孕检查。
- 虽然一个强奸受害者的名字很少出现在媒体上,但你还是应该要求警察在法律可能的范围内为你的名字保密。

> **教你一招**

## 避免约会强奸

我听说过有关约会强奸的危险信号。我应该警惕什么样的信号呢?

首先,考虑一下对方的行为。很多、但不是全部的约会强奸犯会表现出一个或更多的以下行为:不尊重你和他人,不关心你的感受,有暴力和敌意倾向,嫉妒心理,极端争强好胜,控制欲强,以及不必要的粗鲁的肢体动作。这些可以看作将来出现问题的征兆。之后重新评估你在这段关系中的地位。

下面是一些特定的方法,男性和女性可以使用避免约会强奸。

**男性**

- 知道自己有性方面的欲望,也可以限制这方面的欲望。和对方交流明白。要意识到你所面临的社会压力。不要去批评责备。
- 当你有性方面要求时,被拒绝并不是对你本人的拒绝。女性对"性"说不并不代表对你这个"人"说不;她们只是在表达她们不想要这个行为。你的欲望也许无法控制,但你的行为是可以控制的。
- 接受女性的决定,不就是不。不要从回答中考虑其他方面的意思。在你遭到拒绝后不要继续下去。
- 不要因为一个女人穿了一件性感的衣服并挑逗你就假设她想和你有性关系。
- 不要认为以前允许性接触,就代表现在也可以。
- 不要过多服用酒精和药物。酒精和其他药物干扰清醒的思维和有效的交流。

**女性**

- 知道你自己有性方面的欲望,也可以限制这方面的欲望。相信自己限制的权利。如果你不确定,停下来讨论一下。
- 和对方交流清楚你对性需求的限制。如果有人开始冒犯你,立刻坚定地告诉他。礼貌地回绝也许会被误会或无视。当你想说不时就说不。
- 要坚定。男人常常将被动理解为允许。当有人向你施加性压力时,要果断和坚定。
- 了解你非语言的动作也会传递一些信息。如果你穿着性感的衣服并挑逗,有些人会觉得你想要性关系。这并不是说你的衣着或行为是错的,但了解这种误解的可能还是很必要的。
- 留心你身边发生的事。观察非语言动作传递的信息。不要把自己放在易受攻击的境地。
- 相信自己的直觉。如果你觉得你正在被强迫发生你不想要的性关系,大概事实就是如此。
- 不要过多服用酒精和药物。酒精和其他药物干扰清醒的思维和有效的交流。

## （三）性骚扰

性骚扰包括无视人的性意愿引起的尴尬或压力。例如：不情愿的身体接触，过多的约会压力，明显的黄色笑话，性影射或言语，有性倾向的招工广告，和公然的性攻击。不像性侵害的其他形式，性骚扰经常不易被察觉，有些情况下，是同事和同学实施的不易被注意的行为。直到性骚扰者被发现并迫使停止时，性骚扰带来的压力才能解决。男性和女性都可能成为性骚扰的受害者。

性骚扰可以在很多环境下发生，包括工作和学术环境。在大学校园里，骚扰可能主要为了分数。如果这种事情发生在你身上，仔细想想这种情况，记录下骚扰发生的时间、地点和经过。然后，你可以将这些事件上报给合适的管理部门（如确认行动的官员，学院院长或学生处主任）。你也许还想和大学咨询中心的工作人员谈一下这个问题。

如果骚扰发生在工作环境中，受害者应当记录事件发生经过并上报给合适的人事或管理部门。各种报告程序因工作环境的不同而不同。

## （四）性暴力和性商业化

探讨性暴力是否可以与社会的宣传或者性商业化联系起来不属于本书的范围。然而，性相关的商品和信息被故意放置在公众面前以左右消费者的决定。你是否相信类似电影和杂志中的暴力色情和针对女性的暴力有联系？卖淫是否直接导致暴力？互联网色情是否会引起暴力行为的增加？你怎么认为呢？

## 三、身份窃取

身份窃取从 20 世纪 90 年代早期就开始上升。小偷用获得的姓名、地址和社会安全号来假冒打开信用卡和银行账户，购买手机服务，担保贷款来买汽车和其他高价货物。他们甚至可能不需要交税，通过在假社会安全号下工作或者把窃来的身份用在其他意图上。身份窃取可以在一个人知道自己成为受害者之前用光一个人的银行账户并毁掉信用度。通常直到一个人要大量购买的时候这种犯罪才会被发现，比如买房子或汽车时需要信用检查。

你可以采取几项措施来避免成为身份窃取的受害者。最重要的措施包括每年索要信用报告的副本，以确保在你的户头下没有虚假账户。

---

**关键术语**

**身份窃取：**一种盗用他人姓名、社会安全号、信用卡透支最高金额或者其他个人经济或身份信息的犯罪。

---

**降低你被身份窃取的风险**

以下是将身份窃取的风险降低到最小的几项措施：
- 从几家主要信用卡机构各要一份信用报告副本，仔细检查确保其准确无误。
- 信用卡、银行和手机账户均设置密码。避免明显的密码，像生日、母亲的娘家姓或者社会安全号。
- 保持家里的个人信息安全。警惕保护你的邮件或废物；丢弃敏感纸张像信用卡账单时考虑使用文档碎纸机。确保你家里的电脑有防火墙保护。

- 在你的工作场所或学校设置信息安全程序。
- 仔细阅读你的所有账单并确保你能回忆起所有购买和支付。
- 不要外泄你的个人信息。要特别警惕询问这些信息的邮件或者电话恳求。
- 注意钱包。警惕扒手,只携带你需要的身份证明和信用卡。除非必要,不要携带你的社会安全号。
- 如果你是身份盗窃的受害者,登陆 FTC 的网站(www.consumer.gov/idtheft/),获取关于如何投诉和恢复信用的有用信息。

## 四、无意伤害

无意伤害是指当事人在非故意造成伤害的情况下造成的伤害。常见的例子包括撞车事故、跌倒、火灾、溺水、枪支意外、娱乐意外和家居意外等导致的伤害。每年,无意伤害都会导致约 10 万人的死亡和 2 700 万医院急诊人数。

无意伤害对我们的社会来说代价昂贵,无论是从经济的角度看还是从个人和家庭的角度看。幸运的是,避免成为一起无意伤害事故的受害者是可能的。仔细地思考下面安全条目中的小提醒,你就可以保护自己远离很多可预防的伤害。

由于本章的这一部分只聚焦在一部分被选择出的安全条目上,我们鼓励读者想想其他的相关行为。至于安全领域中的其他更深入的信息,去参考一本相关的书籍。最后,我们鼓励读者从红十字会学习紧急救护的知识。紧急救护课程在教授特殊紧急救护技能之余结合了很多特殊的安全保护知识。

### (一) 居家安全

很多严重的事故和个人伤害发生在宿舍、公寓和家里。作为一个负责任的成年人,你应当做出各种努力来防止这种悲剧发生。其中的一个好主意就是和家人或者室友讨论下面几点并进行必需的改进:

- 注意你的居室的防火问题。所有的电器和制冷制热系统是否都在安全工作模式下?易燃材料是否都被安全地储藏起来?
- 准备一个火灾逃生计划。装备烟雾或火焰探测器。
- 不要在电话中泄漏个人信息。
- 在信箱或电话本中的姓氏首字母使用大写。
- 在外门上装一个窥视孔或者安全链锁。
- 如果可能的话,不要住在底楼的房间里。当搬到一间新公寓或者新家时,记得换锁。
- 给所有的窗户装上锁。
- 要求维修人员或邮递人员出示可靠的证件。
- 如果电梯被你感到不适的人所占据,就不要乘坐电梯。
- 在车库、洗衣房和车道处(特别是晚上)分外警惕。保持照明可以预防受到袭击。

### (二) 娱乐安全

我们的娱乐活动中,由于冒险感到的刺激恐惧感是很重要的一方面。有时我们会因为忘记重要的娱乐安全信息而遭遇可怕的事故。一些伤害的发生是由于我们没有考虑重要的娱乐安全信息。看看下面的建议中是不是有一些适合你?

- 为有计划的行动寻找适当的指导。大多数技能活动都不像看起来那么容易。

- 别忘记系好安全带。
- 确保你的装备完好。在骑车、轮滑、单脚滑行车上使用为之专门设计的安全装备。
- 在尝试复杂危险技术之前,让自己逐渐地融入某项运动。
- 参加红十字会的紧急救助课程,以使自己可以应付意外损伤。
- 记住饮用酒精可以极大地增加人们受伤的可能性。
- 保护自己的眼睛远离严重伤害。
- 学会游泳。溺水发生在未下过水的人身上的频率最高。
- 遵守参加的娱乐活动相关的法律。很多法律和参与者的安全直接相关。
- 了解天气情况。很多户外活动在天气突然转变时发生悲剧。让自己为最糟的天气做好准备。

### (三) 枪支安全

2003 年,美国有 29 730 人死于枪伤。其中,16 859 人是与枪支有关的自杀,11 599 人死于枪支制造的凶杀,另外,752 人死于枪支有关的事故,394 人死于法律干涉,197 人死于无意的枪支扳动。大多数谋杀是用手枪犯罪(短枪和来复枪比起手枪来说显得更笨重,因此在谋杀、事故和自杀中的应用也相对较少)。超过半数的谋杀来源于熟人或亲戚之间的挑衅或争吵。由于很多户主为了对付入侵者而拥有手枪,这也就不奇怪超过半数的枪支事故发生在家中。儿童频繁地被卷入枪支事故中,这常常发生在他们找到了一支枪并且认为它没有荷弹。手枪拥有者们应当坚持以下几点安全提要:

- 确认你符合你所在州的枪支拥有法。需要特殊许可令才能持有一把手枪。
- 确保你的枪支机械性能良好。
- 如果你是个新手,参加一个枪支安全课程。
- 将每一支枪都看做是荷弹的,即使有人告诉你它是空枪。
- 永远不要将枪支对着一个无意的目标。
- 在你准备好射击以前,不要把手指放在扳机上。
- 当你带着一支手枪活动时,保持枪筒向下。
- 谨慎地装弹卸弹。
- 将你的枪支和子弹安全地保存在一个上锁的容器中。当不用枪的时候,给枪上个保险锁。
- 只在被允许的射程内练习射击。
- 不要在聚会上带着枪玩。当喝醉的时候决不要拿枪。
- 对孩子进行枪支安全和使用枪支潜在危险的教育。决不要让孩子们以为枪支是玩具。

### (四) 机动车辆安全

美国最多的意外死亡发生在街道和高速公路上。年轻人(16～24 岁)比其他年龄组更容易死于一场车辆事故。最危险的驾驶时间段是周六和周日的午夜至凌晨三点。

机动车事故也会导致残疾。想到每年美国有大概 200 万名这样的损伤,对机动车事故的预防就应该引起所有大学生的重视。为了把这个想法牢记在心里,我们为机动车辆驾驶者提供一些重要的安全提醒:

- 熟悉所在州的交通法。
- 除非一辆汽车或摩托车机械性能良好,否则不要驾驶它。常规检查刹车、灯光和排气系统。
- 不要超过限速。观察所有的交通标识。
- 总是系上安全带,即使是短途驾驶。要求你的乘客也系好安全带。永远把小孩子放在专用位上。

- 酒后决不要驾车。避免在车内打闹。
- 驾车时确认你可以听到车外的声音。将车内广播或音乐系统的音量调至合理的范围。
- 给步行者让出右边的通行道。
- 驾驶的任何时候都要警惕。不要挑衅其他司机。避免赛车。
- 换道时仔细看好。
- 在十字路口和铁路交叉处特别小心。
- 携带包括闪光灯或其他信号装置在内的急救箱。
- 在天气恶劣时改变驾驶习惯。
- 睡眠不足时不要驾驶。
- 避免吃东西、喝饮料、使用手机和乘客谈话等分散注意力的事情。

### 分心和安全驾驶

麦克斯·琼斯是一名很受欢迎的年轻足球教练,他一大早开车去训练时,车意外地背离公路,不幸身亡。他的家人、队员、父母在听到消息后都黯然神伤。葬礼结束后,麦克斯几个亲密的朋友聊天时,有人说起麦克斯喜欢开车时在两腿间放一杯咖啡。另一个朋友注意到麦克斯有在去训练的路上买快餐的习惯。他有时会在开车时吃三明治喝咖啡。他的朋友开始怀疑是不是这些分心的事情造成了麦克斯的事故。

最近一个调查发现,一些活动将司机的注意力从马路和驾驶环境中移走,平均有16%的时间是在走神。操纵汽车控制(空调或窗户)、音乐/音量控制或者和车里的孩子说话等活动都会分散司机注意力。在被观察者中将近3/4的人吃或喝东西。被观察者中亦有大多数人在驾驶的时候找东西或取东西。40%的被观察者在汽车动的时候看书、写字或者梳洗。

为了降低伤到你自己或者他人的风险,开车时避免分散注意力。驾驶时不要吃喝。如果你是单独驾驶,确保你上路前所有机动车控制设置合理。明智地利用高速公路休息站吃饭、看地图、调音乐、重新安排车内设置,这样你在驾驶座上就不会分心了。

## (五)儿童和老人家庭事故预防

每年大约十个人中就有一个人在家庭事故中受伤。孩子和老人比起年轻人和中年人,每天在家中呆的时间长得多。对于这些人群,事故预防措施就显得特别重要(阅读"教你一招")。下面是一些重要的值得记住的条目。你还能想出更多么?

### 关键术语

**无意伤害**:指当事人在非故意造成伤害的情况下造成的伤害。

1. 对所有人
- 确保你有足够的保险索赔。
- 适当地装备烟雾探测器。
- 清理楼梯上的玩具和残片。安装扶手。
- 维护电器和加热装备。
- 确保家里人知道怎样获得紧急救护。

### 2. 对儿童
- 了解所有预防意外中毒的方法。
- 根据儿童的年龄选择适当的玩具。
- 决不要让孩子无人照看,特别是婴儿。
- 将所有危险物品锁起来。
- 让小孩子远离厨房的炉子。

儿童时期坚持采取安全制约,可以使扣好安全带成为一生的习惯。

### 3. 对老人
- 预防跌倒。
- 确保老人充分地了解他们所服用的药物以及药物不良反应。
- 鼓励老年人在房屋修缮时寻求他人帮助。
- 确保所有的屋门锁好,灯和其他安全装置运转正常。

## 五、校园安全和暴力预防

尽管在校园里存在潜在的危险,学生和教员们还是要在校园环境中过着平常的生活。学会适当预防的第一步就是了解这些潜在的危险。你已经在这一章中阅读到了这些危险;现在你必须想想这些信息可以怎样运用到你的校园环境中去。

以前曾一度被认为是远离现实世界的天堂——大学校园,现在已经不再是与社会那些弊病隔开的一块净土。有很多证据显示,大量的蓄意和无意伤害可能在校园中的任何时间,发生到任何人身上。

由于这个原因,你必须习惯思考怎样保护自己的安全。为了补充本章前面提到的个人安全提醒,记得使用校园中可用的安全辅助装置。这其中的一项就是利用大学安全保卫服务,特别是在晚上从校园一处到另一处时。另一个资源是校园安全部(校园警察)。一般,校园警察有 24 小时急救电话。如果你觉得需要帮助,打电话,不要迟疑。校园安全部经常向学生组织或宿舍组织召开关于安全话题的简短讨论会。你们的校园咨询中心可能也会提供预防强奸和个人保护的项目。

---

**教你一招**

### 让你的家安全而舒适

我具备一些安全常识,但我有时会担心有些重要的东西我没有想到。家中不同区域的基本要求都有哪些呢?

**入口**
- 在前门装上安全链锁,锁住或拴住窗户。
- 给前门装上窥视孔或者小窗口。
- 修整门前的小灌木,这样夜贼就无处可藏。
- 在门前小路或者前门旁边装上灯。
- 养一只大狗。

**卧室和保育室**
- 装上一个烟雾报警装置和一氧化碳探测器。
- 移走门口的高门槛,以免有人绊倒。
- 增湿器易滋生细菌,少用它们,并按生产商的说明清理。
- 在保育室里,使用下拉式的窗帘而不要使用带拉索的窗帘,避免儿童窒息。

**起居室**
- 保证地毯的松紧安全,或者使用有防滑面的地毯。
- 在人们行走的地方移开地上的电线。
- 如果房子里有小孩,把不用的电源插口盖起来。
- 读书时提供额外照明,为可调灯光装设可调节的遮盖。

**厨房**
- 为了避免烧伤,把放置在炉子上方的东西移到别的地点。
- 在做饭的地方安装天花板灯和附加的小灯。
- 把重的东西放在架子或厨台的底部,把很少用到的物品和轻的东西放在架子顶部。
- 小心地清洗和存放刀具。
- 咖啡之类的热饮料放在孩子拿不到的地方,当炉子或其他装置工作时要密切监护。
- 彻底清洁曾经接触生肉的器皿,避免食物中毒。

**浴室**
- 孩子也许在很浅的水中溺水,保持马桶盖关上,保持浴盆干燥。
- 时常清洗淋浴头、浴盆、水槽和马桶,避免污垢、霉菌和细菌等致病物质的生长。
- 把药品放在孩子不可及范围的干燥通风容器中。
- 给浴盆底部放一个沐浴垫或者防滑垫。
- 在卫生间、马桶和浴盆旁边设置手扶杆,特别是当家里有老人的时候。
- 备有一个急救箱,里面放好绷带,急救药物,纱布,止痛药,催吐剂和等渗洗眼水;还有你的家庭医生和附近急救中心的电话号码。

**楼梯**
- 给楼梯加扶手。
- 清理楼梯上所有的障碍物。
- 修葺或替换不牢靠的楼梯板等。
- 在楼梯顶部装上电灯开关。
- 如果家里有老人,在第一级和最后一级台阶处设上彩色对比带,以示区分。

**防火措施**
- 在房屋的每一层装置烟雾探测器。
- 在厨房,地下室和卧室里备有灭火器,且放置在明显易取处。
- 当你的烟筒或者壁炉里有超过0.5厘米的灰时,请一个专业人员来清理。
- 保持加热器距离床、窗帘和其他易燃物至少1米。
- 不要在电源接口或电线上悬挂东西,确保不会接触任何电缆或接口。
- 重新利用或扔掉易燃物,比如报纸、旧衣服、老家具和化学物品。
- 如果你吸烟,小心使用火柴和香烟,不要在床上吸烟。
- 计划逃生路线,并和家人演练。

# 个人评估

**你是否很好地保护了自己的安全?**

这个测试将帮助你评估你对自我个人安全的保护情况。为下面的每一个问题选择相应的数字,每个数字反映你所做安全保护活动的频率。将你的各项得分加起来后,查看最后的解释。

3　表示我经常这样做
2　表示我有时这样做
1　表示我几乎从不这样做

1. 我了解周围的情况,不会迷路。
 　3　2　1
2. 我避免去可能危及到我的人身安全的地方。
 　3　2　1
3. 我会故意改变日常行为模式(比如上下学的步行路线,停车点,以及慢跑和骑车路线等),这样我在哪里就不那么容易被猜到。
 　3　2　1
4. 我晚上在校园里行走时会有同伴。
 　3　2　1
5. 在向不认识的人泄漏个人信息方面我很小心(比如住址、电话号码、社会保险号码、我的日程表等)。
 　3　2　1
6. 在聚会上我会注意我的饮酒量。
 　3　2　1
7. 我注意危险的天气情况,并知道该怎样应付。
 　3　2　1
8. 我不在家里放置荷弹的手枪。
 　3　2　1
9. 如果我被攻击,我知道怎样控制自己的行为。
 　3　2　1
10. 我为自己的健康和财产购置合适的保险。
 　3　2　1
11. 我在自己的电话附近留下紧急求救号码。
 　3　2　1
12. 我熟练和更新自己的急救技能。
 　3　2　1
13. 我在家门上使用安全锁。
 　3　2　1
14. 我在家里窗户上上锁。
 　3　2　1
15. 我会检查家里的烟雾探测器的电池情况。
 　3　2　1
16. 我在家里装了一氧化碳探测器。
 　3　2　1

17. 我家和车库附近地方的光线充足。
    3　2　1
18. 家中的电器、制热和制冷设施常常进行安全情况和效率情况检查。
    3　2　1
19. 我使用车里的安全带。
    3　2　1
20. 我小心谨慎地驾车。
    3　2　1
21. 我保证自己的车机械性能良好。
    3　2　1
22. 我注意关闭车门。
    3　2　1
23. 万一我开车时车辆抛锚了，我有一套应对计划。
    3　2　1
24. 在娱乐活动中，我使用适当的安全设施，比如头盔、护肘和悬浮装置。
    3　2　1
25. 在大多数情况下，我可以游泳自救。
    3　2　1
26. 我每天都使用个人安全建议。
    3　2　1

总分：_____

**解释**

请根据你的总分看看自己属于哪一方面：
72～78分：你很小心地保护自己的个人安全。
65～71分：你在个人生活的许多方面有足够的保护。
58～64分：你应当考虑一下加强你的一些安全相关保护行为。
低于58分：你必须考虑加强你的一些安全保护相关行为。

**进一步思考……**

　　虽然没有人可以完全避开所有的个人伤害或者可能的随机暴力事件，但我们还是有办法将威胁个人安全的风险降至最低。在这项测试中得分高并不能保证你的安全，但你受伤害的可能性将会相对地降低。在这一测试中得分低应该督促你加强生活安全的方法。参考课文和这项测试，给自己提供一些有用的建议来加强个人安全。今天你将接受哪项安全提醒？

# 第十七章 环境与健康

## 学习要求

**学习完本章后,你将能够:**

- 识别对你的健康产生积极或不利影响的环境因素。
- 解释个体健康是怎样受到不同程度、不同环境因素的影响,包括个人环境、社区和地域环境、还有全球环境。
- 叙述你可以采取的具体行动,来把与你的个人环境——你的家庭、汽车和你的工作场所相关的健康危险降至最低。
- 叙述社会和地域里空气或水污染中点源和非点源之间的区别。
- 详细列举你可以采取的具体行动来把社会和地域层面上环境相关健康危险降至最低。
- 叙述各种全球环境相关的健康主题,并为你提供促进改变可能采取的行动。

### 关注媒体

#### 媒体炒作与有用信息

一个不出名的科学家,气候学中一个晦涩难懂的分支学科的专家在一次科学会议上在同行中站出来并预测全球气候会有一个大的变化。但是,他的警告不被政府理睬,结果在接下来的一个月里,北半球受到各种大规模的极地飓风的袭击。接下来的两周里,美国北部一半的区域被埋在冰下不能居住。数百万美国人死于暴风雪和华氏零下150度低温中。幸存者移居到莫斯科,并可能在那里永久定居。《后天》这部两个小时的电影把一个错综复杂的、全球气候变化的长期进程以相当好的故事情节结束。电视专家预言这部电影会提高公众对于这种慢慢逼近的环境问题的重视。但是,几周后公众对这个主题关注度就降低下来了。

"媒体"是美国最具影响的力量之一,它的影响能够延伸到地球上大部分居民。当大型跨国公司控制了许多媒体制造商后,信息和新闻被越来越多地进行滤过来顺应它们的娱乐价值。那些被认为足够有趣的信息常常被夸大,令人心情愉悦的方面被不断地重复,而被认为无趣的信息就被简单地忽略掉了。

许多媒体制造者的娱乐滤过器常常与环境卫生主题相互配合得不好,很多环境问题很复杂,并且在长时间里以微妙的方式影响人们的健康。例如:全球气候变化可能带来的影响,包括:热带病蔓延到更多的北方地区;日益频繁的干旱和热浪;淡水供应的逐渐耗尽;由于不能适应这种变化而出现的大量物种的灭绝。相比致死性的超大极地飓风和两周内出现的大量冰川,这些现实生活主题产生的娱乐价值如同在看草的生长。我们的民众暴露于即使没有数千,也有数百种的化学物质中,而这些化学物质没有经过对人体的毒性测验。它们存在于我们的空气中、水中和食物中,也存在于我们的体液和头发中。它们中的一些已经被发现会导致实验动物致癌和出生缺陷。美国环境保护局估计:美国大部分城市的空气污染每年会导致数以千计的人死于呼吸道和心血管疾病。在过去的二十到三十年里,美国民众中癌症发生率有了实质的增长;通过检测得出男性生殖力精子计数观察值每年下降1‰~3‰。你上次从晚间新闻上听到和这些主题相关的事情或者从报纸杂志上看到相关内容是在什么时候?

从积极的方面看,用网络获得环境相关健康主题的信息从来没有这么容易过。网络为获得任何主题的信息提供了广泛易行的方法。只要在搜索引擎上输入几个单词,你就能够在你指尖找到比你能够掌握的还要多的信息。

用网上自主信息搜索代替专业信息台的一个弱点就是你需要知道在过程开始之前你要研究什么。如果主流新闻媒体没有谈到环境相关健康主题,你怎么知道你要在搜索引擎中输入什么呢?我们倾向于搜索和我们相关主题的信息。如果没有足够的新闻覆盖面,我们仍然是在无知状态下而自感庆幸。如今我们的生活渐渐变得越来越复杂和繁忙,我们越来越多地依赖新闻媒体帮助我们识别有用的主题。当新闻只是为它的娱乐价值服务而被过滤后,环境相关健康主题就在晚间新闻上被忽略了。当环境相关健康主题成为"娱乐"时,那损害常常就已经造成了。

环境问题是许多大学生关注的重要问题,因为他们认为这种破坏增加趋势会影响到他们将来的健康和安宁。新闻节目定期播出最新的关于人口过度增长、污染、全球变暖、对臭氧层的破坏、经济开发造成的耕地和原野流失、还有濒临灭绝的物种等等坏消息。一些诸如《未来水世界》《银翼杀手》《蝙蝠侠前传》《黑客帝国》和《后天》之类的电影描绘了可怕的环境灾难的虚构未来。许多大学生加入到环保组织,做些清理废弃物、鼓励回收、控制污染、控制人口增长和保护濒临灭绝动物及自然区之类的工作。另一些同学觉得他们对如此巨大的环境问题帮不上什么忙,他们对世界是否将会适合生存和养活家庭失去了信心,自己变得沮丧和冷淡。环境对你健康的影响依赖于你所处的环境本身和你自身对环境做出的反应。

你所处的**环境**包括一系列可以影响你健康的情境,如资源(氧气、水、食物)的可利用性;还有环境的特性,比如温度、湿度、毒物、变应原、病原体、噪声和辐射。环境的状况存在于一个极大的空间范围内,从包围你身体周围的空气到整个地球、大气和海洋系统。你的身体健康状况主要受到你个人所处的环境所影响,这些环境由室内、室外邻近区域和工作场所组成,包括室内空气、饮用水、有毒的建筑材料和噪声。而个人环境又被更大范围的社区和地区环境所影响,包括环境污染和水污染。这些本地的和地区性的环境又被全球环境,如气候和日光辐射等所影响。

本章的目的是帮助你识别环境中哪些方面能对你的健康产生重大影响,并且提出一些方法使你尽力控制自己免受这些环境的影响。不同的环境情况和个人的反应对广泛的空间范围(家庭/工作场所,社区/地区,地球)有着重要的作用。图17-1展示了不同维度上的许多环境问题,还有人们在各个层面上做出的可能合适的反应。

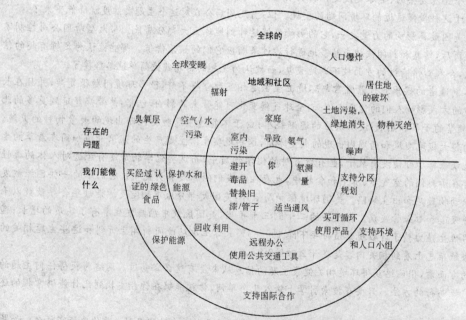

图17-1　不同空间维度的环境健康风险和人们对环境问题的合理反应

# 一、个体环境：室内、社区和工作场所

你平均有 90% 的时间待在家里、工作场所、当地商店和娱乐场所。你呼吸的室内空气，你从水龙头里喝到的水，你在周围环境里受到的辐射和噪声是对你的健康有最直接影响的环境因素。一些室内环境问题可以导致直接的健康影响，比如头痛、头晕眼花、恶心或者是过敏反应。其他细微地累积性作用的环境问题导致的主要健康问题是诸如癌症或者神经性的损伤，这类损伤也许不明显，直到造成了永久性伤害。

对影响你健康的各种环境因素中，你能很好控制的是你个体环境里的那些因素。你能够通过维护你的设备来减少它们产生过多的空气污染物，控制家里的通风设备从而把污染物吹出去。你可以选择你喜欢的产品并避免这些物品含有化学毒物。你可以减少你家里和工作场所的烟草烟雾。你可以识别工作场所中的健康危险因素，并且告知负责环境安全的人员。

> **关键术语**
> **环境**：包括围绕在你身体周围的物质条件（温度、湿度、光照、存在的物质）和其他有生命的有机体。

## （一）室内空气质量

楼房里的室内空气质量常被一系列的因素影响，包括通风、湿度、楼房建筑材料产生的气体和地板材料，还有炉子燃烧产生的副产品。当这些因素中的一个或者多个出了问题，在这种楼房里的人就会产生一系列的症状，从头痛、眼睛发痒，到神志不清甚至死亡。这一部分涵盖和室内空气质量相关的一些重要的健康危险因素。

**1. 一氧化碳**  一氧化碳是一种无色、无臭、无味的高毒性气体，因此不容易被察觉。一氧化碳带给人的健康影响从低于 $70 \times 10^{-6}$（70 ppm）时产生的轻微影响（头痛、头晕眼花、意识混乱、恶心）到高于 $150 \times 10^{-6}$（150 ppm）时的死亡。患有心脏疾病的人在低浓度时会感到胸痛。在家里或者学校经常暴露在低水平会产生流感样症状，但是当你离开那个环境后它会马上消失。在超过 $150 \times 10^{-6}$（150 ppm）的高浓度下，一氧化碳中毒能使人失去知觉并致死。

保持所有燃气或者其他燃料设备在正常的工作状态，并保证适当通风，你就可以将一氧化碳的暴露量和中毒危险降到最低。你应该用专业制造的加热器，并确保加热器、柴炉、炭火及煤气烤架和壁炉的通风正常。你应该避免汽车在车库里待机空转，特别是附属于住宅的车库。最后，你应该装一个一氧化碳监测器，可以在家里测量这种气体的浓度水平，并在超过安全标准时发出警报。美国每年有 300 人死于一氧化碳中毒，通常是由于火炉保养不当或不正确地使用加热器。一氧化碳报警器可以避免这种悲剧发生在你身上。

> **关键术语**
> **室内空气质量**：室内、工作场所和公共场所的空气特性，包括氧气、水蒸气和对健康有害的一系列物质。
> **一氧化碳**：天然气、煤油、民用燃料油、木材、煤炭、汽油和香烟不完全燃烧产生的气态副产物。

**2. 挥发性有机化合物**  挥发性有机化合物（VOC）是从油漆、脱漆剂、洗涤剂、木材防腐剂、气雾喷雾器、吸尘器、消毒剂、驱虫剂和杀虫剂、空气清新剂、储备的燃料和汽车产品、业余爱好供应品比如胶水和新近干洗过的衣服等物品中释放出来的。甲醛是一种特殊的 VOC，通常压制木材或压制木材产品(硬木胶合板墙板,碎木板,纤维板)及其做成的家具中散发出来而进入室内环境。家庭隔热绝缘用的甲醛脲醛泡沫可以向室内环境中释放这种气体。

挥发性有机化合物的健康效应因包含的物质不同而不同。很多VOC的急性效应包括眼、鼻、喉处疼痛,头痛,丧失协调,和/或恶心。长期暴露于某些VOC会导致肝脏、肾脏和中枢神经系统的损害。一些VOC是动物和(或)人的已知或疑似致癌物。

有几种方法可以限制你的有毒挥发性有机化合物的暴露量。首先,选择不含VOC的清洁用品、油漆和胶水,最少量地使用含有这种物质的产品。如果你必须用含有VOC的产品,根据说明书并准备大量通风。还有,当前项目需要多少含VOC的产品你就买多少,没用的部分尽快妥善处理。

**3. 香烟烟雾** 二手烟是公认的主要导致健康危险的室内空气污染物,特别是对儿童。例如,这种污染物会提高需要急诊处理的急性哮喘发作的风险。一些证据表明,暴露于一般浓度下的二手烟烟雾首先提高哮喘发病风险。在家中暴露于二手烟还与急性婴儿死亡综合征(SIDS)、心血管疾病和癌症有关。室内二手烟的健康危害在第九章有更详细的涉及。

**4. 石棉** 石棉是一种建筑材料,广泛应用于绝缘、地板砖以及防火、噪音衰减等。石棉暴露的健康危害包括肺部、腹部肿瘤,导致呼吸功能减退的肺部不可逆性瘢痕形成。这些可怕的效应大多数只在暴露很多年后才发生,通常是在工作场所。当知道严重健康风险和石棉暴露相关时,政府机构禁止了一些石棉产品,制造商自发地限制了石棉的其他使用。如今,石棉大多在旧的建筑物里被发现,包括住宅、学校和工厂。石棉暴露最大的危险发生在绝缘物质、地板砖及其他含有石棉的物质损坏或建筑整修被破坏时。这些活动将微小的石棉纤维释放入空气中,从空气中被吸收入肺。但是,完整未破损的含石棉的产品是相对安全的。

通过不碰未破损的含石棉的材料和雇佣合格的承包人移除破坏的石棉,你可以将石棉暴露风险降至最低。不要试着自己移除石棉。永远不要切割、扯破或在任何含有石棉的材料上使用砂磨机。遵从制造商关于替换和处置含石棉产品的建议。

---

**关键术语**

**挥发性有机化合物(VOC)**:含碳且易于蒸发到空气中的各种化学物质。
**石棉**:用来指具有纤维晶体结构的一类矿物质的术语。

---

**5. 铅** 铅是一种有毒金属,作为一种添加剂广泛应用于房屋油漆以及金属管焊接。由于知道了更多铅中毒的健康后果,一些铅的使用被禁止了,包括含铅房屋油漆和含铅汽油。然而,铅是一种很稳定的物质,在被禁止了很久后的今天仍然存在于环境中。

铅暴露大多发生在较旧的建于1970年以前的房屋中。这些房屋中很多含有大量含铅油漆,较旧的金属管道可能含有铅焊料。在含铅汽油被禁止十多年后的1991年末,美国健康与人类服务部部长曾明确指出铅为"美国儿童健康的第一环境威胁"。旧油漆的铅暴露发生在油漆脱落成漆片和灰尘而被吸入或吞入时。这项风险对于经常把手放进嘴里的儿童来说尤其高。铅也可以从旧管道中的焊接处析出,人们喝自来水的时候就会将其吞入。

虽然汽油中的铅添加剂在1990年就被禁止了,汽车排放烟雾中的铅已经沉积在土壤中,而在一些主要高速公路和城市道路附近仍然可发现较高浓度的铅。来自土壤的浮尘粘在鞋上带入室内,从而将这种污染物带入室内环境中。

铅被吞入或吸入后有严重的健康效应,特别是对儿童。事实上,铅可以影响机体的器官系统,对神经系统、肾脏和血液有特殊的危害。急性铅中毒(血铅浓度高于 $3.84\ \mu mol/L$)可以导致抽搐、昏迷和死亡。然而,在儿童中血铅浓度低至 $0.48\ \mu mol/L$ 就会引发生理和智能发育迟延、低智商,降低注意力集中时间,增加行为问题。

通过更换变质的含铅油漆和铅焊管道,保持家中清洁,没有可能被汽车尾气残留铅污染的路边尘土,你可以将你的铅暴露降至最低。如果你家的老房子的含铅油漆完好,不要管它,完整的时候它不会造成危害;但是,如果老漆脱落成片或产生油漆灰尘,你应该让持有证书的除铅承包工来除掉它。不要试着自己除掉含铅油漆,因为你可能吸入大量油漆尘埃或挥发的铅。

如果你暴露于铅污染中,均衡而富含钙和铁饮食可以降低铅中毒效应。如果你住在有金属管道的老房子里,你应该测量自来水中的铅浓度。铅不容易被机体排出,它会随着时间趋于沉积。螯合剂药物疗法可以帮助机体排铅并降低中毒效应,但是有毒副作用,通常只用于治疗急性铅中毒。

**6. 生物污染物** 在你的个人环境中有很多**生物空气污染物**。当感染的人或动物打喷嚏或咳嗽时,致病性细菌和病毒(普通感冒,流感,麻疹)就被释放到空气中。污染的中央空调操作系统可以成为真菌、霉菌、细菌的温床并将这些污染物散布于整个家中。一些人对生长在建筑物内潮湿表面的霉菌芽孢有过敏反应(眼痒、流鼻涕、打喷嚏、咳嗽、胸闷、气短、头痛、和眩晕)。有研究表明暴露于室内霉菌可使成人发作性哮喘发病率提高两倍以上。家或工作场所附近的植物花粉也可以导致很多人发生过敏反应(花粉热)。家养宠物、耗子、老鼠、蟑螂都是携带唾液、尿液、粪便和皮屑中过敏原的来源,这些也可以激起强烈的过敏反应。

保持家中相对湿度在 30%~50% 可以将你的室内生物空气污染物量降到最低。这样可以将导致健康问题的很多微生物的生长降至最小。通过在浴室、厨房和通风的地方安装排风扇,使用空调或减湿器来控制室内空气湿度。你也可以清除死水、漏雨或洪水毁坏的地毯或者其他任何潮湿的表面。

要想将室内生物空气污染物造成的过敏反应降到最低,你应该常规清洁房间或吸尘。虽然这样不能完全清除尘螨、花粉和动物皮屑。但可以大大减少这些过敏原,降低过敏症状的严重性。吸尘时过敏的个人应该离开房间,因为这可能会暂时提高尘螨过敏原和其他生物污染物的空气浓度水平。还应该保持家里没有啮齿动物和蟑螂,因为这些有害物是潜在过敏原的来源。

---

**关键术语**

**生物空气污染物**:由活的生物产生的可引起疾病或过敏反应的活的生物或物质,包括细菌、霉菌、病毒、尘螨、植物花粉和动物皮屑、尿液或粪便。

---

**7. 氡** 氡是一种从建筑物周围地基土壤中渗入建筑物中的环境健康危害。它看不见、无嗅、无味,只能通过氡测量器测量。氡的来源铀存于地球的各个地方。一旦铀衰变产生氡,这种气体便可从地里挥发到空气中。一些氡气可能溶解进地下水。

据估计,美国每 15 个家庭中就有一家氡浓度足够提升肺癌患病风险。美国卫生署长警告说氡气暴露是美国第二位导致肺癌的原因。美国国家科学院估计,氡暴露导致美国每年约 15 000 例肺癌死亡。氡对吸烟者的危害尤其高。氡被吸入后留在肺深部,其衰变的副产物构成放射性颗粒物引起肺部损伤。由于颗粒物继续放射性衰变,它们发射出的能量爆炸损伤邻近肺组织。这种损伤的短期效应尚未观察到,但是长期暴露可导致肺癌。有证据表明,饮用被氡气污染的水可提高患胃癌的风险。美国国家科学院估计,饮用水中氡的吸收导致美国每年 19 例胃癌死亡。

将氡暴露风险降至最小的关键是测量家中氡浓度。你可以去一些仪器商店或其他零售店购买一个不贵的自助测量工具箱。测量工具箱在家里的空气中暴露一段特定时间后,必须拿回实验室进行分析。

如果你的家中测出了超过安全浓度的氡,你应该和一位持有证书的承包工一起安装一个降低氡的系统。这通常包括在房子地基混凝土板下安装一个通风系统。通风系统将阻挡氡进入家中,并将其排除,由风吹散。你还要修补平板、地下室墙和房屋地基的裂缝,减少氡气从这些地方泄漏。但是,只密封这些裂缝不装地下排风系统不能有效降低室内氡浓度。如果你住在氡浓度普遍高的地区而且你想建一个新家的话,你应该和你的承包工一起在建设过程中安装阻止氡的装置。

### (二)非电离辐射

电离辐射是一个通用术语,是指原子或分子发生改变时释放的各种形式的能量,包括无线电波、红外线、可见光、紫外线、X射线和γ射线。各种辐射对生物物质和健康有着不同的效应。非电离辐射包括各种电磁辐射,它虽然不能破坏化学结构但是可能激发原子(紫外线辐射)或者加热生物物质(红外线、无线电频率、和微波辐射)。非电离辐射的一般来源有日光、电子设备、输电线路和手机。非电离辐射的健康危害大多和加热组织有关,导致烧伤。

一些专家提出某些形式的非电离辐射可能有更严重的健康效应。少量研究已经证明,暴露于高水平类似手机发出的无线电频率辐射(RFR)会导致大鼠脑细胞DNA损伤。这种DNA损伤可激活肿瘤生长。然而,其他动物实验没有发现类似效应。一些实验证明,导致大鼠脑细胞DNA损伤的手机RFR暴露水平和经常使用移动电话的人们所受辐射水平相近。到目前为止,大范围的关于使用和不使用人群中脑癌发病率的研究未能证明RFR和人类脑癌发病率上升之间有关联。然而,手机是一种相对较新的科技,还没有足够的时间来研究RFR长期暴露效应。随着人们使用手机增多,开始使用年龄提早,一些人建议要谨慎地降低这些设备中RFR暴露。这个很容易做到:在手机上连接耳机,这样就加大了手机发射器和大脑的距离。

人类环境中另一种常见的非电离辐射源是电线、电子设备和电力传输线中的电。一些研究提示,暴露于电子设备周围的非电离辐射,比如微波炉、电视机、日光浴灯、电热毯和电力传输线,可能会轻度增加一些癌症的患病风险。但是大多数研究没有发现家用电器、住在输电线附近和不良健康效应的有关。

### (三)饮水

家中的饮水安全受到各种环境因素的影响,包括在家里、社区和整个城市。乡村家庭的供水通常是来自地下水流出的井水,受家里和社区环境条件的影响很大。城市的供水系统源自河流或湖泊,进而对水进行处理以便安全饮用。社区/城市的环境在决定城市供水的水质安全中起主要作用。然而城市饮水在流经家庭管道时可被个人环境污染。我们首先谈及受家里和社区条件影响的饮水健康问题。城市饮水问题在本章后面会提到。

依赖于地表水源或导自浅层地下水层的水井的私人饮水供应可能受到病原的污染:家庭腐化系统、地下燃料蓄积池泄漏的污染物、各种家用化学品(清洁剂、汽油和杀虫剂)的处理不当以及用于周围农场的农药。

来源于农业化肥的硝酸盐渗滤进浅表地下水供应后,在农村地区产生了广泛的健康危害。美国地质调查所估计,10%～20%的饮用水地下水源含有达到危害人类健康浓度的硝酸盐污染。硝酸盐污染饮用水的额外摄取会导致严重的疾病和死亡。硝酸盐干扰血液的氧转运功能(甲氧血红蛋白)。这种效应大多在儿童中有报道,导致灰婴综合征。硝酸盐也可以导致生殖问题,并和几种癌症的发生相关。

被硝酸盐污染的乡村水井也可能含有高浓度的其他农业化学物质。一些研究者提示,农业杀虫剂和除草剂增加男性睾丸癌的发病、减少精子生成,增加女性乳腺癌发病以及儿童神经系统障碍。

旧房子管道泄漏的物质是家中饮用水的另一个潜在污染源。金属管道可以释放有毒金属到水中,比如铅和铜。1977年前生产的聚氯乙烯管道可能释放有毒的氯乙烯单体入水,氯乙烯是一种已知的人类致癌物。

在较小管径(直径小于 60 厘米)、较高水温和水长时间停滞于管道时(24 小时以上),管道中有毒物质泄漏入饮用水问题最严重。一个相对简单的降低饮用水中家用管道污染物的办法是用清水冲洗管道。在取水喝之前,让水龙头先流几分钟,特别是早上或者你离开家很久的时候。一些案例建议更换管道,但这可能很贵。

私人供水应该每年检测硝酸盐和粪便大肠菌。如果你怀疑有氡或杀虫剂污染问题,你可能要更频繁地检测饮用水。检测通常需要你将水样送到检测水质的实验室。你可以从当地或卫生部获取当地经鉴定的实验室名单。一些地方卫生部门免费检测私人饮用水,以了解水中污染物的浓度以及各种污染物是否超出饮用水安全标准。

如果你的饮水中含有超过安全标准的污染物,你需要立即重新检测水,并联系公共卫生部门寻求帮助。如果水中细菌含量高的话,可以通过消毒水井来控制。水过滤器也可能清除部分污染物。但是其他问题可能需要新的水源,比如一口更深的水井。在获取新的水源之前,你可以喝瓶装水。

### 教你一招

#### 减小出国旅行时水传播疾病的风险

如果你去其他国家旅行,特别是去亚洲、非洲的发展中国家或南美,注意有些国家的饮水可能被生物污染物污染。一项报告估计,30%的旅游者在为期 1 周的国外假期里发生某种类型的旅游者腹泻。为了将你的风险降至最低,考虑遵循以下内容:

1. 只喝信誉好的水源(看标签)的瓶装水或软饮料。不喝未灭菌的牛奶。
2. 如果你找不到瓶装水,任何入口的水包括刷牙时都要煮沸、过滤或者用净化药片进行化学处理。
3. 避免使用冰块,因为它们通常是用不安全的自来水做的。
4. 只吃烹熟的食物,避免吃海产品、欠熟的肉、未削皮或清洗的生水果蔬菜。与水相比,你更可能因为污染的食物而得病。
5. 尽可能保持食物远离苍蝇。在一些欠发达国家,敞开的下水道并不罕见。苍蝇在下水道生蛆,然后和你共进午餐。
6. 询问医生你要去的国家需要接种哪些抵抗水传播疾病的疫苗。
7. 除了这些预防措施,你还应该带非处方腹泻药(比如洛哌丁胺、碱式水杨酸铋),向医生要点抗生素(环丙沙星),以防万一。一些学者提示服用碱式水杨酸钠(2 片或 2 支口服液,每天 4 次)可使患腹泻的危险降低 60%。

### (四)噪声

噪声是指任何不想要听的声音。每个人"不想要听的声音"构成不同,但是经常包括不规则间歇发生并且不能为听者控制的响声。在家里、邻居和工作场所的个人环境中,噪声可能包括过响的音乐、狗叫声、消音系统坏掉或丢失的摩托车或汽车、声大的机器、装置和动力工具、飞机从头顶飞过以及火车汽笛声。

环境噪声的健康危害取决于噪声的强度、频率和性质。特别响的噪声可以引起耳朵感觉组织的物理损伤,导致临时或永久性部分或全部听力丧失。这种物理损伤取决于噪声的强度(以分贝测量)和暴露持续的时间。例如,坐在噪声 120 分贝大型摇滚演唱会的话筒前 2 个小时可以导致急性疼痛和长期或永久性听力丧失。讽刺的是,过度的响声伤害的是耳朵负责听取高频声音的那部分组织,而不是和正常谈话有关的听取声音的组织。强噪声源剥夺了你最重要的感觉之一:听取人类未放大的声音的能力。

### 教你一招

**降低噪声污染的健康风险**

除了限制你大音量音乐的暴露外,还有很多其他可以采取的措施来降低你个人造成的噪声污染并保护你不受噪声污染的健康效应,包括:

1. 保持你汽车排气系统的隔音部件正常工作。
2. 如果你的狗在外面叫,把它带进屋。一直任它叫,对你的邻居来说不公平。如果狗叫的问题一直存在,考虑使用各种产品和项目来训练你的狗让它停止叫。
3. 避免在夜深或清早使用电动工具、割草机、大声的汽艇或者播放嘈杂的音乐。你的邻居会感激你的这些考虑。
4. 如果你在嘈杂的机械或电动工具旁工作,或者经常射击,要戴上耳塞或者吸音耳罩。
5. 用吸音材料装饰你的家或工作场所,像地毯、厚实的窗帘、软木墙和吊顶板材。
6. 选择刺激性噪声低的地方为你的居住区。主要高速公路或者飞机场附近的租金和房价要比低噪声的地方低,这是有原因的。

甚至低水平的噪声都能引起不良健康效应。美国言语语言听力联合会报告说低水平噪声可以提高血压、减少睡眠、引起疲劳并影响食欲。这些低水平噪声的物理效应可以影响感情、智力、社会及职业健康。WHO报告的效应包括提高挫败感和焦虑、减弱注意力、降低生殖功能和学习能力,增加旷课和车祸。噪声的这些效应可以增加你压力的感觉,降低你对小刺激的容忍能力;你可能表现出和你当前的刺激不成比例的愤怒和侵犯行为。这种反社会的行为可能对你的人际关系和职业健康带来消极结果。

年轻人中常见的长期噪声暴露导致听力丧失的来源是放大的音乐。偶尔的110～120分贝的摇滚音乐可能只引出暂时损伤,但是每天暴露于这种声音水平可以导致永久性听力丧失。很多老摇滚明星都承认,日日夜夜站在强扩音器前会导致明显的听力丧失。现在很多摇滚音乐家在演唱时都站在主要喇叭后面或者戴耳朵保护装置。如今,提高耳机或汽车立体声的强大扩音器里的音量可能很有趣,但是它值得一生中耳鸣不断、后半辈子听力减退吗?(阅读"教你一招"里减少噪声污染风险的小贴士)。

## 二、社区和地区环境

社区和地区环境包括你呼吸的室外空气、当地供水的河流湖泊和娱乐设施,周围土地(城市、工厂、郊区、农村、农业和自然社区),以及所有住在这些地方的人和其他生物。人类的各种活动可以通过影响个人健康的方式使这种社区环境降级。空气、水和土壤的污染包含很多对身体健康有明显负面效应的物质。为了公路、城市和工厂的发展而丢失了自然界和其他娱乐、赏心悦目的"绿色空间",这会对你的感知生活带来不利影响,对感情和精神健康有消极作用。在很多社区,降低的环境条件阻碍经济新发展,也可能影响职业健康。

当你对社区环境施加影响时,通常这种单个人的影响都是微弱的。你控制社区环境对你个人健康的影响通常有限,因为你无法控制暴露于已知的健康危害,例如污染的水和土地或者室外空气。你也可以选择减少你自己对社区/地区空气、水和土地污染的"贡献"——保护能源和水,回收利用废物。

由于一个人无法对社区环境问题有显著影响,很多人加入为改善社区环境和生活质量而工作的组织。通过在政治过程和环境组织中与志同道合的人一起工作,你变成了影响你和家人健康的方法的一部分。对很多人来说,加入解决当地的环境问题中,可以带来感情上和精神上的益处。

在这部分你将学习社区和地区环境影响你健康的各个方面,以及你可以做哪些事情来从个人水平控制这些环境影响。

## (一) 空气污染

**1. 空气污染** 空气污染包括自然存在于空气中的物质(花粉、微生物、灰尘、海盐、火山灰)和人类活动产生的物质(机动车尾气、臭氧、各种挥发性有机化合物和酸雨)。在这部分关于社区和地区环境对健康的影响,我们集中关注那些在一个特定的区域产生的和在该社区或地区有重要健康影响的空气污染成分。

人类造成的空气污染物的原始来源是各种与发电厂、工厂及交通(卡车,汽车,农场/建筑设施)相关的内燃机。在一些社区,炼油厂和化工厂也对空气污染有贡献。发电站、工厂设施和化工厂被归类为固定点污染源,即从一个单独的固定点产生大量污染。汽车、卡车、重工程/农场设备是空气污染物的非固定点(污染)源。特别的是,非固定点源产生相对少量的污染,但是加在一起却占社区空气污染的很大比例。

由内燃机直接产生的空气污染物包括**一氧化碳、二氧化氮、二氧化硫、多环芳烃和颗粒物**。一氧化碳是一种有毒气体,在前一部分已说过在室内空气质量下可损伤呼吸系统。氮和硫氧化物和空气中的水蒸气相互作用组成小颗粒物(直径<2.5 $\mu m$),可被吸入肺的深部。这些物质可以损伤肺组织,降低肺功能,引起咳嗽和慢性支气管炎,并且可能加重一些疾病,像对过敏原过敏、哮喘、肺气肿和心脏病。据估计,美国每年细颗粒物空气污染导致 50 000~100 000 例早产儿死亡。

**2. 多环芳烃(PAH)** 多环芳烃(PAH)是广泛分布的空气污染物,来自机动车化石燃料燃烧和居民燃炉,以及环境烟草烟雾。这些物质对实验动物和人都表现出致癌作用。一些研究表明,PAH 可以通过胎盘并对胎儿发育有负面健康效应。孕妇暴露于 PAH 的增加与低出生体重、偏小头围和新生儿出生身长减小有关。一项关于住在美国、波兰和中国大城市中的 867 名母亲和 822 名新生儿的研究证明,孕妇暴露于 PAH 和新生儿 PAH 相关 DNA 损伤有明显相关性,这种损伤和癌症发病风险增加相关。这种类型的 DNA 损伤和在纽约市(PAH 暴露最低)的两组新生儿中分别检测出 42% 和 61%,波兰克拉科夫是 71%,中国铜梁(PAH 最高)是 80%。较高水平的 DNA 损伤和较高水平的 PAH 暴露相关。尽管胎儿的暴露剂量只有母亲的 10%,母亲和孩子的 DNA 损伤的普遍程度和数量并无明显不同。这提示发育中的胎儿对 PAH 导致的 DNA 损伤的易感性是成年母亲的 10 倍。

### 关键术语

**空气污染**:大气中各种对人类健康、农作物产量和自然群落有负面效应的物质。
**多环芳烃(PAH)**:来源于化石燃料燃烧的空气污染物。

**3. 光化学烟雾** 光化学烟雾(又称对流层臭氧)是另一种重要的地区空气污染物,它和内燃机尾气烟雾中的化学物质有关。这种物质产生于碳氢化合物、氮氧化物和其他细颗粒物在有光条件下发生化学反应时。结果是受影响的城市上空笼罩的灰霾。

臭氧浓度在温暖、晴朗的气候中(加利福尼亚南部)和自然界植物产生挥发性有机化合物而促进生成臭氧的光化学过程的地方(美国东部)尤其高。美国环保署估计,每年至少有一段时间,有超过 11 000 万的美国人生活在臭氧浓度超过人类健康标准的郡县。这些人大部分住在加利福尼亚南部、维吉尼亚和亚缅因州南部之间靠近东海岸处。

> **关键术语**
>
> **对流层臭氧**：臭氧是由三个氧原子共键形成的单独分子；对流层臭氧是指出现在大气层较低层、靠近地面的臭氧。

吸入的臭氧可以导致肺损伤，降低肺容量。这对于患有哮喘、肺气肿、或者心脏病的个体是一种特殊的健康危害。在臭氧浓度最高的日子，当地医院的呼吸困难相关急诊人数上升10%～20%。还有证据表明，儿童时期暴露于臭氧可导致儿童患哮喘。

**4. 空气中的毒物** 空气中的毒物是一系列主要由发电厂和工业来源产生的有毒空气污染物，它们构成了美国大范围内的环境健康危害。

不幸的是，你控制自己暴露于空气污染和相关健康风险的程度有限。在空气污染水平高的较大城市或地区，天气预报经常包括空气污染的信息。如果你住在大城市，你应该注意空气污染的信息，通常用不同颜色标记的警报表达。"黄色"空气污染警报意味着患有呼吸系统或心脏疾病的人或者对过敏原过敏的人应该待在室内。"橙色"警报提示每个人都应该将室外活动限制到尽可能少。

你还可以通过限制自己的汽车、割草机尾气和炭火烤架来帮助降低空气污染水平。你可以通过拼车、使用公共交通工具或远距离工作（通过互联网在家工作）来减少机动车尾气相关的空气污染。你可以在晚上较凉的时候灌满汽车油箱、修剪草坪、使用烤架，减少你对对流层臭氧的贡献。你可以节电来减少发电厂的排放。在美国空气污染特别成问题的地区，当地法律可能会要求你在环境情况导致"污染危机"的日子里做一些这种事情。

> **关键术语**
>
> **空气中的毒物**：经美国环保局鉴定的188种已知或疑似导致癌症或其他严重健康效应的有毒空气污染物。

## （二）水污染

人类曾经和我们的江河湖泊有着需求和行为非常矛盾的关系。水是我们地球上所有生物的必不可少的资源，包括人类和我们所依赖的动植物。我们也重视河流湖泊提供的娱乐场地和审美价值。然而，我们却把这些水体当成污水和工厂废物的便利垃圾场来使用。

美国清洁河流湖泊的工作不彻底，近距离接触污水和从这些地区捕鱼的行为仍然处于各种健康问题的风险之中。水污染来自固定点污染源（下水道溢出、畜牧业饲养场、工厂和矿井）和非固定点污染源像城市街道和农业地区地表径流带来的化学物和动物废物进入河流。下雨时有毒空气污染物被沉到水体中。下面描述了当前最头痛的一些水污染物。

**生物水污染物**来自未处理的下水道和家用化粪池系统泄漏的污水，包括各种致病病毒、细菌和原生生物。这些生物导致最难受（腹泻）、致死性最高（痢疾、肝炎、伤寒、霍乱）的疾病。在19世纪末期，污染饮用水导致相关疾病是美国人群死亡的第三位死因。

如今美国地表水中生物水污染物的最大来源是大降雨时的老式化粪池-雨水混合下水道、农业地区雨水地表径流带来的动物废物。尽管清除生物污染已经做了很多工作，完成这项任务仍然需要几十亿美元。

现在，个人暴露于生物水污染的风险相对很小。公共卫生部门在每个地方监测地表水中的大肠杆菌。这种细菌是水被污水污染的指标。美国所有城市供水系统和很多私人用水都对水进行处理,以杀灭致病生物。到 20 世纪末,美国供应的饮用水中病原体导致的死亡已经非常罕见了。

> **关键术语**
>
> **生物水污染物**:水中的致病生物。
> **大肠杆菌**:生长于温血动物肠道内的一类细菌;这种细菌的出现被用作水被粪便污染的指示物。
> **有毒污染物**:已知或疑似的导致癌症和其他严重健康问题的物质。

地表和地下水中可以找到其他各种**有毒污染物**。这些污染物包括矿物分解时自然产生的有毒元素(例如砷和汞)。人类活动产生了各种各样的有毒化学物,包括金属、溶剂、塑料和多氯联二苯(PBC)。砷和汞既有自然来源也有人类造成的来源。含有农业杀虫剂的地表径流将有毒物质从谷物生产的大片土地中带入河流中。

如今向地表水中倾倒有毒物质是违法的,但是一些毒物非常稳定,在 1972 年前被污染的河流湖泊的沉淀物中仍能大量检测到。清除这些有毒沉淀物耗资巨大。

农业化学物和其他有毒物质的健康效应取决于其特殊的化学成分。作为一个群体来讲,这些物质和血液、肝脏、脾、肾、肾上腺、甲状腺、生殖系统以及心血管系统的负面效应有关。一些是已经或疑似的人类致癌物(导致癌症的物质)、诱变剂(导致细胞突变的物质)或者致畸剂(导致出生缺陷的物质)。这些健康效应的风险在直接接触高浓度化学物的工人中最大。更潜在的健康效应是癌症和出生缺陷,人们长期暴露于环境中低浓度的这些化学物后,可不知不觉地发生了这些健康效应。

美国环保署已经设定了城市饮用水供应中生物污染物、杀虫剂和有毒化学物允许的**污染物最大浓度值(MCL)**。MCL 设定将人类健康风险降至最小的水平,同时考虑能达到的处理技术和达标花费的限制。城市水供应商被要求向州和联邦环保署报告任何违反 MCL 的情况。

将消费生物或有毒污染物带来的身体健康风险降到最小的最好的办法是保持信息的透明。城市水供应商必须报告水中测得的生物污染物、农业杀虫剂和有毒物质的剂量。你可以登录有关的网站获取城市水供应商的年度报告。这些报告列出了一年里所有分析的样本常规污染物浓度的平均值和范围(最大值和最小值)。看最大值来决定当地的水供应系统是不是没有达到健康标准。如果你的水供应商没有达到健康标准,考虑饮用瓶装水、煮沸或过滤的水,直到供应商解决问题为止。

你也可能因为吃了被污染的鱼或野味而暴露于有毒物质。一些有毒物质像汞和 PCB,在贝类、鱼和水禽体内积聚浓度很高。这个问题甚至可以发生在偏远的、甚至是原始的地区。经常吃野生动物的人风险很高。

为了减少吃野味带来的健康风险,你应该关注针对消费被污染的鱼或野味者的健康忠告,它们通常由公共卫生或鱼和野味的州政府机构公布。这些忠告通常规定一段特定时间内吃鱼和肉的限制。孕妇吃贝类、鱼或野味时应该特别注意,汞和 PCB 可导致出生缺陷。

你也可能因为娱乐活动而暴露于水传播污染物,从而带来相关的健康风险。你要注意当地河流湖泊的"不准游泳"的警示,它们通常是由公共卫生部门公布的。远足野营的时候,即使是在原始的荒野地区,也要将饮水过滤、煮沸或者经化学方法处理杀灭病原菌。

> **关键术语**
>
> **污染物最大浓度值(MCL)**:由美国环保署确定和调整的饮用水中允许的某种污染物的最高浓度。
> **固体废物**:固态污染物,包括无毒家庭垃圾、工业废物、矿井废物和废水处理场的污水污泥。

### （三）土壤污染

我们没有像消耗水和空气那样完全地消耗土地或者土壤，但是土壤污染仍可以导致严重的不利健康影响。有毒废弃物的处置需要把它们埋进土壤里面。如果是有合适的防护的处置，那么这种处置方法是安全的。如果处置不合适，有毒污染物将渗入地下水或者被径流带到地表水，从而导致严重的人类健康危险。

大多数土壤污染与固体废弃物的处置有关。城市固体废弃物包括日常生活废弃物，如产品包装袋、剪下的杂草、家具、衣服、瓶子、食品渣、报纸、器械、油漆和电池等；工业和商业生产的固体废弃物包括废轮胎、混凝土、沥青、砖块、木料和拆除的建筑垃圾以及污泥（废水处理后仍是固体）。

地方卫生部门和个体处理公司将这些废弃物有效地从住房和公司转移，并把它们放在我们看不到的地方。这些污染物处理方式包括：卫生填埋（废弃物被压缩并埋在地下），用垃圾驳船倒入海里（垃圾有时并没有在海边清洗），焚化炉处理（在焚化炉焚烧）。

尽管眼不见心不烦，但这些固体废弃物并没有消失，它们在聚集。许多城市和郊区卫生填埋区将要饱和必须关闭。在我们没有地方倾倒垃圾时，一些人建议用大的焚烧炉焚烧。然而，焚烧炉释放的有毒物质将进入空气并且他们的灰尘中含有浓缩的有害化学品。

有关土壤污染的绝大多数潜在的健康影响已在空气和水污染部分描述过。大多数在空气和水中那些有毒物质消失以后才释露于存储在土壤中的污染物。通过了解现在和过去那些废弃物存储的位置，可以减少这些发生健康效应的风险。如果你的水源是取自可能被污染的地下水的水井，你尤其要了解附近的填埋区和垃圾处理地。在这种情况下，你应当定期检测水污染情况。

你可以通过以下称为"3R"的方式来减少你个人对社区固体垃圾问题所作的贡献：减少、再利用、循环（3R）。你可以减少消费，或者买那些包装少的商品。你可以在院子里堆肥或者使用带有覆盖刀片的草坪割草机来减少杂草或者树叶。再利用瓶子、拉链包、布制购物袋和布制的婴儿尿布来减少固体废物。报纸、杂志、铝合金、金属罐、玻璃瓶还有许多塑料容器能再循环，而且这些东西可以用来生产新产品。然而，只有你也买了那些用再循环材料所制的产品，如再循环纸和塑料的"木料"产品再循环才能起作用。

### （四）绿地损失

绿地损失代表另外一种影响你的生活质量和健康的土地污染。在许多地方，绿地正在转变成住宅区、购物大厅、工业区和高速公路。随着栖息地的破坏，野生物种正从你们的社区和周围消失了。

尽管人类所用的绿地的发展可能提供工作机会而且对你的职业健康是有好处的，但它也能够降低你生活社区的愉悦和审美面貌。如果你发现从家或者单位到一个安全而且又令人愉快的地方去慢跑或者骑自行车必须走更远或者更长的路，那你通常会运动得更少。当你在家后院不能再看到野生动物或者你感到你的社区正在变的丑陋，你的生活质量正在降低。

一些社区发明了土地使用（分区）计划，这个计划在允许经济发展的同时也要保护他们社区的愉悦和美学价值。这些分区计划是备受争议的，因为他们试图平衡个人财产所有者的权利和整个社区的福利。你可以通过支持土地使用计划和保护绿地同时允许合理的经济发展的强制地区法律来为保护你的社区的环境质量作出贡献。

### （五）电离辐射

相对于非电离辐射，电离辐射可以引起如DNA这种生物结构的损害以至于导致严重的不良健康效应。电离辐射由核反应产生的，辐射源包括医用X线，比如铀自然裂变释放的放射性的物质，各种用于工业、核反应器及其废弃产品以及核弹爆炸的放射性物质。

暴露于 X 线和伽玛线的健康效应取决于许多因素,包括持续时间、类型、放射物的剂量以及个人敏感性。严重暴露于这些形式的放射只发生在你距离核弹爆炸非常近或者在一次大的核反应事故的下风侧。这种情况下,暴露可以导致放射病,包括极度疲劳、恶心、体重减轻、头发减少、发烧、口腔出血、破坏免疫系统等,通常可以导致死亡。暴露于电离辐射也能增加出生缺陷和癌症。

## 关键术语

**绿地**:被家庭或自然的植被所占据的土地,包括农村耕地、城市草坪和公园、自然保护区。

**电离辐射**:能够打破化学键的电磁辐射,例如 X 线和伽马线。

## 高科技革命和电子垃圾

高科技的革命有潜在的阴暗面,许多累积的过时的电子设备包含着大量的毒性物质。在 1997 年到 2007 年间,有人估计超过五亿台计算机必须被处理掉。这些计算机包括 28 亿千克的塑料,7.3 亿千克的铅,136 万千克的镉,86 万千克的铬和 286 670 千克的汞。铅,镉,铬和汞是剧毒金属,如果最终在空气、饮用水或者食物供应中出现,就能引起广泛而严重的健康效应。

电脑拥有超过 1 000 种不同的物质,其中许多是有毒的。这使得回收成为一个复杂、劳动密集的过程,其花费将超过所回收的东西的价值。1998 年之后,只有 6%的需处理过时的电脑被回收。剩余的电脑被放在遍及全国的填埋区。有人估计约 70%的铅和汞等进入美国填埋区的重金属来自电子垃圾。许多州,包括加利福尼亚和马塞诸塞州,已经禁止将废弃的计算机显示器进入填埋来保护地下水。尽管计算机的回收被看做是废物处理的理想方式,有人估计在 2002 年之前 50%~80%的计算机的回收实际是被船载到了贫穷的亚洲国家。这些国家的工人为了非常低的工资拆开电脑来恢复有用的物质,然而对他们在暴露于毒性物质有很少或者没有保护。这些国家有弱的或者蹩脚的强制性环境规定,因此那些不能被回收的物质被倒进河里或者在露天的地方焚烧。这些活动使得回收工人和周围当地的人暴露于毒性物质。

用船装运有毒计算机垃圾到不发达国家的行为现在被国际条约所禁止,但是美国是唯一一个没有批准这个条约的发达国家。对船载有毒电脑垃圾到不发达国家的"自由市场"的辩解理由是给贫困的人们提供了工作和帮助。问题是给贫穷人们在贫穷和毒物间的选择是否道德?

倘若电脑和电子器械的使用在将来只会增加,许多人呼吁我们必须发展对环境负责的计算机回收系统。最近提出的法律将要求环保机构在全国范围内帮助设立电脑回收。相似的法律也出现在许多州的立法机构。电子器械工厂支持当他们把旧电脑转给生产者时收取顾客的费用,而不是在新电脑上收取。一些电脑制造者正准备开启电脑收回计划。然而,负责任的强调电脑垃圾问题的全面的国家战略仍然未能兑现。

或许更重要的别的处理电脑垃圾的方法是发明更低毒而且更容易回收的电子器械。这将需要发展和投资新的技术。而在我们的自由市场系统,只有当电子器械生产商必须分享处理电脑垃圾的费用时这才会发生。

尽管你暴露于电离辐射的危险性非常低,有关核电站和放射性垃圾的话题一直备受争议。核反应堆产生了美国用电的 20%的电量。十年来,美国的核反应堆已经在浅水和暂时装满水的油罐的地方收集到大量放射性垃圾。期间美国政府一直在做一些工作来开发合适的技术和地点来永久存放这些垃圾。最可能的地方是内华达州雅克山下面的岩洞的地面下。担心这项核废物处理计划的主要健康问题是有时需要用卡车或者火车运送大量的高放射性废物穿越美国。许多人不愿让这些废弃物穿越他们的社区,但是现在的情况也同样不安全。随着旧的核电站的停用,几百吨的放射性的混凝土钢材必须要处理,因此,这一问题将会变得更糟糕。

## 三、全 球 环 境

地球环境是有大气层、海洋、大陆广大的土地和所有存在地球上生活的生物体所构成。地球环境的这些组成部分间的相互作用,影响着太阳地表辐射的特征、气候(气温、降水、季节变化)、植物食物和动物食物的产量、淡水的利用、人类居住加热和冷却的能量需求、疾病的地区分布、自然群落的构成(沙漠、苔原、热带雨林)、物种的生存和灭绝。

地球环境的一些特征对人类身体健康有明显和直接的作用,例如,引起疾病的有机体的存在,或者太阳的紫外辐射可以提高皮肤癌的发病风险。有关地球环境对人体健康其他的影响报道不多,例如,由于美丽的自然群落的破坏或者物种的消失造成的情感或者精神健康方面的负面影响。许多科学家警告说:随着人口迅速的增加以及所使用的技术所造成的联合压力,地球环境质量正在逐步下降。在这部分我们简单描述有关的地球环境及其如何影响人类健康。

### (一) 人口爆炸

许多科学家警告说人口正在以一个地球资源不能承受的速度迅速提高。目前地球人口超过60亿,并且预计将在未来50年增加10亿。每年地球的人口增加大约7 800万,其中97%出生在贫穷国家。因此,当前我们正面临着人口的巨大问题,包括自然资源的消耗(淡水、食物和石油)、空气和水污染、冲突和政治动乱、饥饿、自然群落的破坏。我们现在就要考虑在拥有2倍人口的21世纪如何解决这些问题,或者我们如何在同一个地球上生存并支撑着我们的家庭。

人口爆炸对个人健康的影响取决于你是谁,以及你住在哪里。许多亚洲、非洲和南美洲的较贫穷的国家将不能养活他们的人民。饥饿及其相关疾病将成为这些群体的主要的健康问题。干旱地区的人口增加正在超过他们的淡水供应。成千上万人不得不饮用受污染的水源。每年500万儿童死于不卫生饮水相关的水性腹泻。到2025年25亿人将生活在可用淡水不足以维持需要的缺水地区。

在许多极端贫穷的国家,饥饿的人们徒劳地在那些不适合农耕的土地上种植食物,这将会破坏大部分或者全部的现存的自然群落(热带雨林,非洲大草原)。农场的过度种植已经降低了相当于美国和加拿大合在一起那么大面积土地的肥沃程度。在海岛上的饥饿的人们使用炸药或者氰化物来捕鱼破坏了岛边上的珊瑚。在非洲饥饿的人们猎捕野味来进食,使更多的物种面临灭绝的风险。

国家之间对有限的淡水和石油的供给的争斗,是政局紧张、恐怖主义还有战争的根本原因。中东政局的动乱、最近的恐怖分子袭击美国的目标和伊拉克战争可以部分地解释为对稀缺资源(水、土地、石油)的竞争。1994~1995年的种族灭绝杀死了成千上万的卢旺达人可以归咎于不公平的土地分配和国家的部分地区的饥饿相关。

解决人口增长问题在理论上是简单的,但执行起来非常复杂。基础人口生态学理论认为只有这样才能使人口生长率降低:①妇女在其一生中有较少的孩子。②他们推迟生育的开始年龄。有点违反直觉的模式是当婴儿的生存率由于较好的健康护理升高时,人口增长率反而会降低。妇女会选择有更少的儿童,如果她们相信他们的孩子能存活下来。

给女孩提供简单的教育机会能在降低人口增长方面产生巨大而持久的效应。受到教育的女孩子将会延迟生产第一个孩子。受教育的妇女只有她未受教育的姐妹的一半的怀孕次数。受教育的妇女更有可能在外面找到工作。工作的妇女有更少的孩子,而有独立收入的妇女在有几个孩子上有更大的发言权。控制出生的信息和支付得起的避孕工具的获得对允许妇女控制他们家庭的大小同样需要的。

不幸的是,这些积极的倡议经常由于政治和文化的争端而成为"人质"。令人悲伤的结果是人口不是由于降低的出生率,而是由于与饥饿、疾病和战争等相关的死亡率升高最终得到控制。

## (二) 全球气候变化

大范围的人类活动增加了排放到大气层中能储热的温室气体,引起了热量的净增加从而提高了地面系统的温度。这种全球气温的增加被称为"温室效应"或者"全球变暖"。人为引起的温室效应的气体,源于工业生产和农业活动,包括燃料的燃烧、自然群落到人类使用的转换、畜群的甲烷排放、淹没的稻田、泄露的输气管道。

越来越多的证据表明大气层温室气体的增加与全球气候的变化相关联。极地冰帽的冰川冰核样品中的气泡的化学分析证明:当二氧化碳和甲烷浓度增高时,大气层温度也会增高。与当前大气层中温室气体浓度增加相一致,地球表面的平均气温在 20 世纪 90 年代这十年期间比有记录以来的任何时间都要更高。然而,人类对自然进程的相关贡献仍然是有争议的,不管这个增温趋势是个短期的现象还是长期趋势的开端。

气候变化对人类健康的潜在影响包括:增强的热应激,频繁而严重的风暴和洪水所造成的生命的损失,传播疾病的昆虫从亚热带地区到温带地区范围的扩大,水性病原体数量的增加,由于极端的气候和水缺乏导致食物获得减少。

全球变暖的生态学影响包括:破坏森林的野火和害虫爆发频率的增加,由于水温增高造成大范围的珊瑚礁死亡。许多科学家认为,物种的大规模减少和灭绝是因为不能够适应气候的变化和由于与人类的道路、城市、农场有关的障碍不能够迁移到更加合适的地方。随着在气候变化的冲击下珍贵的自然景观的减少或者完全消失,这些生态的变化能引起不良的情感和精神健康影响。

有人提出,减少和扭转人类活动相关的气候变暖的主要方法是减少石油和煤等石化燃料的燃烧,并且提高使用别的技术来满足我们能量需求的比例。许多人建议联合节能。提高汽车和电器的效率,使汽车(燃料电池和氢)和电力(光伏电池、风力涡轮机、地热能、核能)逐渐转变到一个可供选择的能源,可以完成这项工作。这些转变需要国家和全球经济模式的大转移,包括创新和技术发展以及地球上人民日常生活许多小的变化。

作为个人去承担全球变暖的责任你的能力是有限的。但是,所有的好事必须以人类乐意去做正确的事情开始。你可以通过在家里节电,驾驶满足你需要的能源效率最高的汽车,使用可用的公共交通,循环再利用,购买定位高效的器械减少你对全球增温的贡献。工业和商业的大范围的转变行动需要政府的行动来支持。你可以参加并且旨在强调全球变暖的环境组织起作用。当政治家看到他们的选民想保护我们共同的全球环境时,他们可能发现政治意志去做正确的事情。

## (三) 平流层臭氧

平流臭氧层是臭氧分子的浓缩,分布在距离地面上 10~25 公里。平流层的臭氧是一个通过大气层氧气和太阳辐射的组分之间的相互作用自然发生的气体。平流层中的臭氧保护地球表面生物有机体免受有害的紫外线辐射。例如,过度暴露于太阳紫外线能导致皮肤癌、白内障(混浊的眼球晶状体)和削弱免疫系统功能。增高的紫外线也能够导致农作物生长迟缓和海洋食物链的中断。

有充分的证据证明平流层中臭氧的化学反应和某些人为的空气污染能显著消减臭氧层,从而造成地面紫外线辐射强度的增高。引起臭氧耗竭的化学物质包括氯氟烃或者 CFC(在许多空调和制冷系统中用作制冷剂,在绝缘泡沫材料用作溶剂),哈龙(用在灭火系统),溴甲烷(用于杀虫剂)。

臭氧层的耗竭最主要发生在南极和北极地区上空,南极洲上空损失超过60%。这些平流层臭氧的锐减与南极洲50%的地面的紫外线的增加量相关的。美国上空的臭氧层已减少5%—10%。

作为对某些空气污染物和臭氧层的耗竭之间的联系的充分证明的回应,一项对哈龙和CFC的国际禁令在20世纪90年代中期已付诸实施。随着导致臭氧耗竭的化学物质的量的减少,人们期待臭氧层在2050年恢复到正常水平。

为了降低你发生皮肤癌和别的紫外线相关的健康问题的风险,请减少对日光的直接暴露,当你在外面时在暴露的皮肤上涂防晒霜。你也应该戴上被认为能减少95%紫外线辐射的太阳镜。

### (四)自然栖息地的丧失和物种灭绝

由于人口的爆炸和许多新技术推广得越来越普遍,与我们共存的其他物种的栖息地正在改变或者正在被(人类)完全地左右了。地球表面全部陆地的16%～23%已经完全为人类使用,包括庄稼地、放牧地、城市和工业区。40%～50%的土地面积已经被人类活动所改造或者退化。只有覆盖在地面上的20%原始森林保持生态完整并且能够供养全部物种的补给,其绝大多数在加拿大和西伯利亚的北部。由于牲畜的过度放牧、大量的灌木和树被砍伐为燃料,以及不恰当的农业活动,多达30%的非洲大陆面临着沙漠化的风险。

目前,全球人口使用了50%的地球上的淡水径流,其中70%用于农业灌溉。在一些大的河流水系——例如在美国西南的科罗拉多河,用水量太大以致无水延伸到海洋。

人类对生物圈的影响不限于陆地。60%的人口生活在距离海岸100公里内的地方,人类还消耗了流向海洋的水系的25%～35%的能量。截至1995年供人食用的22%的海洋渔业被过度消耗(导致目标鱼类的种群崩溃),还有44%则正在以可持续的最大水平猎捕。印度尼西亚拥有世界上最大的珊瑚礁群,70%的珊瑚礁被炸鱼所严重破坏。全球有30%的珊瑚礁由于人类活动、污染,以及与全球变暖相关的珊瑚白化所破坏。由于沿海的水污染,使有害藻类(水华)频繁出现而导致大量鱼的死亡,出现了大片"死亡区",那里任何其他生物都不能生存,谁吃海鲜,谁就会冒贝类中毒的高风险。

所有这些人为引起的地球和海洋的变化的累积效应,使物种灭绝的速率比人类统治以前加快了100～1 000倍。物种灭绝的最主要原因是人类的水陆改造,造成其栖息地的丧失以及人类对物种的过度捕获。

与全球自然群落的损失和物种灭绝相关的人类健康效应,在人与人之间有很大差异。制药公司已经发现各种自然群落的物种所产生的许多物质可以成为治疗人类疾病的有用的药源。随着地球上物种多样性的灭绝而枯竭,我们失去了可能对我们人类健康非常重要而丰富的遗传物质。自然生态系统的损失也逐渐损害了使地球成为可居住地的星球的体系,导致诸如全球气候变化、淡水缺乏、频繁的破坏性的洪水。

有些人提出:人类进化使我们倾向于渴望绿地和多样化的生物系统,这被称作生物自卫本能的假设(Biophilia hypothesis)。那就是说,当我们被自然美景所包围时我们非常高兴。许多人写下了从自然群落里获得的人类心理收益。约翰·缪尔,一个美国早期的著名的环境学家写到:

爬山让他们获得好福音。像日光流进树丛里一样,自然界的平静将会流进你的心里。风会将其清新吹进你的身体并释放其能量,与此同时关爱就像秋天的落叶样地落下。

1964年美国国会为了后代的快乐和保护完整的生态系统通过了《荒野法》。

缪尔和斯特格纳都提到了人类就像他们一直拥有一样(从自然群落和野生物种存在于我们星球的某些地方轻易地获取知识的心理收益)?对许多人来说,地球自然遗产的损失将会对他们的情感、心理和心灵上的平静有深刻的负面影响。永久的丧失荒野、珊瑚礁、热带雨林、鲸、熊猫、老虎和老鹰的观念能造成饥饿、挫败、沮丧、无助和绝望。

## 教你一招

### 如果个人能以积极的心态来采取行动就能有所作为

所有的环境问题及其相关的健康危害都以资源消耗、废物处理、选举设立政策和规定的领导人等个人选择开始。当你做出选择的时候要考虑环境后果和法律,同时要以为地球上所有人和别的生物创立健康环境的方式行事。

- 认识你的个人环境中空气、水和其他物质对环境的危害,并降低或消除这些危害。
- 降低你自己的自然资源的消耗,并合理地处理废物。
- 认识有关自然资源的开发、污染和栖息地破坏的政府政策。
- 选举关心所有人和别的物种的环境质量的领导人,而不选只追求经济发展的政治家。
- 当你内心一个小的声音对你说"忘记它,我没有什么可做"时,不要听!那个声音会把你领向讥讽和绝望。为了你自己的心理、情感和精神的完好状态,相信个人的行动的累积会给世界带来变化。

任何人(包括你自己)如何在对你的身体、情感和精神健康有如此大而复杂的威胁时发挥某种程度的自制呢?让我们从小事情开始:节约能量,尽自己所能循环和再利用资源,限制你所需要的地球资源的消耗,与有相似想法的人联合起来,为致力于解决这些大问题的组织提供政治和财政的支持。

降低你个人消费的自然资源所造成对环境的负面影响,另外的方式是:在可能的情况下购买绿色食品。最近几年,环境组织已经启动认证项目,以便消费者能识别哪些产品是"地球友好"的,这些产品包括:可持续砍伐木材,速溶咖啡,有机食物和棉花。许多购买绿色食品的组织也提高了农村的产品小生产者的经济状况。这些经济发展的结果,通常与改善的教育机会所致的出生率的降低,逐渐减慢的全球人口增长的环境问题的根本原因相联系。对于怎样在你的生活中做出无害环境的选择的想法,参阅教你一招。

60亿人做出个人选择的联合行动,将会决定地球环境的未来和地球上人类的将来。今天,潜在的巨大的环境问题的解决从你现在开始。你积极的行动和为了人类同胞的共同利益而去做正确的事情的誓言将不仅对未来有益,而且可以提高你当前的情感的完好状态。

### 管理你的健康

- 保护你自己免受紫外线。经常涂防晒霜,并确保你的太阳镜能过滤紫外线。
- 检查你房间里的氡,如果需要则安装氡降低设备。
- 安装过滤装置来清除饮用水的污染物。
- 保持你的汽车在完好的运行状态来降低它产生的噪音和空气污染的量。
- 如果可能,通过降低你的能量消耗和循环再利用来降低你的个人环境影响,并使用你当地的环保产品。
- 采取在"变得更好"里所强调的建议作出环境话题的个人行动。

## 个人评估

**你是不是一个环境保护者?**

　　当被问到这个问题时,很多人会自称是"环境保护者"。因此,什么是"环境保护者"? 需要有一个明确的定义。环保主义者的定义是:他拥有重视和尊重自然的意识形态,出于道德和人类对于这些系统的依赖而生存两个原因,而致力于保护和维持自然系统正常运转的人。然而,在这个概念以外,环保论者还提出并实践了更多的想法和措施。对一些人,他们对环境的看法是来自一种宗教信仰;另一些人认为环境主要在政治过程中发挥作用;而还有人认为:为了保护地球环境,通过暴力的手段,来阻碍人类经济的发展。在"环保主义"的名义下有各种不同的想法和做法,出现了一种几乎所有人都可以称为环保主义者情况。决定你是否是一个环境保护主义者,或许更准确的标准应是:①你清楚人类的各种活动是如何产生对环境的危害或者恶化自然系统的;②你是否愿意正确面对在环境破坏过程中自己所扮演的角色;③你是否愿意通过一些途径以减少来自环境污染物的个人风险以及减少你所产生的环境污染物。这三个标准定义了环境保护的等级。第一你必须知道问题存在。其次你必须认识到产生那个问题中自己的部分。最后,并且是最难的一步是你必须愿意减少或者为消除环境问题作出贡献。你对以下问题的回答将帮助你思考为你自己、为你所在社区和地球上所有其他生物来保护环境的立场。

**环境问题意识**

1. 你是否曾经阅读过你的饮用水供应者提供的水质评估报告?
2. 如果你的饮用水取自井水,你是否了解你所在的流域潜在的污染源(填埋区或别的废物处理点、大的农业区、密闭的饲养场)。
3. 如果你的饮用水供应来自井水,你是否知道水中含有潜在的有害污染物?
4. 你是否知道在高降雨事件时期,你所在的社区污水处理系统偶尔往当地的江河倾倒未经处理的污水?
5. 如果你使用煤气炉或煤油暖炉,你是否知道这些设备正在正常的工作以便能提高能量效率和尽量减少室内空气污染的风险?
6. 你是否曾经记录过公布在当地的报纸或者出现在当地的电视新闻节目里有关大量紫外线辐射的空气污染警告或者信息?
7. 你是否曾经寻找过你的社区有关空气、水和土壤污染的信息?
8. 当你吃鱼的时候,你是否意识到有关鱼污染的健康公告(例如:汞,多氯联苯)和限制你对鱼的消耗的评论?
9. 当你购买食品时,你是否看关于产品含有毒性化学物质的包装材料的警告?
10. 当你听嘈杂的音乐时,你是否思考对你的听力的潜在的长期的危害和给你的邻居所造成的噪音滋扰。
11. 如果你的社区(城市,农村,州)有一个土体使用管理计划,你是否知道?
12. 当你看到新的经济发展(商场、超市、仓库、郊区房屋发展)在建起,你是否想知道野生动物的栖息地正在被破坏?
13. 你是否知道全球变暖所提出的原因和潜在的气候变化的结果?
14. 你是否知道平流臭氧层削弱的原因和潜在的健康效应?
15. 你是否知道你在商店所买的木料和物种灭绝的关系?

**考虑你的个人环境影响的意愿**

16. 当你考虑有一个你自己的家庭时,你是否担心人口的更快增长将对大范围的环境质量下降负责?
17. 当你考虑购买交通工具时,你是否考虑燃料效率比广告者所卖的"外表"更重要呢?
18. 当你考虑购买任何产品时,你是否认为所用的资源和所产生的污染是缘于该产品?
19. 当你购买一个电器或者一个天然气动力设备时,你是否考虑能源效率?
20. 当准备买一个新房子时,你是否考虑关于土地位置和大小的选择会导致绿地和自然栖息地的消失?
21. 当你使用或者处置家庭、院落、汽车化学物和液体时,你是否考虑到你可能导致当地的水污染?
22. 当你听说全球变暖时,你是否意识到你自己所使用的电力和天然气动力交通工具能导致这个问题?
23. 你是否知道当你自己动手维修时如果你泄露你家或者汽车空调系统的冷却液时,你正在为平流臭氧层的破坏作贡献?
24. 当你购买梯子时,你是否想知道你买的木材它的砍伐是否是利用无害环境的做法,或者是否是关键的野生动物栖息地或者荒野被破坏来生产梯子?
25. 你是否考虑过采取公众选举中的投票来影响政府实施环境的政策?

改变你的生活方式来保护你自己和环境的意愿
26. 你是否愿意限制你的孩子的数量在一个或者两个以便对全球人口爆炸问题作出贡献?
27. 当你购买交通工具时,能源效率是否是你主要考虑的?
28. 如果可以利用,从你家到单位你是否愿意使用公共交通来减少你对当地的空气污染和延长高速公路而铺的更多的土地所作的贡献?
29. 当你买房子时,你是否寻求减少到单位或者学校的距离来减少天然气消费量,减少空气污染,减少新公路建设的需要?
30. 当你买房子时,你是否找个较小的、节能的房子来减少你对自然资源开采和能量消耗有关的污染的贡献?
31. 当你买灯具时,你是否买节能灯泡(紧凑型荧光灯和指示灯),这种节能灯起初较贵,但是长期就更高效而更便宜?
32. 当装修你房子时,你是否寻求节水厕所、水龙头和淋浴喷头来节约淡水和降低对污水处理系统的要求。
33. 你是否在冬季较冷的温度和夏季较热的温度在你家安装恒温器来保存能量?
34. 你是否愿意投入钱和努力来较好使你的房子绝热以便减少加热和冷却的能量需要?
35. 当买食品时,你是否愿意花更多的钱购买生产时没有使用对周围环境造成污染的杀虫剂和化肥的有机食品?
36. 你是否愿意购买当地产的食品来支持你的社区的农民同时减低了长途运输的能量消耗?
37. 当你购买实木制品时,你是否愿意购买更贵的被认证是使用无害环境的做法所收获的木材?
38. 你是否愿意拥有不够完美的草坪而避免使用化肥和杀虫剂污染当地的排水沟?
39. 你是否愿意将你个人对原料物质的消耗限制在主要是你所需要的,以便减少对自然资源的开发?
40. 当你处置家用化学物质、汽油和废旧电池时,你是否做出额外的努力来确定他们没有最终污染环境?
41. 你是否努力来回收书籍、玻璃、塑料和金属?
42. 当你买东西时,你是否寻找用回收材料做成的产品(例如消费后回收纸,塑胶木,用回收塑料所制的羊绒服装)?
43. 你是否限制你所产生的噪音(嘈杂的音乐,汽车摩托车发动机发出的声音,狗吠)来减少对你的邻居的噪音污染？
44. 你是否对通过法律和政治系统促进节约和保护自然资源的环境组织提供财力上的支持？
45. 当你考虑公职候选人时，你是否投那个候选人的票，他曾经有好的记录或者对环境保护的立场声明？

解释：

如果从 1～15 你的大部分的答案都是"是"，你很可能有"环保意识"。那就是你关注关于环境议题的新闻故事或者选过环境科学的课程。

如果从 16～25 你的大部分答案都是"是"，你很可能是一个"具有环境意识的"。那就是你不仅意识到了问题，而且开始思考到这些问题怎么样和你的生活方式相联系？

如果从 26～45 你的大部分答案都是"是"，你的行动很可能是"环保活动"。那就是，你亲自参与并努力通过你的生活方式选择和通过政治过程来强调环境问题。

## 完成生命的旅程

# 第七部分

第十八章　接受死亡过程和死亡

# 第十八章　接受死亡过程和死亡

## 学习要求

通过本章的学习,你将能够:
- 讨论当今社会的死亡历程。
- 解释死亡的定义。
- 描述死亡的心理学分期。
- 解释预先卫生服务告知。
- 描述应对特定死亡的原因。
- 界定安乐死。
- 界定医生辅助自杀。
- 讨论濒死经历。
- 讨论如何与濒死者的相互交流。
- 讨论如何与儿童谈论有关死亡。
- 描述安宁护理。
- 识别死亡仪式。

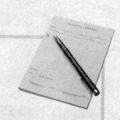

### 关注媒体

#### 围绕 Terri Schiavo 死亡的争议

Terri Schiavo 的死亡变成了一场法律争斗,媒体事件、宗教争论,甚至开始成为政治焦点。她 26 岁,当时由于饮食问题导致体内化学物质的失衡,出现了心力衰竭,从而引起了严重脑损伤达 15 年之久。她处于植物人状态待在安宁病房,她的丈夫与父母就是否应该去除维持其生活的鼻饲管的法律问题相互争斗。如果她生时有遗嘱,这将有助于了解她的愿望,但这也不排除法律的辩论。预先的指示诸如生时遗嘱和卫生服务代理人的权限是具有法律效应的文件,它们可用以表达如果当事人不能自理时依靠生命支持得以存活的愿望。

Terri Schiavo 的丈夫和父母都声称自己知道她想结束生命的愿望,但是他们都没有被确定为她的卫生服务的代理人,所以没有做出这个决定的法律权利。她的丈夫 Michael 说她曾经随口说过,自己如果不能自理了就不想靠生命支持活着。她还进一步对丈夫说她不想成为他和家庭的负担。她的父母反驳,说她是个虔诚的天主教徒,深信生命的神圣。这个案件引起了公众的严重关注,从而使得国民卷入了这场权利-生命的斗争。加利福尼亚的一位商人提供给 Michael 100 万美元,让他离开 Terri,由她的父母来守护。

家庭成员间的斗争,公众围绕她死亡意愿的关注,激起很多人考虑完成生时遗嘱。事实上,衰老与尊严组织估计由于 Schiavo 案件,预先指示的申请要求增加了 10 倍。该组织进一步报告说,自从这个案件后他们分发了超过 100 万份关于生时遗嘱的复印件,更多生时遗嘱的申请继续以每小时 200 份的速度涌入。

痛苦的法律斗争在这些家庭中持续了 12 年。这个案件六次被提交到美国最高法院,但是每次都被退回来。佛罗里达州州长 Jub Bush 和 Terri 父母站在一边,并游说即使鼻饲管被拔去,他也会将其重新接上。甚至 Bush 总统也卷入了这起反复无常的案件中,并签署了一项法律允许裁判权从佛罗里达州法院转移到美国联邦地方法院,这样联邦法官就可以重审该案件。同样,法官们声称他们的任何决定都是不合适的。公众的抗议声此起彼伏,一些人称她死亡为"司法凶杀"。

> Terri 继续接受了 5 年的安宁护理。关于在她死的时候让谁守在床边又有进一步的争论,因为她的丈夫不准她父母兄弟待在房间,说是他想让她在安详的环境中死去。因为她没有预先指示自己的葬礼,所以关于如何安装遗体也争论不断。她的丈夫声称 Terri 曾经表示希望火葬,但是她的父母断言她不可能想要火葬或者被火化,因为她有着天主教的信仰。Michael Schiavo 将她火化并将骨灰埋在秘密的地方,这样她的父母、兄弟、媒体都没法干扰了。
>
> 这位年轻女人的死将很多我们都必须面对的、关于死亡和死亡过程的重要问题推向了前沿。你的家人应该用生命支持维持你的生命吗?如果是,那么维持多久呢?谁应该做这些决定?我们有权利死吗?法院能决定我们的命运吗?拥有生时遗嘱、卫生服务代理人、安宁护理和预先计划好的葬礼安排可以清楚地表达你的意愿,从而避免一场法庭的纷争。

本章的主要目的是帮助人们在认识了解死亡的事实后,更加珍惜自己的生活,使其生活得更令人愉快、更充实健康、更富有成效、更有所贡献。只有我们充分接受了有一天我们会死去这一事实,我们生命中的每一天才会变得更有意义。这样,我们才会充分地利用每一天。

我们也意识到,死亡会给我们提供了一个赏识和管理我们生活的框架。它可以帮助我们树立预先行动以在死亡前达到我们的目标(在学习工作、人际关系和娱乐消遣等方面)。非常简单,死亡能帮助我们感激生命。

## 一、现代社会中的死亡过程

从 20 世纪初以来,人们经历死亡的方式在社会上有了巨大的变化。以前,大多数人在自己的家里死去,周围是亲人和朋友。小孩子常常和他们年老的祖父母住在一栋房子里,看着他们渐渐变老最终死去。死亡被看做一个生命的自然延续。儿童带着对死亡的一种温柔的情感而长大,无论是对死去的人还是对悲伤的亲人。

时代确实是改变了。现在美国约有 70% 的人在医院、护理室、护理院里死去,而不是在自己的家里。大家庭中很少人留在将逝世之人的床边。常常出现的是,为了留住将死之人的生命做出疯狂的努力。虽然医学技术延长了我们的生命,有些人还是认为它降低了我们尊严死去的能力。很多人认定我们死去的方式,比起过去多了更多人工的意味,而少了人文关怀。倾向于临终关怀的趋势也许是对这种高技术死亡方式的积极回应。

随着老龄化日益严重,死亡和濒死问题变得越来越常见。它与我们所有人有关,因为我们会遭遇到父母、祖父母、朋友和其他家庭成员的离去。

## 二、死亡的定义

在三十年前,死亡相当容易被定义。当心跳不再能检测出和呼吸停止时,人就被认为死亡。现在,随着医学科技的发展,特别是急救医学的发展,许多方面都显示死亡的病人可以被救活。病情严重的病人,甚至昏迷中的病人,现在也可以在医疗设备(包括饲食管和呼吸机)维持机体功能的情况下,维持生命很多年。

因此,死亡有可能是一个很难被定义的概念。各种专业机构和专业学科委员会都曾为这个问题努力,并建立起死亡的判断标准。有些标准中的部分已经被地方立法机构所接受,但还没有一个被普遍接受的统一的死亡定义。

确定临床死亡依赖于对机体功能的测量。死亡经常由医生判定,随后再签署一份名为医学死亡证明的法律文件,这种临床诊断标准包括以下几点:

1. 心跳和呼吸停止。
2. 包括所有反射活动和对环境反应在内的中枢神经系统功能丧失。这常常可以由脑电图来证实。如果在最初测量和 24 小时后的复测中都没有**脑电波**，这个人就可以被认为脑死亡。
3. **尸僵**的出现。这提示人体的组织和器官都已在细胞水平停止工作。这种情况有时被称为细胞学死亡。

政府机构使用的法律定义是以地方法律为基础的，而且常常与上述的临床定义紧密相连。一个人只有在医生、**验尸官**或卫生部门官员签署死亡证明后，才可以被承认法律死亡。

## 三、死亡过程中的情感阶段

从身患终末期疾病的人中能观察到一种个人情感调整的过程。这一过程中的各个阶段成为我们形成现代死亡教育活动的基础。了解这些阶段可以帮助你理解人们怎样为其生命中其他一些重大损失进行自我调整。

也许在死亡教育领域最广为人知的名字是 Elisabeth Kübler-Ross 医生。作为一个在芝加哥比林斯医院常常接触终末期病人的精神病学家，Kübler-Ross 医生可以近距离观察垂死之人的情感反应。在她的经典著作《在死亡和死亡过程中》一书中，Kübler-Ross 医生总结了垂死之人常常经历的心理过程。

- 否认 这是不相信的阶段。病人拒绝相信他真的要死了。否认可以作为一种暂时的反抗机制并给病人时间按自己的步调接受死亡预告。
- 愤怒 在否认后通常的情感反应是愤怒。病人感到他们好像被欺骗了。通过发泄愤怒，病人能够释放出一些他们的恐惧、嫉妒、焦虑和挫折感。病人通常将他的愤怒发泄到亲属、医生和护士、宗教偶像和健康的正常人身上。
- 讨价还价 终末期病人在愤怒阶段以后随之而来的是一个以讨价还价为特征的阶段。绝望的病人寻求避免死亡，他们尝试讨价还价——经常是和上帝或牧师。有些人还想改变自己的宗教信仰。他们的目标是，通过发誓为以往的罪恶忏悔，发誓重建或奉献他们的生活，或者发誓向宗教事业捐献一大笔钱等，来获得更多的生存时间。
- 消沉 当病人们发现讨价还价至多也只是将他的命运延期时，他可能会开始一段难以预料的消沉期。在某种意义上，终末期病人是在为他自己预期的死亡而伤悲。他也许会变得相当孤僻，并拒绝亲人和朋友的探望。延长的沉默期和哭泣是这一时期的正常表现且不应当被阻止。
- 接受 在接受期，病人完全认识到了他将死的事实。接受期对于大多数垂死病人来说其感情是相对平静的。愤怒、怨恨和消沉一般都不再存在。Kübler-Ross 医生形容这一时期为不带有太多感情的时期。病人们既不觉得快乐也不觉得悲伤。很多人很平静而内省，并喜欢独自一人或和少数亲密的家人朋友在一起。

面临死亡的心理过程还会有两个附加的要点。就像每个人的生活都是独一无二的，每个人的死亡也是一样。对待死亡的方式就像对待生活的方式一样多种多样。有些人非常典型地经历 Kübler-Ross 医生所说的阶段，但有些人则不是。有些垂死之人完全跳过其中一个或者更多阶段是很常见的。

第二个关于 Kübler-Ross 医生的死亡过程的要点是，垂死之人的家庭成员或朋友在看到他们爱的人死去时经常也会经历相似的阶段。当知晓一个亲密的朋友或者亲人就要死去时，很多人也一样会经历各种否认、愤怒、讨价还价、消沉和接受的阶段。因此，作为有同情心的人，我们要认识到，活着的人的情感需要的满足也可能不会明显区别于垂死之人相似的方式。

## 四、预先卫生服务告知

由于有的医师和家庭发现很难支持间接安乐死,很多人就开始利用名为"预先卫生服务告知"的合法文件。这些卫生服务告知中的一种就是生时遗嘱。这是一种确认垂死者在生命终末期,疾病或受伤严重康复无望时,希望能有尊严和安静地死去的愿望的文件。生时遗嘱要求医师或家庭成员按照立嘱人自然死亡的愿望,不使用生命延长治疗。据估计,美国的成人中有 25% 签署了生时遗嘱。

第二个可以帮助终末期病人或难以忍受的病人的重要文件是**卫生服务权利代理**文件。这一合法文件主要是在病人处于长期植物人状态无法表达他们的医疗意愿等特殊情况下,授权其他人做出关于治疗护理的特殊健康决定。这一文件帮助医院和医师了解哪个人可以为之做出重要的医疗决定。通常这人是他相爱的亲人。推荐人们将生前遗嘱和健康医疗权利代理文件两者都准备好。

---

**关键术语**

**生时遗嘱:**一种要求医生或家庭成员遵循某人自然死亡而不接受抢救的意愿的合法文件。
**卫生服务权利代理:**一种指定某人为无法自我做出健康决定的人做决定的合法文件。

---

### 生时遗嘱

在美国,生时遗嘱是一种合法的文件。这一文件允许个人表达他们关于有尊严死去的愿望。当签署这样一份文件后,其家人和医师就能更好地遵照那些在不可能康复情况下的病人的愿望。表 18-1 是佛罗里达州的生前遗嘱样本。不过,人们应当使用自己所在州的相应生前遗嘱。

**表 18-1 一份生前遗嘱样本**

| 条 目 | 佛罗里达州生前遗嘱 |
|---|---|
| 记录日期 | 声明于 年 月 日 |
| 记录姓名 | 我,××××××,自愿自主声明我的愿望,我希望在以下几种情形下,我的死亡不要被人工拖延,因此我在此声明: |
| 请选择条目 | 如果有一天我丧失了能力并且<br>我处在一种终末期的情况下,或者<br>我处在最后阶段的情况下,或者<br>我处于长期植物人情况下。<br>并且,我的治疗医师和其他咨询医师确定我不可能凭借医疗技术从这种情况下复原,如果生命延长装置只可能人工延长我的死亡过程,我要求生命延长装置不使用或撤下,而且我要求被允许自然死亡,除了有必要时使用医疗措施给予我安慰治疗或减少痛楚。<br>我希望这一声明被作为我的最后一次使用的法定权利而获得我的家人和医师的尊重,我有权利拒绝内外科治疗,并接受这种拒绝带来的后果。<br>在我被认定无法提供关于不使用、撤销或继续使用生命延长装置的赞成或反对意见时,我希望任命,作为我的代理人提供这份声明。 |
| 代理人姓名 | 姓名_____ |
| 地址 | 地址_____ 邮编_____ |
| 电话号码 | 电话_____ |

|  | 如果我的第一代理人不愿或不能代表我的话,我希望让下面的人作为我的第二代理人来出具这份声明: |
|---|---|
| 第二代理人姓名 | 姓名_____ |
| 地址 | 地址_____邮编____ |
| 电话号码 | 电话_____ |
| 添加个人指示<br>(如果有的话) | 附加指示(选填): |
| 为声明签字 | 我理解这份声明的含义,并且我的情感和理智能够胜任签署此声明。<br>签字_____ |
| 证人程序<br>两个证人必须<br>签字并<br>写明地址 | 证人1:_____(签字)<br>地址:_____<br>证人2:_____(签字)<br>地址:_____ |

## 五、应对某些特定原因的死亡

### (一)应对致命疾病

目睹家庭成员或朋友慢慢死去,可能带来的是复杂情感,从为其能够尽可能长久活着而高兴,到希望其不再受疾病折磨。看到你所熟悉的人逐渐衰退是令人痛苦的。另外,他或她对你来说可能变成一个陌生人,甚至可能认不出你来。一些人会说,他们很感激与这个人共度的时光,会说声再见。但是,另外一些人可能会有一种希望的错觉,认为病人在与疾病抗争,但是当疾病进展速度加快时却只会感到震惊和憔悴。研究的确表明,我们预想到要失去、有时间准备、采取一切我们认为必要的措施去回应的时候,就可以更好地应对它。这样,一种漫长的疾病可以帮我们增强应对的能力,而那些经历事故死亡、自然灾害、自杀或者谋杀而失去的人们却不能。

### (二)应对事故、自然灾害和恐怖主义的死亡

发生于事故、自然灾害和恐怖主义的死亡带来一些独特的挑战。事故死亡是15～34岁年龄段第一位的原因,因而与致命疾病相比,大学生可能遭遇到的更多。尽管在没有准备的情况下,任何类型的精神创伤或危机都是很难应对的,事故死亡似乎特别令人崩溃,因为你没有准备并被这个消息震惊了。通常人们更难接受这种死亡,因为它是如此意外以至于看上去是不真实的。

自然灾害导致的死亡是典型的非正常、不大可能的,因为它让人甚至更难理解和接受。我们更易于处理我们能理解和解释的事情。对于事故死亡比如车祸或者不明原因的死亡,也许就做不到了。寻找某种解释也常会卷入对某人的抱怨:"我应该知道他太疲劳了不能驾驶的。"经历过事故或者灾害后,人们可能感到更脆弱、更害怕,在日常生活中变得更犹疑不决。你不曾质疑过的事情可能开始显得具有潜在危险性,比如一个一个朋友溺水死后去游泳,或者车祸后再开车时。

在"9·11"以前,美国人和其他国家一样,未曾面对过恐怖主义相关的死亡。从那一刻开始后,美国人在自己的土地上或者出国旅行时,都觉得没那么安全了。人们改变了他们旅游过程中的生活方式,家里开始备有救生包、储存食物和水,出入境受到严格的安全检查。各种组织、医院和政府机构都在筹划应对生物恐怖和其他类型恐怖主义袭击的对策。

### (三) 应对自杀死亡

人们对自杀的反应和对事故死亡相似,因为这种死亡都是突然和意外的。搞清楚这些类型的死亡很困难,处理一件已发生的自杀还会带来额外的负担:弄明白死亡背后的原因和动机。如果你认为自杀是一种罪孽的宗教信仰,那么这样做会导致额外的误解和愤怒。对于谋杀死亡来说,这种死亡是一种犯罪。所以在一个人理解自己的生命时,就会有法律的、宗教的以及道德的寓意。

家庭成员经常会说由于这些寓意,他们对自杀感到可耻和尴尬。他们担心别人会认为他们及他们的家庭疯了。这些担心意味着处理自杀死亡比处理其他类型死亡的过程更长。理解导致和促成一个人选择结束自己生命的事情,对人们是有帮助的。

第二章讨论过促成自杀的迹象和因素。通常人们会埋怨自己没有看到警告迹象或者看到了而没有采取行动。也可能会感觉这个人不重视、不爱自己,因为你会告诉自己:"如果他真的在乎我,他应该力争和我待在一起,不离开我。"自杀未遂者经常感到被遗弃,被拒绝。如果你和这个人关系疏远,你不曾和他谈谈或者你最近曾和他发生争执,你可能会感到愧疚,责怪自己说:"如果我对他好一点,经常打电话,或者这一切就不会发生了。"

### (四) 应对谋杀死亡

震惊、愤怒、内疚、困惑和脆弱是人们处理谋杀死亡时经常经历的一些感情。显然,你没有预料到谋杀的发生——当然不知道会发生在你认识的人身上。理解一个人的生命被剥夺很困难,这使得接受这种失去更加困难。你可能会埋怨自己没有通过某种途径保护受害者,或者做点事情避免这一切发生。如果嫌疑犯没有被确认或者逮捕,你可能会埋怨警察不为此多做点事情,或者因为自己活在一个看上去突然变得很不安全或者恐怖的世界里而感到害怕。如果凶手被捕了,审判可能要好几年,使人很难有完结的感觉。

## 六、安 乐 死

安乐死有两种途径:**间接(被动)安乐死和直接(主动)安乐死**。间接安乐死是指人们免受维持生命的抢救而死去。主动安乐死包括医生的"放弃抢救"(DNR)和"仅给予安慰治疗"(CMO)。

间接安乐死正在很多医院、看护所和医疗中心里逐渐增加起来。不使用生命抢救技术和药物治疗方案的医生们,或者那些给终末期病人中断生命支持装置的医生们,从事的就是间接安乐死。虽然有的人依然认为这种形式的安乐死是一种谋杀,但为特定的终末期病人实施间接安乐死正在获得法律和公众的认可,这些病人包括临死的癌症患者、脑死亡事故的受害者以及回天乏术的新生儿。

直接安乐死是指人们故意让自己死亡。一般包括服用大剂量镇静药,这将最终导致所有的中枢神经系统功能停止。直接安乐死已经在家养宠物和实验室动物身上经常使用,荷兰也于1992年成为了第一个法律允许在严格监管下的安乐死的发达国家。但在美国、加拿大和其他国家,它依然是非法的。

---

**关键术语**

**直接(主动)安乐死**:诱导死亡的过程,一般是通过注射致命药物。
**间接(被动)安乐死**:通过阻断生命支持系统或放弃生命抢救技术的方式,允许某人死亡的过程。

---

## 七、濒临死亡的经历

当鲍勃心跳停止,躺在体育馆的地板上时,他从上空看到训练员和教练们在为他做心肺复苏。

在看了一会儿正在对他的抢救尝试之后,他向他叔叔声音传来的方向走去。上一次他听到他叔叔的声音是在4年前,他叔叔死前几天。突然,他的叔叔让他停下走回去,因为鲍勃还没有到和他在一起的那个时候。24小时以后,鲍勃在俄亥俄州立大学医院的心脏急救中心重新恢复了意识。

死亡表明了我们肉体存在的终结。也许,这也是死亡和我们的躯体健康维度之间最后的联结。很多人相信,在积极的意义上,死亡带来了某种解脱和安慰——这也许是一个人死去时最需要的两样东西。Raymond Moody 研究曾有濒死经历之人的报告的经典工作提示,我们也许不应该像我们平时认为的那样害怕死亡。

在一项对100名曾有濒死经历的人的全面研究中,Kenneth Ring 报道这些人本质上是同样的经历。这些经历由下面几个或者全部阶段构成:

1. 一种舒适和平静的感觉。
2. 一种离开身体的经历,是指濒死之人在他或她自己的身体上空漂浮,并能看到发生的事情。
3. 一种向绝对的黑暗或未知的移动。
4. 一道很亮的光线,通常指引向上或在远方。
5. 一种进入光线中的决定。

这一经历的中心是,需要决定向死亡走去还是回到暂时离开的身体中。

专家在濒死经历是否真的与死亡相关,还是更多的与有些人在极度惊恐状态下发生的人格解体相关,这一点上还未达成共识。从科学的意义上讲,濒死经历是不可能被确证的。科学既不能证实,也不可能否认离体经历的存在。

不管怎样,对于那些有过濒死经历的人来说已经很令人安慰了,因为单就知道死亡就不是那么愉快的经历。大多数人好像对生活有了一个新的起点。

## 八、与垂死之人相互交流

面对一个朋友、亲人或者爱人迫近的死亡是一种艰难的经历。如果你还没有经历这种情况,你要知道,随着你年纪的增长,这种机会会越来越多。这是真实人生的一部分。

大多数曾和终末期病人待在一起的人,如法律顾问、医师、护士和牧师等,建议你在与垂死之人相互交流时秉持一个原则:诚实。但在现实生活中,我们许多人当要和一个垂死之人交谈时,就可能觉得不舒服(我们大多数人没有受过这一方面的训练)。有时,为了让我们自己少感到一点焦虑或沮丧,我们倾向于拒绝承认和我们一起的那个人是个垂死的人。我们的语言和动作暗示我们不想面对现实。我们修饰我们的语言,我们想逃避事实,我们很少尝试去让我们垂死的朋友和我们自己快乐起来。但是,这种行为既没有好处也没有用——不管对哪一方。

我们应当尝试尽可能地诚恳和诚实。如果我们感到有哭泣的需要,我们就不应该试图避免哭泣。同时,通过使他们大胆地发泄出他们的感情,我们可以为垂死的朋友带来情感上的支持。我们不必劝说垂死的朋友不要否认、愤怒或消沉。我们不用觉得必须不停地说话,还要为填补寂寞说些无聊的话。有时非语言的交流,包括触摸也许比单纯的语言更合适。既然我们和垂死之人的相互交流帮助我们满足自己的需要,我们也应当尽可能表达出我们的情感和关心。

## 九、与儿童讨论死亡

因为大多数儿童对所有的东西都感兴趣,因此,他们也对死亡感兴趣就不令人惊讶了。对于很小的孩子来说,他们通过各种媒体(卡通、报纸杂志上的图片和新闻报道)、大人的交谈("艾米丽姨妈今天死了,""乔治叔叔病得快死了")、他们自己的发现(一只死去的鸟、一只被撞死的狗、一朵凋谢的花)来接触死亡。儿童了解死亡的方式对于他们认识和接受自身死亡和对待他人的死亡来说都有重要的影响。

心理学家鼓励父母和年长的朋友不要对孩子避而不谈或者误导死亡的事实。小孩子们需要了解死亡不是暂时的,它和睡着不一样。父母在给出回答之前要确保他们理解孩子们关于死亡的问题。大多数孩子想得到简单而直接的回答,而不是长长的充满细节的学术论文,因为后者常会让他们迷惑不解。比如,一个四岁的孩子问她的父亲:"为什么汤米的狗死了?"合适的回答应该是:"因为它病得很厉害,它的心脏停止跳动了。"绕进一个关于"小狗的天堂"的长长讨论里或绕进特定犬类疾病的病因里去也许既不必要也不合适。

父母在面对孩子有问题时就应当回答,并总是诚实和敞开地回答。这样,孩子就能了解死亡是生活真实的一部分,而悲伤的情感是接受心爱的人死亡时正常反应的一部分。

## 十、儿童的死亡

成人不仅要面对他们父母和朋友的死亡,可能也要面对孩子的死亡。不管是因为婴儿猝死综合征(SIDS)、慢性疾病、意外事故或自杀,儿童可能死亡,而家长必然为一个"那么年轻不应该死去"的人而极度悲伤。

面临儿童的死亡,家长要经历一段调整的困难时期,特别是当死亡难以预期的时候。专家认为,悲伤的成人,特别是父母,应当完全地表现出他们的悲痛,并慢慢地、小心地回到他们正常的生活中去。为了死去的孩子,悲伤的大人们应该按下面的建议做:

- **不要靠酒精或药物来解脱。**
- **不要做出重大的生活改变。**搬到一个新家里,重新布置或者换工作通常不会更好地帮助父母度过他们所经历的悲伤。
- **与他人分担情感。**悲痛的大人应当与其他人分担自己的情感,特别是那些有相似经历的其他父母。很多社区也设有援助团体。
- **不要试图抹去死亡。**扔掉孩子的衣服和其他东西不能抹去大人们关于孩子的回忆。
- **给自己一些悲伤的时间和空间。**在孩子死亡的周年祭上,或者在孩子生日那天,悲伤的人们应当给自己留下专门悲伤的时间。
- **不要尝试替代这个孩子。**不要太快去生另一个孩子或者用死去孩子的名字命名另一个孩子。

对于大多数父母来说,对孩子死亡的悲伤需要一段相当长的时间。然而,生活最终会回到正轨上来。

## 十一、对终末期病人的临终关怀

在一家医院的病房中等死,伴着空白的墙壁、付费的电视和固定的探视时间,这对很多人来讲是一种寒冷的感觉。也许仅是这种感觉就可以成为鼓励人们接受**临终关怀**的理由。临终关怀为垂死之人或终末期病人及其家人提供了另一个选择。临终关怀所让终末期病人在一个温暖如家的环境中度过人生的最后一段时光。临终关怀的目的是尽可能地提高临终病人和他们家人的生活质量。它源自中世纪期间发展的一个概念(那里收容小屋为疲劳的旅行者提供关照),20世纪60年代在英国开始普及,这种临终关怀所通过一项或更多措施使人们带着尊严安详地死去。

- **控制疼痛:**临终病人通常不再治疗他们的终末期疾病;但他们服用帮助他们远离痛苦,发挥自身能力的合适药物。药物依赖并不重要,病人可以在感到需要的时候使用止痛药。
- **家人合作:**家庭成员和朋友被训练并被鼓励和临终病人交流。家庭成员可以常常在家中关怀病人。如果临终关怀安排包括医院里的一个监护病房或者一个单独的小屋子(也叫做临终关怀所),家庭成员就可以不受限制地来看望病人。
- **多学科关怀**:临终关怀的定义包括团队合作。专业培训的医师、护士、社会工作者、咨询师和志愿者和病人及其家属协同努力,来满足重要的需求。整个家庭的需求几乎和病人的需求一样重要。
- **病人的决定**:和大多数医院护理不同,临终关怀项目鼓励病人做出自己的决定。病人自己决定何时吃饭、睡觉、散步或者独处。通过控制个人每天的日程,病人会更感到对自己生活的控制,忘记生命的流逝。

临终关怀另一个与医院不同的地方是对于活着的人的关怀。即使在病人死亡之后,整个家庭还会接受到大量的随访咨询。帮助家人处理悲伤是临终关怀团队的一个重要目标。

### 关键术语

**临终关怀**:一种关怀终末期病人的方式,使他们的生活质量尽可能提高并让他们带着尊严死去。

## 十二、悲伤和解决悲伤的途径

人们在经历一个朋友或亲人死亡后的全部情感称为悲伤。哀悼是指在一种特定文化习惯下感受这种情感的过程。悲伤的表达被看做逐渐允许自己与已死去者分离的可贵过程。所以,表达悲伤,是一个健康的标志。

虽然人们经历悲伤的方式各有不同,大多数有下面一些感情和情绪。

- **躯体上的不适**:心爱的人刚死后,悲伤者会表现出类似躯体上的不适类型。这种不适是指"躯体痛苦间歇发生,每次持续20分钟到一个小时的感觉,有一种喉头紧缩感伴有短暂呼吸的窒息、呻吟、腹部饥饿感、肌肉无力,被描述为一种紧张或精神上的疼痛的强烈的主观疼痛。拜访、提及死亡及接受同情可以促发这种不适的感觉。"
- **麻木的感觉**:悲伤者也许会感到他们是麻木的或是处于震惊状态。他们会否认心爱的人的死亡。
- **与他人脱离的感受**:悲伤者感到他人疏远自己,也许是因为他人不能感受悲伤者的那种失落。悲伤中的人是非常孤独的。这是一个普遍现象。
- **专注于死亡者的影像**:悲伤者不时时想着死亡者就不能完成日常工作。
- **内疚**:活着的人会因为内疚而不安。想法会围绕在为什么死者平时会被忽视。敏感的悲伤者感到内疚只是因为他们还活着。的确,内疚是一种普遍存在的情感。
- **对抗**:活着的人通过对抗来表达他们的失落和懊悔。把矛头对准家人、医生、律师和其他人。
- **日常规律的打乱**:悲伤者会觉得要完成日常生活很困难。他们会感到焦虑性的压抑。看上去很简单的工作要花很多的努力。新的活动和人际关系会变得很困难、社交技能也许会丧失。
- **延迟的悲伤**:在有些人中,悲伤的典型类型可能会延迟出现,可以是数周、数月,甚至数年。

悲伤过程可以持续直到丧失心爱者的人建立了新的人际关系,和他人能够坦然相处,能以积极的心态回忆死者。尽管悲伤解决过程的持续时间随着一个人对死者情感取向千变万化,悲伤往往持续几个月至一年。当悲伤表现为未能解决的内疚、极度对抗、躯体疾病、严重的抑郁以及缺乏有意义的人际关系时,这就要借助专业的帮助。训练有素的顾问、医生和临终关怀工作者,在帮助人们度过悲伤中扮演着重要的角色。

### 悲伤过程

悲伤过程包括四个时期,每个时期对于每个个体可以长短不同并具有独特形式。这几个时期由以下方面组成:
1. 对死亡者印象的内化。通过形成对已死者的理想化影像,悲伤者不再受到对于这突如其来的死亡现实的影响。
2. 死亡的思考。死亡思考过程和这个事件的发生,让悲伤者清楚地认识到死亡已经发生了。
3. 情感上的接受。在这第三个时期,也是常常延迟的时期,悲伤者允许表达抵触的情绪和想法,最后接受这个死亡现实。
4. 行动上的接受。悲伤者能舒适地回归生活,这时死亡已经完全被接受了。原有的作息习惯重新建立,新的生活方式也开始适应。悲伤者已经完全恢复了。

悲伤者的朋友可能常常有些错误的做法,如过快地鼓励他们回复正常行为。当朋友们急着催促悲伤者重返工作、结交新朋友,或是参加打发时间的活动,他们可能会阻碍恢复正常生活所必要的悲伤过程。要忘记配偶、朋友或孩子的死亡的事实是不那么容易的,甚至是不情愿的。

## 十三、死亡的仪式

我们的社会建立了很多与死亡有关的仪式,用来帮助活着的人接受死亡事实,减轻悲伤中的痛苦,提供遗体的安全处置方法。仪式给了我们正式跟死者说再见的机会,接受亲朋的情感支持和鼓励。近几年来,越来越多的仪式为死者的生命而赞颂。这么做的仪式也证实了我们生命的价值。

大多数葬礼仪式在殡仪馆、教堂或墓地举行。殡仪馆(或太平间)是为死者家属提供各种服务的商业机构。大多数殡仪管理员有责任为参观遗体做准备、整理死亡证明、准备死亡通告、安排参观时间、参与葬礼准备和细节的工作、棺材的选择、来去墓地的运输,以及家庭顾问。

### 教你一招

#### 帮助丧失亲人的人们

我认识一个人,他的兄弟刚刚死去。在这个艰难时刻,我想帮助他而不是起到反作用。什么是最好的方法?

莱明和迪克森指出,悲伤的巅峰时间始自心爱者葬礼后一周。认识到没有一个固定的模式可以来帮助丧亲者,以下几点或许能帮助你。

- 不要对丧亲者有所要求;允许他或她悲伤。
- 帮助他做家务。
- 承认丧亲者会发泄苦恼和愤怒情绪,有时会拿你出气。
- 承认丧亲者有痛苦和困难的工作要完成;悲痛是急不来的或是可避免的。
- 不要担心谈论死者;这让丧亲者知道你是关心死者的。
- 表达你真诚的悲哀,但要避免怜悯。讲话要出自真心。
- 认可丧亲者的强烈情感是很自然的。
- 如果你怀疑丧亲者有持续的不良情绪或躯体疼痛,建议他接受更多的帮助。
- 与丧亲者保持经常联络;让他觉得你一直很关心他。

## 十四、为死亡做个人准备

这部分的设计是帮助你发现一些死亡的新观念并形成你对死亡的认知。记住死亡教育的最终目标是积极的——帮助你最有效地利用和享受生命。意识到自己将会死亡的现实是走上正确方向的一个步骤。阅读了有关死亡的过程,悲伤的解决方法以及死亡有关的仪式的内容也能帮助你想象将来有一天你也会死。

还有另外一些方法你能用来为自己的死亡做准备。准备遗嘱、购买生命保险的方针、做好葬礼的预先安排、立生时遗嘱、考虑尸体解剖或器官捐献,这些都是帮助准备死亡的方法。在合适的时间,你可能会愿意与家人和朋友谈谈你的死亡话题。你会发现乐观的、积极的讨论能帮你减轻你和你身边的人们对死亡的恐惧。

另一个帮助、准备死亡的理性建议是为自己准备**死亡讣告**或**悼词**,包括你想对自己和生活的所有事情。现在把所准备的讣告和悼词与你最近所要做的事情比较一下,你的生命看来就在掌握之中了。你在做的事想让别人知道吗?如果是这样,非常好!如果没有,也许你可以考虑一下为什么你现今的方向没有反映出你想怎样被回忆。你是不是应该用更有意义的时尚为你的生活日程重建做出点改变呢?

再一个帮助你意识最终死亡的建议是亲自写**墓志铭**。在做这件事之前,你可能会想去参观墓地(不幸的是,我们大多人仅在没办法的时候才会去参观墓地)。看看其他人的墓志铭可以作为参考。

对死亡的进一步认识从试着回答这些问题开始(因为这个推动,你超越了想象而已):①如果我只有一天可以活,我该怎么度过?②在我死之前,我想完成什么事?③一旦我死了,人们最想回忆的是哪两三件事?通过回答这些问题,完成这一节建议的几样任务,你在接受自己的死亡和了解生命价值上有了一个好的开端。

### 教你一招

#### 计划器官捐献

我对器官捐献想了很久了,现在我已做好准备。哪些步骤我需要做呢?

这是一个人能做出的最富同情心、最有责任感的事了。这里包括了一些简单的步骤:

1. 你必须完成填写一份统一的捐献人卡片。从医生,当地医院或最近的社区移植或器官库获得卡片。
2. 在卡上复印或打印你的名字。
3. 指名你想捐献哪个器官。你还可以指出你愿意捐献所有的器官和组织。
4. 在两个证人在场的情况下,最好是你的近亲,签署你的姓名。
5. 填写所有附属信息(如出生日期、卡片完成的城市或地区以及签署卡片的日期)。
6. 告诉其他人关于你捐献的决定。有些捐献卡片带有复件部分交给你的家人。
7. 你要一直把卡片带在身边。

### 关键术语

**悼词**:赞美某人的文章或演说;常在葬礼或哀悼会上发表。
**墓志铭**:在墓碑或纪念碑上的碑文。

## 个人评估

**计划你的葬礼**

　　这是一个我们经常用来划分我们的健康等级的葬礼仪式评估。这份详细的调查表能帮助你评估你想怎样安排你葬礼的行为和想法。

　　回答完下列每个问题后,希望你能与你的家人和朋友分享和讨论你的想法。

1. 你曾经考虑过你死后将如何处理你的遗体吗？　　□有　　□没有
2. 你是否已经提前安排好你的葬礼了？　　□是　　□否
3. 你有无考虑在家里或是太平间来举行你的特殊的葬礼？　　□有　　□没有
4. 如果你今天就要死去,你将选择下列哪种方法来处理你的遗体？
　　□药物保存　　□土葬　　□火化　　□埋葬　　□遗体捐献供医疗事业
5. 如果你选择火化,你将如何处理骨灰？
　　□土葬　　□埋葬　　□撒掉　　□其他、请指出：_____
6. 如果你为你的葬礼准备了棺材,以下你会选择哪一种材料？
　　□胶合板（由布覆盖）　　□硬木（橡木、樱桃木、红木、枫木等）
　　□铁（密封或非密封型）　　□不锈钢,铜或青铜
　　□其他、请指出：_____
7. 对你而言,葬礼有多重要？
　　□非常重要　　□有点重要　　□有点不重要　　□非常不重要　　□无所谓
8. 你想要哪种葬礼仪式？
　　□不需要任何仪式
　　□葬礼前一天参观仪式（邀请客人时间）
　　□葬礼在教堂或殡仪馆举行
　　□仅仅坟墓旁仪式（没有参观仪式）
　　□追悼仪式（遗体处理后）
　　□其他、请指出：_____
9. 你希望多少人参加你的葬礼或追悼会？
　　□我不需要葬礼或追悼会,
　　□1～10人　　□11～25人　　□26～50人
　　□超过51人　　□多少人参加都无所谓
10. 你会在你的葬礼或追悼会上选择何种布置？选择下列几项你想要的。

| | 是 | 不是 | | 是 | 不是 | | 是 | 不是 |
|---|---|---|---|---|---|---|---|---|
| 宗教音乐 | □ | □ | 非宗教音乐 | □ | □ | 神职人员参加 | □ | □ |
| 安排鲜花 | □ | □ | 家人颂词 | □ | □ | 朋友颂词 | □ | □ |
| 开放式棺材 | □ | □ | 宗教形式 | □ | □ | 其他、请指出： | | |

11. 参考现今的物价标准,你认为整个葬礼仪式将花费多少钱,包括买墓地的钱（如果是埋葬的话）？
　　□少于$4500　　□$4501～$6000　　□$6001～$7500
　　□$7501～$9000　　□大于$9000

**请进一步思考……**

　　哪些问题你以前从来没有想过？你对自己选择的葬礼安排感到惊奇吗？你会和他人分享你的想法吗？如果会,哪些人？

### 图书在版编目(CIP)数据

管理你的健康/〔美〕哈恩(Dale B. Hahn),〔美〕佩恩(Wayne A. Payne),〔美〕卢卡斯(Ellen B. Lucas)著;傅华,李洋主译. —上海:复旦大学出版社,2011.12
书名原文:Focus on Health
ISBN 978-7-309-08474-0

Ⅰ.管… Ⅱ.①哈…②佩…③卢…④傅…⑤李… Ⅲ.保健-研究 Ⅳ.R161

中国版本图书馆 CIP 数据核字(2011)第 196480 号

Dale B. Hahn, Wayne A. Payne, Ellen B. Lucas
Focus on Health(Eighth edition)
ISBN:0-07-302842-8
Copyright © 2007 by The McGraw-Hill Companies, Inc.
All Rights reserved. No part of this publication may be reproduced or transmitted in any form or by any means, electronic or mechanical, including without limitation photocopying, recording, taping, or any database, information or retrieval system, without the prior written permission of the publisher.
This authorized Chinese translation edition is jointly published by McGraw-Hill Education (Asia) and Fudan University Press. This edition is authorized for sale in the People's Republic of China only, excluding Hong Kong, Macao SAR and Taiwan.
Copyright© 2011 by McGraw-Hill Education (Asia), a division of the Singapore Branch of The McGraw-Hill Companies, Inc. and Fudan University Press.

版权所有。未经出版人事先书面许可,对本出版物的任何部分不得以任何方式或途径复制或传播,包括但不限于复印、录制、录音,或通过任何数据库、信息或可检索的系统。
本授权中文简体字翻译版由麦格劳-希尔(亚洲)教育出版公司和复旦大学出版社合作出版。此版本经授权仅限在中华人民共和国境内(不包括香港特别行政区、澳门特别行政区和台湾)销售。
版权 © 2011 由麦格劳-希尔(亚洲)教育出版公司与复旦大学出版社所有。

本书封面贴有 McGraw-Hill 公司防伪标签,无标签者不得销售。
著作权合同登记号 图字:09-2009-146 号

### 管理你的健康(第八版)

〔美〕戴尔·B·哈恩 〔美〕韦恩·A·佩恩 〔美〕艾伦·B·卢卡斯 著
傅 华 李 洋 主译
责任编辑/傅淑娟

复旦大学出版社有限公司出版发行
上海市国权路 579 号 邮编:200433
网址:fupnet@fudanpress.com http://www.fudanpress.com
门市零售:86-21-65642857 团体订购:86-21-65118853
外埠邮购:86-21-65109143
上海第二教育学院印刷厂

开本 787 × 1092 1/16 印张 23.5 字数 645 千
2011 年 12 月第 1 版第 1 次印刷

ISBN 978-7-309-08474-0/R·1228
定价:50.00 元

如有印装质量问题,请向复旦大学出版社有限公司发行部调换。
版权所有 侵权必究